中国药物滥用防治协会规范化培训用书

物质依赖典型案例解析

主编　李晓东　张锐敏

科学出版社

北　京

内 容 简 介

本书共包括86个临床典型案例，按阿片类、苯丙胺类、大麻类、致幻剂、酒精、处方药、多药滥用、其他物质依赖进行分类、整理，围绕物质依赖及相关躯体与精神疾病诊治问题，对每一个案例进行了分析讨论，总结了经验教训。尤其是对各类物质依赖脱毒治疗过程中的合并症、并发症，以及躯体和精神共患疾病的诊断与治疗经验的分享是本书的亮点。

本书选取的案例典型、全面，可供物质依赖临床医务工作者参考。

图书在版编目（CIP）数据

物质依赖典型案例解析 / 李晓东，张锐敏主编. —北京：科学出版社，2021.6

ISBN 978-7-03-068735-7

Ⅰ. ①物… Ⅱ. ①李… ②张… Ⅲ. ①药物滥用-药瘾-医案-汇编-中国-现代 Ⅳ. ① R969.3

中国版本图书馆CIP数据核字（2021）第085390号

责任编辑：沈红芬 / 责任校对：张小霞

责任印制：肖 兴 / 封面设计：黄华斌

科学出版社出版

北京东黄城根北街16号

邮政编码：100717

http://www.sciencep.com

北京画中画有限公司 印刷

科学出版社发行 各地新华书店经销

*

2021年6月第 一 版 开本：787×1092 1/16

2021年6月第一次印刷 印张：27 1/4

字数：650 000

定价：128.00元

（如有印装质量问题，我社负责调换）

《物质依赖典型案例解析》

组 织 人 员

主　　任　任伟俊

副 主 任　陈学亮　王　青　李　彬　李晓东　张锐敏　回冉冉

委　　员　汪卫东　朱海轶　贾雪梅　上官遂军　代嘉庚　党鹏飞

王广居

编 写 人 员

主　　编　李晓东　张锐敏

副 主 编　王　青　李　彬　张建武　谭　刚

编　　委　（按姓氏汉语拼音排序）

鲍彦平　车向通　冯　涛　高　琴　回冉冉　李　静

李　兴　李奉阳　吕福慧　穆建林　王　娟　王和燕

王文甫　许琳琳　闫愉华　张　磊　张　毅　张虹冰

张小波　张占义　张志超　朱凤艳　庄松源

编　　者　（按姓氏汉语拼音排序）

白　婧　车向通　陈　磊　陈世才　程雨来　杜凤香

范春贺　冯　涛　高　琴　耿艳丽　贺靠社　黄　璐

药忠科　贾雪梅　景志宏　康宁惠　康玉华　李　静

李　娟　李　兴　李芳利　李奉阳　李俊松　李赛民

序　言

《2019 年世界毒品问题报告》显示，全球约有 3500 万精神活性物质滥用障碍患者，主要使用的物质包括阿片类、可卡因、大麻、安非他明类兴奋剂和新精神活性物质，以多药滥用模式为主，表现为海洛因、可卡因等长期滥用与新精神活性物质共存日趋严重，处方药非医疗使用有所增加，以及药物使用对健康不利影响的严重性和普遍性超出想象。《2019 年中国毒品形势报告》显示，全国现有吸毒人员约 214.8 万。其中，滥用冰毒人员约 118.6 万，占 55.2%；滥用海洛因人员约 80.7 万，占 37.5%。冰毒已取代海洛因成为我国滥用人数最多的毒品。同时，大麻滥用继续呈现上升趋势，达 2.4 万人；另外，麻醉、精神类处方药和新精神活性物质滥用呈现明显增长的趋势。然而，就精神活性物质滥用障碍患者的治疗而言，全球接受并能获得规范医学治疗的患者仅占 1/7。由此可见，精神活性物质滥用障碍治疗及其所带来的健康危害问题，成为了全球性的挑战。

精神活性物质滥用不仅会对躯体造成损害，还会给精神带来伤害。精神活性物质滥用致精神病性障碍的临床表现非常复杂，可“模拟”多种精神疾病。不同种类的精神活性物质可能导致类似的临床症状，而同一种精神活性物质在使用的不同阶段会有不同的临床表现，加之多药滥用及与精神疾病共病等因素，给临床诊断带来了很大挑战。虽然国家卫健委组织专家撰写了各种精神活性物质相关疾病的诊疗指南，中国药物滥用防治协会组织专家编写了成瘾医学教科书，但我们更需要以个案为基础的诊疗思路与方法，为基层医务工作者从个体层面理解疾病、诊治疾病提供更加真实、客观的理论依据，提高诊疗水平。此书为物质依赖医疗机构诊治物质滥用障碍患者的经验汇编，按阿片类、苯丙胺类、大麻类、致幻剂、酒精、处方药、多药滥用及其他物质依赖分类，并从物质依赖共病诊治的角度，通过对病例的全面收集、整理、分析、讨论和总结，汇编了 86 个典型案例。书中有关脱毒治疗过程中患者合并的常见躯体和精神疾病的诊断与治疗经验尤为宝贵，希望能为相关临床工作者提供参考和借鉴。

我非常乐意为此书作序并将其推荐给读者，希望读者能开卷有益。

郝　伟　医学博士
中南大学湘雅二医院精神卫生研究所教授
联合国国际麻醉品管制局第一副主席
世界卫生组织社会心理因素与健康合作中心　主任
中国药物滥用防治协会　会长
2020 年 10 月

前　言

30 年来，我国物质滥用问题日趋严重，且呈种类增多、迭代相加之势。从最初的阿片类到合成类物质滥用，再到处方药、大麻类及多种物质滥用，又到当前的新精神活性物质滥用等，使我们对各类物质滥用障碍和共病的诊断与治疗不断面临新的挑战。

近年来，国内外专家学者编写了诸多物质依赖相关著作，为成瘾医学临床诊疗技术发展做出了巨大贡献。但是，对临床实践中发现的典型案例分析、经验分享的著作却不多见。

华佑医疗集团是集物质依赖、精神、心理疾病诊疗为一体的专科医疗机构，在近几年的诊疗过程中积累了大量案例，其中不乏物质依赖典型案例，经层层筛选、总结、提炼，形成了本案例集。本书基于精神活性物质滥用致精神病性障碍属于一种慢性复发性和复杂性脑部疾病的诊疗理念，按阿片类、苯丙胺类、大麻类、致幻剂、酒精、处方药、多药滥用及其他物质依赖进行分类、整理，围绕物质依赖及相关躯体与精神疾病诊治问题，参阅了大量国内外文献，对每一个典型案例进行了分析讨论。本书共包括 86 个临床典型案例，介绍了物质依赖性疾病的发展过程、临床诊疗技术，总结并分析了经验教训。对各类物质依赖脱毒治疗过程中的合并症、并发症，以及躯体和精神共病的诊断与治疗经验的分享是本书的亮点，希望能对广大物质依赖临床医务工作者有所帮助。

本书作为“十三五”国家重点研发计划资助项目“毒品查缉和吸毒管控技术与装备研究”（编号：2016YFC0800900）的成果之一，得到了公安部第一研究所、中国药物滥用防治协会、北京大学中国药物依赖性研究所、北京协和医院等单位和专家学者的大力支持。专家学者们从不同的专业角度提出了很多宝贵的意见和建议，谨此向他们致以衷心的感谢！我们注意到，书中的案例主要集中在常见的物质依赖性疾病，尚缺少网络、游戏等行为依赖的案例。这不能不说是一种遗憾，将在本书再版时弥补。书中不足之处，敬请专家学者批评指正。

任伟俊　李晓东　张锐敏

2020 年 8 月

目　录

第一部分　阿片类物质依赖

第二部分　苯丙胺类物质依赖

第三部分 大麻类物质依赖

第四部分 致幻剂依赖

第五部分 酒 精 依 赖

第六部分 处方药依赖

第七部分 多 药 滥 用

第八部分 其他物质依赖

第一部分

阿片类物质依赖

案例1　卡苦合并海洛因依赖

一、病案介绍

1. 病史

患者男性，44岁，云南籍，已婚，个体职业者，因“反复滥用卡苦11年余，伴交叉烫吸海洛因1年”于2019年2月入院。患者自述于2007年12月在外参加朋友聚会时，见当地朋友拿出“水烟”招待客人，称这是由中草药与烟丝混合制作而成的特殊烟丝，俗称卡苦，吸食后会有非常好的感觉。出于好奇，患者首次抽吸了几口卡苦，吸食后感到头晕、嗜睡，无其他不适。此后，患者多次在聚会时抽吸卡苦，有时为吸食卡苦而参加聚会，最多时每周吸食5～6次。吸食后有明显的舒适感，头晕、嗜睡感消失。约3个月后，患者几乎每天都要吸食1～2次，吸食后感到精力旺盛，注意力集中。如果停用半天就会感到疲乏无力、无精打采、流泪、打哈欠、忽冷忽热、全身肌肉疼痛等不适，再次使用卡苦后不适症状迅速缓解。为消除不适，患者保持抽吸卡苦2次/天，0.2g/次。2年后，为追求更好的感觉，患者将卡苦吸食剂量逐渐增加到1g/d（价格为50～100元/g），分成3次抽吸。患者把吸食卡苦当做了生活的一部分。患者经常出现心悸、出汗、手脚发麻、注意力不集中等表现，有愧疚感，不敢面对家人。2015～2017年，患者多次在家服用“阳光胶囊”自行戒毒，但因无法忍受严重失眠而复吸，并且吸食剂量逐渐增加至2g/d（价格为500～600元/g），分5～6次吸食。2018年初，患者在与“病友”交流后认为“海洛因可以帮助自己戒断卡苦”，并且当地的卡苦价格超过海洛因。于是，患者开始交替使用卡苦和海洛因，每日使用各1g，分5～8次交替抽吸。持续半年后，患者发现卡苦用量并没有减少，反而增加。而且停用海洛因4小时即会出现流泪、打哈欠、心悸、出汗、忽冷忽热、全身肌肉疼痛等表现，其程度比停用卡苦还严重。近几年，患者由于整天忙于吸食卡苦和海洛因，生意无心打理，身体状况也越来越差，精神欠佳，严重失眠，食欲下降，体重减轻。

患者否认苯二氮䓬类和其他镇静、止痛药物滥用史；既往身体健康，否认传染病史，否认精神疾病史；个人史及家族史无特殊。

2. 体格检查

体温36.5℃，脉搏67次/分，呼吸19次/分，血压130/80mmHg。患者神志清楚，精神欠佳，慢性吸毒面容，自动体位，查体合作。全身皮肤、黏膜及巩膜无黄染，全身浅表淋巴结无肿大。双侧瞳孔等大等圆，直径3.0mm，对光反射灵敏。颈软、无抵抗，气管居中，甲状腺无肿大。胸廓对称，双肺呼吸运动均匀，双肺呼吸音稍粗，未闻及干、湿啰音。心率67次/分、律齐，无杂音。腹平软，无压痛及反跳痛，肝脾未扪及，双肾区无叩击痛。脊柱及四肢无畸形，活动正常。下肢无水肿。生理性神经反射存在，病理反射未引出。

3. 精神专科检查

患者意识清晰，定向力完整，对答切题，接触主动，查体合作，未引出幻觉和妄想症状；夜眠差，难入睡，时有头痛，容易心烦；记忆力下降；担心自己好不起来，觉得愧对家人，因吸毒感到自卑；表情自然，情绪低落，无法专心工作，意志减弱；对其他事情不感兴趣，社会活动减少；自知力完整，自愿住院治疗，配合检查。

4. 辅助检查

血常规、尿常规、电解质、肾功能检查均正常。肝功能检查：ALT 88.6U/L，GGT 125.3U/L，总蛋白 63.2g/L。传染病筛查：乙肝五项、HCV 抗体、TPPA 抗体、HIV 抗体均阴性。心电图检查：窦性心动过缓，心率 56 次/分，轻度 ST 段抬高。

尿液依赖物质定性试验：吗啡阳性，冰毒、氯胺酮均阴性。

5. 心理测评

抑郁自评量表（SDS）测评：标准分 55 分，提示轻度抑郁症状；焦虑自评量表（SAS）测评：标准分 52 分，提示轻度焦虑。

二、诊断思维过程

1. 诊断与诊断依据

依据 ICD-10（国际疾病分类第 10 版）疾病诊断标准，结合病史、临床表现和辅助检查，临床诊断：①使用阿片类物质（海洛因、卡苦）依赖综合征；②多药滥用。

诊断依据：①反复吸食卡苦 11 年余，使用剂量逐渐增大；②使用后心情愉悦，中断使用或减少用量后出现心悸、流泪、打哈欠、出汗、忽冷忽热、全身肌肉疼痛等不适，再次使用卡苦后上述症状缓解；③1 年前，为戒断卡苦而烫吸海洛因，形成卡苦和海洛因的交叉滥用，半年后使用剂量越来越大，戒断反应越来越重；④曾多次戒断均未成功，复吸后剂量逐渐增大；⑤因滥用海洛因、卡苦而逐渐丧失原有的兴趣，健康状况逐渐变差，记忆力下降，失眠严重；⑥尿吗啡定性试验阳性。

2. 鉴别诊断

（1）与其他阿片类物质滥用鉴别：其主要依靠病史进行鉴别诊断。

（2）与其他兴奋性致幻性精神活性物质滥用鉴别：可依据物质滥用病史、兴奋性精神症状表现、尿毒理检测结果等做出鉴别诊断。

（3）与器质性精神病性障碍鉴别：虽然存在部分相同的症状，但是本例患者既往身体健康，后期所有戒断症状均与阿片类物质滥用密切相关，故可以鉴别。

三、治疗过程和结果

1. 药物治疗

①患者为阿片类物质依赖，为控制戒断症状，首选盐酸丁丙诺啡舌下片替代递减治疗。首次服药时间选择在距患者末次使用海洛因约 24 小时，并已经出现戒断症状的时候。首次丁丙诺啡舌下片含服剂量是 4mg，观察半小时后追加 4mg，继续观察 2 小时后，因患者仍有比较明显的戒断症状，故再追加 2 次 2mg，戒断症状得到控制，首日总剂量为 12mg。维持 2 天后开始逐渐递减，10 天内完成梯度递减。递减第 8 天增加洛非西定、罗通定、高乌甲素等药物口服，消除和缓解肌肉与关节疼痛、失眠等稽延性戒断症状。②患者入院后检查结果显示转氨酶增高，故予维生素 C、B 族维生素、水飞蓟宾胶囊护肝治疗，给予安素（肠内营养粉剂）营养治疗。③患者长期使用毒品，导致情绪低落、精力下降、兴趣减少、生活懒散、失眠等，故给予曲唑酮片 100mg/d 口服，1 周后增加至 200mg/d，患者抑郁情绪和失眠症状明显改善。

2. 心理治疗

海洛因依赖者还表现为人格偏离、人格障碍、叛逆等问题，反社会行为和社会适应障碍是其主要特征。因此，该类患者的心理治疗具有一定的难度。认知行为治疗和动机强化治疗是最常用的心理干预方法。提高治疗的依从性是早期目标；缓解焦虑、抑郁情绪，提高认知行为干预效果，促进患者保持操守是终极目标。本例患者阿片类物质滥用 11 年余，有多次戒毒失败经历，生理耐受力低，心理干预接受程度也低。因此，积极有效的心理干预会增加患者戒毒成功的信心，从而配合医生完成治疗。

前期的陪伴治疗对消除患者的恐惧心理，平稳渡过急性戒断期的减药治疗非常重要。在大部分症状得到控制后，适当参与工娱活动、心理讲座，通过认知行为治疗提高患者对物质依赖性疾病的认知，强化其戒断动机，增强治疗成功的信心。心理讲座内容包括：物质依赖机制，治疗方案，成功戒断经验分享等。当患者身体及精神状态有所恢复时，适量增加运动康复训练，帮助患者恢复体能，转移对药物渴求的注意力，达到行为干预目的。

家庭治疗是一种非常有效的治疗方法。建立康复同盟不仅具有督促作用，还有共同识别高危情景，达到警钟长鸣的效果。建立“医院-家属”微信群，利用互联网技术，为实施全天候的心理干预提供保障，帮助患者克服精神依赖，保持操守。

出院时，抑郁自评量表测评：标准分 46 分，提示无抑郁症状；焦虑自评量表测评：标准分 49 分，提示无焦虑症状；明尼苏达多项人格测验：提示病态人格明显、偏执症状明显。

3. 专科护理

①基础护理。患者长期吸食海洛因，生活作息紊乱，饮食、睡眠不规律，住院期间调整生活作息，规律饮食，改善睡眠。②遵医嘱给药。观察药物效果和不良反应，严防藏药。③心理护理。通过典型案例介绍成功戒断经验，增强戒毒信心。④健康宣教。患者戒断动

机较强，但多次戒毒治疗失败，从卡苦、海洛因依赖机制，科学戒瘾的方法等方面对患者进行健康教育。

患者住院 1 个月，急性戒断症状完全消失，稽延性戒断症状基本消失，精神状态好转，情绪平稳，食欲佳，睡眠基本正常，无须使用镇静催眠药。顺利完成三阶段的心理治疗，患者自我体验好，对毒品危害的认识和戒毒康复态度有了全新的改变。

四、诊疗体会

卡苦是由鸦片膏加车前草和芭蕉叶等植物叶筋搅拌、烘干而成，呈棕黑色，有香味，有黏性。吸食方式简捷，常采用水烟筒（枪）进行燃吸。卡苦吸食在我国云南中缅边境地区比较流行，有一定的民族习惯基础，曾在其他地区发生过流行滥用现象。有人认为，卡苦经过水的过滤会减少烟毒成分。

卡苦属阿片类物质，具有较强的镇痛、止咳、止泻和镇静等多种功效。作为辅料的车前草也具有祛痰、镇咳、平喘、利尿、治疗菌痢等作用。因此，卡苦被披上了具有药用功效和保健作用的“神药”外衣。有些人在疲劳时抽吸几口便能起到提神解乏作用；有些原住民认为卡苦具有预防疟疾的作用。长时间滥用，便会在不知不觉中产生依赖。其戒断反应与海洛因戒断一样，表现为出汗、流鼻涕、流泪、呕吐等。长期滥用还会损伤中枢神经系统，出现神经精神症状。

1. 综合治疗是关键

卡苦依赖的诊断标准和治疗原则与阿片类物质依赖完全相同，美沙酮或丁丙诺啡舌下片替代递减治疗是首选治疗方案。消除稽延性戒断症状是减少复发的重要措施；积极的心理治疗是保持操守的重要方法；疗程足够是戒断康复治疗的基本保证。

2. 树好“三观”是“良药”

有调查显示，卡苦的滥用人群主要是商人、职员等，有人认为吸食卡苦显得“高雅、时尚”，是“奢侈生活”的象征。于是，有些人便把吸食卡苦当作解乏、放松、娱乐的方式。因此，树立正确的人生观、价值观和世界观是防止吸食卡苦的“良药”。

3. 宣传教育是首选

在少数民族地区或偏远地区把吸食卡苦当成解除疲劳的方法，当成防治疾病的“神药”；甚至还有人认为卡苦是“原生态”保健品，依赖性小或不产生依赖性，将其当作接待客人的“上品”，却忽视了阿片类物质依赖的危害性。因此，要把毒品危害知识的宣传教育深入到乡村、街道和家庭，做到防患于未然。

4. 规范治疗是保证

物质依赖患者必须到正规医疗机构治疗，“偏方”“神药”都是不可取的，不仅会延误病情，还可能导致新的依赖物质滥用或新的毒品滥用。

五、专家点评

卡苦滥用虽然有一定的地域性，但是可造成非常严重的社会危害，还会引发一系列的社会问题。目前，国内关于毒品危害的宣传教育多集中在海洛因、吗啡、冰毒等，缺乏对类似卡苦这样的依赖物质危害性的宣传教育，容易造成地域性滥用，应引起高度警惕。不仅要注意加强对地区性目标人群的教育和管控，更要确立正确的治疗理念，尤其在偏远地区。物质依赖是一种慢性复发性脑部疾病，会伴发许多其他疾病，包括精神心理疾病。复发是物质依赖性疾病康复过程中的特点，应在积极治疗中控制复发，从而实现完全治愈。

（邹永强　李　兴　药忠科）

参 考 文 献

杜新忠. 2014. 实用戒毒医学. 第 2 版. 北京：人民卫生出版社.

杨良. 2015. 药物依赖学：药物滥用控制与毒品成瘾治疗. 北京：人民卫生出版社.

张晴. 2013. 云南边境地区卡苦滥用问题的思考. 云南警官学校学报，（96）：16-19.

案例 2　黄皮依赖 10 年

一、病案介绍

1. 病史

患者男性，35 岁，初中文化，未婚，汉族，内蒙古人，个体户，因“反复吸食黄皮 10 年”入院。2009 年患者因“交友不慎”，在朋友诱惑下开始吸食黄皮（俗称土料子）。初始吸食后有恶心、呕吐、头晕或头痛等不适感，但随后产生愉悦感。患者断续吸食约 2 周，头晕、恶心等不适症状消失，随之有全身舒适、欣快愉悦感。为保持良好的感觉，患者吸食剂量逐步增加至 0.5g/d，分 3～4 次吸食。曾尝试自行戒断，但是停用约 10 小时即出现心情烦躁、流泪、打哈欠、寒战、多汗、四肢酸痛等不适，再次吸食后上述不适症状立即缓解。为防止出现不适症状患者一直间断吸食，最大吸食量为 1g/d。自吸食黄皮以来，患者生意做得越来越差，生活不规律，食欲缺乏，睡眠欠佳，大便干结。

患者于十几年前因左耳神经性耳聋植入人工耳蜗。否认肝炎、结核、艾滋病等传染病史，否认高血压、糖尿病、冠心病等慢性病史，否认输血史，否认药物及食物过敏史，个人史、家族史无特殊。吸烟 10 年，20 支/天；偶尔少量饮酒。吸食黄皮前性格开朗，待人热情，好交际。

2. 体格检查

体温 36.3℃，脉搏 78 次/分，呼吸 18 次/分，血压 122/76mmHg。神志清楚、查体合作；皮肤、巩膜无黄染；浅表淋巴结未扪及；双侧瞳孔等大等圆，直径 3.0mm，对光反射灵敏；颈软，气管居中，甲状腺无肿大；双肺呼吸音清晰，未闻及干、湿啰音；心率 78 次/分、律齐，未闻及病理性杂音；腹平软，无压痛及反跳痛，肝脾无肿大；脊柱、四肢无畸形，活动自如；双下肢无水肿。生理性神经反射存在，病理反射未引出。

3. 精神专科检查

患者意识清晰，定向力完整；接触主动、查体合作；步入病房，仪表整洁，年貌相当；对答切题，言语量少；未查及感知觉障碍，未引出思维联想障碍及思维内容障碍；注意力集中，粗测记忆力、智力未见异常；情绪低落，内心体验差，自我评价低，自知力完整。

4. 辅助检查

血、尿常规检查均正常。血生化：总蛋白 61.8g/L，白蛋白/球蛋白值 1.3，球蛋白 30.1g/L。传染病筛查：乙肝五项、HCV 抗体、TPPA 抗体、HIV 抗体均阴性。

尿液依赖物质定性试验：吗啡阳性，冰毒、氯胺酮均阴性。

5. 心理测评

患者拒绝进行心理测评。

二、诊断思维过程

1. 诊断与诊断依据

依据 ICD-10 疾病诊断标准，结合病史、临床表现和辅助检查，临床诊断：使用阿片类物质（黄皮）依赖综合征。

诊断依据：①患者为青年男性，35 岁，有明确的反复滥用黄皮 10 年病史；②对药物有强烈的渴求；③耐受性增加，使用量不断增加；④试图减量或停用时出现戒断症状；⑤难以控制使用黄皮的剂量、频率及时间；⑥每天花费大量的时间来获取和使用黄皮，未能成功戒断；⑦生活不规律，睡眠欠佳；⑧尿吗啡检测阳性；⑨否认幻觉、妄想等精神病性障碍症状。

2. 鉴别诊断

患者既往无精神病史及高血压病史，无精神病家族史，无其他精神活性物质使用史，无明显的情绪高涨或低落发作史，故可排除其他物质依赖综合征、器质性精神疾病、精神分裂症、双相情感障碍、心境障碍等疾病。

三、治疗过程和结果

1. 药物治疗

本例患者适合采用阿片类物质依赖治疗原则和方法进行治疗。早期应用阿片受体激动剂美沙酮替代递减治疗，中后期应用非阿片类药物控制稽延性戒断症状，治疗过程中本着个体化的原则进行对症治疗。患者入院后给予美沙酮 50mg/d 口服，逐渐递减至 5mg/d 时加用洛非西定、罗通定、济泰片等非阿片类药物治疗。

2. 专科护理

①患者长期便秘与其使用黄皮有密切关系，嘱患者调整饮食结构，规律饮食，多饮水，多进食含纤维素丰富的膳食，避免进食辛辣刺激性食物，避免饮用浓茶、咖啡等，调节胃肠功能。②改变以往昼夜颠倒的生活作息，增加白天活动量，积极参加工娱活动，舒缓情绪，改善人际关系。③患者受当地文化习俗的影响，缺乏对黄皮依赖的科学认知。因此，应抓住心理护理的时机，采用通俗易懂的语言为患者讲解毒品知识和危害，提高患者对毒品的认知，增强其戒断动机和保持操守的信心。

患者住院 21 天，戒断症状消失，稽延性戒断症状明显缓解，情绪平稳，精神状态好转，睡眠明显改善。通过积极心理疏导，患者戒毒认知和保持操守的自信心均有明显提高。

四、诊疗体会

黄皮俗称土料子，使用具有一定的地域性，主要集中在山西、陕西、内蒙古一带，属于粗制海洛因的一种，其化学成分与海洛因相同，由于未经深加工，故外观呈黄色，且有一定的黏性。另外，黄皮难溶于水，只能烫吸，而海洛因可以烫吸或静脉注射。

黄皮属于阿片类物质，长期滥用可对呼吸系统、消化系统、免疫系统和神经系统造成损害。受地域风俗的影响，当地居民一般并不关注黄皮长期滥用造成的依赖和生理危害，只有出现严重的合并症或并发症的时候才到医院就诊，就诊时往往病情已经很重。因此，应加强宣传教育，揭开黄皮依赖的面纱，做到早诊断、早治疗、早康复。

五、专家点评

黄皮属于粗制海洛因的一种，黄皮依赖的治疗方法与阿片类物质依赖相同。但是，受到地域风俗和文化程度的影响，黄皮依赖者很少主动戒治，并且对戒断症状的耐受性较差。因此，脱毒治疗时要注意控制戒断症状，加强心理辅导，注重对患者焦虑、抑郁情绪的控制，提高患者的治疗依从性，从而提高治疗效果。

（白　婧　李　兴　赵　娜）

参 考 文 献

郝伟，赵敏，李锦. 2016. 成瘾医学：理论与实践. 北京：人民卫生出版社.

案例3 静脉注射海洛因伴HIV抗体阳性

一、病案介绍

1. 病史

患者男性，47岁，彝族，已婚，因“反复滥用海洛因10年”入院。10年前，患者因朋友影响首次尝试烫吸海洛因，吸食后出现头晕、恶心、嗜睡，未呕吐，有舒适感，持续4～5小时后缓解。此后断续烫吸2～3次后未再出现上述不适感，并且欣快、舒适感明显。为追求欣快感，患者开始连续吸食海洛因，1个多月后吸食量逐渐增大，中断或减少使用海洛因就会出现心悸、流泪、打哈欠、出汗、忽冷忽热、全身关节疼痛等不适，再次使用海洛因后上述不适即可缓解。为保持欣快感和避免出现不适症状，患者每日用量逐渐增加，最大量约2g/d（当地价格约300元/g），分3～4次烫吸。8年前，患者感到烫吸海洛因后的欣快感不如以前，并且多次听说静脉注射海洛因“感觉特别好”，便开始静脉注射海洛因，用量明显减少，使用频率基本同前，并且觉得注射海洛因“起效快、效果好、不浪费钱”。此后，患者一直采用静脉注射的方式使用海洛因。有时为图方便，与他人共用未经消毒的注射器。患者曾多次尝试自行戒断均未成功，停用后出现打哈欠、流泪、心悸、全身关节疼痛、骨骼虫咬感、彻夜不眠等症状，最终因不能忍受不适症状而复吸。患者由于近期海洛因用量逐渐加大而要求住院治疗，末周海洛因用量约2g/d，分4次静脉注射。

患者自从使用海洛因以来变得孤僻、懒散，不愿意和朋友说话，不愿意工作，整日思索如何使用海洛因。生活作息颠倒，白天长时间睡觉，晚上难以入睡；食欲一般，近半年消瘦明显，大便秘结。否认其他精神活性物质滥用史；否认其他躯体疾病史。患者兄妹六人，其他人均健康，无吸毒行为，无传染病史。

2. 体格检查

体温36.6℃，脉搏78次/分，呼吸20次/分，血压120/80mmHg。意识清晰，发育正常，慢性吸毒面容，营养状况一般。全身皮肤、黏膜无黄染，无出血点，四肢皮肤可见散在色素沉着，双上臂可见文身，腋窝和腹股沟浅表淋巴结未扪及。双侧瞳孔等大等圆，直径3mm，对光反射灵敏。双肺呼吸音粗，未闻及哮鸣音及啰音。心率78次/分、律齐，未闻及病理性杂音。腹软，无压痛、反跳痛，肝脾未扪及，肠鸣音正常。脊柱和四肢无畸形，双上下肢可见条索状静脉注射痕迹，注射部位未见明显红肿及脓性分泌物，双下肢无水肿。生理性神经反射存在，病理反射未引出。

3. 精神专科检查

患者意识清晰，衣着适时，年貌相符，表情自然，接触可，对答切题；注意力集中，未引出幻觉、妄想等精神症状；情绪稳定，情感适切；智力正常，记忆力下降；性格改变，孤僻、懒散，生活作息紊乱；意志减弱；自知力正常；社会功能部分受损。

4. 辅助检查

入院时血、尿常规检查均正常。血液生化、肝肾功能、心肌酶谱三项及电解质检查均正常。梅毒抗体和乙肝抗原检查结果均为阴性。金标法初筛 HIV 抗体为阳性；再次抽血送市级疾控中心进行确证检测，结果显示 HIV 抗体阳性；血清免疫检测 CD3 119/μl、CD4 380/μl、CD8 520/μl。丙型肝炎病毒（HCV）抗体阳性。

心电图检查未见明显异常；胸腹部 X 线平片未见明显异常；腹部 B 超检查提示肝、胆、胰、脾、双肾未见异常。

尿液依赖物质定性试验：吗啡阳性，冰毒、氯胺酮、苯二氮䓬类均阴性。

5. 心理测评

汉密尔顿抑郁量表（HAMD）测评：总分 3 分，提示无抑郁症状；汉密尔顿焦虑量表（HAMA）测评：总分 10 分，提示可能有焦虑症状。2 周后复测，HAMD 测评：总分 3 分，提示无抑郁症状；HAMA 测评：总分 8 分，提示可能有焦虑症状。

二、诊断思维过程

1. 诊断与诊断依据

依据 ICD-10 疾病诊断标准，结合病史、临床表现和辅助检查，临床诊断：①海洛因依赖综合征；②人类获得性免疫缺陷病毒感染（HIV 感染）；③慢性丙型病毒性肝炎。

诊断依据：①患者有滥用海洛因病史 10 年，静脉注射海洛因 8 年余。海洛因使用剂量逐渐增加，最大量约 2g/d。使用海洛因后有心情愉悦感，中断或减少使用会出现心悸、流泪、打哈欠、出汗、忽冷忽热、全身关节疼痛等不适，夜间难以入睡，再次使用海洛因后上述症状即可缓解。②患者曾有与他人共用未经消毒针具史。否认婚前性行为、多性伴侣等冶游史。食欲一般，近半年体重下降明显，大便秘结，夜间睡眠差。否认其他精神活性物质滥用史。③明知长期大剂量使用海洛因对身体有害，但无法摆脱，曾多次自行戒断均失败。④自从使用海洛因以来变得孤僻、懒散，不愿意和朋友说话，不愿意工作，整日思索如何使用海洛因。⑤体格检查可见四肢皮肤散在色素沉着，并见条索状静脉注射痕迹，新近注射部位未见红肿及脓性分泌物，双下肢无水肿。⑥尿吗啡定性检测结果阳性；丙型肝炎病毒抗体阳性；金标法初筛 HIV 抗体阳性，再次确证性检测 HIV 抗体阳性。

2. 鉴别诊断

主要应与其他精神活性物质滥用形成的依赖鉴别，例如，与可待因依赖综合征和曲马多依赖综合征鉴别。根据依赖物质使用等相关病史能够做出比较明确的鉴别诊断。

三、治疗过程和结果

治疗原则及治疗方案制定：①患者诊断明确，采用美沙酮替代递减法脱毒治疗。由于患者滥用海洛因时间较长、剂量较大，且采用静脉注射，在美沙酮替代治疗时应遵循“足量替代、逐日递减、先快后慢、只减不加、停药坚决”的原则，根据病情变化及时调整用药，注意监测生命体征和药物不良反应，警惕美沙酮所致呼吸抑制及其他副作用。②患者HIV感染诊断明确，无发热、咳嗽、胸痛、皮疹、腹泻等症状，浅表淋巴结无明显肿大，CD3、CD4、CD8免疫学检查结果基本在正常范围，患者病情处于平稳期，可给予积极抗病毒治疗，也可以观察治疗。患者为彝族人，且文化水平较低，对传染病认识不足，需要做好治疗前的沟通。③针对丙型病毒性肝炎的处理。患者肝功能各项指标基本正常，无腹痛、恶心、黄疸等不适症状，B超检查未见明显肝脏结构变化，故以保肝治疗为主，减少肝脏损害，必要时可请专科医生会诊。

1. 药物治疗

药物治疗经过：给予美沙酮替代治疗控制海洛因戒断症状。首次服用美沙酮30mg，观察戒断症状是否得到有效控制，必要时追加5～10mg。因患者静脉注射海洛因时间长、用量大，患者体重为60kg，首日美沙酮剂量为70mg。虽然超过常规使用剂量，但在严密监测生命体征和瞳孔变化基础上安全使用，能够较好地控制戒断症状。之后按照10mg/d的速度递减，至20mg/d时，改为5mg/d的递减速度，直至停药。10天内完成美沙酮的递减治疗。在停用美沙酮前2天增加洛非西定、济泰片、高乌甲素、艾司唑仑等镇静、止痛对症治疗，缓解稽延性戒断症状。

患者住院15天，脱毒治疗过程顺利，后期乏力、厌食、全身关节疼痛、出汗、失眠等稽延性戒断症状明显缓解，出院后继续维持治疗，保持操守。

2. 心理治疗

结合本例患者的特殊情况（例如，少数民族、小学文化、语言沟通不畅、未接受过心理治疗等），采用工娱活动和个体心理陪护的方式对其进行心理治疗。心理治疗共分为两个阶段。第一阶段为入院第1周，主要采用个体心理陪护的方式，结合每日健康问候，旨在与患者建立良好的关系，帮助患者快速适应封闭式的治疗环境；第二阶段为入院第2周，主要采用运动、绘画工娱活动方式，结合投射性治疗技术对本例患者进行心理干预，旨在维护和巩固良好的咨访关系，协助医生改善患者由于戒断症状而引发的焦虑和抑郁情绪，提高患者治疗依从性。由于本例患者是在入院后首次发现HIV感染，对其心理冲击较大，难以接受。因此，在心理治疗过程中，心理医生努力结合艾滋病患者的心理特点分期（分为怀疑否认期、愤怒发泄期、合作协议期、悲伤忧郁期、接受升华期）进行干预。在出院的时候，患者对毒品和艾滋病有了一定的认知，焦虑情绪明显改善。建议其进行规范的戒毒康复心理干预治疗，保持操守，减少危害。

3. 专科护理

尊重患者，保护患者隐私，真诚与其沟通，及时解答患者的各种疑问，改善其不良情绪；单间隔离，防止交叉感染；给予低蛋白、高热量、高维生素饮食；HIV 感染合并丙型肝炎的患者抵抗力差，易发生感染，应注意加强防止感染的护理措施，保持皮肤和口腔清洁；患者文化程度较低，采用通俗易懂的语言对患者进行海洛因滥用、HIV 感染、丙型肝炎相关知识（原因、传播途径、临床表现、治疗措施及预后）健康宣教，防止疾病进一步传播；与患者家属沟通，告知其相关疾病知识和自我防护措施；护理人员进行各项操作时注意职业防护，严格执行无菌原则和标准预防，防止交叉感染。

四、诊疗体会

1. 共用注射针具是感染和传播传染病的重要渠道

由烫吸转为注射是多数海洛因依赖者的必经过程，共用注射针具是感染和传播肝炎病毒和 HIV 的重要渠道。尤其是在“发瘾”难受、又找不到新的注射器时，他们就会借用他人的注射针具，或者使用他人废弃的注射针具，或者用其他工具替代注射针具。这是一种非常危险的行为，感染率极高。

2. 不安全性行为更具传染隐蔽性

吸毒者普遍存在不安全性行为，多个性伴侣、性交易、不使用安全套是不安全性行为的主要特点。对云南、四川两省 1680 例阿片类物质依赖者的调查显示，在过去 1 年中，有 709 人同配偶以外的人（临时性伴侣）发生过性关系，占 42.2%，平均每人同 5.2 人发生过性关系；有 821 人在性活动中从来不使用安全套，占 48.9%。所以，无论是从感染者还是传染者的角度都说明，不安全性行为是非常危险的，更具传染隐蔽性。

3. 主动做好重点地区和人群的宣传教育尤为重要

本案例具有一定的代表性。患者所在的少数民族居住区相对偏远，语言沟通有障碍，风俗习惯较为浓重，再加上文化程度偏低、卫生观念淡薄、当地吸毒人口众多等因素影响，人们对毒品危害的认识不足，对毒品滥用导致艾滋病传播缺乏认识。在毒瘾发作的时候一个注射器反复使用或多人共用是常态，只要一个依赖者是 HIV 感染者，病毒便可通过这条途径感染这个群体的每个人，甚至传染给家人。所以，加强重点地区和重点人群的艾滋病预防和宣传教育非常重要，尤其是偏远地区和少数民族地区。

五、专家点评

吸毒会给人类健康、社会文明进步、经济发展和社会安定带来严重和持久的威胁，静脉注射及高危性行为等不良方式常导致吸毒者感染艾滋病、丙型肝炎及梅毒等传染性疾病。因此，在戒毒治疗的同时应加强毒品危害知识的宣传教育，尤其是对患者家属的宣传教育。同时，应鼓励毒品依赖者尽快到正规戒毒医疗机构就诊治疗，从根本上解决毒品依赖问题。

（李　兴　李　娟）

参 考 文 献

杜新忠. 2014. 实用戒毒医学. 第 2 版. 北京：人民卫生出版社.

侯峰，蔡令艺，杨秋兰. 2006. 艾滋病健康教育对海洛因依赖者的影响. 潍坊医学院学报，28（1）：52-54.

王立君，郭艳霞. 2003. 336 例静脉注射海洛因依赖者艾滋病病毒检测分析. 中华流行病学杂志，24（2）：153.

杨良. 2015. 药物依赖学：药物滥用控制与毒品成瘾治疗. 北京：人民卫生出版社.

杨庆雄，黄胜，张云志，等. 2003. 106 例海洛因依赖者对毒品和艾滋病的认知调查. 中国热带医学，3（6）：854，855.

诸南芳，张志祥，程琳霞，等. 2009. 2 例海洛因依赖者家庭内感染 HIV 的调查分析. 中国药物依赖性杂志，9（3）：207，208.

案例 4　静脉注射海洛因致金黄色葡萄球菌性心内膜炎

一、病案介绍

1. 病史

患者男性，38 岁，因“反复烫吸、静脉注射海洛因 8 年余”入院。患者在 2003 年初，因受朋友影响首次烫吸海洛因，初次吸食数口后，出现恶心、头晕等症状，未呕吐，无明显欣快感。患者当时并未在意，又间断吸食几次海洛因，但上述不适症状未出现，反而出现明显的欣快感。于是患者间断吸食数月，剂量和频率逐渐加大。但当患者想停用时，发现停用半天就会出现明显的不适，周身难受、打哈欠、流泪、忽冷忽热、肌肉酸痛等，吸食后上述症状迅速缓解。以后患者为寻找欣快感，海洛因用量不断增大，最大剂量为 5g/d。为追求更大的刺激，2005 年患者开始静脉注射海洛因，3g/d、分 4～5 次注射，自来水或矿泉水稀释后直接注射。自使用海洛因后患者自制能力差，生活懒散，不能照顾生意，多次进行戒毒未能成功。近 1 个月来，患者经常感到胸闷气短、出冷汗、周身乏力、体力不支。近 1 周经常出现发冷（寒战）、发热，咽喉痛，气短、胸痛、胸闷，双下肢肿胀。患者有阵咳，咳嗽时胸痛明显，无恶心、呕吐，无昏迷、抽搐，无大小便失禁。末周静脉注射海洛因 2g/d。否认合并使用其他精神活性物质，否认高血压、糖尿病病史。

2. 体格检查

体温 38.8℃，脉搏 102 次/分，呼吸 24 次/分，血压 140/90mmHg。神志清楚，精神委靡；颜面潮红，呼吸略促；对答切题，思维敏捷；步入病房；口唇略发绀，鼻唇沟对称；双侧瞳孔等大正圆，对光反射正常，直径 3.5mm，巩膜无黄染；颈软，气管居中，颈静脉充盈明显；双侧胸廓对称，呼吸运动均匀，双肺呼吸音明显粗糙，未闻及明显湿啰音；心音低钝，心率 102 次/分、律齐；腹平坦，无腹胀，无明显压痛，肝脾肋下未触及，肝区有叩击痛，无移动性浊音；双上肢、双前臂和双脚踝沿静脉走行散在注射痕迹，局部皮下淤血，软组织红肿，有压痛，无波动感；双脚踝明显肿胀，指压迹明显；四肢活动正常。生理性神经反射存在，病理反射未引出。

3. 精神专科检查

患者意识清晰，年貌相符；接触主动，对答切题；未引出明显幻觉、妄想症状；感知觉正常，自知力正常；思维清晰，情感反应协调。

4. 辅助检查

血常规：白细胞 36.1×10^9/L，中性粒细胞 28×10^9/L，淋巴细胞比例 18.80%，血小板 116×10^9/L，红细胞 3.4×10^{12}/L，血红蛋白 74g/L，血细胞比容 38.8%，CRP 21.3mg/L；尿常规：红细胞（+），蛋白（+）；肝功能五项：ALT 210U/L，AST 185U/L，直接胆红素 11.2μmol/L，总胆红素 28μmol/L。

心电图：窦性心动过速，右束支二度房室传导阻滞。腹部超声：肝脾未见明显异常，腹腔少量积液。胸腹部 X 线平片：双肺纹理增强、增粗，肋膈角变钝，未见片状阴影。

入院后补充检查心肌酶三项：乳酸脱氢酶（乳酸底物法）360U/L、肌酸激酶（磷酸肌酸底物法）395U/L。超声心动图检查：可见二尖瓣、三尖瓣处有绒毛状、蓬草状、致密团块状赘生物回声，赘生物可随心脏舒缩而活动，可见血流异常改变。超声诊断为心内膜炎合并二尖瓣、三尖瓣关闭不全。

48 小时血细菌培养：金黄色葡萄球菌感染。

尿液依赖物质定性试验：吗啡阳性，冰毒、氯胺酮均阴性。

5. 心理测评

患者拒绝进行心理测评。

二、诊断思维过程

1. 诊断与诊断依据

根据 ICD-10 疾病诊断标准，结合病史、临床表现和辅助检查，临床诊断：①使用阿片类物质（海洛因）依赖综合征；②重症败血症？③感染性心内膜炎？

诊断依据：①明确的吸毒史 8 年余，静脉注射史 6 年；②存在明显的耐受性及强制性觅药行为；③停用海洛因后出现典型的阿片类物质戒断症状；④四肢可见明显的注射痕迹；⑤尿吗啡试验阳性。以上支持海洛因依赖综合征诊断。⑥患者近期高热不退、寒战、呼吸急促、心动过速、关节酸痛、精神委靡，以及白细胞明显升高、中性粒细胞百分比增高、CRP 增高等，考虑为急性感染症状。结合患者有明确的不洁静脉注射毒品行为，以及黑市售卖的海洛因中掺杂大量药物和不洁杂质的可能，考虑存在注射不洁物导致的菌血症或脓毒血症可能。严重的感染可导致感染性休克、弥散性血管内凝血（DIC）和多器官功能衰竭。

入院第 2 天行血液细菌培养、心肌酶三项检查和超声心动图检查。心肌酶检查显示乳酸脱氢酶 360U/L、肌酸激酶 395U/L。超声心动图检查提示心内膜炎合并二尖瓣、三尖瓣关闭不全。48 小时血培养提示金黄色葡萄球菌感染。

补充诊断：重症细菌感染性败血症（金黄色葡萄球菌）；急性感染性心内膜炎合并二尖瓣、三尖瓣关闭不全。

2. 鉴别诊断

患者有明确的海洛因滥用史，尿检吗啡阳性，否认其他新精神活性物质滥用史，故可排除其他精神活性物质依赖综合征。

三、治疗过程和结果

治疗方案：①积极抗炎、降温对症治疗，控制感染症状，保护肝肾功能，防止因感染加重而出现感染性休克。②控制感染，保护心功能，防止赘生物脱落引起血栓，以及瓣膜功能损害所致的血流动力学异常改变。③美沙酮替代递减脱毒治疗，美沙酮足量替代，适应性缓慢递减，减轻或避免急性戒断症状。④避免剧烈运动，防止因赘生物脱落而发生肺梗死、心肌梗死或其他脏器梗死。⑤保持环境安静，以卧床休息为主，低盐低脂饮食，保持大小便通畅。⑥缓解焦虑情绪，改善睡眠。⑦给予经颅磁刺激治疗及其他物理治疗，以调节神经功能。⑧开展心理认知行为治疗、家庭治疗，提高患者戒毒动机及治疗依从性，帮助患者建立良好的家庭支持体系，预防复吸。

1. 药物治疗

（1）脱毒治疗采用美沙酮替代递减方案，起始剂量为 80mg/d，待戒断症状平稳后再逐渐小剂量递减，以不出现戒断症状为前提。

（2）给予抗生素治疗心内膜炎。根据致病菌培养结果选择抗生素，疗程要足够长，力求治愈，一般为 4～6 周。本例患者选择大剂量青霉素钠盐+庆大霉素+地塞米松联合治疗，1 周后患者体温逐渐下降、平稳，偶有低热，处理后可缓解，精神状态明显好转，咳嗽、胸痛明显减轻。连续抗炎治疗 2 周后，患者症状明显好转，体温恢复正常，精神状态好。同时，给予保肝和营养心肌等治疗。

（3）严密观察患者的心脏变化，预防心内膜炎赘生物脱落导致栓塞。

2. 心理治疗

患者入院时病情危重，只限于支持性心理交流。1 周后病情逐渐平稳后才开始进行心理访谈式沟通，建立咨询关系。认知疗法是首选的干预方法，以缓解患者的焦虑、抑郁情绪，提高治疗信心和治疗依从性。后期增加高危情景的干预性治疗，提高防复吸应对能力。

3. 专科护理

①早期绝对卧床，变换体位动作要缓慢，防止赘生物脱落；②生命体征的监测。针对寒战、高热不退、精神委靡等败血症中毒症状，加强临床观察和病情评估，防止中毒性休克的发生；③严密观察并发症征象，观察胸痛、呼吸困难、腹痛等表现，防止赘生物脱落致脑、心、肺、肝、肾等脏器血管栓塞和功能障碍，防止心衰；④物理降温，衣服潮湿时应及时更换；⑤加强营养，给予清淡、高蛋白、高热量、高维生素、易消化饮食，嘱患

者多饮水；⑥口腔护理；⑦保持皮肤清洁，防止皮肤感染；⑧输液治疗时注意保护静脉；⑨记录出入量，观察和测量肢体肿胀情况；⑩保持情绪稳定，改善睡眠；⑪海洛因滥用和感染性心内膜炎健康教育，给予生活指导。

患者住院治疗3周，美沙酮逐渐减量至15mg/d，无明显戒断症状，体温正常，食欲尚好，大小便正常。患者强烈要求出院，劝说无效。回家次日，患者再次注射海洛因，1天后出现高热不退、寒战、周身关节疼痛、尿少等症状，在社区医院注射抗炎药和退热药后回家（具体用药不详）。次日凌晨发现昏倒在洗手间，颜面青紫，呼之不应，呼吸停止。“120”急救医生现场检查未发现有生命迹象，确认死亡。

四、诊疗体会

1. 对感染性心内膜炎合并症患者要早发现、早治疗

本案例提示，对静脉注射吸毒者突然出现寒战、高热等感染性中毒症状及肺部炎症症状时，即使没有发现心脏异常体征，也需要高度警惕静脉注射海洛因所致的感染性心内膜炎，有时还会合并其他脏器的栓塞，引起脑梗死、肺梗死、心肌梗死等。当临床高度怀疑静脉海洛因滥用致感染性心内膜炎，而血液培养又呈阴性结果时，可以凭借经验按照金黄色葡萄球菌及肠球菌感染进行处理，可以选用大剂量青霉素及氨基糖苷类药物进行治疗，若无明显效果再改用其他类型的抗生素。

2. 对感染性心内膜炎合并症患者美沙酮替代治疗剂量要足

海洛因依赖者的心理渴求是非常强烈的，即便感染性心内膜炎重症患者，仍然表现出严重的药物滥用行为。因此，为了保证感染性心内膜炎的顺利治疗，减轻心脏负荷，缓解戒断症状，平稳渡过危重期，其美沙洛酮替代治疗剂量要足，递减速度要缓慢。如果短时间内再次静脉注射海洛因，可能发生新的血液感染症状。血管内壁或心内膜上的赘生物脱落随时都有发生猝死的危险。本例患者猝死原因不明，不排除心肌梗死或肺梗死所致猝死的可能。

五、专家点评

静脉注射海洛因依赖属于重度药物依赖，本例患者药物滥用导致的机体免疫力低下是诱因，注射不洁海洛因是其出现感染的主要原因。金黄色葡萄球菌、肺炎球菌和铜绿假单胞菌及真菌是常见的病原体。细菌具有繁殖力强、毒素强、耐药性强的“三强特性”，导致感染者迅速出现中毒症状，危及生命。因此，静脉注射吸毒者突然出现寒战、高热等感染性中毒症状时，即便血液培养是阴性结果，也可以凭借经验按照金黄色葡萄球菌及肠球菌感染进行抗炎治疗，大剂量的青霉素及氨基糖苷类药物是首选治疗药物，若效果不明显再改用其他抗生素。抗炎治疗一定要保证足够的疗程，否则会有复发的可能。

（穆建林　王正平　聂燕妮）

参 考 文 献

谢哗芸. 2013. 静脉海洛因滥用致感染性心内膜炎 20 例. 中外医学研究，11（5）：122，123.
王海琴，李涓涓，黄秋禾. 2004. 静脉海洛因滥用导致感染性心内膜炎 1 例. 中国药物滥用防治杂志，10（1）：60，61.

案例 5　注射海洛因致股动脉假性动脉瘤破裂

一、病案介绍

1. 病史

患者男性，41 岁，已婚，陕西人，因“反复烫吸并静脉注射海洛因 12 年，腹股沟肿胀 1 年”于 2019 年 1 月入院。12 年前患者因好奇开始烫吸海洛因，初始用量约 0.1g/d，分 1～2 次烫吸。最初吸食后患者出现头晕、恶心、呕吐等不适症状，短时间内产生强烈欣快愉悦感，随后出现睡眠增加。约半个月后不适症状逐渐消失，并有欣快、舒适和全身松弛、飘飘欲仙的感觉。为维持欣快感，患者每日用量逐渐增加，最大约 1g/d，分 3～4 次烫吸。10 年前，患者因烫吸海洛因后欣快感不如以前强烈，遂改为静脉注射海洛因，起初多在四肢浅静脉处注射，用量约 1g/d，分 3～4 次注射。否认共用针具史。曾先后多次在家进行戒断均未成功。因长期使用海洛因，患者生活懒散，每日只为寻找海洛因而忙碌，不关心家人，工作能力下降。一遇到不顺心的事就使用海洛因。患者未到正规戒毒医疗机构进行治疗。1 年前，患者因四肢浅静脉注射部位出现硬结而无法注射，故改为双侧腹股沟血管交替注射。反复注射后局部出现硬结、红肿、皮温升高，压痛明显，可见脓性分泌物，尤以左侧腹股沟部严重。双下肢有明显酸胀感，行走后明显加重。到当地诊所经抗炎治疗后局部红肿好转，逐渐结痂，双下肢酸胀感明显减轻。近半个月来，患者因担心再次腹股沟处注射会导致感染加重而改为烫吸海洛因。在家属劝说下，患者来笔者所在医院诊治，门诊以“海洛因依赖综合征；双腹股沟血管损伤并感染；双下肢静脉炎；左腹股沟假性动脉瘤”收入院。患者否认其他精神活性物质滥用史，否认个人及家族精神疾病史，个人史、既往史及家族史无特殊。

2. 体格检查

体温 36.7℃，脉搏 68 次/分，呼吸 17 次/分，血压 110/70mmHg。患者神志清楚，精神尚可，营养稍差，自动步入病房。皮肤、黏膜无黄染、水肿，四肢皮肤可见散在色素沉着，以双下肢明显。全身浅表淋巴结未触及。头颅正常，五官端正。巩膜无黄染，结膜色泽正常；双侧瞳孔等大等圆，直径 3mm，对光反射存在。口唇轻度发绀，牙齿色黄、呈菱形缺如，无龋齿，无牙龈肿胀。颈软、无抵抗，气管居中，甲状腺无肿大。胸廓双侧对称，呼吸运动均匀，双肺呼吸音稍粗，未闻及干、湿啰音。心界不大，心率 68 次/分、律齐，各瓣膜听诊区未闻及病理性杂音。腹部平坦，无压痛和反跳痛，肝脾肋下未触及，肠鸣音减弱。左侧腹股沟注射部位可见 2cm×3cm 隆起包块，质软，呈囊性，可压缩。周围软组织红肿，皮温高，原注射针孔处已形成火柴头大小的痂，无明显破溃，有少许脓性分泌物，局部压痛明显，可触及血管波动感。左下肢轻度肿胀，小腿肌肉压痛明显，小腿和足部色素沉着。右侧腹股沟注射处略隆起，呈紫黑色，有压痛，未见脓液。四肢活动自如，沿血管走行可见新鲜及陈旧性注射针痕，呈条索状分布，软组织轻度红肿，无波动感，无脓性分泌物。生理性神经反射存在，病理反射未引出。

3. 精神专科检查

患者意识清晰，定向力完整，接触尚可，对答切题，能清晰诉说吸毒过程和心理体验，对戒断症状比较恐惧，否认幻觉、妄想等精神病性症状。对海洛因渴求感比较强烈。表情尚自然，情绪稳定性稍差，情感反应协调，意志减弱。自知力完整，在家属劝导下来院接受治疗，对出院后是否能保持操守信心不足。

4. 辅助检查

血尿常规、肝肾功能检查均正常。传染病筛查：HCV 抗体阳性，TPPA 抗体、HIV 抗体均阴性。心电图正常；胸部 X 线平片未见异常；腹部 B 超提示肝、胆、胰、脾、双肾未见明显异常。

尿液依赖物质定性试验：吗啡阳性，冰毒、氯胺酮均阴性。

5. 心理测评

患者拒绝进行心理测评。

二、诊断思维过程

1. 诊断与诊断依据

依据 ICD-10 疾病诊断标准，结合病史、临床表现和辅助检查，临床诊断：①使用阿片类物质（海洛因）依赖综合征；②双腹股沟血管损伤并感染；③双下肢静脉炎；④左腹股沟假性动脉瘤；⑤丙型病毒性肝炎。

诊断依据：①患者海洛因滥用病史 12 年，为追求欣快感吸食剂量不断增加，并由烫吸改为静脉注射。②必须连续使用海洛因，不能减量或停用，否则会出现流泪、流涕、打哈欠、寒战、心悸、四肢酸痛及心情烦躁等明显戒断症状，再次使用海洛因后即可缓解。③明知吸食海洛因有害，但不能控制滥用行为，并且有强烈的渴求感和觅药行为，多次戒断均未成功。④滥用海洛因以来，生活懒散，不关心家人，工作能力下降，每日为寻找海洛因而忙碌。⑤双侧腹股沟血管交替注射海洛因 1 年余，局部出现硬结及红、肿、热、痛等炎症改变，局部可见脓性分泌物，左侧腹股沟部严重。⑥双下肢肿胀，行走时有明显的酸胀感和小腿肌肉疼痛，双下肢皮肤色素沉着。⑦左侧腹股沟注射部位可见 2cm×3cm 大小隆起包块，质软，呈囊性。周围软组织红肿，皮温高，原注射针孔处已形成火柴头大小的痂，无明显破溃，有少许脓性分泌物，局部压痛明显，可触及血管波动感。⑧辅助检查提示 HCV 抗体阳性，尿吗啡阳性。

2. 鉴别诊断

海洛因依赖综合征需与其他非阿片类物质滥用引起的依赖鉴别，与合成类精神活性物质滥用鉴别。此外，本例患者尚需与血管瘤鉴别，与腹股沟疝鉴别。

（1）与其他非阿片类物质滥用引起的依赖鉴别：虽然其戒断症状相同或相似，例如，都会出现流泪、打哈欠、忽冷忽热、周身肌肉或关节疼痛等戒断症状，甚至有时尿吗啡检测也可呈阳性，但从滥用物质性状、来源、滥用方式等可鉴别。

（2）与合成类精神活性物质滥用鉴别：从滥用病史和临床表现可以做出鉴别诊断，合成类精神活性物质以兴奋性表现为主，常产生精神症状。尿毒理定性检测结果可以鉴别。

（3）腹股沟假性动脉瘤与腹股沟血管瘤鉴别：腹股沟血管瘤可分为动脉瘤或静脉瘤，一般无症状，无感染表现，局部可隆起，大小可变，与体位变化有关。而假性动脉瘤多与血管创伤有关，有明显感染灶，有压痛、出血等。本例患者病史和症状明显，故可以鉴别。

（4）腹股沟假性动脉瘤与腹股沟疝鉴别：腹股沟直疝局部无红肿，无血管搏动；疝无嵌顿，平卧后肿块消失，可据此鉴别。

三、治疗过程和结果

1. 药物治疗

（1）海洛因脱毒治疗。根据阿片类物质依赖临床治疗指南的治疗原则，入院后给予盐酸美沙酮口服替代递减治疗，第 1 天剂量 60mg，临床评估戒断症状控制良好，维持相同剂量 2 天后逐渐开始递减，第 8 天减量至 5mg，治疗过程顺利，无明显戒断症状，体温正常。为减轻美沙酮停药后的稽延症状，增加洛非西定和济泰片口服，患者未出现不适。

（2）腹股沟血管损伤和假性动脉瘤治疗。患者入院后卧床制动，抬高双下肢，减轻水肿；静脉输液，疏通血管；口服抗生素，减轻组织感染；局部包扎消毒，保护血管。经过 8 天的治疗，局部感染明显好转，软组织红肿消退，腹股沟注射窦道已结痂，无破溃及脓性分泌物。第 9 天晨起，患者突然左侧腹股沟原注射部位大量出血，呈喷射状，鲜红色，有血块，出血量 300～400ml。迅速给予压迫止血，平卧制动。查看创口，发现原血管注射部位皮肤破溃，囊性肿块明显缩小。简易清创后加压包扎。足背动脉搏动正常。观察 4 小时，患处仍然出血不止，遂急转市人民医院治疗。在市人民医院行急诊清创止血、腹股沟血管支架植入术，术后诊断为“吸毒致股动脉假性动脉瘤”。如手术记录所示，左侧股深动脉血管瘤体部位破溃出血，血管瘤腔壁有坏死组织，周围炎症明显。手术清创后取大隐静脉修补股动脉。术后患者恢复良好，可以正常运动。

2. 心理治疗

患者有 12 年之久的海洛因滥用史，使用方式由烫吸改为静脉注射，十几年来没有接受过正规的治疗，患者的精神依赖性非常严重。据此制订以认知疗法为主的心理干预计划，通过认知重建、心理应对、问题解决等方法进行心理辅导和治疗。但患者由于躯体疾病原因提前出院，未能按照计划进行治疗。

3. 专科护理

①监测生命体征，观察病情。②卧床为主，短期内减少活动，肢体稍屈曲外展，防止腹股沟区发生挤压。患者因双腹股沟血管注射引发下肢水肿、疼痛等，左侧出现明显的感染灶，应适当抬高下肢，减轻水肿。③观察双侧下肢腹股沟区皮肤肿块大小，局部有无红肿热痛，下肢有无肿胀，足背动脉搏动情况，防止发生破溃出血。评估肢体疼痛情况，如出现剧烈疼痛、颜色苍白、无脉、麻木等，应警惕栓子脱落。④保持皮肤清洁、干燥，防止感染。⑤做好抢救准备。一旦出现剧烈疼痛、瘤体扩大、喷射性出血等，可能发生动脉瘤破裂出血，应立即用无菌纱布局部覆盖，绷带加压包扎或徒手压迫出血部位，迅速建立静脉通道，做好补液准备，并尽快送往大医院。⑥防止便秘。给予营养丰富、易消化、富含纤维素的饮食，适量饮水。告知患者排便时不可用力，防止瘤体破裂。⑦心理护理。患者情绪紧张会引起血压升高，加重出血的可能。因此，安抚患者、减轻患者紧张情绪很重要，鼓励患者树立信心，积极配合治疗。

四、诊疗体会

1. 海洛因的不当注射是导致假性动脉瘤形成的主要原因

（1）为追求欣快感、迅速缓解不适症状、减少使用剂量和节省开支，由烫吸改为静脉注射已成为海洛因依赖者的常见经历。在四肢浅静脉被破坏后，部分患者采用股静脉注射法。由于腹股沟血管多、结构复杂，难免造成血管错位或误伤。况且患者没有医学常识，不能准确把握血管位置，导致股动、静脉血管反复损伤，形成贯穿性窦道或形成血窦，从而表现出血管瘤征象。另外，注射操作中因血液渗漏、细菌感染、杂质栓塞等，可迅速导致局部软组织感染，甚至形成脓肿，破坏血管外周的保护结构，导致假性动脉瘤形成。严重的局部感染，可以掩盖假性动脉瘤。由于误诊为单纯的化脓性感染，而贸然行手术引流，可造成破溃和大出血。

（2）海洛因在买卖过程中会被掺入大量的杂质，注射时溶解不完全，易造成下肢细小血管阻塞和引起血管感染，导致下肢溃烂性病灶。严重者导致败血症、心内膜炎等感染性疾病。因此，静脉炎和血管栓塞是常见的并发症。

（3）假性动脉瘤瘤体破裂可危及生命。有研究者发现，血管损伤通常左侧多于右侧，可能与患者习惯用右手握持注射器向左侧腹股沟注射有关。

2. 临床上应重视对假性动脉瘤的检查与诊断

股静脉注射误穿股动脉引起的假性动脉瘤报道较少，因此物质依赖专科医师要重视对本病的检查与诊断。彩色多普勒超声检查和血管造影检查对本病诊断有较高的价值。

五、专家点评

毒品注射致股动脉假性动脉瘤是吸毒群体中较为凶险的并发症之一，应引起高度警惕。股动脉反复穿刺引起股动脉壁破裂，或形成搏动性血肿，在外伤、感染等诱因下可导致动脉壁自发性破裂出血，甚至引起休克死亡。因此，有类似注射吸毒史的患者应立即停止危险行为，及时到医院进行检查和治疗，避免相关风险。彩色多普勒超声检查是一种方便、实用的无创性检查，对诊断和治疗观察有很高的价值。血管造影检查可以观察血管阻塞情况，是否存在动静脉瘘等，对治疗方法的选择有指导意义。

此外，海洛因注射者也是艾滋病等传染病的高发人群，在诊治这类患者的过程中应注意采取严格的防护措施，特别是在抢救大出血患者的时候，会增加与患者血液接触的机会，更应提高警惕，做好防护。

（陈世才　穆建林）

参考文献

杜新忠. 2014. 实用戒毒医学. 第 2 版. 北京：人民卫生出版社.

郝伟，赵敏，李锦. 2016. 成瘾医学理论与实践. 北京：人民卫生出版社.

李英海，姚燕丹，林少芒. 2006. 毒品注射致动脉假性动脉瘤的治疗体会. 现代临床医学生物工程学杂志，12（2）：210，211.

杨良. 2015. 药物依赖学：药物滥用控制与毒品成瘾治疗. 北京：人民卫生出版社.

案例 6　滥用海洛因 16 年伴吸食冰毒 1 年，合并 HIV 感染

一、病案介绍

1. 病史

患者男性，40 岁，未婚，广西柳州人，个体职业者，因“滥用海洛因 16 年，吸食冰毒 1 年”于 2020 年 5 月入院。患者自述于 2004 年初因受朋友影响首次烫吸海洛因，使用后有愉悦欣快感，睡醒后精力充沛，并有再次烫吸的冲动。间断使用约 3 个月，约 0.3g/次，停用海洛因 6～8 小时即出现流泪、打哈欠、忽冷忽热、周身肌肉酸痛等不适症状，并有再次使用海洛因的强烈渴求，再次吸食后上述不适症状迅速缓解。此后，为追求更强的欣快感和防止戒断后的不适症状，使用剂量逐渐增大，并于 2005 年改为静脉注射海洛因。静脉注射海洛因约 10 年后（2015 年），患者四肢血管损害严重，多数血管闭塞，难以注射，遂开始肌内注射海洛因。2018 年以来，患者肌内注射海洛因 1.5g/d，分 5～6 次使用，注射后未曾出现昏迷、意识障碍、抽搐和大小便失禁。近 1 年来，为增强欣快感开始合并吸食冰毒，约 0.5g/d。吸食后患者出现兴奋，话语增多，彻夜不眠，可以 2～3 天不睡，需同时使用海洛因方可入睡，停用冰毒后情绪低落，疲乏无力，心情烦躁。患者否认使用其他毒品。患者每天为寻找海洛因而忙碌，无法正常生活和工作，不愿接触他人，不愿参加社会活动；生活作息昼夜颠倒，容易疲倦；饮食不规律，大便秘结；情绪不稳，容易冲动，自制力差，但无自伤、伤人行为。末周肌内注射海洛因 1.5g/d，烫吸冰毒 0.5g/d。

患者于2005年发现HIV抗体阳性，在当地疾控中心确诊为HIV感染，接受洛匹那韦利托那韦抗病毒维持治疗（3片/次，2次/天）。同时检查发现HCV感染，未做系统治疗。15年来，患者坚持抗HIV治疗，定期复查，各项指标均保持正常。否认高血压、糖尿病、冠心病等慢性疾病史，否认外伤史、手术史和输血史，否认药物及食物过敏史，否认精神病个人史和家族史。

2. 体格检查

体温36.7℃，脉搏82次/分，呼吸18次/分，血压112/69mmHg。神志清楚，查体合作，皮肤、黏膜无黄染和出血点，浅表淋巴结未扪及。五官端正，口唇轻度发绀，口腔黏膜未见溃疡和滤泡。巩膜无黄染，双侧瞳孔等大等圆，直径3.0mm，对光反射灵敏。颈软、无抵抗，气管居中，未见颈静脉怒张。胸廓正常，呼吸运动均匀，双肺叩诊呈清音，双肺呼吸音清晰，未闻及干、湿啰音。心率82次/分、律齐，未闻及病理性杂音。腹平软，全腹无压痛及反跳痛，肝脾无肿大，肝肾区无叩击痛。脊柱、四肢无畸形，活动自如，双下肢无水肿。四肢可见注射针痕，局部无红肿，未见破溃渗出。生理性神经反射存在，病理反射未引出。

3. 精神专科检查

患者意识清晰，接触主动，衣着整齐；注意力集中，思维连贯；未引出幻视、幻听等幻觉，未引出关系妄想、被害妄想症状；自知力正常；情绪平稳，内心体验及情感反应与周围环境协调；记忆力下降，意志减弱，对毒品自我控制力差，无明显冲动及伤人行为。

4. 辅助检查

血常规检查：白细胞 6.77×10^9/L，红细胞 3.71×10^{12}/L，血红蛋白116g/L；血生化检查：GGT 56U/L，血糖、血脂、心肌酶三项均在正常范围；血清电解质和肾功能检查结果正常；传染病筛查：HCV抗体阳性、梅毒（TRUST）抗体阴性、HBsAg阴性。由于HIV感染已确诊，本次未查。

尿液依赖物质定性试验：吗啡阳性，冰毒阳性，氯胺酮阴性。

5. 心理测评

入院时汉密尔顿焦虑量表（HAMA）测评：标准分11分，提示可能有焦虑；汉密尔顿抑郁量表（HAMD）测评：标准分24分，呈轻或中度抑郁状态；人格倾向测评：外向随和，意志偏弱，比较容易改变主意。

二、诊断思维过程

1. 诊断与诊断依据

根据ICD-10疾病诊断标准，结合病史、临床表现和辅助检查，临床诊断：①使用阿片类物质（海洛因）依赖综合征；②使用兴奋剂（甲基苯丙胺）依赖综合征；③多种精神活性物质依赖综合征；④HIV 感染；⑤慢性丙型病毒性肝炎。

诊断依据：①明确的“滥用海洛因 16 年，吸食冰毒 1 年”病史；②为追求欣快感，海洛因使用剂量和频次不断增加，并由烫吸改为静脉注射；③停用海洛因 6～8 小时即出现流泪、打哈欠、忽冷忽热、周身肌肉酸痛等戒断症状，再次吸食后上述症状可迅速缓解；④近 1 年使用海洛因的同时合并使用冰毒，使用后精神兴奋，可以 2～3 天不睡，需要使用海洛因辅助睡眠；⑤停用冰毒则出现乏力、疲倦、情绪不稳、易怒等症状；⑥2005 年发现 HIV 抗体阳性，在当地疾控中心确诊并且服用洛匹那韦利托那韦进行抗病毒治疗，自述 15 年来定期复查，检查指标正常；⑦2005 年同时发现 HCV 感染，本次检查提示 HCV 抗体阳性。

2. 鉴别诊断

本例患者为滥用海洛因多年同时合并冰毒滥用，主要应与镇痛药物及兴奋性精神活性物质滥用鉴别。

（1）与曲马多、氨酚羟考酮等镇痛药物依赖综合征鉴别：虽然两者同为阿片类镇痛药物，临床药效和滥用后戒断症状都有相似之处，但是镇痛药多数为口服滥用，其戒断症状较海洛因轻，情绪改变更明显，尿液吗啡试验阴性，故可资鉴别。

（2）与可待因类止咳药滥用鉴别：虽然两者尿液吗啡试验均可呈阳性，也有阿片类物质依赖戒断症状，但可待因类止咳药滥用以年轻患者居多，临床戒断症状轻微。本例患者有明确的烫吸、静脉注射及肌内注射海洛因滥用史，四肢可见明显的针痕，故可资鉴别。

（3）与精神分裂症、情感障碍鉴别：患者无明显的妄想、幻觉及言行紊乱等精神病性症状，故可与精神分裂症鉴别；患者情绪变化出现于使用冰毒后，主要表现为情绪改变和焦虑，与精神活性物质滥用有明显的相关性，且既往无明显的精神疾病史，家族史阴性，故可资鉴别。

三、治疗过程和结果

1. 药物治疗

患者是以海洛因滥用为主的阿片类物质依赖者，合并冰毒滥用，同时还是 HIV、HCV 感染者，需要进行综合性治疗。海洛因依赖的脱瘾治疗是重点，缓解和消除急性戒断症状，提高治疗依从性，使其顺利完成生理脱瘾是迈向康复的第一步。在保持原有的抗病毒治疗基础上，应用美沙酮替代递减与丁丙诺啡序贯治疗缓解戒断症状。

首次给予美沙酮 40mg 口服，根据戒断症状控制情况适度增加美沙酮用量，当天总量达 100mg 时，戒断症状控制完全，未诉不适。第 2 天给予美沙酮 100mg 口服维持，患者无不适症状，睡眠好，呼吸平稳，精神状态好。第 3 天起按照先快后慢原则以 5～10mg/d 剂量规律性递减至停药。停用美沙酮次日患者微感不适时给予丁丙诺啡舌下片 4mg 含服，不适症状很快缓解，当日丁丙诺啡舌下片总滴定剂量为 10mg。此后逐渐递减，至 0.5mg/d 时，辅以济泰片 0.8mg/d、洛非西定 0.4mg/d、罗通定 270mg/d 口服，戒断症状基本控制，间断睡前给予阿普唑仑 0.8mg 以改善睡眠。患者急性戒断症状基本消除，稽延性戒断症状明显缓解，情绪平稳，接受治疗的主动性明显提高。虽有失眠症状，但能正确理解和对待，间断服用镇静催眠药后可以入睡。患者住院 3 周，完成治疗并顺利出院。

2. 心理治疗

患者入院时自知力正常，无幻觉、妄想等精神症状，但对物质依赖缺乏认知，物质依赖行为问题严重并伴焦虑、抑郁等情绪问题，考虑通过认知情绪行为干预技术开展心理治疗。心理医生首先向患者进行制度管理及健康宣教，同时表示会陪其一起面对和解决问题，通过共情技术给予患者情感上的支持，建立良好的咨访关系，引导其遵从医嘱，密切配合临床医生进行药物治疗。

治疗前期：在良好的咨访关系基础上，收集患者的个人资料并进行心理测评，以了解患者当前的心理健康状况。

治疗中期：进行心理认知上的干预，对其进行物质依赖相关知识普及，同时正向强化其戒断动机，引导其纠正对物质依赖的认知。针对患者的抑郁和焦虑情绪，引导其进行情绪宣泄，通过 ABC 理性情绪疗法提高患者的情绪管理能力，增强患者的心理弹性及自我调控能力。

治疗后期：巩固治疗成果并鼓励患者对自身的思维、情绪进行有意识的调控，以建立新的、健康的行为模式。

出院时汉密尔顿焦虑量表（HAMA）测评：标准分 5 分，提示无焦虑状态；汉密尔顿抑郁量表（HAMD）测评：标准分 9 分，提示可能有抑郁情绪。心理干预明显改善了患者的情绪问题及行为模式。

3. 专科护理

①职业暴露预防：本例患者因合并有 HIV、HCV 感染，存在戒断治疗不配合可能，易发生意外职业暴露，故在采集检验标本和各种护理操作方面应强化职业防护。②安全护理：严密观察患者的言语及行为特征，严防毒品进入病区，及时发现并处理安全隐患。③准确执行医嘱：护士发放口服药物时必须看药入口，严防藏药，严密观察用药后反应，督促患者进行抗病毒治疗。④饮食护理：护士协助患者订餐，并监督其进食。指导患者食用低盐、低脂、低胆固醇、易消化食物，多进食富含维生素 C 的食物，如蔬菜、水果、全谷食物、鱼、瘦肉等。观察患者进食情况，保证营养及水分的摄入。⑤对症护理：观察药物减量、转换过渡过程中患者的戒断反应，及时告知医生，给予对症处理；保持病室空气新鲜、流通，温湿度适宜；鼓励患者适度运动、及时进食、多饮水，保证排便通畅，促进身体康复。⑥睡眠护理：患者夜间睡眠差，护理工作中严格落实“四轻”，持续观察患者睡眠质量。⑦健康知识宣教：给患者讲解毒品相关知识，帮助患者认识毒品对身体的危害。⑧出院健康宣教：坚持服药，出现不适随诊；远离毒品毒友，更换联系方式，更换生活环境。

患者住院 3 周，顺利完成阿片类药物的替代递减治疗，急性戒断症状基本消除，稽延性戒断症状明显缓解，情绪平稳，主动意识增强，治疗依从性好。虽有失眠症状，但能正确理解和对待，间断服用镇静催眠药后可以入睡；对抗 HIV 治疗和物质依赖戒断治疗的认识明显提高。

四、诊疗体会

1. 海洛因滥用导致 HIV 感染者要维持健康状态必须保持戒断操守

患者 24 岁开始滥用海洛因，经历了烫吸、静脉注射、肌内注射等多种滥用方式，并且在 2005 年发现 HIV、HCV 感染。近 1 年来合并烫吸冰毒 0.5g/d，为缓解吸食冰毒所致的兴奋和失眠症状，海洛因用量逐渐增加至 1.5g/d。这种多物质滥用现象及合并严重的 HIV、HCV 感染都会对患者的健康造成极大影响。虽然患者自愿戒毒治疗，依从性尚好，家庭支持环境良好，并且坚持长期抗病毒治疗，目前无发热及相关并发症表现，肝功能基本正常，相关 HIV 感染控制指标基本正常。但要维持健康状态必须保持海洛因和冰毒等依赖物质的戒断操守，这对患者是极大的考验，也是影响其预后的重要因素。

2. 共用注射器、多个性伴侣、不使用安全套等是 HIV、HCV 感染的高风险因素

有研究发现，在海洛因伴多药滥用人群中，40 岁以上海洛因依赖者中约有一半合并苯丙胺类物质（如摇头丸、麻古、麻黄素、冰毒等）滥用，部分海洛因滥用者为了增加毒品功效而联合使用合成毒品，导致海洛因依赖者合成毒品滥用频率和剂量增加、渴求程度提高，性传播疾病及精神病性障碍等疾病风险也明显增加。共用注射器、多个性伴侣、不使用安全套等是导致 HIV、HCV 在药物滥用者中传播的主要原因。有研究报告显示，药物滥用第 1 年丙型肝炎、艾滋病和结核病的感染率分别为 50.4%、3.3%和 2.7%；3 年后，药物滥用人群的累计病死率为 26.35%；3 种传染病的感染率分别为 59.78%、3.71%和 3.11%。

3. 积极规范的宣教和心理干预及有效控制急性戒断症状是治疗的重点

患者滥用海洛因病史长达 16 年，虽然本次主动来院治疗，但对规范的戒断、脱瘾治疗缺乏认识，对戒毒康复治疗的长期性、复杂性认识不足，往往使用所谓的“戒毒经验”或是道听途说的“有效方法”来衡量疗效，所以治疗早期依从性不高。同时，患者对 HIV 感染话题敏感。因此，规范的健康宣教和心理干预治疗对改善患者的认知行为有积极作用。同时，有效控制患者的急性戒断症状，使其平稳过渡是临床治疗的重点。否则一旦出现比较明显的戒断症状，患者就会出现治疗信心动摇、中断治疗的可能，甚至发生出院后复吸的可能。故采用美沙酮替代递减+丁丙诺啡舌下片序贯治疗可以有效缓解和减轻戒断症状，同时积极配合心理治疗、行为训练等综合性系统治疗是比较科学的方案。个性化治疗是减轻后期症状的有效措施，非阿片受体激动药物（如可乐定、洛非西定），以及中药（如济泰片、灵益胶囊、参附脱毒胶囊）具有很好的治疗效果。

五、专家点评

药物滥用者是 HIV、HCV 等感染的高危人群，共用注射器、多个性伴侣、不使用安全套等是感染的高风险因素。根据临床医学指南建议，一旦确诊 HIV 感染，无论 $CD4^{+}T$ 淋巴细胞水平高低，均建议立即开始治疗。当然，抗病毒治疗前的评估是一项重要的工作，不仅要明确是否适合抗病毒治疗，而且要督促感染者做好长期抗病毒治疗的准备，保持良

好的治疗依从性，在医生的指导下及早进行抗病毒治疗。

抗病毒治疗的目标是抑制感染者体内的HIV复制，恢复人体的免疫系统功能，减少艾滋病发病，提高个体生活质量。目前HIV感染尚无治愈方案，人体一旦感染HIV，需终身服用抗病毒药物治疗。当前已获得批准的抗病毒药物共有六大类，分别为核苷（酸）类反转录酶抑制剂（NRTI）、非核苷（酸）类反转录酶抑制剂（NNRTI）、蛋白酶抑制剂（PI）、整合酶抑制剂、融合抑制剂、辅助受体拮抗剂。医生可根据HIV感染者病情制定长期有效的治疗方案。

本例患者在确诊后给予洛匹那韦利托那韦维持治疗。洛匹那韦利托那韦是一种复方制剂（每片含洛匹那韦200mg和利托那韦50mg），用于HIV感染/艾滋病的抗病毒治疗。由于HIV容易变异，自行停药或间断服药容易引起HIV对抗病毒药物产生耐药性，因此一旦确定抗病毒治疗，HIV感染者应保持良好的服药依从性，以最大限度地实现治疗效果。当然，抗病毒药物可能存在不同程度的副作用，定期监测药物相关的不良反应（如肝、肾功能损害），及时评估抗病毒治疗的效果也是治疗的重要环节。此外，保持良好的心态和健康的生活方式是维持健康的重要因素。

（陈世才　张小波）

参考文献

鲍彦平，王同瑜，王子云，等. 2015. 我国五地区合成毒品滥用者中海洛因多药滥用特征及相关因素分析. 中国药物依赖性杂志，24（6）：450-460.

陈银萍，王文甫，裴渝，等. 2017. 美沙酮、丁丙诺啡和纳洛酮联合治疗美沙酮依赖综合征的可行性及疗效评价. 中国药物滥用防治杂志，23（4）：211-213.

靳媛媛，李梦，刘天媛，等. 2017. 药物滥用人群传染病的疾病负担评估. 中华医院感染学杂志，27（9）：2125-2128，2138.

张锐敏，张瑞岭，赵敏，等. 2017. 阿片类物质使用相关障碍治疗指导原则（二）. 中国药物滥用防治杂志，23（2）：66-69.

朱敦彦，陈峰. 2018. 1223名强制隔离戒毒人员HCV感染现状的流行病学调查. 中国药物依赖性杂志，27（4）：278-283.

案例7　阿片类物质依赖20年伴氯硝西泮滥用

一、病案介绍

1. 病史

患者女性，38岁，因“海洛因滥用10年后口服美沙酮维持治疗10年，伴氯硝西泮滥用2年”于2018年11月入院。患者于1998年初，因好奇开始吸食海洛因，初始吸食后有恶心、呕吐、头晕或头痛等不适感，但同时感到身体轻松、睡眠好且精力充沛。间断吸食数次后头晕、恶心等不适症状消失，出现欣快、舒适和愉悦感。3 个月后，患者停止吸食海洛因半天即可出现流泪、打哈欠、烦躁、迫切想再吸食等明显不适症状，再次吸食后上述不适症状即刻缓解。此后，为追求欣快感及防止出现停吸后的不适症状，患者逐渐增加吸食剂量及频次。1999 年底，为追求更大刺激，患者由烫吸改为静脉注射，最大注射海洛因剂量为 1g/d，分 4～5 次使用。患者曾多次自戒，但均未成功。2008 年初开始进行美沙酮门诊药物维持治疗，美沙酮用量 60mg/d。服用美沙酮期间自感情绪可控，能正常参加工作，偶有偷吸海洛因但未体验到明显的欣快感。此后，患者想进一步停用美沙酮，故自行缓慢减量。但是当美沙酮减量至 20～30mg/d 时，患者就会出现较明显的流泪、打哈欠、起鸡皮疙瘩、失眠等不适，停用 1 天后更有忽冷忽热、周身肌肉酸痛、恶心、腹泻等严重戒断反应，再次服用美沙酮 30 分钟后症状逐渐缓解。因此，近 10 年来患者一直保持美沙酮维持治疗，不敢出远门，在当地工作。患者一直想戒除美沙酮，但又担心减量或停药后出现不适，对此感到很无奈，对生活缺乏信心，常常情绪低落，有时脾气暴躁，与家人发生争吵。

近 2 年来，患者因睡眠不好，每晚睡前口服氯硝西泮 1～2 片（2mg/片），后逐步增至 4～6 片。一旦停用，则整夜难以入睡，次日烦躁、心悸、易怒。但是无昏迷，无恶心、呕吐，无抽搐，无大小便失禁，无幻觉、妄想等精神病性症状。入院前 1 周患者服用美沙酮 30mg/d，氯硝西泮 8mg/d。患者睡眠困难，食欲差，大便秘结，小便无特殊，体重无明显变化。否认精神病个人史和家族史。

2. 体格检查

体温 36.6℃，脉搏 78 次/分，呼吸 20 次/分，血压 120/80mmHg。神志清楚，发育正常，营养状况中等，面色晦暗，慢性吸毒面容。五官端正，口唇轻度发绀。双侧瞳孔等大等圆，直径 3.5mm，对光反射存在。双肺呼吸音粗，未闻及哮鸣音及啰音。心率 78 次/分、律齐，未闻及病理性杂音。腹软，无压痛、反跳痛，肠鸣音正常。脊柱和四肢无畸形，双下肢无水肿。生理性神经反射存在，病理反射未引出。

3. 精神专科检查

患者意识清晰，衣着适时，年貌相符，接触可，注意力集中，对答切题，定向力完整；未引出幻觉、妄想等精神症状，可察及焦虑情绪；兴趣减少，情绪明显低落；意志减弱，生活懒散；自知力完整，社会功能部分受损。

4. 辅助检查

血常规、尿常规、电解质、肝功能、肾功能检查均正常。传染病筛查：乙肝五项、HCV 抗体、TPPA 抗体、HIV 抗体均阴性。心电图正常。

尿液依赖物质定性试验：苯二氮䓬类试验阳性，吗啡、甲基苯丙胺、氯胺酮均阴性。

5. 心理测评

汉密尔顿焦虑量表（HAMA）测评提示重度焦虑；汉密尔顿抑郁量表（HAMD）测评提示轻度抑郁；简明精神病量表（BPRS）测评提示无异常；自杀意念量表测评提示

无自杀倾向。

二、诊断思维过程

1. 诊断与诊断依据

根据 ICD-10 疾病诊断标准，结合病史、临床症状和辅助检查，临床诊断：①使用阿片类物质（海洛因、美沙酮）依赖综合征；②镇静剂或催眠剂（氯硝西泮）依赖综合征；③多药滥用。

诊断依据：①滥用海洛因 10 年，服用美沙酮 10 年，病史明确，多次戒断无效；②为追求欣快感，海洛因由烫吸改为静脉注射，使用剂量逐渐增加、频次逐渐增多，心理渴求增大；③停用或减量即可出现明显的阿片类戒断症状，再次使用后症状缓解；④长期使用出现性格改变、社会功能受损等；⑤为缓解睡眠困难口服氯硝西泮 2 年，自行加大剂量，停用后出现失眠、焦虑不安、易激惹等症状，对镇静催眠药的渴求强烈。⑥精神科检查未引出明显幻觉、妄想症状，思维逻辑正常，情绪欠稳定；⑦尿液苯二氮䓬类试验阳性。

2. 鉴别诊断

（1）与甲基苯丙胺、氯胺酮等精神活性物质依赖综合征鉴别：本例患者无甲基苯丙胺、氯胺酮等相关精神活性物质滥用史，无相关兴奋性精神症状，尿液氯胺酮、甲基苯丙胺检测均为阴性，可与之鉴别。

（2）与曲马多、氨酚羟考酮等镇痛药物依赖鉴别：患者无相关药物使用病史和临床症状，尿液吗啡试验阴性。

（3）与情感性精神病性障碍鉴别：患者虽然长期使用阿片类物质可并发抑郁、焦虑、人格改变等精神病症状，但是本例患者主要是因长期服用美沙酮，无法出远门，对此感到沮丧，对生活失去信心，常常情绪低落，且入院后焦虑量表、抑郁量表筛查均提示有焦虑、抑郁倾向。这需要在以后的治疗过程中进一步鉴别。如果急性戒断症状缓解 3 周以后仍有持续和明显的抑郁、焦虑综合征，则需要考虑是否为共病。

三、治疗过程和结果

1. 药物治疗

①入院后给予美沙酮替代递减治疗，同时联合洛非西定等进行脱毒后期的稽延性戒断症状治疗。沿用患者入院前的美沙酮维持剂量，40mg/d 口服，1 天后开始递减，直至停药。同时，增加洛非西定 0.2mg/次、罗通定 90mg/次，各 2 次/天口服。美沙酮停药时洛非西定增至 0.8mg/d。注意监测血压变化，预防直立性低血压。针对抑郁、焦虑情绪和失眠症状给予米氮平 30mg/d、1 次/晚，丁螺环酮片 5mg/次、3 次/天口服。后期美沙酮缓慢递减，平稳过渡至停药，未见明显戒断症状。②针对氯硝西泮依赖，采用地西泮替代递减方案，直至停药，注意后期应缓慢减量，防止出现抽搐。③辅以维生素和能量合剂促进组织代谢，加强对症及支持处理。④针对患者出现的双下肢酸软、乏力、易出汗症状，减少洛非西定至 0.4mg/d 口服，给予济泰片和中药汤剂等辅助治疗。

2. 心理治疗

入院后经心理量表测评及心理医生评估发现患者存在人际关系敏感、抑郁和焦虑症状。依据临床心理治疗经验，确定认知行为疗法为首选心理干预方法。

患者在院期间共接受 6 次心理干预治疗，其中 4 次为个体心理咨询，2 次为团体心理辅导。经与患者沟通，最终将心理干预目标设定为改善人际关系敏感程度。经过 4 次个体心理咨询，患者精神状态明显好转，情绪平稳，与医生主动接触并寻求心理支持和帮助，对毒品认知程度和治疗依从性明显增强。出院前康复评估结果良好，基本达到此次共同制定的心理干预目标。

3. 专科护理

①安全护理。准确执行医嘱，及时准确采集检验标本。看药入口，严防患者藏药、弃药，密切观察患者的戒断反应及用药效果。加强巡视，关注患者有无冲动、毁物、自伤、伤人行为。严防毒品流入病区，及时发现并处理安全隐患。②心理护理。实施心理护理是建立良好护患关系的基础。通过倾听、陪伴等心理护理，让患者感到被接纳、被理解。③睡眠护理。帮助患者了解失眠的主要原因并指导其消除诱因。加强睡眠知识的宣教，培养健康的生活作息。④便秘护理。通过饮食调节、多饮水、食用富含纤维素的食物改善便秘。每日适当运动，以强壮身体，增加食欲，提高排便辅助肌的收缩力，达到预防习惯性便秘的目的。⑤宣传教育。向患者宣讲吸食毒品对身体的危害性，增强患者对毒品的抵抗力。

患者住院 3 周，完成美沙酮和氯硝西泮停药，患者精神状态好，情绪平稳，稽延症状明显缓解，抑郁、焦虑情绪改善，食欲好，大小便正常。嘱其出院后中药济泰片维持治疗 2 周。

四、诊疗体会

阿片类物质滥用导致的依赖性极强，易造成躯体依赖和精神依赖。停用后躯体戒断症状比较明显，根据《阿片类物质使用相关障碍临床诊疗指南》，临床对其进行综合性药物治疗以减轻急性期戒断症状。对于戒断症状较重、耐受性差，以及合并其他疾病的依赖者宜首先使用替代药物治疗。

1. 美沙酮替代递减疗法

适应证和临床应用：海洛因等阿片类物质依赖的戒断症状实际上是μ受体阻断的戒断症状。机体对阿片类物质依赖的过程，也是机体内源性阿片肽系统适应性改变的过程。当外源性阿片肽摄入减少或中断时，机体内源性阿片肽处于极度缺乏状态，正常阿片肽系统功能不能维持，从而表现出一系列急性戒断症状。因此，用适当的阿片受体激动剂（如美沙酮）维持受体的兴奋性，保证内源性阿片肽系统功能的稳定，避免出现戒断症状，并逐日递减直至停用美沙酮，这是一种比较理想的控制戒断症状的方法。

完整的美沙酮替代递减治疗程序包括住院前阶段、脱毒治疗阶段、康复阶段和后续照管阶段等四个阶段。脱毒治疗阶段是整个治疗的核心环节，在了解病史和确定患者对海洛因产生躯体依赖性程度的基础上，给患者足够剂量的美沙酮，控制严重的戒断症状，然后逐渐减少美沙酮的剂量，直至停药，使患者消除躯体依赖性和耐受性。

临床使用原则及方法：美沙酮替代治疗的原则是足量替代，逐日递减，先快后慢，只减不加，停药坚决，实施个体化递减方案。大多数患者可在 15～20 天停药。美沙酮替代递减前一阶段递减剂量可以在 20%或更多，以症状控制完全、无明显不适为佳。但在递减的后期，例如剂量减至 10mg 左右时，部分患者可能出现失眠、焦虑不安、骨关节疼痛、胃肠不适等症状，这时减药要缓慢，甚至可以在某一剂量上维持 1～3 天后再缓慢减量。停药时应态度坚决，如果停药后还有轻度戒断症状，可用其他药物进行对症处理。此时，要加强心理辅导和心理治疗，切不可恢复用药，更不可立即出院。此时患者若回到原先的环境中，很容易复吸。

2. 美沙酮使用注意事项及常见副作用

美沙酮能促进组胺释放，诱发哮喘或加重哮喘发作，故急性哮喘发作者禁用美沙酮。当呼吸抑制、CO_2潴留时，美沙酮可扩张脑部血管、增加脑脊液压力，而且可能掩盖头颅外伤的某些症状，造成临床诊治困难，故颅脑外伤及颅内压增高者，应慎用美沙酮。年老体弱，肝、肾功能不良者，慎用美沙酮。

美沙酮常见副作用包括便秘、口干、嗜睡、头晕、皮疹、兴奋多语等。

3. 美沙酮急性中毒及抢救

美沙酮急性中毒多数是剂量过大所致。表现为深度昏迷；呼吸浅慢，严重者 2～4 次/分；皮肤冰凉、发绀，体温下降；心动过缓，血压逐渐下降；针尖样瞳孔（严重缺氧或合并其他药物中毒时可扩大），对光反射消失；骨骼肌松弛，尤其以下颌明显；舌向后坠，常阻塞呼吸道；肺水肿、少尿或无尿也较常见；有时出现颅内压升高、脑水肿；偶有癫痫发作。呼吸衰竭是死亡的主要原因，昏迷期发生肺炎或休克也可致死。临床特征性体征为昏迷、针尖样瞳孔和呼吸抑制三联征。

美沙酮过量中毒抢救原则：及时、有效、注意合并情况。特效拮抗剂为纳洛酮，静脉注射或滴注，每次 0.4mg 以上，可迅速恢复意识、呼吸，并改善肺水肿、颅内压增高等症状。症状缓解后须继续用纳洛酮或纳曲酮维持 1～2 天，以防止呼吸抑制逆转。同时应注意合并滥用其他精神活性物质的情况，如镇静催眠药、抗精神病药、酒精、其他戒毒药、其他毒品等，这会加大抢救难度。

五、专家点评

阿片类物质依赖是一种慢性、高复发性脑部疾病。临床药物治疗可分为替代性药物治疗与非替代性药物治疗，两者可以结合使用。为减少后期稽延性戒断症状，可以考虑多种药物阶梯式序贯治疗，平稳过渡，完成脱毒康复治疗。

美沙酮多药物阶梯式序贯疗法：美沙酮替代递减疗法可用于各种传统毒品依赖的戒断治疗，例如，海洛因、吗啡、哌替啶、二氢埃托啡等依赖。美沙酮在缓解和减轻戒断症状方面效果显著，但在治疗后期可能会出现难以应对的稽延性戒断症状，这些症状可能会导致美沙酮无法停用或停用后即复吸。为了寻找一种相对平稳过渡的治疗方法，临床采用美沙酮口服液+丁丙诺啡舌下片+洛非西定片的阶梯式戒毒治疗方案，获得了满意的效果。比单纯美沙酮替代递减治疗控制戒断症状更有效，症状缓解更平稳，充分发挥了三种药物各自的特点。形成了临床用药从阿片受体完全激动剂过渡到部分激动剂，再到非依赖药物的循序渐进过程。表现出脱毒治疗过程平稳、依从性好、舒适度好和成功率高的特点。本例患者入院后给予美沙酮替代递减治疗，后期联合洛非西定等非阿片类药物脱毒康复治疗，过程平稳，依从性较好，成功脱瘾。出院后回访，患者保持操守，情绪平稳，心态乐观，对在院治疗效果给予高度肯定。

（张小波　曾杨博）

参考文献

陈银萍，王文甫，裴渝. 2017. 美沙酮、丁丙诺啡和纳洛酮联合治疗美沙酮依赖综合征的可行性及疗效评价——附 21 例美沙酮依赖脱毒治疗的临床分析. 中国药物滥用防治杂志，23（4）：211-213.

程建平. 2007. 美沙酮替代递减疗法临床应用 10 年的回顾性研究. 中国药物滥用防治杂志，13（5）：266-269.

杜彪，向智国，樊治富. 1999. 美沙酮与丁丙诺啡联合用药治疗海洛因 39 例临床研究. 中国综合临床，15（6）：566.

金俊，曾恒，吕秋霖，等. 2001. 海洛因依赖躯体脱毒治疗方案的比较. 中国药物依赖性杂志，10（3）：195-199.

李建华，张波，杨丽萍. 2013. 我国吸毒成瘾治疗的现状、挑战和展望. 中国药物滥用防治杂志，19（2）：63-67.

刘艳棠，周万绪，毕小平. 2017. 浅谈美沙酮在戒毒治疗中的应用现状. 中国药物滥用防治杂志，23（1）：49，50，62.

杨良. 1998. 海洛因的毒性及危害. 北京：中国医药科技出版社.

张锐敏，张瑞岭，赵敏，等. 2017. 阿片类物质使用相关障碍治疗指导原则（二）. 中国药物滥用防治杂志，23（2）：66-69.

张锐敏. 2018. 阿片类物质使用相关障碍临床诊疗指南. 北京：人民卫生出版社.

Loowinson JH. 1997. Substance Abuse：A Comprehensive Textbook. Baltimore：Williams and Wilkins.

Piane G. 2000. Contingency contracting and systematic desensitization for heroin addicts in methadone maintenance programs. J Psychoactive Drugs，32（3）：311-319.

案例 8　海洛因依赖并发急性胃穿孔

一、病案介绍

1. 病史

患者男性，55 岁，已婚，因“反复烫吸并静脉注射海洛因 24 年”于 2019 年 5 月

23 日入院。1995 年 7 月，患者因朋友引诱开始烫吸海洛因，初始吸食 0.1～0.2g/d，以后为获得更好的感觉不断加大吸食剂量，最多时 1.0g/d（800 元/g），减少或停用海洛因 6～8 小时，即可出现烦躁不安、流泪、打哈欠、多汗、四肢酸痛等不适症状，再次吸食后上述症状迅速缓解。3 年前，为减少海洛因用量而改为静脉注射。由于每天专注于获取和使用海洛因，工作和生活受到了影响。患者多次自戒或住院戒毒治疗均未成功。曾被强制戒毒 2 年，2019 年 5 月 22 日又被勒令戒毒治疗。门诊以“海洛因依赖综合征”收入院。近 1 周，患者饮食、睡眠尚可，大便干结、小便无异常，体力稍下降，体重无明显减轻，无头晕、昏迷，无恶心、呕吐，无腹痛。

既往有高血压病史 4 年余，血压最高 206/140mmHg，平素未予治疗。否认消化系统溃疡病史，否认精神疾病史。个人、家族史无特殊。

2. 体格检查

体温 36.6℃，脉搏 90 次/分，呼吸 20 次/分，血压 156/110mmHg。神志清楚，对答切题，全身皮肤、黏膜无黄染，浅表淋巴结无肿大。头颅正常，鼻唇沟对称。双侧瞳孔等大等圆，直径 3.0mm，对光反射灵敏。双肺呼吸音清，未闻及明显干、湿啰音。心率 90 次/分、律齐，各瓣膜听诊区未闻及明显病理性杂音。腹软，无明显压痛及反跳痛，双肾区无叩击痛。四肢浅静脉处可见多处注射针刺痕，无红肿、破溃，双下肢无水肿。生理性神经反射存在，病理反射未引出。

3. 精神专科检查

患者意识清晰，定向力完整，接触尚可，思维连贯，未引出幻觉、妄想等精神症状，注意力集中，情绪稳定，记忆力下降，对答切题，自知力完整。

4. 辅助检查

血常规、尿常规、肝肾功能、血糖、心肌酶检查均未见明显异常。腹部 B 超：肝、肾、胰、脾未见明显异常。胸腹部平片：未见异常征象。传染病筛查：HIV 抗体、TPPA 抗体均阴性，HCV 抗体阳性。心电图正常。

尿液依赖物质定性试验：吗啡阳性，甲基苯丙胺、氯胺酮均阴性。

5. 心理测评

患者拒绝进行心理测评。

二、诊断思维过程

1. 诊断与诊断依据

根据 ICD-10 疾病诊断标准，结合病史、临床症状和辅助检查，临床诊断：①使用阿片类物质（海洛因）依赖综合征；②原发性高血压Ⅲ级（高危）；③丙型病毒性肝炎。

诊断依据：①患者为中年男性，反复滥用海洛因 24 年，3 年前由烫吸改为静脉注射；②停用海洛因出现流泪、打哈欠、多汗、四肢酸痛及烦躁不安等戒断症状，再次使用后上述症状迅速缓解；③对海洛因有强烈的心理渴求，明知有害，仍反复使用，且不能控制使用剂量和频次；④尿液吗啡检测阳性；⑤高血压病史 4 年，血压最高 206/140mmHg，平素未予治疗；⑥HCV 抗体阳性。

2. 鉴别诊断

本例海洛因依赖综合征需要与甲基苯丙胺依赖综合征、精神活性物质所致精神病性障碍鉴别。

（1）与甲基苯丙胺依赖综合征鉴别：本例患者无甲基苯丙胺类物质滥用史，尿液甲基苯丙胺检测阴性，故可以鉴别。

（2）与精神活性物质所致精神病性障碍鉴别：本例患者无精神活性物质所致精神病性障碍所伴有的幻觉、被害妄想、嫉妒妄想、易激惹、兴奋和冲动行为等精神症状，自知力完整，故可以鉴别。

三、治疗过程和结果

患者入院后给予美沙酮替代递减治疗，首次美沙酮口服 60mg/d，整个治疗过程平稳。入院第 10 天，美沙酮剂量递减至 5mg/d，患者无明显戒断症状。次日凌晨 4：00 许，患者突发上腹部绞痛，疼痛剧烈，无放射痛，大汗淋漓，有恶心，未呕吐，无流泪、肌肉酸痛等戒断症状。查体：血压 160/92mmHg，神志清楚，急性痛苦面容，全身皮肤及巩膜无黄染。双侧瞳孔等大等圆，直径 3.5mm，对光反射灵敏。双肺呼吸音清，未闻及明显干、湿啰音。心率 86 次/分、律齐，各瓣膜听诊区未闻及明显杂音。上腹部明显压痛、反跳痛，腹肌紧张，呈板状腹，肝浊音界不清，肠鸣音减少，移动性浊音不明显。查体过程中患者腹痛加剧，面色苍白，大汗淋漓，呻吟不止。

根据体格检查结果，患者急腹症不能排除上消化道穿孔可能，遂立即转至附近区人民医院诊治。CT 检查：可见腹腔内游离气体，盆腔内积液，腹主动脉钙化。考虑空腔脏器穿孔可能。立即行剖腹探查手术，术中发现胃前壁穿孔，遂行胃穿孔修补术。术后恢复顺利，无感染、发热。同时，患者急性戒断症状消失，未再使用阿片类镇痛药物，但仍有失眠现象，间断辅助使用地西泮等镇静催眠药物可缓解。

专科护理：①物质依赖专科护理。加强巡视，及早发现戒断症状和并发症，并报告医生，协助医生处理，减轻患者痛苦；遵医嘱给予美沙酮，看药入口，严防藏药；观察美沙酮不良反应，夜间加强巡视，预防美沙酮引起的呼吸抑制等不良反应；改善睡眠。②高血压护理。监测生命体征，尤其是血压；体位变化不宜过快；规律服药；给予低盐、低脂、低胆固醇、高纤维素饮食，适量饮水，改善便秘，防止因用力排便导致血压升高。③传染病护理。患者有丙型肝炎，饮食宜清淡、富含维生素，适量摄入蛋白质，避免进食辛辣、含防腐剂的加工食品，不宜过度滋补，戒酒；告知患者不与其他人共用牙具、剃须刀等，防止传染他人。④健康宣教。住院后期，护士给患者讲解毒品相关知识，帮助患者认识毒品的危害，嘱其出院后远离毒品毒友、更换联系方式、变换生活环境，防止复吸。

四、诊疗体会

1. 应高度重视胃、十二指肠球部溃疡急性穿孔

有资料显示，13%～17%的溃疡病患者因发生急性穿孔而住院治疗。溃疡病早期表现为规律性的上腹疼痛或隐痛，多数与饮食有关，伴有反酸、嗳气或柏油便等。有些患者因症状不明显而导致治疗延误，多因急性穿孔或急性腹膜炎而急诊入院。一般溃疡病以保守治疗为主，如果发生溃疡穿孔则多数需要急诊手术治疗，例如，穿孔修补术、胃次全切除术，甚至胃全切除术等。部分患者由于急性溃疡穿孔导致的腹腔内感染而丧失最佳的手术机会，只能早期行修补手术，择期再行根治手术。本例患者就属于这一类型。

2. 急腹症的鉴别诊断很重要

溃疡病穿孔主要应与急性胆囊炎、胆石症等胆道疾病鉴别；与急性胰腺炎、出血性胰腺炎鉴别；与肠梗阻、肠扭转、肠系膜血管栓塞等鉴别；与肾结石、输尿管结石鉴别；与上腹部肿瘤破裂等鉴别。此外，还需要与一些特殊类型的急性心肌梗死鉴别，女性要考虑与宫外孕出血鉴别。

3. 要警惕海洛因滥用者因药物的镇痛作用掩盖病情

上消化道溃疡一般都有比较明显的症状，溃疡穿孔前这些症状会明显加重。发生穿孔后这些症状会出现短暂的减轻，而后症状持续加重，伴有明显急腹症和中毒性症状。因此，早诊断、早治疗，预防溃疡进展很重要。但是，本例患者是溃疡症状不明显，还是海洛因镇痛作用掩盖了溃疡症状？笔者认为后者的可能性大。海洛因滥用导致生活饮食不规律是发生消化道溃疡的基础，海洛因和美沙酮的镇痛作用完全可以掩盖溃疡的症状。幸运的是患者当天的美沙酮减量至 5mg，而且距离末次用药达 20 小时，因此发生胃穿孔后症状立即表现出来，患者得到了紧急治疗。这是非常值得借鉴的经验，提示对长期海洛因滥用者，即使没有明显的胃溃疡病史，也没有典型的腹痛症状，临床医护人员也应该密切观察患者的症状和体征，避免漏诊或误诊。

五、专家点评

阿片类物质对胃肠道功能有明显的抑制作用，导致消化液分泌显著减少，胃肠蠕动功能减弱，长期饮食无规律，可加重胃黏膜慢性炎性改变，逐渐转变为胃十二指肠溃疡。有报道显示，由于海洛因及替代脱毒药物美沙酮均对消化道功能有明显的抑制作用和较强的镇痛作用，从而可能造成临床症状被掩盖，出现病情重而症状轻的假象，延误抢救时机。因此，对于海洛因依赖者尤其是合并消化道疾病者，应密切观察病情变化，仔细鉴别是戒断症状还是消化道急腹症。

（李　静　张劲夫　王文甫　刘余胜）

参 考 文 献

陈孝治，肖平田. 2012. 新编药物实用手册. 第 4 版. 长沙：湖南科学技术出版社.

方婷，邓奇坚，张晓洁，等. 2018. 阿片类药物治疗慢性疼痛：挑战与对策. 中国药物依赖性杂志，27（6）：393-397.

郝伟，赵敏，李锦. 2016. 成瘾医学理论与实践. 北京：人民卫生出版社.

吴幼华，杨坤. 2017. 美沙酮脱毒治疗并发消化道穿孔 1 例. 中国药物滥用防治杂志，23（1）：51，62.

案例 9 海洛因依赖伴不稳定型心绞痛发作

一、病案介绍

1. 病史

患者男性，59 岁，因“反复滥用海洛因 28 年余”于 2019 年 7 月 12 日入院。1991 年 4 月患者因朋友影响首次烫吸海洛因少许，吸食后出现恶心（未呕吐）、嗜睡，并有全身舒适感。患者反复烫吸海洛因数月，吸食剂量和频次明显增加，并且停用后出现流泪、流涕、打哈欠、全身骨关节疼痛、失眠等不适症状，再次使用海洛因后不适症状消失。此后，患者需逐渐加大剂量才能达到原先的舒适感，用量最多达 2～3g/d（500 元/g）。数年后，患者为追求更强的欣快、舒适感改为静脉注射海洛因，最大静脉注射剂量为 3g/d。长期滥用海洛因对生活和工作造成了很大影响，患者曾反复在家自戒或到戒毒机构进行戒断治疗均未成功，最长保持操守半年。患者否认合并其他毒品滥用。患者近半年每日静脉注射海洛因 2g，分 2 次注射。患者饮食一般，睡眠尚可，小便正常，大便秘结；无咳喘，无心悸、气短，无抽搐、震颤。

既往史：患者 2009 年在当地市中心医院诊断为高血压，血压最高可达 220/160mmHg，口服盐酸曲美他嗪片 20mg、2 次/天，苯磺酸氨氯地平片 5mg、1 次/天，阿司匹林肠溶片 0.1g、1 次/天，进行降血压治疗。但是患者服药不规律，也未对血压进行监测。2011 年患者因喘息诊断为支气管哮喘，并间断对症治疗，具体治疗情况不详。否认心脑血管疾病和精神疾病家族史。抽烟史 30 年余，20 支/天，无酗酒史。

2. 体格检查

体温 36.9℃，脉搏 80 次/分，呼吸 20 次/分，血压 138/88mmHg。神志清楚，营养中等，全身皮肤及巩膜无黄染。双肺呼吸音粗，未闻及干、湿啰音。心率 80 次/分、律齐，无杂音。腹平软，无压痛及反跳痛。双肾区无叩击痛。四肢皮肤可见明显的陈旧性针刺痕，周围无红肿、破溃等，双下肢无水肿。

3. 精神专科检查

患者意识清楚，定向力完整，交谈合作，自知力完整，思维连贯性，逻辑正常。未查出感觉及知觉障碍，未引出幻觉和妄想症状。

4. 辅助检查

血常规、尿常规、肝功能、肾功能、电解质、心肌酶谱检查均未见异常。心电图正常。胸部X线检查：左上肺可疑钙化灶，心影增大。B超检查：双肾多发性泥沙样结石，肝、胆、脾、胰未见异常。

尿液依赖物质定性试验：吗啡阳性，冰毒、氯胺酮阴性。

5. 心理测评

患者拒绝进行心理测评。

二、诊断思维过程

1. 诊断与诊断依据

根据ICD-10疾病诊断标准，结合病史、临床表现和辅助检查，临床诊断：①使用阿片类物质（海洛因）依赖综合征；②高血压Ⅲ级（很高危）；③陈旧性肺结核（左肺）；④肾结石。

诊断依据：①反复滥用海洛因28年余；②使用海洛因后有欣快感，且耐受性不断增大，滥用方式由烫吸改为静脉注射；③停用或减少用量会出现流泪、流涕、打哈欠、全身骨关节疼痛、失眠等戒断症状，再次使用后不适症状消失；④双上肢静脉走行处有明显的针刺痕；⑤明知吸食海洛因对身体有害，但多次戒断均未成功；⑥社会功能明显下降；⑦尿液吗啡检测阳性；⑧既往血压最高220/160mmHg，长期口服降压药维持治疗；⑨胸部X线检查提示左上肺有可疑钙化灶，心影增大；⑩B超检查提示双肾多发性泥沙样结石。

2. 鉴别诊断

患者有明确的海洛因滥用史，否认其他新精神活性物质滥用史，故可排除其他精神活性物质依赖综合征。

三、治疗过程和结果

1. 药物治疗

患者入院后予以美沙酮替代递减治疗控制急性戒断症状，第1天给予美沙酮30mg、2次/天口服，逐渐递减5天后辅以洛非西定、罗通定等药物治疗，缓解和消除稽延性戒断症状。患者脱毒治疗过程比较平稳，未见明显戒断症状。住院第13天完成美沙酮替代递减治疗。停用美沙酮后偶有烦躁、肌肉酸痛、乏力和失眠等症状，给予地西泮、曲马多、罗通定口服后症状缓解直至消失。入院后口服硝苯地平缓释片、马来酸依那普利降血压治疗，因血压控制欠佳，改用盐酸贝那普利、苯磺酸氨氯地平后血压较前平稳，维持在140/85mmHg左右。

住院第 37 天上午 9：30，患者无明显诱因出现心前区疼痛和左侧颈背部放射性疼痛，伴有明显的胸闷、心悸及呼吸急促，无晕厥、恶心、呕吐和昏迷等症状。血压 170/110mmHg，脉搏 92 次/分。急性痛苦病容。双肺呼吸音粗，未闻及明显干、湿啰音。心率 92 次/分，节律尚整齐，未闻及明显病理性杂音。腹部平软，未见明显异常，双下肢无明显水肿。急查心电图：心率 96 次/分；窦性心律；左心室高电压；ST 段下移（V_2-V_6≥0.2～0.4mV，考虑存在广泛心肌缺血），T 波倒置（V_5-V_6）。立即给予持续性吸氧、速效救心丸 5 丸舌下含服，约 15 分钟后患者症状明显好转。嘱患者卧床休息，继续给予降血压、扩张冠状动脉、抗凝等对症治疗，密切观察病情变化。

次日早上 07：20 分，患者休息时再次出现心前区持续性疼痛，心悸、胸闷，伴头晕、恶心、大汗、呼吸急促等症状。查体：血压 170/90mmHg，脉搏 110 次/分，呼吸 26 次/分。急性病容，呼吸急促。双侧瞳孔等大等圆，直径 3.0mm，对光反射灵敏。双肺呼吸音粗，未闻及明显干、湿啰音。心律齐，无明显杂音。腹平软，无压痛及反跳痛，肝脾未扪及，肠鸣音正常。双下肢未见水肿。急查心电图：心率 35 次/分；窦性心动过缓、二度Ⅱ型房室传导阻滞；左心室高电压；ST-T 改变（V_2-V_6 ST 段下移＞0.1～0.2mV）、T 波倒置（V_2-V_6）；考虑心内膜下梗死可能。根据临床症状及心电图检查考虑为急性冠脉综合征，立即给予吸氧、心电监护、速效救心丸 10 丸舌下含服等处理，患者胸痛、胸闷症状无明显缓解，由“120”救护车将其送至市级人民医院。经冠脉造影（CTA）检查后诊断：①冠心病，不稳定型心绞痛、三支血管病变（最严重者狭窄＞60%），心功能不全、心功能Ⅲ级；②高血压Ⅲ级（高危）。病情稳定后患者在社区进行戒毒康复治疗。

2. 专科护理

密切监测生命体征，出现头痛、头晕、心悸、呕吐、呼吸困难等症状时，及时告知医生并做好抢救准备；稳定情绪，改善睡眠，适量活动，避免血压波动；外出活动或检查时有人陪同，防止跌倒；低盐低脂饮食，适当饮水，戒烟；避免接触过敏原，避免摄入鱼、虾、蟹等易致过敏的食物，防止诱发哮喘；告知患者遵医嘱长期服用降压药的重要性，不可随意增减药物剂量，注意药物不良反应，出现不适症状时及时告知医生；告知患者海洛因滥用、吸烟等对心血管疾病的影响，增强戒断动机。

四、诊疗体会

1. 关于不稳定型心绞痛的诊断

本例患者因海洛因依赖综合征入院，脱毒治疗过程顺利，未见明显的戒断症状。在康复期间患者出现两次心绞痛发作。第 1 次在住院第 37 天上午 09：30，无明显诱因患者出现心前区疼痛和左侧颈背部放射性疼痛，伴有明显的胸闷、心悸及呼吸急促症状。血压 170/110mmHg，心率 92 次/分。心电图显示心率 96 次/分，呈明显心肌缺血表现。经扩张冠状动脉和解痉等对症治疗，约 15 分钟后患者症状明显好转。本次发病症状明确，心电图改变明显，持续时间不长，经积极治疗后症状明显缓解，考虑为典型心绞痛。次日的第 2 次心绞痛发作症状较重，伴有明显的心率、血压改变，心率降至 35 次/分，积极给予临床处理后病情缓解不明显。综合医院心内科冠脉造影检查显示冠状动脉三支血管病变，最严重者堵塞60%以上，故诊断为：冠心病，不稳定型心绞痛，伴心功能不全，高血压III级。

2. 关于不稳定型心绞痛的临床特点及处理原则

稳定型心绞痛、不稳定型心绞痛和急性心肌梗死的病理基础都是冠状动脉粥样硬化，冠状动脉粥样硬化斑块的大小和对动脉血管堵塞的严重程度是三者的主要因果关系。稳定型心绞痛发作通常发生在活动后，每次发作的诱因、强度、持续时间基本一致。不稳定型心绞痛冠状动脉粥样硬化斑块进一步加大，对动脉堵塞程度加重或出现溃疡、出血、炎症等。不稳定型心绞痛常在静息状态下发作，常反复发作，病情重、持续时间长，可伴有心率、血压改变，经积极处理病情不缓解，心电图、冠脉造影可见相应改变。急性心肌梗死则是斑块完全堵塞冠状动脉，造成心肌梗死，其严重程度根据堵塞血管大小而定，需要积极抢救。

不稳定型心绞痛是心内科常见的急症之一，介于慢性稳定型心绞痛与急性心肌梗死之间，若处理及时会向好的方面转化，若处理不及时或不正确，则会发展为急性心肌梗死而危及生命。不稳定型心绞痛的处理原则：稳定斑块，控制缺血，抗栓治疗。不稳定型心绞痛一旦确诊，必须积极进行有效的处理。一般处理：卧床休息，给氧，给予少量的镇静剂抗焦虑，使用心电监护，保持血氧饱和度在95%以上，控制低血压、心衰和心律失常。药物治疗包括抗心肌缺血药、硝酸酯类、β-受体阻滞剂、抗血小板药，无禁忌证者应尽早使用阿司匹林，并给予抗凝和调脂治疗。及时有效地控制心肌缺血是治疗不稳定型心绞痛的关键。临床上一旦考虑诊断为不稳定型心绞痛，在积极进行临床处理的同时，要及时请心血管专科医生治疗，或立即转至心血管专科医院治疗。

3. 临床中发生不稳定型心绞痛时的注意事项

冠心病是中老年人很常见的一类疾病。由于海洛因依赖者复吸率极高，病程较长，并且静脉注射海洛因引起的血管和心内膜炎症改变，以及海洛因杂质所致的血管阻塞或栓塞都是引发心血管疾病的重要原因。因此，在物质依赖临床诊疗工作中，需要注意对不稳定型心绞痛患者的观察和处理：

（1）观察患者要仔细。由于海洛因和美沙酮都具有独特的止痛效果，在戒毒期间可能因药物的止痛作用而掩盖患者出现的心绞痛症状，延误治疗。临床上要高度注意对患者生命体征的观察并常规行心电图检查。

（2）脱毒治疗要平稳。美沙酮脱毒治疗剂量要足够，减药速度要缓慢。戒断症状控制不理想可能会诱发不稳定型心绞痛。因此，美沙酮用量一定要能很好地控制戒断症状，在替代递减过程中速度要慢，使其安全平稳渡过戒毒期。同时，还需要对高血压等相关疾病进行治疗。

（3）一旦怀疑为不稳定型心绞痛，应积极进行心电图等心功能检查，以明确诊断，并积极给予低流量吸氧、心电监护、维持水电解质平衡、扩张冠状动脉等治疗。严密监测生命体征，必要时转诊到心血管内科治疗。

五、专家点评

患者 59 岁，属心血管疾病高发年龄。患者海洛因滥用病史长达 28 年，并且静脉注射时间较长，这不仅会造成患者免疫力下降，还会因为注射不洁物质导致血管内膜感染及血管栓塞。因此，要关注高龄依赖者和特殊滥用行为者的心脑血管健康问题。本案例对不稳定型心绞痛发生原因、病理基础、临床特点和处理等进行了介绍，很有借鉴价值。

（谢 明 石 娟 王文甫）

参 考 文 献

陈孝治，肖平田. 2013. 新编实用药物学. 第 4 版. 长沙：湖南科学技术出版社.

郝伟，赵敏，李锦，等. 2016. 成瘾医学理论与实践. 第 6 版. 北京：人民卫生出版社.

刘璐，杨士芝，刘文亭. 2018. IgG、IgM 表达在不稳定心绞痛诊断中的价值及临床意义分析. 中国循证心血管医学杂志，10（1）：101-103，109.

张春伟. 2017. 不稳定心绞痛患者病变程度与心型脂肪酸结合蛋白及超敏 C-反应蛋白水平的相关性研究. 国际心血管病杂志，44（S1）：202，203.

张宏颖，张砚. 2011. 浅谈不稳定型心绞痛的一般治疗. 中外健康文摘，8（38）：101，102.

张艳琼. 2011. 急性重度海洛因中毒的抢救及护理. 中国实用护理杂志，27（2）：50，51.

案例 10 海洛因依赖合并重症肝硬化伴急性门静脉高压出血

一、病案介绍

1. 病史

患者女性，55 岁，离异，因“反复烫吸并静脉注射海洛因 20 年余”入院。患者自述于 1999 年 4 月因好奇和朋友引诱开始烫吸海洛因，初始剂量为 0.1～0.2g/d。吸食后出现恶心、呕吐、头晕等症状，但有明显的欣快感。在反复吸食数周后不适症状消失，欣快感、睡眠增加，且用量不断增大。连续吸食 1～2 个月后，患者减少或停止吸食海洛因 6～8 小时即可出现流泪、打哈欠、多汗、四肢酸痛、烦躁不安等症状，再次吸食后上述症状迅速缓解，并伴有强烈的渴求感。否认合并使用其他精神活性物质。2010 年患者为寻求更大的刺激开始静脉注射海洛因，注射部位主要为双上肢，最大用量 1.5g/d。末周日均静脉注射海洛因 0.3g。2019 年 5 月 23 日以“海洛因依赖综合征”收入院。患者否认幻觉、妄想等精神症状，食欲一般、睡眠尚可，大便干结、小便无异常，体力下降明显，易疲乏。

患者既往有高血压病史 20 年余，长期服用降压药物治疗，近 2 个月未服降压药，具体情况不详；2008 年在当地医院诊断为丙型病毒性肝炎，未予治疗；2015 年在当地医院就诊，诊断为肝硬化，2016 年 3 月出现腹水，在当地市级三甲医院住院治疗，好转后出院，出院后经常服用利尿剂治疗（具体情况不详）。否认慢性支气管炎、支气管哮喘、冠心病、糖尿病等病史；否认结核病史；患者吸烟 30 年，15 支/天。家族中两系三代无遗传病病史及精神病病史，父母非近亲婚配。

2. 体格检查

体温 36.7℃，脉搏 80 次/分，呼吸 20 次/分，血压 140/80mmHg。神志清楚，发育正常，营养欠佳，自主体位，自行步入病房。皮肤、黏膜和巩膜未见黄染，无皮疹，无瘀点、瘀斑、出血点。头颅外形正常，五官端正。双侧瞳孔等大等圆，对光反射灵敏，直径 3.0mm。双上肢沿静脉走行可见新旧针刺痕迹。腹平软，未见肠型，右上腹偏剑突下有压痛，无反跳痛及肌紧张，未扪及包块。肝脏触诊不满意，脾肋下约四横指，腹部移动性浊音阳性。双下肢可见轻度凹陷性水肿。双下肢肌力Ⅳ$^{+}$级，四肢肌张力正常。生理性神经反射存在，病理反射未引出。

3. 精神专科检查

患者意识清晰，定向力完整；接触尚可，思维连贯，对答切题；未引出幻觉、妄想等精神症状；注意力集中，情绪稳定，记忆力稍有下降，自知力完整。

4. 辅助检查

血常规：白细胞 2.2×10^{9}/L，中性粒细胞 1.5×10^{9}/L，淋巴细胞比例 19.80%，血小板 96×10^{9}/L，红细胞 3.4×10^{12}/L，血红蛋白 64g/L，血细胞比容 22.8%。尿常规：尿亚硝酸盐（+），维生素 C（++）。肝功能：ALT 18.1U/L，AST 30U/L，总蛋白 64g/L，白蛋白 30g/L。肾功能：尿酸 584.2μmol/L。电解质：血钾 2.83mmol/L。血糖、心肌酶谱五项正常。传染病筛查：HCV 抗体阳性，TPPA 抗体、HIV 抗体阴性。心电图正常。腹部 B 超：肝脏回声增强、增粗，符合肝硬化声像图改变；脾脏大小约 167mm×60mm；腹腔积液。胸腹部 X 线平片未见明显异常。

尿液依赖物质定性试验：吗啡阳性，甲基苯丙胺、氯胺酮均阴性。

5. 心理测评

患者拒绝进行心理测评。

二、诊断思维过程

1. 诊断与诊断依据

根据 ICD-10 疾病诊断标准，结合病史、临床表现和辅助检查，临床诊断：①使用阿片类物质（海洛因）依赖综合征；②慢性丙型病毒性肝炎；③肝硬化（失代偿期）；④脾功能亢进；⑤原发性高血压Ⅱ级；⑥低钾血症；⑦高尿酸血症。

诊断依据：①反复烫吸和静脉注射海洛因 20 年余；在海洛因滥用早期出现欣快感、睡眠增加；为追求欣快感用量不断增大；数月后减少或停止吸食海洛因 6～8 小时即可出现烦躁不安、流泪、打哈欠、多汗、四肢酸痛等不适症状，并伴有强烈的渴求感，再次吸食后不适症状迅速缓解；尿液吗啡定性检查阳性。②慢性丙型病毒性肝炎。丙型病毒性肝炎病史 12 年，HCV 抗体阳性。③肝硬化失代偿期。肝硬化、腹水 6 年余，腹部移动性浊音阳性。双下肢可见轻度凹陷性水肿。B 超检查见明显的肝硬化声像图改变，有腹腔积液。④脾功能亢进。体格检查示脾肋下约四横指，超声显示脾脏大小约 167mm×60mm。血常规示白细胞 2.2×10^9/L，血小板 96×10^9/L，红细胞 3.4×10^{12}/L，血红蛋白 64g/L。⑤高尿酸血症、低钾血症。肾功能示尿酸 584.2μmol/L；电解质示血钾 2.83mmol/L。⑥高血压病史 20 年余。

2. 鉴别诊断

（1）与甲基苯丙胺等精神活性物质所致精神病性障碍鉴别：患者使用海洛因病史明确，无甲基苯丙胺等精神活性物质滥用史，尿液毒理检测甲基苯丙胺阴性，故可以鉴别。

（2）与其他肝硬化鉴别：患者肝功能障碍相关诊断明确，有明确的不洁注射行为，HCV 抗体检测阳性，腹部移动性浊音阳性；B 超和实验室检查结果符合肝硬化诊断。患者无长期酗酒史和其他肝损害症状，故可以与其他肝硬化鉴别。

三、治疗过程和结果

1. 药物治疗

入院后给予美沙酮替代递减治疗，首日美沙酮剂量为 50mg，治疗过程平稳，未出现明显的戒断症状和焦虑症状。考虑到肝脏功能情况，尽量减少使用肝损害药物。给予吡拉西坦片口服营养脑神经；给予肌苷和维生素等保肝护肝治疗。

监测显示血压波动尚可，暂未给予降压治疗；患者血红蛋白、血小板计数较低，结合肝硬化和脾功能亢进等体征，认为本例患者存在较大的上消化道大出血风险，继续给予甘草酸二胺注射液、氨甲苯酸注射液和酚磺乙胺注射液等保肝和预防出血治疗，给予利可君升高白细胞及血小板治疗，定期复查血常规和肝功能。

患者有腹水，给予呋塞米及螺内酯利尿治疗，减少腹水；同时，患者呈明显低钾状态，故给予氯化钾缓释片补钾，定期复查电解质。

患者尿酸高，无痛风病史，给予别嘌醇加速尿酸排泄，避免痛风性关节炎的发生。其余治疗暂不变，继续密切观察病情变化。

美沙酮替代递减治疗过程顺利，患者住院第 10 天，基本完成美沙酮减量。患者精神状态好，无恶心、呕吐，病情平稳。当天上午 10 时许，患者呕吐鲜红色胃内容物约 20ml，无血块，并伴有上腹痛。急测血压 110/70mmHg，呼吸 20 次/分，脉搏 98 次/分，听诊心率 98 次/分、律齐，各瓣膜听诊区未闻及杂音，双肺呼吸音稍粗，未闻及干、湿啰音，腹平软，上腹部有明显压痛，无反跳痛，肝区无压痛，Murphy 征阴性；脾肋下约四横指；移动性浊音阳性，双下肢可见轻度凹陷性水肿。患者意识清楚，未查及幻觉、妄想症状，自知力完整。迅速建立静脉通道，予以氨甲苯酸、酚磺乙胺注射液静脉滴注，15 分钟后患者再次呕吐大量鲜红色血液，量约 800ml，考虑系肝硬化致急性上消化道大出血，立即转当地综合医院抢救治疗。

转院后随访：患者送至当地医院重症监护室抢救，给予药物止血，成分输血，维持水、电解质平衡等对症支持治疗。经过 1 天救治后，患者上消化道出血得到控制，生命体征平稳。患者强烈要求出院，并于出院当晚在家因再次呕血而死亡。

2. 专科护理

①准确执行医嘱。及时准确采集检验标本和落实各种监测及检查；发放口服药物时看药入口，严防藏药，密切观察用药后反应。②饮食护理。患者有肝硬化腹水、高血压及双下肢轻微水肿，嘱其低盐、低脂、高蛋白、清淡饮食，患者血钾低，嘱其摄入高钾食物。禁止摄入坚硬食物，防止损伤胃底食管静脉。③对症护理。患者既往有高血压病史，在院期间严密监测血压并及时反馈，双下肢有轻微水肿，指导患者合理作息，休息时适当抬高双下肢。患者住院第 10 天突发呕吐鲜红色胃内容物，为上消化道出血可能，此时加强生命体征监测，迅速建立静脉通道，进行心电监护等，做好三腔管加压止血治疗准备。④心理护理。关心患者饮食、睡眠，密切关注患者的生命体征并及时汇报；鼓励、陪伴患者，增强治疗信心。

四、诊疗体会

1. 海洛因滥用者的病毒性肝炎是海洛因滥用者常见的合并症

海洛因滥用者丙型肝炎病毒感染率可高达 70%，与静脉注射感染有关。丙型肝炎病毒感染后呈慢性进行性病程，可引起肝细胞变性、坏死等炎性改变，肝组织不断修复、增生和纤维化，最后 50%～80%可发展为肝硬化，5%可发展成肝癌；当然，海洛因中掺入的杂质也可对肝脏造成直接损害。

2. 海洛因合并肝硬化者的脱毒治疗应谨慎

肝硬化可以引起腹水、门静脉高压、食管下端静脉曲张、脾大、脾功能亢进、全血细胞减少、营养不良等一系列表现。胃底食管下端静脉一旦破裂出血，其后果十分严重。因此，海洛因滥用合并肝硬化者脱毒治疗过程中要十分谨慎，美沙酮剂量要足、减量速度要慢，要积极控制戒断反应症状，使其平稳过渡。

3. 注意对肝硬化患者的饮食护理

肝硬化患者的饮食护理也是重要环节，应给予细软、清淡的饮食，以半流质或软饭为佳，少量多餐，防止坚硬的食物刺破食管下端的曲张静脉。此外，应保持排便通畅，以减少肝性脑病的发生。

五、专家点评

本例为海洛因依赖脱毒治疗过程中因原有的肝炎性肝硬化导致上消化道出血的危重案例。这类案例在物质滥用人群中，尤其是长期通过静脉注射方式滥用精神活性物质的人群中比较常见。

（张劲夫　李　静　康宁惠）

参 考 文 献

杜新忠. 2015. 实用戒毒医学. 第 2 版. 北京：人民卫生出版社.

方婷，邓奇坚，张晓洁，等. 2018. 阿片类药物治疗慢性疼痛：挑战与对策. 中国药物依赖性杂志，27（6）：393-397.

郝伟，赵敏，李锦. 2016. 成瘾医学理论与实践. 北京：人民卫生出版社.

王岚，李东民，葛琳，等. 2013. 2009～2012 年中国艾滋病哨点监测人群丙型肝炎感染状况分析. 中华流行病学杂志，34（6）：543-547.

张艳辉，鲍宇刚，孙江平，等. 2010. 我国 15 个城市吸毒人群 HIV、梅毒螺旋体、丙型肝炎感染现状. 中华预防医学杂志，44（11）：969-974.

案例 11　海洛因依赖综合征合并重症冠心病 PCI 术后

一、病案介绍

1. 病史

患者男性，45 岁，离异，公司职员，因“反复烫吸海洛因 2 年余”入院。2017 年 2 月，患者因工作压力大，在朋友引诱下开始间断烫吸海洛因，每次吸食几口，吸食后出现恶心、呕吐、头晕、头痛等不适症状，但在烫吸几次后上述不适症状逐渐消失，出现欣快、舒适感。患者连续吸食几个月后发现，一旦停止吸食海洛因约 10 小时便可出现打哈欠、流泪、流涕、出汗、忽然忽冷、关节肌肉疼痛、心悸、烦躁、失眠等不适症状。患者坚持了 1 个月，不适症状逐渐缓解。患者因此认为对海洛因有自控能力，不会产生依赖，遂又开始间断烫吸海洛因。近 1 年，因为和妻子关系紧张，为排解烦恼，吸食海洛因的剂量不断加大，0.3～0.4g/d（1200 元/g）。患者曾多次尝试停吸，但因出现烦躁、心悸、出汗、流泪、打哈欠、四肢关节酸痛等不适症状均未成功，吸食后上述不适症状即可缓解。近半年来，患者自感工作能力明显下降，精神状态差，体质大不如从前，经常感到恐慌，担心同事或领导发现自己吸毒。为此，患者来院要求治疗。门诊以“海洛因依赖综合征”收入院。

患者于 2016 年初在医院诊断为 2 型糖尿病，口服格列吡嗪控释片治疗，因为服药不规律，饮食不控制，血糖控制不佳（具体检测值不详）；2016 年 9 月，因冠状动脉粥样硬化，急性下壁心肌梗死，行 PCI 治疗。术中植入心脏支架一个（回旋支中段），术后口服抗凝药治疗，近 1 年未服用抗凝、调脂类药物。患高血压 2 年，血压最高可达 150/105mmHg，口服依那普利降压治疗，由于平时服药不规律，血压控制不理想。有磺胺类药物过敏史，否认肝炎、结核等急慢性传染病病史，否认外伤史及输血史。吸烟 20 年，30 支/天，近期 10 支/天以上。饮酒，但无酗酒史，否认性病、冶游史。无重大精神创伤史。否认精神病家族史。

2. 体格检查

体温 36.6℃，脉搏 62 次/分，呼吸 17 次/分，血压 130/90mmHg。神志清楚，精神欠佳，营养一般，痛苦面容，步入病房，自动体位，查体配合。全身皮肤、黏膜无皮疹、黄染及出血点，浅表淋巴结未触及肿大。头颅大小正常、无畸形。双侧瞳孔等大等圆，直径 3.0mm，对光反射灵敏。咽部无充血，扁桃体不肿大。颈软，气管居中，甲状腺不肿大。双肺呼吸音稍粗，未闻及干、湿啰音。心界不大，心率 62 次/分、律齐，各瓣膜听诊区未闻及病理性杂音。腹部平坦，无压痛、反跳痛，肝脾肋下未触及，肠鸣音减弱。生理性神经反射存在，病理反射未引出。

3. 精神专科检查

患者情绪稍低落，情感稳定性稍差；意志减退，对生活、工作信心不足；智力正常；自知力正常；记忆力下降；未引出幻觉、妄想等精神异常症状。

4. 辅助检查

血常规检查未见明显异常。尿常规检查：葡萄糖（+++）。血生化检查：空腹血糖 8.63mmol/L，血脂 HDL-C 0.9mmol/L、LDL-C 3.22mmol/L。肝功能检查：AST 54.9U/L、AST/ALT 5.5；总蛋白 50.3g/L，白蛋白 31.1g/L，球蛋白 19.2g/L。肾功能正常。心肌酶检查：AST 50.2U/L。电解质在正常范围。传染病筛查：HBsAg、HCV 抗体、TPPA 抗体、HIV 抗体均阴性。腹部 B 超检查：胆囊息肉。心电图检查：心率 73 次/分，窦性心律，左心室高电压，ST-T 改变。

2017 年 9 月复查冠状动脉造影和心脏彩超：PCI 术后，左心室下壁波幅减低；EF＞50%，左心室功能基本正常。右冠优势型，右冠状动脉后降支近段可见多处粥样斑块，呈偏心样狭窄，狭窄度约为 70%。回旋支中段可见支架影，支架外侧段可见 90%狭窄，后远端血流 TIMI 3 级。

尿液依赖物质定性试验：吗啡阳性，甲基苯丙胺、氯胺酮均阴性。

5. 心理测评

焦虑自评量表（SAS）测评：标准分 40 分，提示无焦虑状态；抑郁自评量表（SDS）测评：标准分 51 分，提示无抑郁状态；症状自评量表（SCL-90）测评：总评标准分 1.48 分，提示状态良好。自杀意念评估：总评标准分 4 分，提示自杀意念较低。

二、诊断思维过程

1. 诊断与诊断依据

依据 ICD-10 疾病诊断标准，结合病史、临床表现和辅助检查，临床诊断：①海洛因依赖综合征；②冠状动脉粥样硬化性心脏病；③陈旧性心肌梗死（下壁），PCI 术后；④高血压 II 级（重度危险）；⑤2 型糖尿病；⑥胆囊息肉。

诊断依据：①反复吸食海洛因病史明确，吸食剂量不断增加，同时伴有强烈的心理渴求感；②停用或减少使用后出现明显的打哈欠、流泪、关节肌肉疼痛、忽冷忽热、心悸、烦躁、失眠、情绪低落等阿片类物质依赖戒断表现，再次使用后症状消失；③多次戒断，多次失败；④工作力不从心，生活懒散，意志减退，记忆力下降，情绪不稳定，饮食、睡眠差，严重影响家庭生活及工作；⑤尿液吗啡检测阳性；⑥糖尿病病史 3 年余，尿糖(+++)，空腹血糖 8.63mmol/L；⑦患高血压 2 年，最高 150/105mmHg，需服用降压药物维持；⑧冠心病心梗 PCI 术后 2 年，心血管造影复查仍显示有冠状动脉狭窄。

2. 鉴别诊断

本例患者应排除曲马多等镇痛药物依赖，排除甲基苯丙胺、酒精等其他精神活性物质所致精神病性障碍。

（1）与曲马多等镇痛药物依赖鉴别：本例患者无曲马多、甘草片、地芬诺酯片等药物滥用史，对其亦无心理渴求，故可鉴别。

（2）与甲基苯丙胺、酒精、苯二氮䓬类等其他精神活性物质所致精神病性障碍鉴别：本例患者无甲基苯丙胺、酒精、苯二氮䓬类等精神活性物质滥用史，尿液苯二氮䓬、甲基苯丙胺检测阴性，故可鉴别。

三、治疗过程和结果

治疗原则：①针对患者多种严重的躯体疾病进行临床风险综合评估，告知患者和家属治疗风险，并签订知情同意书。②患者海洛因依赖诊断明确，适合采用阿片类药物替代递减疗法进行脱毒治疗。减轻戒断反应，减少心血管负荷波动，平稳过渡是重要环节。③由于患者住院时间有限，制定了个性化的盐酸丁丙诺啡舌下片递减脱毒治疗方案，同时辅以洛非西定、济泰片等减轻戒断反应。④降低血糖、降低血压、扩张冠状动脉等针对基础疾病的治疗，保持稳健的生理状态。⑤减少和缓解稽延性戒断症，改善食欲，调整睡眠，积极促进机体康复。⑥积极的心理治疗是保持操守的重要手段。

1. 药物治疗

入院后完善相关检查，距末次海洛因使用约 10 小时，患者出现戒断症状，立即给予盐酸丁丙诺啡舌下片 4mg 含服，观察 1 小时，评估戒断症状控制情况后追加 2mg，半小时后再次给予 2mg，第 1 天剂量 8mg。第 2 天以第 1 天总剂量为起始剂量，戒断症状明显缓解，无嗜睡，无恶心、呕吐。连续平稳 2 天后开始逐渐递减至停药。丁丙诺啡递减至 0.5mg 时，增加盐酸洛非西定片 0.2mg/次、济泰片 1.2g/次，2 次/天口服，使其平稳过渡停药。同时，给予中药生脉饮汤剂加减每日 2 次口服。

患者在完成脱毒治疗、停用丁丙诺啡舌下片 3 天后出现夜眠差、多汗、心悸、烦躁、气短、阵发性心前区隐痛症状，无呼吸困难、意识障碍。急查心电图，并与入院时心电图比对，未发现明显异常改变，立即给予复方丹参滴丸 15 粒、劳拉西泮 1mg 口服，并肌内注射氢溴酸东莨菪碱 0.3mg，10 分钟后，患者气短、胸闷、烦躁症状缓解并安静入睡。此后，未再发生类似症状，并且关节肌肉酸痛和失眠症状逐渐减轻。2 周后洛非西定片改为 0.2mg/次、1 次/天口服。住院 15 天后康复出院。患者和家属对治疗效果非常满意。

患者在整个住院治疗期间继续服用硫酸氢氯吡格雷片 75mg、阿托伐他汀钙片 10mg、马来酸依那普利片 10mg、格列吡嗪缓释片 5mg、复方丹参滴丸等降压降糖和扩张冠状动脉治疗，血压基本控制在 130～145/85～100mmHg，空腹血糖波动在 8.1～10.4mmol/L，餐后血糖在 9.5～12.4mmol/L，检查结果与理想目标有一定差距，考虑脱毒治疗期间患者食欲较差，未对饮食进行严格控制有关。

2. 心理治疗

心理评估：本例患者存在戒毒动机，既想戒毒又想规避 PCI 术后躯体风险，动机比较矛盾、复杂。患者吸食海洛因 2 年余，戒断动机主要来自家庭和工作，但同时担心急性心梗后 PCI 治疗及术后康复过程中的躯体风险因素。心理治疗以动机强化治疗结合认知行为治疗、家庭治疗为重点制定心理干预治疗方案。

治疗初期：以支持性心理治疗为主，收集患者个人成长经历及家庭、教育等相关资料，综合评估患者身心状况、治疗动机，初步形成治疗计划并考虑采用个性化的治疗方案。

治疗中期：继续增强患者戒断动机，同时寻求外部支持，介入家庭心理治疗，引导家庭成员之间的共情及情感表达回应与互动，学习与训练良性沟通技巧，重建家庭健康的动力系统，最终促进家庭成员的个体心理成长，成员之间互相支持及共同寻求问题的应对策略。

治疗后期：运用行为治疗强化技术，对患者在院治疗时的努力表示鼓励和支持，引导家属见证患者的成长，一起探讨出院后的家庭社会康复治疗方案并获得家人的帮助，强调家人应多关注患者，正确识别患者的高危情绪，正向强化，改善家庭关系，加强家庭支持，增强患者对治疗和戒毒的信心。

3. 专科护理

①严格执行医嘱和分级护理，密切监测生命体征，监测血糖；②备好急救设备和药物，加强巡视，发现异常及时上报和处理；③低盐低脂饮食，少食多餐，避免过饱、情绪激动等加重心肌耗氧和升高血压的诱因；④评估患者对疾病的认知，有针对性地进行糖尿病、冠心病及高血压知识宣教，告知患者遵医嘱服药的重要性，提高患者对治疗和护理的依从性；⑤患者对海洛因戒断动机不强，通过讲解吸食海洛因对躯体各系统的损害，尤其是对目前并存的高血压、糖尿病、冠心病等疾病的影响进行健康宣教，强化其戒断动机，提高服药的依从性，预防出院后复吸；⑥改善家庭关系，加强家庭支持，增强患者对治疗和防复吸的信心。

四、诊疗体会

1. 长期海洛因滥用会对循环系统等造成损害

有近一半的海洛因滥用者伴有心电图异常，这主要是由于海洛因中常掺杂奎宁、滑石粉等物质，导致心肌营养障碍、心肌纤维化和心肌缺血性病理改变，发生心脏收缩或舒张功能障碍。本例患者本身心功能不全，3 年前做过冠状动脉支架手术（PCI 术）。如果继续吸食海洛因，会加重心肌损害，不健康的生活方式会加重高血压、高血脂。患者 PCI 术后 3 年的再次心脏造影检查显示，右冠状动脉后降支近段可见多处粥样斑块，呈偏心样狭窄，狭窄度约为 70%。回旋支中段可见支架影，支架外侧段可见 90%狭窄，后远端血流 TIMI 3 级。本例患者应立即停止物质滥用、戒烟，以利于心功能恢复。

2. 有效控制戒断症状是脱毒治疗平稳停药的关键

患者有严重的糖尿病、高血压、冠心病等基础疾病，处于高风险状态。脱毒治疗期间，因戒断症状控制不佳，容易出现心悸、胸闷、气短等交感神经功能紊乱症状，诱发或加重原有的心脑血管疾病。因此，有效控制戒断症状是脱毒治疗平稳停药的关键。加强心肌保护，选择对心功能影响小的药物。本例患者通过丁丙诺啡脱毒治疗获得了满意的效果，出院时患者的稽延性戒断症状基本消失，基本恢复正常生活状态。

3. 应控制血糖，减少糖尿病合并症和并发症的发生

患者伴有 2 型糖尿病，说明患者存在胰岛功能障碍，胰岛素分泌减少，这是机体多系统损害的表现之一。患者不健康的饮食和不良的睡眠习惯，都会促使糖尿病进行性加重。因此，临床应加强对患者进行血糖检测和病情评估，均衡饮食、控制血糖，减少糖尿病带来的合并症或并发症。

五、专家点评

海洛因滥用会对机体造成多系统的损害，例如，心血管系统、呼吸系统、中枢神经系统、内分泌系统、免疫系统等损害。无论是烫吸还是静脉注射海洛因，心血管损害是重要的并发症。因此，应高度重视海洛因滥用导致的各种疾病的诊断与治疗。

（贺靠社）

参考文献

陈灏珠，钟南山，陆再英. 2014. 内科学. 第 8 版. 北京：人民卫生出版社.
陈伟国，麦炜颐. 2009. 心血管疾病规范化与个体化治疗. 北京：清华大学出版社.
贾少微，刘志民，陆林. 2013. 精神活性物质依赖. 北京：人民卫生出版社.
马学毅，邓正照. 2007. 现代糖尿病诊断治疗学. 北京：人民军医出版社.

案例 12　重度海洛因依赖合并毒鼠强中毒

一、病案介绍

1. 病史

患者男性，44 岁，已婚未育，兰州人，因“反复烫吸海洛因 10 年余，静脉注射 1 年”于 2018 年 8 月 5 日入院。11 年前，患者因好奇开始间断烫吸海洛因，最初吸食后出现头

晕、恶心、呕吐等不适症状，短时间内产生强烈的欣快感，随后出现睡眠增加，约半个月后不适症状逐渐消失，而欣快、舒适感明显增强。为追求这种感觉，吸食剂量和次数逐渐增加。1 个多月后患者想停吸，但是停吸海洛因 6～8 小时即可出现打哈欠、流泪、流涕、无力、出汗、心悸寒战、四肢肌肉疼痛、烦躁、失眠等不适症状，再次吸食后上述不适症状迅速缓解。为避免出现不适症状，患者规律性吸食海洛因，最大剂量 4g/d。1 年前，患者为追求更强的欣快感和节省海洛因用量改为静脉注射，1g/d。患者曾因为注射量过大发生过两次晕厥，醒后无特殊不适，无寒战、高热，无恶心、呕吐，无抽搐，无二便失禁。患者曾多次在家进行戒断均未成功，最长保持操守半年余。在美沙酮门诊维持治疗 2 次，最终都因环境影响和生活中一些不顺心的事而复吸。

患者在入院前 1 个月，因不明原因的牙龈出血在当地医院治疗，给予维生素 C 及复合维生素 B 等口服，症状略有缓解。患者否认既往肝炎、结核等传染病病史，否认高血压、糖尿病等慢性病病史，否认心脏病等重大疾病史，否认重大外伤、手术及输血史。否认食物、药物过敏史。吸烟 20 年，近期平均 20 支/天，无酗酒史。无家族性精神病病史和遗传病病史。门诊以“海洛因依赖综合征”收入院。

2. 体格检查

体温 36.7℃，脉搏 62 次/分，呼吸 17 次/分，血压 110/70mmHg。神志清楚，精神状态尚可，对答切题，形体消瘦，营养稍差，自动步入病房。皮肤、黏膜无黄染，无皮疹，无瘀点、瘀斑、出血点。浅表淋巴结无肿大。双侧瞳孔等大等圆，直径 3.0mm，对光反射灵敏。口唇轻度发绀，双肺呼吸运动对称，呼吸音粗，未闻及明显干、湿啰音，心音正常，心律齐。腹平坦，无压痛、反跳痛、肌紧张。双上肢及双侧足背部可见新鲜及陈旧性注射针痕，无红肿及破溃。生理性神经反射存在，病理反射未引出。

3. 精神专科检查

患者意识清晰，接触交谈稍差，能清晰诉说吸毒后的心理体验与戒断后的痛苦和不适症状，情绪稳定，否认幻觉、妄想等精神病性症状。有强烈的心理渴求感。有接受治疗的意愿，但对出院后是否能长期保持戒断信心不足。

4. 辅助检查

血常规正常。尿常规：维生素 C（++），隐血（+++），红细胞 1～3 个/HP。血糖、肝功能、肾功能均正常。传染病筛查：HCV 抗体、TPPA 抗体、HIV 抗体均阴性。心电图、胸部透视未见异常。腹部 B 超：肝、胆、脾、胰、双肾未见明显异常。膀胱、前列腺 B 超：前列腺肥大，前列腺增生。

尿液依赖物质定性试验：吗啡阳性，甲基苯丙胺、氯胺酮均阴性。

5. 心理测评

患者拒绝进行心理测评。

二、诊断思维过程

1. 诊断与诊断依据

依据 ICD-10 疾病诊断标准，结合病史、临床表现和辅助检查，临床诊断：①使用阿片类物质（海洛因）依赖综合征；②血尿原因待查？

诊断依据：①吸食及静脉注射海洛因 11 年余；②停止使用海洛因 6～8 小时即可出现流泪、流涕、打哈欠、寒战、心悸、四肢肌肉疼痛及烦躁等戒断症状；③明知吸食海洛因有害，仍对海洛因有强烈的心理渴求而反复吸食；④四肢远端皮肤沿浅静脉走行有注射针痕；⑤患者 1 个月前出现牙龈出血，给予维生素 C 及复合维生素 B 等治疗；⑥入院尿常规显示维生素 C（++），隐血（+++），红细胞 1～3 个/HP；⑦尿液依赖物质定性试验显示吗啡阳性。

2. 鉴别诊断

本案例需与其他阿片类物质滥用鉴别，与兴奋性精神活性物质滥用鉴别。根据患者的药物滥用史和尿液毒理检测结果均可以做出诊断和鉴别诊断。关于患者出现的牙龈出血和尿检隐血阳性等出血病因需要进一步检查，并做出诊断和鉴别诊断，包括与以下疾病鉴别：

（1）泌尿系统结石：患者无腰痛和肾区叩击痛，无尿急、尿频、尿痛等尿路刺激征，泌尿系统 B 超检查未见明显结石影像，故可排除泌尿系统结石。

（2）血友病：血友病引起的出血以持久缓慢的渗血为特征，常发生肌肉和关节出血。本例患者没有相关症状和体征，故可与血友病鉴别。

（3）急性白血病：急性白血病出血症多为自发的皮肤、黏膜出血，呈出血点或为瘀斑，伴鼻、眼底、消化道及泌尿道出血，月经量增多。多数有贫血、出血感染、发热等症状，还可出现肝、脾、淋巴结肿大，全身骨骼疼痛等。血常规检查往往可见白细胞计数增高，红细胞及血小板减少，并且外周血涂片可以发现原始及幼稚的白血病细胞，骨髓穿刺涂片检查具有诊断意义。

（4）血小板减少性紫癜：血小板减少引起的广泛性或局限性皮肤、黏膜下出血，出血时间长，常伴有鼻、牙龈、舌面、眼底出血，严重者有内脏、颅内出血。临床分为原发性和继发性两种类型：原发性血小板减少性紫癜，发病原因不明；继发性血小板减少性紫癜，可见于白血病。血常规可见血小板计数减少，骨髓检查可见巨核细胞数增多或正常。

（5）系统性红斑狼疮：系统性红斑狼疮是自身免疫性疾病，可导致全身多器官损害，出现皮肤、黏膜、消化系统、泌尿系统等出血。血常规可见血红蛋白下降、白细胞减少、血小板减少；肾脏受累时，尿液分析可有蛋白尿、血尿、细胞和颗粒管型；免疫系统检查明显异常。

（6）某种药物中毒或重金属中毒的可能：需要有明确的滥用史，以及毒物检测结果的支持。因此，不排除中毒所致的黏膜出血可能。

三、治疗过程和结果

1. 药物治疗

患者入院后给予盐酸美沙酮替代递减治疗，美沙酮首日剂量 70mg，次日开始逐渐递减，戒断症状控制良好，未出现明显不适。住院第 8 天，患者晨起发现尿液呈浅酱油色，四肢可见多处大小不等的紫色斑块，不痛、不肿、不热、不痒，压之不退色。身体其他部位皮肤、黏膜无皮疹、黄染及出血点，浅表淋巴结未触及肿大。复查尿常规：pH 7.5，维生素 C（+++），隐血（++），镜检提示阴性。立即给予云南白药胶囊口服，2 粒/次、2 次/天。住院第 10 天，患者仍然有肉眼血尿，左大腿前内侧瘀斑连成片状，约 5cm×4cm，其他部位瘀斑颜色加重，面积扩大。再次复查尿常规：维生素 C（++），隐血（++），蛋白质（+），尿比重 1.03，白细胞（+）；镜检红细胞 3～5 个/HP，白细胞 2～4 个/HP。经与患者及其家属沟通后，即刻送至上级综合性医院会诊。急诊检查尿常规：蛋白质（++），隐血（+++），白蛋白＞150mg/L，血细胞 232.8/μl，红细胞 87468.9/μl，内皮细胞 6.3/μl；红细胞（++++）/HP，白细胞 2～4 个/HP（肉眼血尿，正常红细胞 80%，影形红细胞 20%）。凝血检查：PT 34.6s，PTA 22.1%，INR 3.17，APTT 56.6s，Fib 5.27g/L，TT 15.7s，FDP 1.49μg/ml，DD 0.579μg/ml。并根据高效液相色谱法和紫外光谱法等检测结果，会诊意见：敌鼠钠盐（毒鼠强）中毒。建议住院治疗，但是患者要求回老家治疗，在征得患者及其家属同意后转至其他医院 ICU 治疗。

出院后多次随访，患者经过积极治疗身体状况明显好转，血尿消失，瘀斑缩小，仍在康复治疗。

2. 心理治疗

患者入院前 3 天身体和精神状态都比较差，感觉身体明显不适，食欲缺乏，甚至不想下床。经过 3 天治疗，患者不适症状明显减轻，能和咨询师做简短的沟通，并且同意在身体好转后参加心理咨询活动。由于患者戒断症状明显，故延期进行心理量表测评。前期工作重点是建立咨询关系，通过心理支持和动机强化提高患者的治疗信心和依从性。后期以认知治疗为主，促使患者学习和认识毒品的危害性，掌握科学的戒治方法，配合临床医生完成康复治疗。

患者因突然病情变化而提前出院，未能按照计划开展后续工作。

3. 专科护理

①病情观察。患者海洛因滥用时间长，戒断反应重，身体状况差，耐受性低应加强生命体征观察，尤其是前 3 天急性期，发现问题及时报告医生。患者出现多发性紫癜等出血表现，应密切注意是否有头颅和胸腹脏器出血等并发症，密切观察尿色、尿量的变化。②基础护理。保持皮肤清洁，避免摩擦、碰伤、抓伤，如有破损应及时处理，防止出血或感染，衣服要宽松、清洁、柔软、干燥。保持床单位平整、清洁、柔软。给予高营养、易消化饮食，避免进食生、冷、硬的食物。③心理护理。对患者病情进行耐心解释缓解患者紧张情绪。帮助患者树立信心，鼓励患者积极配合治疗。④出院宣教。结合患者自身情况，向患者讲解毒品的危害，并告知患

者如何应对高危情景，拒绝毒品、远离毒品，避免复吸，定期门诊随访。

四、诊疗体会

1. 出血原因分析

患者反复滥用海洛因 11 年余，由烫吸转为静脉注射。根据病史、症状、体征及相关辅助检查，海洛因依赖综合征诊断明确，给予盐酸美沙酮替代递减治疗，效果明显。住院第 8 天，患者出现浅酱油色肉眼血尿，四肢可见多处紫癜，并呈进行性加重。尿常规检查：隐血（++）；红细胞 1～3 个/HP。追问病史，1 个月前出现牙龈出血，结合在戒断治疗期间出现的肉眼血尿和紫癜，说明患者出凝血功能发生障碍。为明确诊断，在上级医院进行高效液相色谱法和紫外光谱法等检测，并对具有重要诊断意义的凝血时间和凝血酶原时间进行测定。检测结果提示为毒鼠强中毒导致的凝血功能障碍。

2. 敌鼠钠盐导致出血的机制

敌鼠钠盐是一种无臭无味的抗凝杀鼠剂，又名双苯杀鼠酮钠盐，俗称毒鼠强，化学名 2-二苯基乙酰基-1,3-茚满二酮钠盐。敌鼠钠盐杀鼠作用极强，致死量 0.5～2.5g，成人 0.06～0.25g 可引起中毒，毒物进入人体后半衰期为 15～20 天，人体中毒后潜伏期 2～3 天。自 1969 年上市以来，中毒案例屡有报道，但因吸食掺杂敌鼠钠盐的海洛因所致中毒的案例罕见。中毒后的主要临床表现是出血，包括全身紫癜、呕血、便血、血尿、牙龈出血、鼻出血等。其病理生理机制是敌鼠钠盐干扰肝脏对维生素 K 的吸收和利用，抑制第Ⅱ、Ⅶ、Ⅸ、Ⅹ凝血因子合成，导致凝血酶原合成障碍，降低血液凝固性。并且敌鼠钠盐还可直接损伤毛细血管内皮细胞，导致血管通透性增强、脆性增加，毛细血管破裂，引起弥漫性出血症状。

3. 关于出院诊断与鉴别诊断

海洛因等精神活性物质滥用者是一个特殊群体，所使用的物质属非法加工品。成分、剂量和有害微生物是导致滥用者中毒的主要原因，也给临床治疗带来了困难，应警惕。因此，凡是既往身体健康，突然出现原因不明且逐渐加重的呕血、便血、尿血、牙龈出血、鼻出血等出血症状时，在排除血友病、急性白血病、血小板减少性紫癜、系统性红斑狼疮等相关疾病时，也需要怀疑敌鼠钠盐中毒的可能。高效液相色谱法和紫外光谱法等检测手段是重要的诊断方法，凝血时间和凝血酶原时间的测定对临床诊断具有积极作用。对于一时难以追索中毒病史者，一方面可以用维生素 K_1 试验性治疗，另一方面应进行毒物鉴定。因此，本案例补充诊断：敌鼠钠盐（毒鼠强）急性中毒。

敌鼠钠盐中毒诊断最难的是病史不明确。由于患者不知道误用敌鼠钠盐，早期也没有明显症状，当发现有呕血、便血、尿血、牙龈出血、鼻出血等出血症状时已经是病情加重期。所以，当临床使用一般止血药效果不佳时，应注意检查凝血时间和凝血酶原时间，以确定或排除敌鼠钠盐中毒。确定诊断后应该立即采用足量维生素 K_1 治疗，必要时也可以用肾上腺皮质激素类药物，以减轻免疫反应。

五、专家点评

敌鼠钠盐中毒大多数是因为自杀或误食所致。但在海洛因贩卖过程中会人为掺入敌鼠钠盐，一是为降低成本，二是通过敌鼠钠盐的磷化反应提高吸食毒品后的反应。使用此类海洛因后，轻者引起皮肤、黏膜出血，严重者可导致脑出血等严重并发症而危及生命。由于市面上海洛因纯度不明，故应对海洛因滥用者的获取情况、价格等信息进行收集评估。一般采用维生素 K、糖皮质激素等进行抢救治疗，效果较好。

（穆建林）

参考文献

胡永兰，王华. 2008. 敌鼠钠盐中毒误诊 1 例. 临床医学，28（12）：117.

金培海，黄国斌. 2017. 探讨高效液相色谱法检测食物中毒样品中的敌鼠钠盐. 化学工程与装备，（2）：237-239.

李庆珍. 2011. 敌鼠钠盐中毒患者的急救护理体会. 中国社区医师（医学专业），13（14）：291.

林玉娟，李树香，叶朝雄. 2010. 敌鼠钠盐的特点及应用关键技术. 现代农业科技，（16）：196，197.

敏志刚，田丰仓，高舜明，等. 2000. 敌鼠钠盐中毒 30 例分析. 临床荟萃，21（4）：277，278.

张琳琪，马继伟，李瑞娟. 2014. 1 例敌鼠钠盐中毒患者诊治分析. 中国中西医结合肾病杂志，15（7）：634，635.

案例 13 丁丙诺啡、纳洛酮联用治疗美沙酮依赖综合征

一、病案介绍

1. 病史

患者男性，46 岁，因“反复烫吸海洛因 16 年余、静脉注射 2 年，口服美沙酮同时烫吸海洛因 2 年”于 2019 年 2 月入院。患者自诉于 1998 年 10 月因交友不慎开始间断烫吸海洛因，为获得吸食后的欣快感，用量不断增大。2 个多月后患者想停止吸食海洛因，停用 7～8 小时即可出现烦躁、流泪、打哈欠、起鸡皮疙瘩、出冷汗、四肢肌肉疼痛等不适症状，再次吸食后上述症状迅速缓解。为追求欣快感和避免出现不适症状，患者逐渐加大使用剂量和频次，并于 4 年前改为静脉注射海洛因，2g/d。否认其他精神活性物质滥用史，否认发生过海洛因中毒。2017 年 2 月开始在当地社区药物维持治疗门诊进行美沙酮维持治疗。美沙酮由 60mg/d 逐渐减量至 10mg/d 时，因出现轻度戒断症状，患者开始增加烫吸海洛因 0.5g/d 至入院，形成口服美沙酮 10mg+烫吸海洛因混合滥用状态。患者近期饮食、睡眠一般，小便正常、大便干结，体力、体重无明显改变。

患者既往有丙型病毒性肝炎病史 7 年余，未予治疗；2015 年行胃大部切除手术（具体不详），术后恢复可。否认输血史，否认精神病病史。个人史、家族史无特殊。

2. 体格检查

体温 36.6℃，脉搏 56 次/分，呼吸 19 次/分，血压 124/86mmHg。神志清楚，精神状态差，面色晦暗，对答切题，呼吸平稳。双侧瞳孔等大等圆，直径 3.0mm，对光反射灵敏。双肺呼吸音清，未闻及干、湿啰音。心率 56 次/分，心脏瓣膜区未闻及明显杂音。腹平软，无压痛及反跳痛，肝脾肋下未触及，叩诊无移动性浊音，肠鸣音正常。四肢关节活动度正常，双下肢无水肿，四肢浅静脉可见多处陈旧性针刺痕。生理性神经反射存在，病理反射未引出。

3. 精神专科检查

患者意识清晰，时间、地点、人物及自我定向力完整；接触被动，对答切题；未查及感知觉障碍、思维联想和思维内容障碍；注意力尚集中；记忆力有所下降，智力检查未见异常；表情自然，情绪稳定，情感反应协调；意志减退，自知力完整。

4. 辅助检查

血常规、血糖、肝肾功能、电解质及心肌酶谱检查无明显异常。传染病筛查：HVC 抗体阳性，乙肝五项、TPPA 抗体、HIV 抗体均阴性。心电图：窦性心动过缓（56 次/分），ST 段改变。

尿液依赖物质定性试验：吗啡、美沙酮阳性，甲基苯丙胺、氯胺酮阴性。

5. 心理测评

患者拒绝进行心理测评。

二、诊断思维过程

1. 诊断与诊断依据

根据 ICD-10 疾病诊断标准，结合病史、临床表现和辅助检查，临床诊断：①海洛因依赖综合征；②美沙酮依赖综合征；③慢性丙型病毒性肝炎。

诊断依据：①患者为中年男性，反复滥用海洛因 20 年，服用美沙酮 2 年；②停用海洛因或美沙酮出现流泪、流涕、起鸡皮疙瘩、四肢肌肉疼痛及烦躁等戒断症状，再次使用后上述症状迅速缓解；③明知有害，但因对海洛因有强烈的心理渴求而反复使用，且不能控制使用剂量和频率；④四肢浅静脉可见注射针痕；⑤尿液依赖物质检测提示吗啡和美沙酮均阳性；⑥既往有丙型病毒性肝炎病史 7 年余，HCV 抗体阳性。

2. 鉴别诊断

本病需与甲基苯丙胺依赖综合征、精神活性物质所致精神病性障碍鉴别。

（1）与甲基苯丙胺依赖综合征鉴别：应有明确的甲基苯丙胺类物质滥用史，尿液甲基苯丙胺定性检测应阳性，本例患者不符合。

（2）与精神活性物质所致精神病性障碍鉴别：精神活性物质所致精神病性障碍有明显

的幻听、幻视，被害妄想、嫉妒妄想，易激惹、兴奋和冲动等精神症状，社会功能明显受损，自知力缺失，本例患者不符合。

三、治疗过程和结果

1. 药物治疗

患者阿片类物质使用时间长达 20 年，适合采用美沙酮替代递减治疗，但是停药后稽延性戒断症状治疗是非常重要的环节，症状控制不理想会导致复吸或直接放弃治疗。因此，逐渐递减、控制症状、心理康复、综合治疗是本例患者的治疗原则。

（1）减停美沙酮：根据患者末周使用美沙酮剂量及是否同时合用海洛因，确定首次美沙酮用量，并根据治疗中反应，在 5～10 天内减少美沙酮剂量至 10mg/d 以内。配合服用洛非西定、罗通定等药物有助于美沙酮平稳减量。

（2）丁丙诺啡、纳洛酮的联合应用：患者脱毒治疗期间病情比较平稳，美沙酮减至 10mg/d 以内，考虑用丁丙诺啡舌下片替代过渡。在患者停用美沙酮 12 小时出现不适症状时，一次性给予丁丙诺啡 4mg 舌下含服，若控制不理想，可加用 2mg。待戒断症状控制后，静脉滴注盐酸纳洛酮 0.4mg。以后丁丙诺啡舌下片逐日递减 0.5mg，静脉滴注纳洛酮剂量不变，2 次/天，直至丁丙诺啡减量完成，停药观察 1～2 天若仍有不适症状，可重复使用 2～3 天。

（3）后期症状处理：根据患者出现的症状进行对症处理。给予罗通定镇痛镇静治疗、丁螺环酮抗焦虑治疗，如果失眠严重临时给予艾司唑仑口服等。

2. 心理治疗

患者入院后拒绝进行心理量表测评。心理医生通过面接访谈给予综合性的心理评估，发现患者当前存在焦虑情绪和人际关系紧张问题。但是，患者求治动机比较明确，也有一定的戒断治疗信心。通过几次交流互动建立了良好的咨询关系，患者对心理治疗有了新的认识，表示愿意接受心理干预治疗。双方制订了住院期间的心理干预计划，其中包括个体心理咨询和团体心理辅导。

治疗初期，患者希望先行处理人际问题。认为自己很孤单，对其他人缺乏信任感，因此既影响了和朋友的关系也影响了和父母的关系。心理医生基于人际心理治疗特点制定了抗抑郁心理治疗方案，心理治疗时间可以与药物治疗相对应。让患者学会把情绪与人际交往联系起来，通过适当的人际关系调整和改善人际关系来减轻抑郁。经过 5 次心理干预，患者在心理医生引导下梳理了人际关系中的自我问题，并能主动与朋友、父母等联系。伴随着人际关系的改善，患者的治疗动机进一步加强，治疗依从性也得到了改善。在接下来的 5 次心理治疗中，针对患者的焦虑情绪进行干预。结合科普知识宣教，让患者了解海洛因戒断治疗与美沙酮维持治疗的关系，了解戒断美沙酮治疗流程，争取患者在康复治疗和防复吸治疗中的配合。

住院期间，对患者进行了 10 次心理干预治疗。出院前心理医生再次对患者的心理情绪等进行评估，评估结果显示患者焦虑情绪和人际关系问题已经明显缓解，家庭关系得到改善，对戒断表现得更加积极乐观。心理医生在后续随访工作中的重点：①鼓励患者将在医院学习到的康复方法和技巧有效应用于实践，促进认知行为改变；②继续了解患者内心更深层次的需求，针对进一步收集的信息完善后续的院外心理干预。

3. 专科护理

①饮食护理。因患者有胃大部分切除术病史，嘱患者少食多餐，为患者提供清淡、易消化饮食，保证患者营养物质及水分的摄入。②睡眠护理。患者入院后期睡眠差，护理工作中严格落实“四轻”。持续观察患者睡眠质量。③传染病护理。给予富含蛋白质和维生素的饮食，促进肝功能恢复；注意休息，避免劳累，适量运动，增强抵抗力；健康宣教，告知患者丙型肝炎的传播途径及预防措施，避免与他人共用针具、牙刷、剃须刀等，防止交叉感染。

4. 其他辅助治疗

积极配合中医理疗缓解症状。例如，给予中频治疗以放松肌肉，减轻疼痛；中医推拿治疗，通过疏通经络、活血散结，减轻和消除肌肉紧张及疼痛不适；经颅磁刺激、生物反馈等治疗改善睡眠障碍，促进脑功能康复。

患者住院 28 天，经上述治疗戒断症状完全消除，除睡眠稍差外，其他稽延性戒断症状基本消失，精神状态好，情绪平稳，饮食改善，体重明显增加。患者对治疗过程自评 8 分，对治疗效果自评 9 分。患者临床治愈出院后，按照心理康复规划在外旅游 20 天，调整生活作息使其规律，舒缓焦虑抑郁情绪，改善睡眠质量，增强体力。连续回访 2 次，患者无不适症状，保持操守。

四、诊疗体会

1. 丁丙诺啡的作用机制

丁丙诺啡为阿片μ受体的部分激动剂，受体亲和力强，具有明显的镇痛、控制戒断症状和抑制渴求感作用。其激动剂效应可控制阿片类物质的戒断反应，但是其拮抗剂效应也可促发阿片类依赖者的戒断症状；其可阻断阿片类物质致欣快作用、降低渴求感。另外，丁丙诺啡舌下含服 5～10 分钟可充分吸收，起效快；临床安全性较高，对呼吸系统抑制作用具有“顶限效应”，服用丁丙诺啡 5 天后可联合阿片受体拮抗剂纳洛酮或纳曲酮治疗。

2. 纳洛酮的作用机制

纳洛酮是阿片受体完全拮抗剂，对μ受体的亲和力高，可刺激脑内内啡肽分泌。临床应用纳洛酮可以促使阿片类物质依赖者脑内内啡肽达到新的平衡，从而减轻或消除戒断反应及稽延性戒断症状。同时，丁丙诺啡的激动作用可对抗纳洛酮而诱发或增加戒断症状。而纳洛酮又可“洗刷”阿片受体上残留的阿片类物质，从而达到缩短戒断期、迅速康复的目的。但是，两药联合使用需要选择用药时机和制定个体化的治疗方案。

3. 预防丁丙诺啡舌下片催促戒断症状

预防丁丙诺啡舌下片催促戒断症状，首先应注意第一次用药的时机选择和其他相关指征。①原则是首次给药时间距离末次使用海洛因 12 小时后或美沙酮至少 24～48 小时后，并出现戒断反应症状。②阿片戒断症状评价量表（COWS），海洛因使用者评分在 8～10 分或以上、美沙酮使用者评分在 12～14 分或以上。③丁丙诺啡舌下片首次诱导剂量。海洛因依赖者的首次剂量 4mg，大剂量可达到快速诱导，但会增加镇静作用风险。首次给药后观察几小时，如戒断症状控制不完全可以追加剂量，首日总量不超过 12mg。④美沙酮用药者的诱导方法，包括美沙酮剂量应减至 30mg/d 以下，末次使用美沙酮到首次丁丙诺啡治疗之间间隔至少 24～48 小时。且 COWS 评分在 12～14 分甚至更高，以减少丁丙诺啡拮抗作用。⑤次日丁丙诺啡使用剂量为首日无戒断症状的总剂量数，平稳后即开始逐日递减。

丁丙诺啡低剂量时开始联合小剂量纳洛酮静脉用药，不断“洗刷”阿片受体上残留的阿片类物质并激发机体内啡肽恢复，临床以患者不出现明显戒断症状为原则。丁丙诺啡继续递减至停用后可继续使用纳洛酮 1～2 天，观察患者是否出现催促戒断症状，从而减轻和消除稽延性戒断症状。

4. 关于治疗的几点建议

（1）美沙酮替代海洛因滥用治疗，可以降低海洛因滥用带来的各种危害。但是，长期使用也会对美沙酮形成依赖。当这部分人员遇到工作场所变换、外出旅游、出差时就会带来麻烦。因此，有一部分人要求戒除美沙酮，他们的这些要求是合理的，作为物质依赖临床医务工作者，有责任和义务帮助患者摆脱困境。

（2）丁丙诺啡联合纳洛酮治疗是一种有效的疗法，取得了很好的效果，缩短了戒毒康复时间，从生理上缓解和消除了后期稽延性戒断症状，抑制药物依赖渴求。如果有需要可以直接口服纳曲酮，达到减少复吸的目的。

（3）能否顺利完成脱毒治疗，我们的体会是两个首次用药剂量很重要。一是美沙酮首次使用剂量尽量要准确，根据病史、依赖物质使用剂量、滥用方式，以及末次使用时间进行综合评估。二是丁丙诺啡舌下片的首次剂量选择，应减少拮抗效应，平稳过渡。洛非西定、罗通定、济泰片等辅助治疗可以减轻戒断症状。

五、专家点评

本案例采用了新的物质依赖治疗理念，从理论分析和临床效果都提示，半激动和半拮抗药理作用的丁丙诺啡舌下片联合纳洛酮可以顺利完成阿片类物质依赖的脱毒治疗，获得满意的治疗效果，值得临床借鉴，为其他阿片类药物如哌替啶、可待因、止咳药、曲马多依赖提供了治疗经验。

（李　静　王文甫　程雨来　康宁惠）

参 考 文 献

陈银萍，王文甫，裴渝，等. 2017. 美沙酮、丁丙诺啡和纳洛酮联合治疗美沙酮依赖综合征的可行性及疗效评价. 中国药物滥用防治杂志，23（4）：211-213.

杜新忠. 2014. 实用戒毒医学. 第 2 版. 北京：人民卫生出版社.

郝伟，赵敏，李锦. 2016. 成瘾医学：理论与实践. 北京：人民卫生出版社.

世界卫生组织. 1993. ICD-10 精神与行为障碍分类. 北京：人民卫生出版社.

张锐敏. 2017. 阿片类物质使用相关障碍临床诊疗指南. 北京：人民卫生出版社.

案例 14　鸦片膏依赖伴重度抑郁症

一、病案介绍

1. 病史

患者女性，54 岁，因“鸦片膏滥用 17 年”入院。患者 1996 年被诊断为左侧乳腺恶性肿瘤，并行乳腺癌根治手术，术后恢复良好。2001 年初，患者无明显诱因出现原手术伤口处皮肤红肿破溃，怀疑肿瘤复发，遂就诊于当地医院。因伤口疼痛剧烈，开始注射哌替啶 100mg/次或吗啡 10mg/次，每日肌内注射 2～3 次。大约 1 个月后，停止注射哌替啶 6～7 小时患者即可出现周身肌肉酸痛、心情烦躁、坐卧不宁、流泪、打哈欠、起鸡皮疙瘩、忽冷忽热等不适症状，再次注射后上述症状立即缓解。持续用药半年时间，当地卫生院开始限制其用药。患者听说用鸦片膏煮水过滤后肌内注射镇痛效果好，于是开始尝试使用。肌内注射 2～3 次/天，每次注射鸦片浓缩液 2～3ml，使用后心情愉悦，没有疼痛，食欲尚好，但大便秘结。患者曾多次尝试停用自制鸦片注射液，但均未成功。为缓解疼痛和避免不适症状，患者逐渐加大使用剂量。现每日用鸦片膏 20～25g 煮水浓缩至 20～25ml，分 7～8 次在双臀部或双三角肌或腹壁注射。逐渐注射部位出现硬结或感染病灶。自从左侧乳腺癌根治术后，患者出现肩、肘关节僵硬和手臂活动受限、肌肉萎缩。自使用鸦片膏以来，患者情绪低落，少言寡语，心事重重，不愿意出门，生活散漫，和家人的交流也比较被动，问多答少，有厌世情绪，思维减慢，反应迟钝，对鸦片以外的事情都不关心。现为戒断鸦片，由女儿带患者来笔者所在医院治疗。

2018 年 11 月患者于当地医院诊断为冠心病心肌供血不足。否认既往昏迷、意识障碍、抽搐、二便失禁等情况。否认精神病病史，家族史无特殊。

2. 体格检查

体温 36.1℃，脉搏 68 次/分，呼吸 18 次/分，血压 110/80mmHg。患者神志清楚，精神欠佳，情绪低落，营养一般，步入病房，查体配合。全身皮肤、黏膜无皮疹、黄染及出血点，浅表淋巴结未触及肿大。头颅大小正常、无畸形，面色晦暗。双侧瞳孔等大等圆，直径 3.5mm，对光反射灵敏。牙龈轻度萎缩，咽部无充血，扁桃体无肿大。颈软，气管居中，甲状腺无肿大。胸廓双侧对称、无畸形。双肺呼吸音稍粗，未闻及干、湿啰音。心界不大，心率 68 次/分、律齐，各瓣膜听诊区未闻及杂音。腹平软，全腹无压痛及反跳痛。脊柱、四肢正常。患者闭目站立不稳，肢体倾斜，闭目难立征阳性。生理性神经反射存在，病理反射未引出。

外科情况：左侧乳腺缺如，皮肤薄嫩，色暗红；左胸前锁骨下可见 10cm×13cm 凹陷型瘢痕，颜色暗红，散在几处花生粒大小的痂，有两处 1 元硬币大小的渗出性伤口伴有脓性分泌物。双上臂三角肌和腹部可触及皮下包块（注射结节），光滑、质软，活动度良好，无粘连，无触痛，无波动感；臀部肌肉触之僵硬。左侧手臂活动受限，肌肉萎缩，关节僵硬，指节变细，左上臂外展约 45°，前伸约 50°，不能后屈。前臂活动基本正常。

3. 精神专科检查

患者意识清晰，情绪低落；接触交谈被动，问多答少，回答内容简单；思维连续，反应迟钝；注意力集中，理解、重复、命名、读写能力均正常；近期记忆减退，远期记忆正常；空间结构运用能力正常；抽象思维能力正常；计算能力正常；未引出幻觉、妄想等病理性精神病性障碍症状。

4. 辅助检查

血常规：血红蛋白 108g/L、血细胞比容 34.1%、平均血红蛋白含量 26.6pg、血小板分布宽度 8.2fl。C-反应蛋白（CRP）53.9mg/L。尿常规：抗坏血酸（+++）。肝、肾功能检查和生化检查均正常。传染病筛查：乙肝五项、HCV 抗体、HIV 抗体检查均为阴性。心电图提示心率 88 次/分、律齐，V_3、V_4 导联 T 波倒置，诊断为窦性心律、心肌供血不足。胸部 X 线片：右下肺小片状密度增高影，考虑为感染性病变；结合病史，左侧肋骨转移性病变不除外。B 超检查：肝、胆、胰、脾未见明显异常。

尿液依赖物质定性试验：吗啡阳性，甲基苯丙胺、氯胺酮阴性。

5. 心理测评

汉密尔顿抑郁量表测评 34 分，呈轻度抑郁状态。汉密尔顿焦虑量表测评 9 分，可能存在焦虑。药物依赖者生命质量量表总分 120 分，属生命质量较差。单项测评结果显示躯体功能异常、心理功能异常、轻微戒断症状、社会功能异常。自杀意念量表测评 18 分，提示自杀意念较高、绝望体验感较高、乐观程度较低、睡眠质量较好、掩饰程度较低（符合患者既往自杀倾向）。

二、诊断思维过程

1. 诊断与诊断依据

根据 ICD-10 疾病诊断标准，结合病史、临床表现和辅助检查，临床诊断：①使用阿片类物质（鸦片膏）依赖综合征；②精神活性物质所致抑郁障碍；③乳腺癌根治术后（左侧)；④慢性冠状动脉供血不足；⑤左胸前软组织感染。

诊断依据：①左侧乳腺癌根治术后，因原手术伤口破溃疼痛开始注射哌替啶或吗啡及用鸦片膏制作的“止痛水”；②注射剂量逐渐增大，使用频次逐渐增加；③阿片类物质不能减量或不能停用，否则会出现周身肌肉酸痛、心情烦躁、坐卧不宁、流泪、打哈欠、起鸡皮疙瘩、忽冷忽热等戒断症状，再次注射后上述戒断症状即刻缓解；④双上肢三角肌、臀部或腹部注射部位可触及多个圆形硬结，臀部肌肉僵硬；⑤左侧乳腺缺如，胸前可见 10cm×13cm 凹陷型瘢痕，颜色暗红，散在几处花生粒大小的痂，有脓性分泌物；⑥左侧手臂活动受限，肌肉萎缩，关节僵硬，指节变细，左上臂外展约 45°，前伸约 50°，不能后屈，前臂活动基本正常；⑦自使用鸦片膏以来，情绪低落，少言寡语，心事重重，不愿交往，问多答少，生活散漫，有厌世情绪，思维减慢，反应迟钝；⑧CRP 升高，尿液吗啡试验阳性，心电图示 T 波倒置、心肌供血不足改变，胸部 X 线片提示左侧肋骨有骨膜反应，不除外转移性病变可能；⑨心理测评显示抑郁焦虑明显，有自杀倾向。

2. 鉴别诊断

根据患者的用药史，可以和其他阿片类物质滥用、其他合成类精神活性物质滥用鉴别。患者出现的抑郁焦虑症状与物质滥用密切相关，随着物质滥用时间延长，抑郁焦虑症状越来越明显，故可以与器质性精神病性障碍鉴别。

三、治疗过程和结果

采用综合性治疗，包括：①控制物质依赖急性戒断症状和后期的稽延性戒断症状，促进生理康复和心理康复。②舒缓情绪，积极抗抑郁治疗。③活血化瘀，提高心脑血管微循环功能。④积极心理干预治疗，从提升戒断治疗动机和认知行为矫治入手，提高治疗依从性和康复治疗效果。

1. 药物治疗

患者入院后给予美沙酮替代递减治疗，美沙酮从 50mg/d 开始逐渐递减，12 天减至 5mg/d。患者病情平稳，戒断症状控制良好。然后转用丁丙诺啡舌下片 6mg/d 含服，逐渐递减至停药。同时增加中药济泰片 1.2g/次、罗通定片 90mg/次，3 次/天口服，盐酸洛非西定片 0.2mg/次、2 次/天口服，改善和缓解疼痛与失眠等稽延性戒断症状。治疗过程顺利，戒断症状控制良好，疼痛、失眠和焦虑症状缓解，3 周后逐渐减量并停药。

针对患者有比较明显的抑郁情绪和焦虑症状，入院后给予盐酸曲唑酮片 50mg 口服，1 周后增加至 100mg，每晚口服。在美沙酮停药期间临时增加阿普唑仑 0.8mg 口服，强化镇静、安眠和抗焦虑治疗效果，患者症状缓解后立即停用阿普唑仑。通过积极治疗，患者抑郁焦虑症状明显缓解，情绪改善，交流主动，睡眠改善。继续维持盐酸曲唑酮口服治疗。

患者伴有明显的心肌缺血症状，除减少戒断症状刺激外，给予复方丹参滴丸口服、舒血宁注射液静脉滴注等扩张冠状动脉，促进微循环，改善心肌缺血等，同时还可以促进局部皮肤修复。

左胸部感染伤口在清创后予以隔日换药，创面逐渐缩小并愈合，软组织血液循环明显改善。局部注射引起的结节也有明显缩小和软化。

2. 心理治疗

患者病程较长，有大手术经历，对疼痛有明显的恐惧感，对停用鸦片膏后出现的急性戒断症状更为恐惧。其次是害怕癌症复发。因此，患者心情沉重，不愿意说话，渐渐性格变得孤僻。同时，患者也认为，鸦片膏毁了自己。

根据患者的性格特点及疾病过程，前期心理工作重点为与患者建立一种良好的信任关系，这种互信是达到良好治疗效果的基础。通过关心、陪伴以减轻和消除患者当前的不安情绪，鼓励其主动表达，宣泄情绪。

运用认知行为治疗相关技术，矫正患者不合理、不科学的认知。通过倾听和讨论的方式，鼓励患者主动倾诉自己目前面临的各种身体和心理问题，心理医生给予更多的支持和帮助。采用认知行为疗法矫正患者不合理的认知，增强患者战胜疾病的信心。例如，患者认为“不可以停药，停药后不仅会全身疼痛，而且还可能引起癌症的复发”，这种不合理认知的背后，实际是患者为坚持物质滥用行为寻找更充分的理由。

运用动机强化治疗，努力让患者认识到自己的心理问题，并且主动前来求助和配合治疗，这种治疗动机是进行心理治疗的重要前提。

开展家庭心理治疗，让家属理解患者病痛的心理，帮助家属和患者知道药物滥用是一种慢性易复发性疾病，躯体依赖和精神依赖是物质依赖性疾病的特点。增强患者科学治疗的信心，形成帮助患者克服物质依赖行为的共同体。在减少家庭冲突的同时给患者带来支持和鼓励。本例患者住院期间进行了两次家庭治疗，取得了很好的效果，患者的错误观念得到纠正，两个女儿对母亲用药行为也有了一定的理解。药物依赖是一种疾病，有病就需要治疗，埋怨解决不了问题，疼爱母亲不能采用放任其滥用药物这样的方式。医、患、家属形成了治疗康复共同体。

住院 4 周后的第 2 次心理测评结果：焦虑自评量表，标准分 44 分，提示无焦虑症状；抑郁自评量表，标准分 40 分，提示无抑郁症状；药物依赖者生命质量量表，总分 178 分，提示生命质量一般；自杀意念量表，9 分，提示低自杀风险。

3. 专科护理

①心理护理。患者住院期间多次提及滥用鸦片膏是为了治病，且常有情绪低落和自卑表现，故护理工作中应加强对患者的心理护理。患者沉默少语，护理人员应尊重患者，热情礼貌，主动与患者沟通交流，加强巡视，及时发现戒断症状和其他躯体不适。②皮肤护理。保持皮肤清洁，加强对患者左侧胸部皮肤及手术伤口、腹部和臀部皮肤的观察，防止感染。

4. 辅助治疗

生物反馈治疗。采用生物反馈仪，通过人体内生理或病理信息的自身反馈，依靠自我放松训练方式来控制焦虑、抑郁情绪，缓解和恢复焦虑引发的自主神经功能异常、紧张、肌肉震颤、僵硬感等症状。本例患者的焦虑主要是由既往的手术疼痛和停药后的急性戒断症状引起，因此给予生物反馈治疗帮助患者进行放松训练，达到缓解焦虑情绪的目的。

患者住院 40 天，精神状态好，情绪平稳，抑郁焦虑情绪缓解，阿片戒断症状消失，睡眠好，食欲佳。出院后继续口服盐酸曲唑酮片 100mg/次、1 次/日，每个月门诊随诊。

四、诊疗体会

1. 吗啡是阿片的重要组成部分

阿片又称鸦片，俗称大烟，源于罂粟植物蒴果。其所含主要成分是生物碱吗啡。生物碱可分为三类：一类是吗啡类生物碱，其中又包括三种成分，吗啡（含量为 10%～14%）、可待因（含量为 1%～3%）和蒂巴因（含量约为 0.2%）；第二类为罂粟碱类生物碱，含量为 0.5%～1%；第三类是盐酸那可汀类生物碱，含量为 3%～8%。吗啡是阿片的重要组成部分，含量占 4%～21%，平均为 10%左右。

2. 吗啡的药理作用

吗啡的药理作用包括：①通过模拟内源性镇痛物质脑啡肽的作用，激动中枢神经阿片受体而产生强大的镇痛作用，对一切疼痛均有效。②在镇痛的同时有明显的镇静作用，改善疼痛患者的紧张情绪。③抑制呼吸中枢，降低呼吸中枢对二氧化碳的敏感性，大剂量使用可导致呼吸衰竭而死亡。④抑制咳嗽中枢，产生镇咳作用。⑤兴奋平滑肌，使肠道平滑肌张力增加而导致便秘，可使胆道、输尿管、支气管平滑肌张力增加。⑥促进内源性组胺释放而导致外周血管扩张、血压下降，脑血管扩张、颅内压增高。⑦镇吐、缩瞳等作用。吗啡单次给药的镇痛时间可持续 4～6 小时。

3. 治疗过程中应把握好戒断症状和抑郁焦虑症状的相互影响

本例患者无论是治疗性的吗啡用药还是原生阿片粗制品（鸦片膏）的滥用，均表现出比较典型的吗啡药理特性。同时，长期阿片类滥用导致的精神病性障碍和心理障碍也有明显表现。因此，临床以阿片类物质脱毒治疗为主，缓解抑郁焦虑症状，通过心理干预改变错误认知，矫正药物滥用行为，保持操守，提高生活质量。需要指出是，临床上要重视抗抑郁治疗，由于抗抑郁药物起效相对迟缓，前期有足量的阿片受体激动剂美沙酮的服用，患者的抑郁焦虑症状表现不明显，随着美沙酮剂量的递减，抑郁焦虑症状会凸显出来，增大戒断反应，甚至戒断反应和抑郁焦虑症状互相影响，可导致患者放弃治疗。

五、专家点评

阿片中毒症状一般分为急性中毒症状和慢性中毒症状。阿片慢性中毒症状包括：①情绪低落，服药后情绪高涨，渴求感明显；②智力和记忆力明显下降；③人格发生改变，自私、说谎、不关心家庭、意志消沉、工作不负责任；④生理功能减退，体重下降，心悸，血压偏低，严重者出现头晕、震颤、言语困难、步态不稳，闭目难立征阳性。因此，本案例的病程及临床表现均符合阿片慢性中毒。

盐酸洛非西定是临床常用的治疗药物。洛非西定是中枢神经α_2-肾上腺受体激动剂，可以缓解和消除打哈欠、流泪等轻中度阿片类物质戒断症状，其主要不良反应是直立性低血压，因此临床治疗时要密切观察血压的变化。

（庞永杰 范春贺 冯 涛）

参考文献

代凤琴. 2014. 生物反馈在焦虑症治疗中的研究和应用. 内蒙古中医药，33（8）：84，85.

桂冬辉，蔡丹丹，黄燕燕，等. 2014. 罗通定联合曲唑酮治疗稽延性戒断症状的临床研究. 中国临床药理学杂志，30（4）：309-311.

刘悦，沈雯雯，黄燕燕，等. 2015. 曲唑酮联合心理治疗对海洛因依赖者脱毒期的疗效观察. 中国临床药理学与治疗学，20（5）：578-582.

彭耐英，周玉来，李勇，等. 2014. 沟通技巧在自愿戒毒治疗的应用. 当代医学，（23）：124，125.

赵敏. 2006. 药物依赖心理治疗的基本技术——动机强化治疗的理论与技术. 中国药物滥用防治杂志，（6）：311-314.

周佳军，李鸥，冯晓梅，等. 2011. 生物反馈治疗卒中后焦虑症的临床研究. 浙江省物理医学与康复学学术年会暨康复新进展学习班论文汇编，18（7）：109，110.

周平，唐瑞，汤敏. 2017. 认知行为疗法对癌症病人身心状况的影响. 全科护理，15（2）：141，142.

Corder G，Tawfik VL，Wang D，等. 2018. 吗啡耐受和痛敏的μ受体机制：伤害性感受器μ受体的阻断可预防耐受而不影响吗啡镇痛. 中国疼痛医学杂志，24（8）：576-579.

案例 15 海洛因依赖并发重度窒息性哮喘死亡

一、病案介绍

1. 病史

患者男性，51 岁，彝族，已婚，个体经营者，因“反复烫吸海洛因 4 年，伴支气管哮喘 2 年”于 2019 年 8 月 20 日入院。4 年前患者在朋友影响下首次吸食海洛因，起初每隔 1～2 天吸食一次，每次吸食数口，使用后有轻度恶心呕吐、头晕等症状，间断使用 1 个月后不适症状逐渐消失，并出现愉悦、欣快感。患者对吸食海洛因的渴求感逐渐增强，中断吸食海洛因 4～6 小时即可出现心悸、咳嗽、咽痒、打哈欠、流泪、出汗及全身关节疼痛等不适症状，再次吸食后上述症状立即缓解。为维持欣快感及避免出现停药后的不适症状，患者吸食海洛因的剂量和频次不断增加，剂量至 1.0g/d，分 4～6 次烫吸，以夜间吸食频繁。2 年前，患者在海洛因用量过大、减量或停用，或天气冷暖变化时，就会出现明显的咳嗽、咳痰、喘息、呼吸困难等症状，曾在当地医院诊断为“支气管哮喘”，予以“沙丁胺醇气雾剂”治疗，未进行系统治疗。1 年前，患者在当地医院体检时诊断为“高血压Ⅱ级，2 型糖尿病”，服用“二甲双胍缓释片、罗布麻片”等对症治疗，血压和血糖控制尚可。自吸食海洛因以来，患者自觉身体状况不如以前，日常生活和工作均受到很大影响。曾多次在笔者所在医院进行脱毒治疗，但均因心瘾重及环境影响，出院后即复吸。2019 年 8 月 11 日，患者因受凉出现明显哮喘和呼吸困难，在当地医院住院治疗 1 周（具体治疗不详）后哮喘、呼吸困难有所缓解，但仍有明显的咳嗽、喘息等表现。入院前 1 周患者海洛因用量为 1.0g/d（600 元/g），分 4～6 次烫吸。饮食一般，入睡困难，大便干燥，小便正常。否认冰毒、K 粉、酒精等其他精神活性物质滥用史。有磺胺类药物过敏史。吸烟 30 余年，20～30 支/天。家族史无特殊。

2. 体格检查

体温 36.4℃，脉搏 98 次/分，呼吸 23 次/分，血压 126/80mmHg。发育正常，营养中等，神志清楚，对答切题，慢性吸毒面容，自动体位，端坐呼吸，呼吸急促，口唇轻度发绀。全身皮肤、黏膜及巩膜无黄染，浅表淋巴结无肿大。双侧瞳孔等大等圆，直径 3.0mm，对光反射灵敏。胸廓对称，桶状胸，呼吸运动增强，肋间隙增宽，触觉语颤减弱，叩诊呈过清音，双肺呼吸音粗，可闻及明显哮鸣音。心前区无隆起，心尖搏动位于左第 5 肋间锁骨中线外侧 0.5cm 处，触诊无震颤，心界正常，心率 98 次/分、律齐，各瓣膜听诊区未闻及明显杂音。腹软，无压痛、反跳痛和肌紧张，肝脾无肿大，无叩击痛。脊柱、四肢无畸形，活动自如，双下肢无水肿。生理性神经反射存在，病理反射未引出。

3. 精神专科检查

患者意识清晰，衣着适时、整洁，年貌相符，接触一般，注意力集中，对答切题，定向力完整；未引出明显幻觉、妄想症状；情绪稳定，记忆力减退，意志行为减退，自知力部分存在，社会功能部分受损。

4. 辅助检查

血常规：白细胞 9.55×10^9/L，淋巴细胞比例 24%，中性粒细胞比例 65.8%，嗜酸性粒细胞 1.0×10^9/L。肝功能：总蛋白 57.7g/L，球蛋白 15g/L。空腹血糖：6.7mmol/L，餐后 2 小时血糖 6.8mmol/L。尿常规、肾功能、电解质、心肌酶谱检查均正常。传染病筛查：乙肝五项、HCV 抗体、TPPA 抗体、HIV 抗体均阴性。心电图：窦性心律，肢体导联低电压。胸部 X 线正位片：胸廓扩张，肋间隙增宽，肋骨平行，膈降低且变平，两肺野透亮度增加。腹部 B 超检查：肝、胆、脾、胰、双肾未见异常。

尿液依赖物质定性试验：吗啡阳性，甲基苯丙胺、氯胺酮、苯二氮䓬类均阴性。

二、诊断思维过程

1. 诊断与诊断依据

依据 ICD-10 疾病诊断标准，结合病史、临床表现和辅助检查，临床诊断：①阿片类物质（海洛因）依赖综合征；②慢性支气管哮喘，急性发作；③高血压Ⅱ级；④2 型糖尿病。

诊断依据：①患者为中年男性，烫吸海洛因病史 4 年，近期吸食海洛因约 1.0g/d；②耐受性增加，必须使用较高剂量海洛因才能获得原来较低剂量的感受；③对海洛因有强烈的渴求感及强迫性觅药行为，对海洛因滥用行为的开始、结束及吸食剂量难以控制，多次戒断治疗均未成功；④停止吸食海洛因 4～6 小时即出现心悸、咳嗽、咽痒、打哈欠、流泪、出汗及全身关节疼痛等明显不适症状，再次吸食后上述症状立即缓解；⑤因滥用海洛因而逐渐丧失原有的兴趣爱好，日常生活与工作受到影响；⑥近 2 年来，出现咳嗽、咳痰、喘息、呼吸困难等症状，在吸食剂量过大和天气冷暖变化时症状更为明显，使用“沙丁胺醇喷雾剂”缓解症状；⑦入院前 1 周因感冒哮喘发作，在当地医院对症治疗，来院时仍有咳嗽、哮喘、呼吸困难；⑧入院查体见胸廓对称，肋间隙增宽，桶状胸，双肺呼吸运动增强，触觉语颤减弱，叩诊呈过清音，双肺呼吸音粗，可闻及散在哮鸣音；⑨尿液检测吗啡阳性；⑩既往明确诊断“高血压Ⅱ级、2 型糖尿病”，持续服用“二甲双胍缓释片、罗布麻片”治疗，血压、血糖控制尚可。

2. 鉴别诊断

（1）与可待因等阿片类药物依赖综合征鉴别：虽然可待因、地芬诺酯等阿片类药物依赖者的尿液检测吗啡呈阳性，但其滥用物质明确，滥用方式不同。磷酸可待因止咳水等药物滥用以青少年为主，临床戒断症状较海洛因为轻。

（2）与心源性哮喘鉴别：心源性哮喘多见于中老年人，常有高血压性心脏病病史、冠心病病史、风湿性心脏病病史或梅毒性心脏病病史，发病季节性不明显，发作时可见咳粉红色泡沫痰。多数患者伴有双肺干啰音，左心肥大，心尖部奔马律及病理性杂音等，心电图和 X 线胸片可见明显异常征象。

（3）与慢性阻塞性肺气肿鉴别：支气管哮喘主要以反复发作的喘息和呼气性呼吸困难、胸闷或咳嗽为典型表现，多数有季节性变化，或与接触过敏原有关，常在夜间和清晨发作或者加重。严重哮喘发作时可表现为呼吸困难、大汗淋漓、四肢发冷、发绀，可闻及明显的哮鸣音，也可因支气管高度狭窄或被大量痰栓堵塞出现血氧饱和度下降。双肺听诊可发现弥漫性或散在的哮鸣音，影像学检查无明显的典型表现。而慢性阻塞性肺气肿患者多与原发病有关，例如慢性支气管炎引起的咳嗽、咳痰，以及支气管哮喘的反复发作。当支气管炎发展到一定程度时，可出现喘息、气急、活动后加重等呼吸系统功能不全症状，以及呼吸道感染等并发症。故两者可根据患者的症状、体征及辅助检查鉴别。

三、治疗过程和结果

1. 药物治疗

（1）根据患者海洛因依赖病史和临床表现，予以美沙酮替代递减治疗缓解和消除海洛因戒断症状。同时针对喘息、咳嗽等支气管症状予以解痉、平喘、祛痰、消炎及间断吸氧等对症治疗。由于患者合并支气管哮喘、糖尿病和高血压等疾病，应积极控制戒断症状和预防呼吸循环并发症。

第 1 天美沙酮剂量为 30mg/次、2 次/天口服，急性戒断症状得到控制，无明显的打哈欠、流泪、疼痛等不适。维持治疗 2 天后美沙酮开始递减；给予沙丁胺醇雾化剂、茶碱缓释片、孟鲁司特、氨溴索片等解痉、平喘、化痰；给予头孢他啶注射液消炎；持续性给予二甲双胍缓释片控制血糖、罗布麻片控制血压等。治疗过程顺利，患者的喘息、咳嗽症状略有缓解，血压正常。

（2）入院第3天，共服用美沙酮50mg，精神状态尚好，无明显戒断症状。晚20：50许，患者突然出现呼吸困难加重，呼吸急促、不畅，气短、心悸，出汗，颜面苍白，口唇轻度发绀，神志清楚，对答切题。无抽搐，无二便失禁。查体：体温36.5℃，脉搏92次/分，呼吸23次/分，血压142/84mmHg。双肺呼吸音粗，可闻及散在哮鸣音，未闻及明显湿啰音。心率92次/分、律齐。腹平软，无压痛。患者取半卧位，给予持续性吸氧、沙丁胺醇雾化吸入，同时给予地塞米松20mg静脉快速滴注，密切观察病情变化。15分钟后，上述呼吸困难等症状缓解不明显，呼吸30次/分，脉搏120次/分，血压110/70mmHg，患者神志清楚，端坐呼吸，呼吸急促，大汗淋漓，口唇发绀，双肺满布哮鸣音，立即转院治疗。终因抢救无效而死亡。

2. 专科护理

①安全护理：为患者提供安静、舒适的住院环境，确保患者安全；加强巡视，密切观察病情变化。②生活护理：落实晨晚间护理，病房物品分类放置，保持病室空气清新，温湿度适宜；严格控制嘌呤高的食物（如海鲜及动物内脏），给予低盐、低脂、低糖、低胆固醇饮食，定时进餐；督促、协助患者做好个人卫生（如口腔卫生、皮肤清洁），保持床单元整洁，避免感染。③睡眠护理：为患者提供良好的睡眠环境，避免睡前观看刺激性影视剧、饮用浓茶等兴奋性饮品，必要时遵医嘱给予催眠药物，最大限度地保证睡眠时间和质量。④心理护理：护理人员积极与患者交流沟通，增强护患信任；及时发现患者的情绪变化，引导患者保持良好心态；鼓励和关心患者，协助患者渡过戒断期，鼓励其戒除心瘾。⑤治疗护理：密切观察患者病情变化，监测体温、脉搏、呼吸、血压，观察瞳孔及意识变化等；督促、指导患者按时服药（包括自备哮喘药、高血压药、糖尿病药），做到“送药到手、看服到口、咽下再走”，保障有效服药；密切观察用药后效果及不良反应。⑥健康宣教：做好入院宣教，介绍病房环境、主管医生、护士及病房物品使用方法，如呼叫器的使用等；讲解毒品对身体的危害，其他合并疾病（如高血压、糖尿病）相关知识宣教，饮食指导；讲解止喘气雾剂的正确使用方法；提醒患者保持排便通畅，避免用力排便，大便干结时可适当使用通便药物。⑦对症护理：密切观察患者病情变化，发现异常及时报告医生，予以对症处理。

四、诊疗体会

1. 海洛因的危害

海洛因主要化学成分为二乙酰吗啡，具有良好的镇咳、平喘和止痛药理作用，同时也具有极强的依赖性。长期滥用可导致人体呼吸、循环、免疫等系统功能损害，支气管哮喘是常见的并发症之一。海洛因急性过量中毒可致中枢性呼吸抑制，甚至死亡。

2. 海洛因致支气管哮喘的发病机制

海洛因致支气管哮喘的发病机制比较复杂，常包括以下几个方面：①贩毒者为牟取暴利，会在贩卖的海洛因中掺杂大量的药品和有害物质。常见的有阿司匹林、去痛片、头痛粉、地西泮等镇痛镇静药物，以及滑石粉、玻璃纤维、毒鼠强（一种灭鼠药）等物质。这些有害物质在使用过程中产生的物理化学刺激及致敏反应是导致支气管哮喘发作的重要原因。长期烫吸海洛因产生的烟雾和杂物，可以刺激气管、支气管产生慢性炎症反应，引起黏膜增生，使呼吸道假复层纤毛柱状上皮细胞的功能受损，分泌物增多，排泄受阻，造成肺部感染等。表现为海洛因越吸越喘、越喘越吸，形成恶性循环。本例患者在滥用海洛因 2 年后出现的支气管哮喘应属于此类情况。如果是一个潜在的过敏体质者，海洛因滥用后诱发的支气管哮喘会更加明显。②海洛因具有抑制咳嗽中枢、产生镇咳作用。而长期海洛因滥用对咳嗽中枢的抑制作用，使得咳嗽反射、排痰等呼吸道自我清洁功能严重受损。同时，大剂量海洛因滥用促进组胺类活性物质释放，造成支气管痉挛，加重哮喘。表现为血氧饱和度下降，患者需通过代偿性加深加快呼吸来纠正低氧血症。③海洛因通过降低呼吸中枢对二氧化碳的敏感性起到抑制呼吸中枢作用，大剂量使用可导致呼吸衰竭而死亡。④长期滥用海洛因可导致免疫功能受损，使机体的抵抗力下降，感染性疾病增加；而感染因素又可以加重哮喘发作。另外，机体免疫功能受损还表现在 T 淋巴细胞亚群的改变，而 Th1 与 Th2 亚群比例及功能失衡在哮喘的发病过程中起着重要作用。⑤多数海洛因滥用者均有大量吸烟习惯，尼古丁会使气管和支气管的分泌物增多，阻塞气道，从而成为哮喘的病理基础。⑥患者在海洛因戒断时出现焦虑、烦躁、紧张及强烈的觅药愿望等情绪反应及自主神经功能紊乱，在哮喘发病中也起着重要作用。

五、专家点评

哮喘会让患者痛苦不堪，持续性哮喘发作可能会导致死亡。这是因为哮喘导致呼吸道阻塞，肺泡通气不畅，机体严重缺氧，表现为呼吸困难，嘴唇、指甲青紫、发绀。此时快速吸氧，改善血氧饱和度是唯一的救治办法。

近年来，海洛因滥用者合并支气管哮喘等呼吸、循环系统疾病的病例越来越多，给临床诊疗带来风险。因此，临床上要注意对过敏性哮喘、阻塞性哮喘、心源性哮喘进行鉴别，并且积极予以对症治疗。在对海洛因依赖者进行戒断治疗的同时，应加强止咳平喘等对症治疗和抗炎治疗，努力改善患者心肺功能状态，减少并发症。由于部分海洛因依赖者在戒断期会出现哮喘症状加重，因此美沙酮替代递减治疗时应缓慢减量，使之平稳过渡。对伴有严重哮喘的患者，积极寻求呼吸科的支持是一个安全有效的办法。

（李　兴　赵　娜）

参 考 文 献

陈川柏. 2003. 海洛因滥用致支气管哮喘 28 例报告. 海南医学院学报，9（6）：349.

陈富华，卜英博. 2003. 海洛因依赖患者与支气管哮喘关系 41 例调查报告. 临床荟萃，18（2）：106，107.

杜新忠. 2014. 实用戒毒医学. 北京：人民卫生出版社.

瞿胜，程建平. 2007. 海洛因依赖者支气管哮喘的临床特点及防治. 中国民康医学，19（4）：265，266.

杨昆，黄绍光. 2001. 支气管哮喘流行变化趋势分析. 中华结核和呼吸杂志，24（3）：181-183.

第二部分

苯丙胺类物质依赖

冰 毒 依 赖

案例16　苯丙胺类兴奋剂所致精神病性障碍与精神分裂症共病

一、案例介绍

1. 病史

患者男性，29岁，离婚，因“反复滥用冰毒6个月后持续出现凭空闻语、疑人害4年多”于2019年4月11日被强制送入院。患者自述2014年底在朋友影响下首次烫吸冰毒少许，吸食后精神状态好、兴奋不眠、话语增多，无饥饿感。此后间断吸食冰毒，每次吸食几口。为追求更好的感觉逐渐增加吸食剂量和吸食频次，最大剂量1g/d（200元/g），2～3次/周。2015年6月开始，患者独处时总能听到有人在耳边说话，看到有人在一起聊天就认为是在谈论自己，看电视节目总认为情节和自己有关系，总是感到有人要害自己，感到自己被一种仪器控制了。2017年上述症状加重，患者因出现用打火机点燃汽车油箱、摔砸物品等不自主行为被送入当地精神病医院住院治疗2个多月，诊断为“精神分裂症”，经“利培酮、喹硫平”等药物治疗好转后出院。出院后患者因服药后有头昏症状等原因而未规律性服药，患者凭空闻语、疑人害、行为异常等症状持续存在并且时轻时重，严重时患者自行加大利培酮剂量（4粒/天）和喹硫平剂量（具体剂量不详），症状有明显缓解。无高热、昏迷、抽搐、自残和自伤行为，无情绪高涨或低落情况。2019年初患者再次调整用药剂量，每晚服用利培酮3粒、苯海索1片和喹硫平（具体剂量均不详），精神症状明显加重，失眠明显，饮食欠佳，故来笔者所在医院就诊。2015年6月以后患者未再使用任何毒品。

患者既往无高血压、冠心病、糖尿病等病史，否认肝炎、伤寒、结核等传染病病史，否认两系三代精神疾病病史。

2. 体格检查

体温36.5℃，脉搏78次/分，呼吸20次/分，血压114/64mmHg。神志清楚，表情呆滞，慢性病容，查体合作，对答切题，语言清晰。双侧瞳孔等大等圆，直径3.0mm，对光反射灵敏。双肺呼吸音清，未闻及干、湿啰音。心率78次/分、律齐，未闻及明显杂音。腹平软，无压痛及反跳痛，肝、脾肋下未触及，肝、肾区无叩击痛，移动性浊音阴性，肠鸣音正常。双下肢无水肿。

3. 精神专科检查

患者意识清晰，定向力完整；接触被动，问话可答、尚切题；可查及幻听、被害妄想、关系妄想、物理影响妄想等症状，存在被控制感；注意力尚集中；情绪较稳定，情感表现尚协调；记忆力明显下降，生活可以自理，无自知力。

4. 辅助检查

血常规、尿常规、肝肾功能、心肌酶谱、血糖、电解质等检查未见异常；传染病三项：梅毒螺旋体抗体、丙型肝炎病毒抗体、HIV 抗体均阴性；心电图无明显异常。

尿液依赖物质定性试验：甲基苯丙胺、吗啡、氯胺酮均阴性。毛发毒品痕迹检测：甲基苯丙胺类物质小于 0.1ng/mg。

5. 心理测评

患者拒绝进行心理测评。

二、诊断思维过程

1. 诊断与诊断依据

依据 ICD-10 疾病诊断标准，结合病史、临床表现和辅助检查，临床诊断：①苯丙胺类兴奋剂（冰毒）所致精神病性障碍；②精神分裂症（共病）。

诊断依据：①反复滥用冰毒 6 个月；②出现明显的精神病性症状，如幻听、被害妄想、关系妄想、物理影响妄想和被控制感；③精神症状的发生与冰毒的滥用有明确的因果关系；④本例患者使用冰毒半年后未再使用任何毒品，其精神病性症状一直存在，并逐渐加重，病程达 4 年之久，无情感高涨和低落的病史；⑤精神专科检查可查及幻听、被害妄想、关系妄想、物理影响妄想等症状，存在被控制感；⑥入院时毛发毒品痕迹检测提示甲基苯丙胺类物质小于 0.1ng/mg，说明患者近 6 个月未吸食过冰毒。

2. 鉴别诊断

精神疾病共病的诊断主要与情感性精神疾病鉴别，本例患者无情绪高涨和低落，故可排除情感障碍的诊断。

（1）与使用其他精神活性物质引起的急性精神病性症状鉴别：大剂量使用冰毒、氯胺酮、大麻、镇痛药和镇静药均可引起意识恍惚或昏迷、抽搐等精神病性障碍症状，主要是大剂量使用导致的急性中毒表现。但是，各种滥用物质的性质、来源、使用方法不同，产生的症状也不同，可据尿液毒理检测结果辅助确诊。本例患者使用冰毒后出现精神病性障碍症状时间较长，呈进行性加重表现，故可以鉴别。

（2）与躁狂症鉴别：躁狂抑郁症是以情感活动过分高涨或低落为基本症状的精神疾病，也称情感性精神病性障碍。躁狂和抑郁两种表现间歇、交替、反复发作。在间歇期精神状态可以完全正常，虽多次发病，精神活动并不发生衰退。本例患者以幻觉和妄想等病理性思维活动为主，与冰毒滥用有明显关联性，既往无情绪低落或抑郁表现，故可以鉴别。

（3）与精神分裂症鉴别：精神分裂症、躁狂症等临床表现各异，涉及感知觉、思维、情感和行为等多方面的障碍及精神活动的不协调。患者一般意识清楚，智力基本正常，但部分患者在疾病过程中会出现认知功能的损害。病程一般迁延，可反复发作、加重或恶化。根据 ICD-10 疾病诊断标准，精神活性物质所致精神病性障碍典型案例在 1 个月内至少部分症状缓解，而在 6 个月内痊愈。本例患者病史 4 年余，经过几次抗精神病药物治疗其精神病性症状持续存在，病程迁延，精神活性物质滥用可能只是诱因，以共病的可能性大，故可鉴别。

三、治疗过程和结果

1. 药物治疗

患者入院后仍首选利培酮系统治疗，剂量缓慢加至 6mg/d，其被害妄想、关系妄想、物理影响妄想、被控制感等精神症状逐渐消失，自知力部分恢复。但是幻听症状一直未消失，时轻时重。患者也认识到这些声音是不正常的，但是无法控制。调整治疗方案，氯丙嗪逐渐加至 200mg/d，利培酮减量至 4mg/d。治疗 2 周后幻听症状完全消失，自知力恢复正常。

2. 心理治疗

患者于 2019 年 4 月 11 日由家属强制送入院治疗，入院之际精神症状严重，存在明显的幻听和被害妄想。由于患者存在明显的精神症状，不适合立刻开展常规个体心理治疗，故同患者家属沟通并协商，待患者精神症状稍缓解后再开展常规个体心理治疗，并告知其在开展常规个体心理治疗前会以日常心理慰问、支持性心理陪伴为主。另外，在患者家属处了解到，患者自出现精神症状后，人际关系受损，工作能力丧失，失眠严重，存在毁物行为。家属期望患者经过住院治疗后能够过上正常生活。

患者住院 21 天后精神症状稍缓解，心理医生为患者发放焦虑自评量表和抑郁自评量表，测评结果未见明显焦虑和抑郁倾向。基于患者精神症状已经缓解，主动邀约心理咨询工作，开展系统心理干预治疗。首次咨询主要为访谈，重点是了解患者当前心理困惑和需求。患者称当前人际关系很差，身边几乎没朋友，睡眠也较差，偶尔也会担心自己出院后会复发等问题。心理医生基于患者的困惑进行分析，共同商讨制订心理咨询康复计划。将人际关系问题列为首先沟通和处理的问题，其次是处理担忧复发问题。患者的睡眠问题可能受到药物影响，故未纳入前期心理咨询计划中。

经过 6 次认知行为治疗后，患者对自己所患疾病有了更清醒的认识，对复发的担忧也有所减轻，并承诺出院后也会按照医嘱服用药物。人际关系也有所好转，能够主动和他人沟通。出院前复测焦虑自评量表和抑郁自评量表，结果正常。

3. 专科护理

①安全护理。患者入院时幻觉、妄想严重，单人单间，专人护理，关心和陪伴患者，减少紧张和不安全感；检查病房环境，去除危险物品，消除病房安全隐患；密切关注患者的语言和行为，避免在幻觉、妄想状态下发生逃跑、冲动、伤人毁物、自伤等行为。②遵

医嘱给予抗精神病药物，发药时看药到口，防止吐药或藏药，必要时检查口腔，防止因积存药物一次吞服而发生中毒；观察药物副作用，重点观察抗精神病药物引起的锥体外系反应，出现静坐不能、肌强直、震颤等症状立即通知医生，密切监测服药过程中的血压情况，避免突然改变体位，防止发生直立性低血压，预防跌倒，利培酮使用期间观察是否发生高催乳素血症、体重增加、头痛头晕等不良反应。③睡眠护理。本例患者失眠严重，应保持环境安静，夜间巡视应注意“四轻”。减轻患者焦虑情绪，嘱其白天适量运动，规律作息。④饮食护理。合理摄入营养，限制糖类、脂肪类食物，鼓励患者多饮水，多食高纤维素、低能量食物，减少热量摄入，防止服用抗精神病药物所致的口干、便秘、体重增加等。进食时由专人看护，控制患者进食速度，告知其细嚼慢咽的重要性，防止抢食、暴饮暴食及因药物锥体外系不良反应导致的噎食或窒息。⑤健康教育。患者精神症状消失后，告知其吸食冰毒对躯体的损害、冰毒对精神疾病的影响、服用抗精神病药物注意事项及定期复查的重要性等。

同时，给予经颅磁刺激治疗、生物反馈治疗等促进脑功能康复的物理治疗。患者住院2个月，经过系统的抗精神病治疗，其幻觉、妄想等精神症状消失，自知力恢复，一般状态良好，临床痊愈出院。出院后门诊随诊，并依据症状逐渐调整药物维持治疗。

四、诊疗体会

1. 关于诊断问题

本例患者反复滥用冰毒6个月，以后出现明显的精神病性症状，如幻听、被害妄想、关系妄想、被控制感、无自知力等；根据ICD-10疾病诊断标准，符合苯丙胺类兴奋剂所致精神病性障碍的诊断。但是，患者使用冰毒半年后就未再使用任何毒品，入院时尿液甲基苯丙胺定性检测阴性，特别是头发甲基苯丙胺检测小于0.1ng/mg，说明患者近半年内未使用过甲基苯丙胺类物质。患者精神病性症状一直存在并逐渐加重，使用利培酮抗精神病治疗有效，症状明显缓解。但因为患者治疗用药不规范，精神病性症状时轻时重，持续存在。根据ICD-10中的规定，停用苯丙胺类物质后，其精神病性症状在1个月内部分缓解，6个月内痊愈；本例患者停用冰毒已4年，其精神病性症状一直存在，病程中无情绪高涨和低落等，故考虑本例患者与精神分裂症共病的诊断成立。另外，还有一种情况应该考虑与精神分裂症共病的诊断，即患者吸毒前有明确的精神分裂症病史，吸毒后引起精神症状复发或加重的情况。

2. 关于治疗问题

合成毒品所致精神病性障碍是一种自限性病程，抗精神病药物治疗效果比较好，一旦这些精神症状消失，只要不再使用该类物质一般不再出现精神病性症状，从理论上讲不必长期用药。部分患者坚持1～2个月抗精神病药物康复治疗可以起到巩固疗效和防止复吸作用。但是，若诊断与精神分裂症共病，患者则必须按照精神疾病系统治疗原则进行“足剂量、足疗程”治疗，症状消失后维持治疗3年，若整个疗程病情无波动，可试行停药，若病情复发，应立即再用药，可能需要终身服药治疗。

五、专家点评

合成毒品所致精神病性障碍与精神疾病共病非罕见案例，但是明确合成毒品所致精神病性障碍与精神疾病共病的诊断相当重要。因为两者的治疗方法不一样，治疗效果、特别是长期治疗效果和预后都不尽相同。本案例提示，依赖物质滥用的时间和精神症状的关联性对诊断是非常重要的，对提高患者长期服药的依从性，获得长期稳定的治疗效果很有意义。

（王文甫　王延峰）

参考文献

郝伟，赵敏，李锦. 2016. 成瘾医学：理论与实践. 北京：人民卫生出版社.
郝伟，赵敏. 2018. 苯丙胺类兴奋剂相关障碍临床诊疗指南. 北京：人民卫生出版社.
世界卫生组织. 1993. ICD-10 精神与行为障碍分类. 北京：人民卫生出版社.
王文甫，梅秀森，陈银萍，等. 2017. 76 例苯丙胺类兴奋剂所致精神病性障碍复吸患者临床分析. 中国药物滥用防治杂志，23（1）：18-21.

案例 17　冰毒滥用致精神病性障碍

一、病案介绍

1. 病史

患者男性，39 岁，离异，因“反复吸食冰毒伴凭空闻语、疑人害己 5 年余”入院。患者自述 2013 年 12 月因与妻子离婚之事心情烦躁、情绪不稳，听朋友说吸食冰毒可以舒缓情绪、忘记烦恼，便首次尝试用冰壶吸食冰毒。开始用量很少，每次只吸食几口，吸食后兴奋难眠、心情愉悦、忘记烦恼、注意力集中，因此每隔 2～3 天就吸食一次。偶尔想体验一下更加放松的感觉，增大吸食剂量（0.5g），患者便出现“能听到他人在说自己的坏话”，认为“老婆对自己不忠”，并且有自杀的想法等反常表现。停止吸食 2～3 天后上述症状消失，但患者随之出现周身乏力、胸闷气短、心悸烦躁、精神委靡、不想做事，以及强烈的再次吸食渴求感。再次吸食冰毒后上述症状很快缓解。2014～2017 年，因增加吸食冰毒后出现凭空闻语、怀疑有人要害自己等症状越来越重而多次在当地精神卫生中心求治，医院诊断为“精神活性物质所致精神病性障碍”，给予“奥氮平、氯丙嗪、利培酮”等药物治疗（具体剂量及治疗时间不详），症状缓解后出院。出院后保持操守 1 周至 3 个月不等。每次复吸 3～5 天即出现凭空闻语等精神症状，无论吸食剂量大小都会出现，并且感到症状越来越重。2017 年 9 月末次出院后一直口服利培酮 0.5mg/d 维持治疗，病情平稳，保持操守 3 个多月。2018 年 1 月因心情压抑再次吸食冰毒，0.5g/d 以上，原来已经消失的凭空闻语、疑人害症状再次出现，并且较前明显加重，耳语声音频繁出现，持续时间长。患者怀疑有人跟踪和想要陷害自己，故更加恐惧，独自躲进房间，关闭门窗。近 1 个月，患者精神状态差，失眠严重，情绪不稳，脾气暴躁，拒绝和人交谈。自发病以来，患者无高热，无恶心、呕吐，无昏迷、抽搐，无二便失禁，无自伤、自杀行为，生活懒散，不愿意工作，人际关系差。

患者否认精神病个人史及家族史，否认脑部外伤史。患者大环内酯类、磺胺类、氨基糖苷类药物过敏，其余无特殊。

2. 体格检查

体温 36.6℃，脉搏 78 次/分，呼吸 20 次/分，血压 124/84mmHg。神志清楚，发育正常，营养中等，自动体位，查体欠合作，反应迟缓。皮肤及巩膜无黄染，未见出血点及皮疹，全身浅表淋巴结无肿大。五官端正，双侧瞳孔等大等圆，直径 3.0mm，对光反射灵敏。颈软、无抵抗，气管居中，甲状腺无肿大。胸廓双侧对称，双肺呼吸运动均匀，双肺呼吸音清，未闻及干、湿啰音。心率 78 次/分、律齐，未闻及病理性杂音。腹平软，无压痛及反跳痛，肝脾肋下未扪及。脊柱、四肢无畸形，活动正常。双下肢无水肿。生理性神经反射存在，病理反射未引出。

3. 精神专科检查

患者意识清晰，衣着整洁，年貌相符；定向力完整，感知觉正常；查体欠合作，交谈时注意力欠集中；可查及幻听、被害妄想、关系妄想症状；未查及幻视、幻嗅症状；语速中等、思维连贯，情绪不稳，略显急躁，易激惹，情感反应淡漠；意志缺乏，自知力不完整，对今后康复保持操守缺乏信心；理解力正常，计算力正常，记忆力减退；否认精神疾病，不认为冰毒有危害。

4. 辅助检查

血常规、肝肾功能、血糖、心肌酶、电解质检查均未见明显异常。血清 HIV 抗体、TPPA 抗体、HCV 抗体检测均为阴性。心电图检查未见异常。

尿液依赖物质定性试验：甲基苯丙胺阳性，吗啡、氯胺酮阴性。

5. 心理测评

焦虑自评量表（SAS）测评标准分 38 分，抑郁自评量表（SDS）测评标准分 49 分，均正常。

二、诊断思维过程

1. 诊断与诊断依据

根据 ICD-10 疾病诊断标准，结合病史、临床表现和辅助检查，临床诊断：①甲基苯丙胺（冰毒）依赖综合征；②甲基苯丙胺类兴奋剂（冰毒）所致精神病性障碍。

诊断依据：①患者病史明确，反复滥用冰毒 5 年余；②为追求愉悦、欣快感吸食剂量和频次不断增加；③伴有明显的幻听、被害妄想、关系妄想等症状，症状轻重与吸食剂量有关，剂量越大，症状越明显；④自知力差，渴求感强烈，多次戒断治疗、多次复吸，随着复吸次数的增加，出现精神症状的时间间隔越来越短；⑤精神状态不佳，不愿工作，生活懒散，人际关系差；⑥尿液毒品检测提示尿甲基苯丙胺阳性。

2. 鉴别诊断

虽然患者有明确的精神活性物质滥用病史，具有精神活性物质所致精神病性障碍的基础，但是也要与器质性精神分裂症鉴别，与心境障碍性躁狂症鉴别，与脑器质性疾病所致精神病性障碍鉴别，尤其与精神活性物质所致精神病性障碍和精神分裂症共病鉴别。

（1）与器质性精神分裂症鉴别：患者既往健康，无精神疾病家族史。发生精神疾病症状与滥用兴奋剂冰毒有直接关系，使用剂量越大，症状越明显。停用冰毒或积极给予抗精神病药物治疗后症状缓解或消失，说明治疗有效。综上所述均不支持器质性精神分裂症诊断，也不支持共病的诊断。

（2）与脑器质性疾病所致精神病性障碍鉴别：患者无脑外伤、颅内感染、脑血管病和颅内占位性病变等疾病的临床表现和颅内压升高症状，也无寒战高热、呕吐、抽搐症状，无偏瘫、语言和四肢运动障碍症状和体征，故可以鉴别。

（3）与心境障碍性躁狂症鉴别：心境障碍以显著而持久的情感或心境改变为特征。本例患者因生活不良事件引发心情不佳，无情感高涨、抑郁心境，以及自杀观念和行为，焦虑自评量表和抑郁自评量表得分正常，故可以鉴别。

（4）与其他精神活性物质使用障碍鉴别：患者物质滥用病史明确，否认除甲基苯丙胺以外的其他精神活性物质滥用史，尿液检测甲基苯丙胺阳性，可与其鉴别。

三、治疗过程和结果

1. 药物治疗

入院后继续沿用利培酮控制精神症状，起始量1mg/d，1周内逐渐递增至5mg/d，夜间辅以右佐匹克隆改善睡眠，给予丙戊酸钠缓释片稳定心境等对症治疗，给予吡拉西坦片和B族维生素营养脑神经，给予肌苷片护肝。入院治疗2周后患者精神症状明显缓解，幻听、被害妄想等症状逐渐减轻，睡眠尚好，情绪逐渐平稳，食欲好，二便正常。停用右佐匹克隆，利培酮维持治疗3周后逐渐减量，直至完全停药。

2. 心理治疗

入院初期患者自述无心理咨询需求，对心理治疗有明显的抗拒，不愿意与心理医生深入交流。心理医生为避免冲突，以尊重、关心、倾听和接纳为主的方式循序渐进建立信任关系。注重从家属处收集更多的患者生活状态和情绪状态信息，探讨家庭干预治疗的意义和方法。

动机强化是重要的心理治疗方法。经过抗精神病药物治疗，患者的精神症状明显减轻，对心理医生的治疗也表示了认同和接纳。通过心理访谈和疏导，患者的戒断动机逐渐增强，但是仍认识不到冰毒的危害，以及对戒断后复吸的原因缺乏认知，将戒断后复吸的原因归结为家庭矛盾和个人不良情绪。通过禁毒宣传教育和戒毒科普宣传，患者对冰毒的危害和戒毒后复发主观因素与客观因素有了一定的认识，增强了保持戒断操守的动机。针对患者将多次复吸归咎于家庭矛盾和不良情绪影响，心理医生使用宣泄的方法，鼓励患者主动倾诉产生负面影响的重大生活事件，宣泄消极情绪，心理医生再进行针对性的分析和支持性的引导，调动患者的能动性，进行自我剖析，并提出解决问题的方法。

与此同时，心理医生积极开展了家庭治疗。为患者的家庭核心成员分析了物质依赖性疾病的特殊性和既往失败的主要原因，以及康复治疗期间家庭支持和有效沟通的重要性，指导家属如何面对患者的物质依赖行为进行有效沟通。最后通过医疗评估小组会议的形式进行开放式的家庭沟通，得到患者及其家属的认可，达成完整的医疗心理康复计划。

出院后 1 个月随访，患者家庭关系明显改善，对保持康复操守持乐观态度，并开始规划工作。

3. 专科护理

①安全护理。入院时患者存在幻听、嫉妒妄想，应提供安静、舒适的环境，减少不良刺激；去除房间内的危险物品，防止意外事件的发生；加强巡视，必要时由专人护理，给予关心和陪伴，减轻陌生环境给患者造成的紧张感，避免加重精神症状。②及早发现戒断症状，减轻患者痛苦。③饮食护理。改善食欲，给予营养丰富、易消化的饮食。④睡眠护理。规律作息，改善睡眠。⑤健康宣教。患者精神症状好转后逐步进行毒品知识宣教。

4. 其他辅助治疗

患者接受每天 2 次的工娱治疗和行为矫正治疗。物理治疗包括经颅磁刺激和生物反馈治疗。经颅磁刺激治疗每周 5 次，每次半小时。生物反馈治疗每天 15 分钟，促进脑功能康复和行为训练。治疗第 3 周患者的睡眠问题缓解，注意力集中程度明显提高。

四、诊疗体会

患者首次出现精神症状较早。甲基苯丙胺滥用者的精神症状一般与使用剂量和时间呈正相关，使用时间越长、剂量越大，发病率越高。患者初次吸食冰毒不久就出现精神症状，与其突然增大吸食剂量导致中毒有关。虽然剂量不大，但对敏感体质者而言也可以导致一过性精神病性症状的发生。当停止吸食或增加代谢后其精神症状就会逐渐缓解。另外，患者每次复吸后 3～5 天就会出现幻听、妄想等精神症状，即便是小剂量也是如此，说明多次复吸造成患者神经递质敏感性增强，复发率高。虽然这是临床少见案例，但是提醒临床医生在接诊时一定要注意患者物质滥用时间、剂量与精神症状发生的关联性，为临床治疗提供科学依据。

患者多次采用利培酮治疗，获得了比较好的效果。在治疗初期辅以非苯二氮䓬类药物右佐匹克隆改善睡眠，当利培酮达到治疗剂量时应立即停止服用，防止长期服用形成依赖。

五、专家点评

这是一例吸食量不大、出现精神症状较早的甲基苯丙胺滥用者。另一个特点是多次复吸，复吸后短时间即可出现明显的精神分裂症样症状，而且是在小剂量状态下。说明患者对甲基苯丙胺敏感，这是由于长期甲基苯丙胺兴奋性刺激促使中枢神经系统发生病理性重构的结果，使复吸后的精神分裂症样症状更难以控制。因此，临床要重视综合性治疗，加强心理治疗，保持操守，减少复吸。心理医生很好地运用动机强化和认知行为治疗，促使患者提高治疗依从性，增强自控能力，消除消极的不良思维模式，保持操守，防止复吸。

（王延峰　程雨来　刘晨亮）

参 考 文 献

李遵清，张仲荣，李四劝. 2006. 认知行为综合干预对戒毒者不良心理的作用. 中国物质滥用防治杂志，41（11）：992-995.

刘铁桥，郝伟. 2001. 苯丙胺类兴奋剂概介. 国外医学·精神病学分册. 28（3）：129-134.

汪海峰，赵敏，孙海明，等. 2008. 苯丙胺类兴奋剂滥用的治疗研究进展. 中国药物依赖性杂志，17（4）：259，260.

王文甫，黄麦芳，谭文，等. 2018. 826 例冰毒、麻古所致精神病性障碍的随访研究. 中国药物滥用防治杂志，24（1）：19-23.

王文甫，梅秀森，陈银萍，等. 2017. 76 例苯丙胺类兴奋剂所致精神病性障碍复吸患者临床分析. 中国药物滥用防治杂志，23（1）：18-21.

张希范，袁俏芸，李凌. 2007. 心理治疗在戒毒中的应用和体会. 中国药物滥用防治杂志，13（5）：286-290.

案例 18　冰毒滥用致精神病性障碍及外伤性左股骨骨折

一、病案介绍

1. 病史

患者男性，22 岁，四川人，未婚，初中文化，无业，因“反复滥用冰毒 5 年，凭空闻语 2 年余”于 2018 年 12 月由母亲陪同入院。患者在 2011 年就读初二时，由于受朋友影响首次吸食冰毒，吸食后出现兴奋、话多、不睡觉等表现。间断吸食约 1 个月后（7～8 次/月），对冰毒有强烈的渴求感，吸食量也有所增加，形成 0.2g/次、2 次/周的吸食规律。中断吸食 1～2 天患者就会出现乏力、精神委靡、烦躁易怒等症状，再次吸食后症状缓解、精神振奋、情绪平稳。患者曾合并使用麻古、大麻，具体次数和用量不详。2015 年 3 月因吸食冰毒后骑摩托车肇事，导致左股骨骨折，并在当地医院行“左股骨骨折内固定术”。事后患者对肇事过程没有记忆，只记得吸食冰毒后极度兴奋。自 2016 年起，患者逐渐变得举止古怪，敏感多疑，经常凭空听到有人跟自己说话，怀疑有人要害自己，情绪极不稳定，脾气暴躁，行为冲动，曾欲用刀伤害父母。自吸食冰毒以来，尤其是近 2 年，患者作息颠倒，感到疲倦乏力、记忆力下降，不能正常上学。对父母的说教、监督不予理会，仍坚持吸食冰毒。2016 年 3 月被父母送至当地强制隔离戒毒所戒毒。据强制戒毒所干警反映，患者经常凭空听到有人跟自己说话，经常自言自语、自笑，无昏迷、抽搐、大小便失禁。强制戒毒期间未经特殊治疗。2018 年 5 月结束强制戒毒回到家中，仍然经常凭空听到有人和自己讲话，男女声音都有，内容不清；经常怀疑有人要伤害自己，并且通过“脑电波监视和控制自己”；时常自我发笑、自言自语，情绪不稳定，孤僻懒散，脾气暴躁，夜不能眠，生活自理能力差，饮食不规律。自强制戒毒所出来后未发现吸食冰毒现象。现由母亲陪同到笔者所在医院治疗。入院时患者表情淡漠，不抗拒治疗，无主动诉求，反应迟钝，回答问题迟缓。

患者自幼与爷爷奶奶一起生活，爷爷管教较严厉，以批评为主，对学业不关心。14 岁开始吸烟，20 支/天，无嗜酒史。否认肺结核、肝炎、伤寒等传染病病史，无药物过敏史。两系三代无精神疾病史。

2. 体格检查

体温 36.5℃，脉搏 85 次/分，呼吸 19 次/分，血压 122/88mmHg。神志清楚，发育正常，慢性病容，营养一般，自动体位，全身皮肤、黏膜及巩膜无黄染、出血点，口唇无发绀，浅表淋巴结无肿大。五官端正，双侧瞳孔等圆等大，直径 3.5mm，对光反射灵敏。鼻腔及外耳道无分泌物，咽部无充血，后壁有淋巴滤泡增生，扁桃腺不大。颈软、无抵抗，甲状腺无肿大，气管居中，未见颈静脉怒张。胸廓双侧对称，呼吸运动均匀，两肺叩诊音清，听诊未闻及干、湿啰音。心界不大，心率 85 次/分、律齐，未闻及病理性杂音。腹平软，无压痛及反跳痛，肝脾肋下未触及，肾区无叩击痛，肠鸣音正常。脊柱、四肢无畸形，未见注射针痕，活动正常，下肢无水肿。生理性神经反射存在，病理反射未引出。

3. 精神专科检查

患者意识清晰，衣着整洁，年貌相符，接触交谈被动，问多答少，思维贫乏；时间、地点、人物定向力完整；注意力欠集中，交谈时经常走神；思维减慢，对一个问题要思考很久才能作答；查及幻听、被害妄想；未查及幻视及感知觉综合障碍；存在被监视感；情感反应较平淡，情绪有波动；意志减退；理解力正常，分析综合能力及抽象概括能力较差，计算力较差，双位数加减法不能作答；瞬时记忆、近期记忆下降，远期记忆正常；对疾病缺乏认识，不认为自己有精神疾病，自知力部分缺失。

4. 辅助检查

血尿便三大常规检查正常。血液生化、肝功能、肾功能检查均无明显异常。传染病筛查：乙肝五项、HCV 抗体、TPPA 抗体、HIV 抗体均阴性。心电图正常。腹部 B 超检查：肝、胆、脾、胰、双肾未见异常。

尿液依赖物质定性试验：甲基苯丙胺、吗啡、氯胺酮、大麻检测均为阴性。

5. 心理测评

入院时心理量表测评，汉密尔顿焦虑量表（HAMA）测评标准分 13 分，提示焦虑可能；汉密尔顿抑郁量表（HAMD）测评标准分 21 分，提示轻度抑郁可能；自杀风险评估量表（NGASR）测评结果显示低自杀风险。

二、诊断思维过程

1. 诊断与诊断依据

依据 ICD-10 疾病诊断标准，结合病史、临床表现和辅助检查，临床诊断：①甲基苯丙胺（冰毒）依赖综合征；②甲基苯丙胺类兴奋剂（冰毒）所致精神病性障碍；③精神分裂症共病？④左股骨骨折术后（陈旧性）。

诊断依据：①吸食冰毒病史明确，长达 7 年之久，初次吸食时只有 15 岁；②为追求吸食冰毒后的快感，吸食剂量和频次不断增加；③有强烈的渴求感，以及中断吸食后的不适症状，再次吸食后症状缓解，以上均支持甲基苯丙胺依赖综合征的诊断；④近 2 年来出现幻听、被害妄想等严重的精神病性症状，结合其思维、情感及意志、自知力、计算能力等方面的表现，社会功能严重受损，可以确诊为严重的精神病性障碍；⑤患者在强制戒毒之前出现幻听、被害妄想等症状，在强制戒毒期间和结束强制戒毒后没有吸食冰毒行为，但是精神症状仍然存在。根据 ICD-10 疾病诊断标准，患者存在精神疾病共病的可能，而不单纯是甲基苯丙胺所致精神病性障碍。⑥患者 3 年多前因吸食冰毒过量骑摩托车肇事，导致左股骨骨折，行内固定术。

2. 鉴别诊断

临床上需要与其他精神活性物质所致精神病性障碍，以及冰毒所致精神病性障碍共病原发性精神病性障碍鉴别。

（1）患者长期冰毒滥用病史明确，剂量不断增加。虽然有过偶尔合并麻古滥用，但也属于苯丙胺类物质。患者否认海洛因、氯胺酮等精神活性物质滥用史。尿液多种毒品检测未见异常，故可以鉴别。为进一步明确诊断，可以做毛发样本的毒品痕迹检测。

（2）根据病程、临床表现与冰毒滥用的密切相关性，患者冰毒滥用致精神病性障碍诊断成立。但是，不除外冰毒滥用作为诱因，诱发原发性精神分裂症发病的可能。其原因包括：①反复吸食冰毒 5 年，随后开始出现幻听、被害妄想、情绪不稳定、烦躁、行为古怪等症状。②被强制戒毒 2 年，虽然没有经过任何治疗，但也是完全戒断状态。患者的幻听、被害妄想等症状未见好转。③同时又出现了新的症状，例如，思维贫乏、被监视感、情感反应平淡、意志行为减退等，这些症状持续存在，并有逐步加重及泛化的趋势，并没有因为停用冰毒而好转。④患者的幻听、被害妄想等表现从开始出现到来院就诊一直存在，没有因为停用冰毒而消失或者明显减轻。根据 ICD-10 疾病诊断标准，以上均支持与原发性精神病性障碍共病的诊断。

但是，患者无精神疾病家族史，精神症状出现在吸食冰毒 5 年之后，症状以幻听、被害妄想为主，似乎与冰毒滥用密切相关。不除外由于冰毒滥用导致中枢神经系统损害的可能。因此，积极抗精神病药物治疗之后观察患者的病情变化有助于进一步明确诊断。

三、治疗过程和结果

1. 药物治疗

入院后完善相关检查，确定药物治疗方案。针对精神病性症状选择奥氮平抗精神病治疗，奥氮平起始剂量 5mg/d，根据症状控制情况隔 3～4 天调整一次剂量，逐步增加到 20mg/d，症状平稳后给予维持治疗。后期根据治疗效果再进行减量。给予情绪稳定剂丙戊酸钠缓释片 0.4g/d 口服，逐步增加剂量至 1.2g/d。同时，给予葡萄糖醛酸内酯、B 族维生素、脑水解蛋白物等护肝和营养脑神经。

入院第 1 周，患者仍表现为被动少语、幻听、被害妄想、被监视感，自语自笑明显，生活懒散。继续加强治疗，第 2～3 周患者病情逐步好转，被害妄想及被监视感减轻，幻听仍较明显。治疗第 4 周，患者病情进一步好转，睡眠、饮食明显改善，情绪逐渐稳定，交谈接触较入院时明显好转，但仍显被动。治疗第 25 天，增加氟西汀 20mg/d 口服，以改善情绪，缓解被动少语症状。治疗第 5～7 周，患者对答切题，幻听仍存在，但较前明显减少，平均每天一两次，时间不固定。被害妄想及被控制感消失，情绪较入院时明显改善。曾因为想家略显烦躁，安抚后情绪稳定。自笑症状消失，生活可以自理，能看电视节目，在督促下可以参加院内康复活动，但主动性仍显不足。记忆力、计算力明显好转，双位数加减可以准确计算，但是理解力、综合分析能力仍不足。自知力部分存在，知道自己有疾病，需要坚持服药治疗。治疗期间复查血常规、肝肾功能未见异常。第 9 周出院，出院时患者接触较前主动，能交谈；幻听仍存在，但明显减轻；妄想症状消失；内心体验少，回答问题简单；情绪稳定，生活能自理。出院后继续给予抗精神病药物维持治疗。

2. 心理治疗

入院时患者精神状态一般，精神症状明显。与人接触时十分紧张，易受惊吓，谈话时注意力不集中。因此，心理治疗早期以建立关系、摄入性会谈为主，收集患者现病史、个人成长史、既往史等资料。

从患者入院第 4 周开始，心理治疗以注意力训练、心理教育为主。针对患者注意力难以集中的问题，利用舒尔特方格训练来培养患者注意力的集中、分配和控制能力。经过 2～3 周的治疗，患者舒尔特方格训练成绩逐渐提升，注意力提高，自知力逐渐恢复。针对患者治疗依从性差、自知力部分缺失的问题，对其进行心理卫生教育及毒品危害宣教，科普甲基苯丙胺的相关知识。

在心理治疗的后期以艺术治疗、出院规划为主。患者因幻听而感到心烦意乱。为了减轻精神症状导致的不适感，采取了布置绘画任务、手工制作等艺术治疗方法。患者自述在绘画时注意力集中，耳边的声音变小，幻听对自己的影响减弱。

3. 专科护理

①安全护理：患者入院时存在幻听、被害妄想，行为被动，护士应加强巡视，关注患者有无冲动、毁物、自伤和伤人行为，密切观察患者的语言及行为特征，确保安全。②准确执行医嘱：患者存在被害妄想，护士发放口服药物时必须看药入口，严防藏药现象，密切观察用药不良反应。③饮食护理：为患者提供清淡、易消化饮食，保证患者营养及水分的摄入。观察患者进食情况，严防噎食。④睡眠护理：患者夜间睡眠差，护理工作中严格落实“四轻”，持续观察患者睡眠质量。⑤个人生活管理：落实晨晚间护理，适时调节病室内温度，保证室内温湿度适宜；患者生活懒散，住院初期护士督促患者规律作息；住院后期指导患者养成健康的生活习惯。⑥心理护理：关心患者饮食、睡眠、卫生及生活细节，

让患者感受到医护人员的关爱，取得患者信任，提高治疗依从性。⑦健康知识宣教：住院后期，护士给患者讲解毒品相关知识，帮助患者认识毒品对身体的危害，提高患者对高危环境的识别和应对能力。

患者共住院 63 天，出院时表现出接触较前主动，能交流，幻听仍存在，但明显减轻，妄想症状消失，内心体验少，回答问题简单，精神状态好，情绪稳定，生活能自理。出院前临床评估认为患者的精神症状不稳定，需继续服用抗精神病药物维持治疗。门诊随诊观察。出院后 1 个月随访，了解到患者在父母督促下间断在自家小卖店帮忙，但仍较被动、孤僻，幻听仍存在，社会功能部分恢复，继续药物治疗。

四、诊疗体会

1. 甲基苯丙胺所致精神病性障碍与原发性精神病性障碍的鉴别

甲基苯丙胺是目前流行最广泛的新型毒品之一。苯丙胺类兴奋剂具有很强的神经毒性，长期大量使用可导致脑部结构出现变化，例如，单胺能神经递质突触终端变性、脑灰质萎缩和白质增生及胶质细胞活化。滥用甲基苯丙胺除可对心脏、肝脏、肺、肾脏和骨骼肌等组织器官产生毒性外，还有很强的神经、精神毒性作用。甲基苯丙胺滥用者常产生各种精神病性障碍，甲基苯丙胺导致的精神病性障碍是常见的临床亚型之一。一旦滥用者出现精神病性障碍，对滥用者本人及其家庭和社会常会产生严重的影响。在这类患者中，有部分患者在甲基苯丙胺依赖的基础上，同时存在精神分裂症的可能。

本例患者最需要鉴别的是，精神病性症状究竟是使用甲基苯丙胺所致，还是与精神分裂症共病。本例患者在入院诊断时，从冰毒使用史、精神症状的产生时间来看，符合冰毒使用致精神病性障碍。但通过对其在强制戒毒期间的表现进行分析，患者在停用冰毒 2 年多的时间里仍然存在精神症状，就需要高度怀疑是否伴有原发性精神病性障碍。以下从三个方面分析：

（1）从症状特点方面：有研究显示，甲基苯丙胺所致精神病性障碍主要表现为幻听等知觉障碍，以被害妄想和嫉妒妄想为主的思维内容障碍，以易激惹、兴奋、焦虑等情感障碍为主要表现，伴随躯体依赖。此外，患者的兴奋及冲动行为表现突出。也有人把苯丙胺类所导致的精神病状态称为“苯丙胺精神病”，一般认为，其症状表现与偏执型精神分裂症相似。有研究者认为，患者的嫉妒妄想突出，情感障碍主要表现为易激惹，多伴有兴奋及冲动行为，这与偏执型分裂症表现不同。

（2）从治疗效果方面：甲基苯丙胺所致精神病性障碍在停用甲基苯丙胺 3～6 个月，以及系统抗精神病药物治疗后，绝大多数患者的精神病性症状会消失，虽然可能残留个别症状，但是整体的社会功能保持尚好。本例患者的幻听在系统治疗后仍持续存在，并成为主要残留症状。同时，患者还伴随情感淡漠、意志行为减退等阴性症状，社会功能明显受损等。其治疗效果与一般甲基苯丙胺所致精神病性障碍治疗效果相比较差。

（3）甲基苯丙胺所致精神病性障碍和原发性精神病性障碍之间存在相互影响：一方面甲基苯丙胺直接影响脑部结构和功能，导致出现幻觉、妄想、易激惹、行为冲动等症状；同时也可能作为诱发因素，诱发精神分裂症。另一方面，不能排除在早期患者已经存在某些精神分裂症的症状。而行为冲动、幼稚、不负责任的行为，以及摄入毒品行为本身也属于精神分裂症的早期症状之一。

因此，首次系统的抗精神病药物治疗很重要。如果通过积极治疗，精神症状迅速控制，并且可以完成抗精神病药物的递减，没有复发和反弹，则说明甲基苯丙胺所致精神病性障碍的诊断成立；反之，合并精神分裂症共病的可能。

2. 对精神病性障碍患者的心理干预

本例患者在心理治疗上应用了艺术治疗。美国艺术治疗协会研究报告认为：①艺术创造是治疗，在创造的过程中集中注意力，从而避免胡思乱想所导致的情绪波动，有助于自我认识和自我成长；②若把艺术应用在心理治疗方面，那么所产生的作品和作品内容的一些联想，有助于维持内心世界与外部世界的平衡。艺术疗法作为精神分裂症的一种治疗方法和手段，可促进患者康复，在艺术治疗中患者的情绪得到发泄。本例患者受幻听影响导致情绪变化，应用艺术治疗可辅助缓解精神症状。

3. 关于奥氮平的使用

甲基苯丙胺是强效的中枢神经系统兴奋剂，其作用机制包括两方面：一是促进突触前膜多巴胺和去甲肾上腺素的释放，二是阻断突触后膜儿茶酚胺的吸收。长期使用或忽然增大剂量可引起精神病性障碍，主要表现为意识清晰状态下出现幻觉（以幻听多见）、妄想（被害妄想、关系妄想多见）等感知觉思维障碍。由于患者对症状缺乏自知力，在精神症状的影响下可出现明显的攻击行为，睡眠剥夺也会导致精神症状进一步恶化。奥氮平是 5-羟色胺 / 多巴胺（5-HT / DA）受体的阻滞剂，能选择性作用于中脑边缘多巴胺通路，可有效地改善精神病理的各个方面。通过临床观察发现，奥氮平治疗甲基苯丙胺所致精神病性障碍起效时间一般在 3～7 天。简明精神病评定量表测评总分在第 1 周下降比较明显，在第 2～4 周精神症状基本消失，疗效显著。奥氮平安全性高，不影响患者的生活质量和社会功能；同时因服用方便，给药次数少（1～2 次/天），患者的依从性较好。奥氮平对精神分裂症合并甲基苯丙胺依赖综合征，以及甲基苯丙胺所致精神病性障碍治疗有效，在无使用禁忌证前提下可作为首选。

综上所述，甲基苯丙胺所致精神病性障碍与精神分裂症不论在病程、临床表现、治疗效果、预后及相关性方面都有相同之处，但也有不同之处，需要在临床中仔细鉴别，为患者的合理有效系统治疗制定更为严谨的治疗方案。

五、专家点评

甲基苯丙胺所致精神病性障碍与原发性精神病性障碍的鉴别诊断是本案例的重点，从病史、病程和临床症状分析，均不能排除原发性精神病性障碍的可能。根据 ICD-10 疾病诊疗原则，可以通过治疗效果观察进行辅助诊断。甲基苯丙胺所致精神病性障碍在停用甲基苯丙胺 3～6 个月及进行系统抗精神病药物治疗后，患者的精神病性症状是否消失，是否可以完成抗精神病药的停用，并且没有精神症状复发或反弹等，可据此进行鉴别。虽然本例患者有 2 年的强制隔离戒毒经历，但并没有经过系统的抗精神病药物治疗，故可以通过系统治疗观察进行辅助鉴别诊断。

由于患者病史较长，初次使用冰毒只有 15 岁，属青少年发育期。不除外甲基苯丙胺滥用导致脑部结构和功能受损的可能，因此临床治疗必须足疗程，并注意药物的缓慢递减。如果减药期间出现精神症状反弹或复发，则可能需要更长时间的治疗。

另外，2015 年患者在吸食冰毒后发生交通事故，导致左股骨骨折。这是冰毒等兴奋剂刺激大脑中枢多巴胺大量释放，导致中枢神经系统亢奋，以及视物变形等感知觉综合障碍等，从而发生危险行为。因此，应加强毒品危害宣传教育，杜绝毒品。

（张彦坤　刘玲钰　王和燕）

参考文献

郝柳，罗涛，唐爱国，等. 2015. 甲基苯丙胺滥用的研究进展. 中国药物滥用防治杂志，21（5）：302-306.

姜秀浓. 2009. 冰毒致急性肝功能衰竭及多脏器功能损害 1 例报告. 浙江实用医学，14（5）：436，437.

姜佐宁. 2003. 药物成瘾——临床特征与现代治疗. 第 2 版. 北京：人民卫生出版社.

王雪，黄明生，李静，等. 2003. 甲基苯丙胺的机体毒性研究. 华西医学，18（1）：75，76.

徐健雄，段炼，王达平，等. 2012. 甲基苯丙胺所致精神病性障碍的临床特点分析. 中国药物依赖性杂志，21（5）：349-351.

易正辉，施于超. 2007. 精神活性物质所致精神病性障碍还是精神分裂症. 上海精神医学，19（3）：185.

Elkashef AM，Rawson RA，Anderson AL. 2015. Bupropion for the treatment of methamphetamine dependence. Neuropsychopharmacology，150（1），170-174.

Wallinga AE，ten Voorde AM，de Boer SF，et al. 2009. MDMA-induced serotonergic neurotoxicity enhances aggressiveness in low-but not high-aggressive rats. Eur J Pharmacol，618：22-27.

案例 19　冰毒依赖伴病理性赌博

一、病案介绍

1. 病史

患者男性，25 岁，高中学历，已婚，无业，因“反复吸食冰毒 9 年，痴迷赌博 1 年”由家人陪同入院。2010 年 6 月（当时 16 岁），患者因好奇心及受朋友影响首次尝试吸食冰毒，感觉“太猛烈”、不舒服，而后未再吸食。2012 年高中毕业后，因受周围人影响再次吸食冰毒，不规律地间断吸食约 1 年，因未体验到其他人描述的“美好感觉”，再次停用。2018 年 6 月从部队复员后，因心情不好和受朋友诱惑再次吸食冰毒，吸食后感觉精力充沛，思维活跃，社交能力增强，身体耐力增强，可以连续 3 天少食、不睡，通宵上网玩游戏。而后感到极度疲乏，可以连续睡 2 天，清醒后重复上述行为。持续 2 个月后，中断烫吸冰毒 4～5 天患者就会出现精神委靡，心情压抑，对任何事情都不感兴趣，脾气暴躁，失眠，有强烈的渴求感，再次吸食后不适症状消失。此后，患者的吸食剂量和频次不断增加。患者曾间断鼻吸 K 粉（氯胺酮）1 个月，因出现鼻腔出血及尿痛而停用，停用后上述症状消失。此外，患者还吸食笑气（一氧化二氮）3 个月，因为吸食笑气后在异性面前行为粗鲁而自行停用。2018 年患者开始网上赌博，自认为很聪明，能力比一般人强。有的时候是在吸食冰毒后赌博，有的时候在赌博中吸食。赢的时候，感觉自己能赢大钱；输的时候，坚信自己一定能将输掉的钱赢回来。一年的时间患者共输掉 200 多万元，因赌博欠债，四处说谎借钱，甚至铤而走险贩卖冰毒。为此，母亲变卖房产为其还债，仍负债数十万。每次赌输后患者会自责后悔，感觉对不起家人，独自流泪，甚至有轻生念头。曾多次向家人保证戒毒戒赌，但均最终因“心情不好”而不能保持操守。近 1 年来，患者变得敏感、脆弱、多疑，情绪低落，注意力不集中，生活懒散，不讲个人卫生，社会活动减少，兴趣缺乏。患者无恶心呕吐、昏迷、抽搐、意识障碍、大小便失禁，否认情绪高涨、行为冲动、伤人毁物现象。患者失眠严重，2019 年初在当地精神病院诊断为“重度抑郁症，重度焦虑症”，服药治疗（具体不详）2 天，因感觉头昏而未能坚持，也未做过心理治疗。曾诊断为“心脏预激综合征”，未做治疗。吸烟 5 年，20 支/天，偶有饮酒，每次饮半斤白酒。否认酗酒史，否认肝炎等传染病病史，否认两系三代精神疾病史。患者为独生子，7 岁时父母离异，儿时经常随父母在麻将馆逗留。

2. 体格检查

体温 36.5℃，脉搏 94 次/分，呼吸 18 次/分，血压 132/78mmHg。神志清楚，发育正常，营养中等，自动体位，全身皮肤、黏膜及巩膜无黄染，全身浅表淋巴无肿大。头颅五官端正。双侧瞳孔等大等圆，直径 3.0mm，对光反射灵敏。鼻腔及外耳道无异常分泌物，鼻中隔无穿孔，口唇轻度发绀。颈软，气管居中，甲状腺无肿大。胸廓双侧对称，双肺呼吸运动正常，双肺未闻及干、湿啰音。心率 94 次/分、律齐，未闻及病理性杂音。腹平软，无压痛及反跳痛，肝脾肋下未触及。脊柱及四肢活动正常，双下肢无水肿，关节无红肿、压痛。生理性神经反射存在，病理反射未引出。

3. 精神专科检查

患者意识清晰，衣着整洁，年貌相符，接触交谈主动，查体合作；时间、地点、人物定向力完整；无感觉障碍和知觉障碍；语速中等；未引出逻辑思维障碍，未引出思维内容障碍，未引出幻觉和妄想症状；注意力欠集中，对答切题，运算能力正常；未见注意力增强、狭窄、涣散和转移表现；近期记忆略有下降，理解力正常，自知力不完整，自控力欠佳；情绪不稳，易激惹，意志减弱。

4. 辅助检查

血尿常规、血生化、电解质、血糖检查均正常。传染病筛查：乙肝五项、HCV 抗体、TPPA 抗体、HIV 抗体阴性。肝功能检查：ALT 57.3U/L，AST/ALT 0.4，总蛋白 64.6g/L，其余无异常。肾功能检查：尿酸 609.3μmol/L。心电图正常；胸部 X 线检查未见异常；腹部 B 超显示轻度脂肪肝，其余未见异常。

尿液依赖物质定性试验：甲基苯丙胺阳性，吗啡、氯胺酮均为阴性。

5. 心理测评

患者入院时心理测评，90 项症状自评清单显示存在症状的因子如下：躯体化标准分

3.1 分、强迫标准分 3.4 分、人际关系标准分 3.5 分、抑郁标准分 4.2 分、焦虑标准分 4.1 分、敌对标准分 2.8 分、恐怖标准分 2.7 分、偏执标准分 3.2 分、精神病性标准分 3.8 分、睡眠标准分 3.7 分，其中焦虑和抑郁因子分值较高。

二、诊断思维过程

1. 诊断与诊断依据

根据 ICD-10 疾病诊断标准，结合病史、临床表现和辅助检查，临床诊断：①使用甲基苯丙胺（冰毒）依赖综合征；②使用甲基苯丙胺（冰毒）所致心境障碍；③病理性赌博；④多药滥用；⑤尿酸增高症。

诊断依据：①反复间断吸食冰毒 9 年，痴迷赌博 1 年；②对冰毒滥用产生耐受性，使用剂量或频次不断增加，以及停用 4～5 天出现精神委靡、心情压抑、脾气暴躁、失眠和强烈的渴求感，再次吸食后症状缓解；③近 1 年来开始网上赌博，自认为很聪明，能力比一般人强；④1 年的时间共输掉 200 多万元，因赌博欠债，四处说谎借债，甚至铤而走险贩卖冰毒，母亲变卖房产为其还债；⑤有自责后悔感，觉得对不起家人，独自流泪，甚至有轻生念头，曾多次向家人保证戒毒戒赌，但均最终因“心情不好”而不能保持操守；⑥近 1 年来，变得敏感、脆弱、多疑，情绪低落，注意力不集中，生活懒散，社会活动减少，兴趣缺乏；⑦否认情绪高涨、行为冲动、伤人毁物现象；⑧失眠严重，2019 年曾诊断为“重度抑郁症，重度焦虑症”，未经系统服药治疗；⑨尿酸 609.3μmol/L，尿液甲基苯丙胺检测阳性；⑩曾有 K 粉、笑气滥用史。

2. 鉴别诊断

患者冰毒滥用史比较明确，虽然有过短时间的 K 粉和笑气滥用史，但是已经停用。否认其他精神活性物质滥用史。并且尿液毒理检测吗啡、氯胺酮等结果为阴性。需要注意的是，患者的精神心理障碍需要与双相情感障碍、抑郁症鉴别。

（1）与双相情感障碍鉴别：双相情感障碍是以情绪时高时低并且交替出现为主要表现形式的心理障碍性疾病。当患者表现为躁狂相时就会出现冲动、发怒等情绪，容易与他人发生冲突；当表现为抑郁相时会出现内心压抑，给生活、学习、工作带来影响。双相情感障碍具有周期性和可缓解性特点。有时表现为忧愁、焦虑，注意力和决断能力下降，害怕社交，严重时有自杀想法和行为。本例患者患病前性格外向，有明确的冰毒滥用史，情绪变化与吸食冰毒有明显的关联性。使用毒品或赌博赢时自认为很聪明，能力比一般人强，感觉自己能赢大钱；停用毒品或赌博输时表现为抑郁焦虑，但无明显的周期性变化，故可以鉴别。

（2）与抑郁症鉴别。抑郁症是以显著而持久的情绪或心情低落为主要表现的综合征，可以有一些精神病性症状，以及认知及行为方面的问题。情绪低落的程度可以从闷闷不乐到悲痛欲绝、自卑甚至悲观厌世，可有自杀企图或行为。而本例患者抑郁情绪与冰毒戒断症状相关，内疚、自责的情绪与赌博输钱有关。因此，首先考虑物质依赖所致的心境障碍。

三、治疗过程和结果

1. 药物治疗

给予富马酸喹硫平抗精神症状治疗，喹硫平起始剂量为 100mg/d，根据精神症状控制情况逐渐递增，本例患者最大剂量为 400mg/d 口服。入院开始 3 天给予劳拉西泮 2mg 睡前口服，以抗焦虑和改善睡眠。待喹硫平调整剂量后劳拉西泮即可停药，防止长期使用形成依赖。给予草酸艾司西酞普兰口服抗抑郁治疗。同时，补充 B 族维生素和神经营养剂，促进脑功能恢复。

患者住院 6 周，治疗过程顺利，焦虑抑郁等症状逐渐缓解，情绪平稳，睡眠改善。患者出院前喹硫平递减至 200mg/d，出院后维持治疗，并逐渐减量。

2. 心理治疗

本例患者因冰毒滥用入院治疗，患者当前症状符合甲基苯丙胺依赖综合征和病理性赌博诊断标准。心理医生参考入院初期心理测评结果，同患者访谈评估后确定在院期间的治疗目标：①运用物质依赖心理分析技术帮助患者认清毒品在其生活或行为模式中扮演的角色，引导患者将潜意识意识化，处理患者的强迫性重复行为；②用认知疗法引导患者关注其积极资源，消除患者因反复赌博带来的内疚、恐惧、羞耻等负面情绪；③协助患者分析焦虑与抑郁的原因。

患者在院期间共接受心理干预 18 次。其间发生过利用手机进行赌博的行为，并引发患者强烈的内疚感和抑郁症状，后经心理干预逐渐缓解。心理医生通过不断强化患者的治疗动机，逐步引导患者分析焦虑和抑郁的原因，通过布置“家庭作业”的方式，患者发现自己的吸毒行为与事业上的失败有关。患者出院前生活作息较为规律，情绪状态好转，复测 90 项症状自评清单显示 10 项因子均无症状，对比入院测评结果明显好转。但患者对戒赌仍心有余悸。出院前与患者商讨出院后的规划，建立防复吸戒赌联盟。出院 1 个月后随访，患者已经正常工作，未复吸，未赌博。

3. 专科护理

①安全护理。患者既往曾被诊断为“重度抑郁症，重度焦虑症”，入院心理测评提示存在抑郁症状，护士应加强巡视，密切观察患者的言语、行为等，及时发现危险行为的先兆，防止自伤自杀等意外事件的发生。②进行积极有效的治疗性沟通，鼓励患者说出内心体验和躯体症状，及早发现并处理。③用药护理。每次给药后检查口腔并陪伴患者，待药物在体内发生作用后再离开，防止藏药或一次大量吞服而造成不良后果；观察药物不良反应，鼓励患者多饮水，进食富含纤维素的食物，防止口干、便秘等不良反应。④睡眠护理。睡眠障碍可加重抑郁，监测和记录患者睡眠质量及对患者情绪的影响。⑤患者自吸食冰毒后生活懒散、不规律，在院期间，协助患者规律生活，做好个人护理，鼓励患者改善消极情绪，帮助其建立对生活的信心。⑥健康教育，主要针对毒品危害进行宣传教育。鼓励患者积极配合治疗，进行心理干预，矫正赌博等不良行为。

四、诊疗体会

1. 本例患者对冰毒的依赖与一般患者的滥用依赖有所不同

患者虽然有9年的冰毒滥用病史，但是前7年基本是偶尔使用，并且是自我停用，未出现明显的兴奋愉悦表现。滥用K粉和笑气的时间较短，并且自我停用。患者近2年连续吸食冰毒后，逐渐出现冰毒的耐受性和依赖性症状，出现明显的抑郁焦虑症状，但幻觉、妄想等精神病性症状表现不明显。故临床上积极给予抗精神病治疗、抗抑郁治疗可以获得满意的治疗效果。但是，本例患者除冰毒依赖外，还伴有比较严重的病理性赌博，这是治疗的重点和难点。

2. 病理性赌博也称赌博依赖症，是一种特殊的依赖行为

赌博的发病机制、病理生理与物质依赖相似，也有类似的临床表现。ICD-10 中对病理性赌博的定义是：过度从事赌博行为导致社会功能受损。病理性赌博发生机制涉及生物、心理和社会因素。生物学因素认为，病理性赌博可能由决策障碍引起，而决策障碍与脑功能异常密切相关，病理性赌博者在脑功能上表现为腹内侧前额叶、腹外侧前额叶、纹状体激活程度低，而背外侧前额叶、眶额叶激活程度高。对神经递质的研究发现，病理性赌博与多巴胺、5-羟色胺和去甲肾上腺素的水平有关。与苯丙胺类物质导致脑神经递质紊乱形成生物学互补性。心理因素研究认为，患者持续赌博是因为“持有一系列认知偏差，进而使其过高估计了成功的概率”，导致他们即使经历了连续的失败和损失，仍会继续坚持赌博。Lee等研究发现，病理性赌博患者将赌博视为一种消除负性情绪和逃避或转移现实问题的应对策略。当赌博导致债台高筑的时候，会加重其精神压力和心理压力，使其陷入一种恶性循环。

3. 病理性赌博的治疗主要包括药物治疗和心理治疗

药物治疗主要针对患者停止赌博后的焦虑抑郁情绪给予抗焦虑、抗抑郁药物治疗，避免患者负性情绪影响下重复赌博行为。常用的药物包括5-羟色胺再摄取抑制剂、情绪稳定剂、阿片类拮抗剂等。心理干预是重要的治疗手段之一，主要是通过动机强化心理干预增强患者的戒断动机和保持操守的意识。通过虚拟增强现实技术和现场模拟技术强化病理性赌博的高危环境和诱惑因素，例如，负性情绪、错误认知、应激压力等，制定针对性的预防策略。这是一项既重要又困难的治疗方法，因为病理性赌博者很少主动寻求治疗。本例患者也是如此。患者入院是为治疗冰毒依赖，但在收集病史中发现，患者除冰毒依赖外，还有更严重的病理性赌博和心境障碍。有研究发现，病理性赌博患者在物质依赖、情绪障碍、焦虑、睡眠等方面具有更高的患病率。本例患者的心境障碍是长期物质滥用依赖和病理性赌博的共同诱因。同时，患者的个人成长史也是导致依赖行为的基础。例如，7岁时父母离异，儿时父母经常带其去麻将馆，家庭原因使其长期处于不良情绪之中。为消除不良情绪或缓解紧张压力，患者会积极寻求解决的方法，此时，任何一种诱因都可能成为决定命运的“钥匙”。吸毒者的引诱使其学会了吸毒，继而导致病理性赌博。因此，患者的心理治疗尤为重要，认知行为治疗和自控力行为训练是物质依赖行为矫治的主要措施和方法。

4. 病理性赌博同样适合采用综合性的治疗模式

病理性赌博同其他依赖性疾病一样，属于慢性复发性脑病，焦虑抑郁、心境低落及睡眠障碍是主要症状，适合采用综合性的治疗模式。西酞普兰对治疗抑郁症状和对强迫思维有效，但镇静作用较弱；富马酸喹硫平和劳拉西泮具有镇静、抗焦虑和改善睡眠作用，联合用药可以迅速缓解抑郁焦虑情绪。同时，积极进行心理干预又可以缓解焦虑抑郁情绪，有利于镇静催眠药减量和停药，达到康复目的。

五、专家点评

病理性赌博属于冲动控制障碍，是一类不受控制而要进行某些行为的心理障碍，患者有越来越强烈的欲望和强迫感，目的在于心理上的满足。病理性赌博者可发生与戒烟、戒酒等精神活性物质相类似的戒断反应，主要症状包括心烦意乱、焦虑不安、坐卧不宁、困倦乏力、失眠、食欲缺乏等，部分患者有情绪低落或抑郁情绪等。

病理性赌博的形成与个体认知有关，特别是儿童时期的创伤经历、不适当的认同模式等因素。有研究发现，一个人一旦在脑中建立了“紧张—下注—赢钱—愉快”这样的模式，就会刺激大脑内啡肽释放，产生欣快感，久而久之便会对赌博产生依赖，形成病理性赌博。

病理性赌博的诊断标准包括：①总想着赌博之事，追忆着赌桌上的风光时刻，或者计划着下次该如何较量；②赌注越下越大才觉得过瘾；③屡次想戒赌或少赌但都以失败告终；④企图控制赌瘾时，会觉得全身不自在、心烦意乱或易发脾气；⑤情绪低落或感到焦虑时，便想以赌博来躲避问题；⑥输了就会想着什么时候赢回来；⑦为了隐瞒自己的赌瘾，不惜向家人或其他人撒谎；⑧为了赌博，发生欺骗、作假、偷窃或失信等行为；⑨为了赌博，伤害亲朋好友，甚至因此失学或失业；⑩为了赌博，债台高筑，家破人亡。只要具备上述诊断标准中的 5 项，就可以诊断为病理性赌博。

（亓　瑛　张　毅　黄　璐）

参考文献

苗冰，谢建福. 2015. 病理性赌博治疗综述. 西南国防医药，25（12）：1425-1427.

叶绿，马红宇，史文文，等. 2013. 病理性赌博的发生机制研究综述. 中国临床心理学杂志，21（4）：623-626.

案例 20　甲基苯丙胺滥用合并抗 NMDA 受体脑炎

一、病案介绍

1. 病史

患者女性，20 岁，未婚，因“吸食麻古、冰毒半年，急性出现凭空闻声、自语自笑、疑人害、行为紊乱等 4 天”被强行送入院。患者半年前在朋友影响下开始混合吸食麻古和冰毒，开始剂量不大，每次冰毒 0.1g 和麻古 1/4 粒，吸食后非常兴奋，不睡不眠，话语增多，持续 2 天后自感疲倦乏力，睡眠增加，可以连续睡 24 小时以上。患者初期吸食频率为每月 2～3 次，以后吸食剂量及频率不断增加，呈隔日或每日吸食。入院前 4 天，患者主动打电话给妈妈，说自己吸了毒，感到很不舒服。患者母亲立即接其回家居住，发现患者经常自言自语、自笑。总是感到“有人在耳边和自己说话”，内容为一般性交谈；高度怀疑“有人要害自己，并控制自己的思想和行为，还能探知自己内心的秘密”；认为“自己有超强的能力，可以主宰和毁灭世界”。行为怪异，出现用手抽打自己的脸、不穿衣裤四处乱走、打骂母亲等异常行为。曾在当地医院行头颅 CT 检查，未见异常。遂家属将其送入笔者所在医院治疗。

自发病以来，患者无发热、头痛、恶心、呕吐、抽搐和大小便失禁等病史。既往健康，否认传染病病史，否认家族性精神病病史。患者与吸食冰毒的男朋友共同居住，吸毒前无精神异常表现。

2. 体格检查

体温 36.7℃，脉搏 76 次/分，呼吸 22 次/分，血压 118/86mmHg。神志清楚，发育正常，急性病容，营养中等，自动体位，全身皮肤及巩膜无黄染，浅表淋巴结无肿大，双侧鼻唇沟对称，口唇无发绀。双眼对称，瞳孔等圆等大，直径 3.5mm，对光反射存在。鼻腔及外耳道无分泌物。颈软，气管居中，甲状腺无肿大，颈静脉无怒张。胸廓双侧对称，双肺听诊未闻及干、湿啰音。心率 76 次/分、律齐。腹平软、无压痛，肝脾肋下未触及。脊柱、四肢无畸形，活动正常，未见注射针痕，下肢无水肿。生理性神经反射存在，病理反射未引出。

3. 精神专科检查

患者意识清晰，定向力完整，交谈被动，但能合作；有明显的幻听、被害妄想、被控制感、被洞悉感、夸大妄想症状；自言自语，无故发笑，行为紊乱，呈无自知力状态。

4. 辅助检查

血常规、尿常规、肝功能、肾功能检查均正常。传染病筛查：乙肝五项、HCV 抗体、TPPA 抗体、HIV 抗体均阴性。心电图检查正常；头颅 CT 检查正常。

尿液依赖物质定性试验：甲基苯丙胺阳性，氯胺酮、吗啡均阴性。

二、诊断思维过程

1. 诊断与诊断依据

根据 ICD-10 疾病诊断标准，结合病史、临床表现和辅助检查，临床诊断：①苯丙胺类兴奋剂（麻古、冰毒）所致精神病性障碍；②苯丙胺类兴奋剂依赖综合征。

诊断依据：①有明确的吸食麻古、冰毒半年病史；②近几日出现丰富的精神病性症状，有明显的幻听、被害妄想、夸大妄想、被控制感、被洞悉感，思维丰富，自言自语，无故发笑和行为紊乱表现，无自知力；③入院时检查未见明显异常体征，无发热、寒战、意识障碍、头痛、恶心呕吐及抽搐；④神经系统检查亦未见异常，病前无精神异常，无精神病家族史；⑤尿液甲基苯丙胺检测阳性；⑥否认冰毒、麻古以外的其他精神活性物质滥用。

2. 鉴别诊断

本例患者需与脑外伤性精神病性障碍、精神病性情感障碍、感染性脑膜炎或脑炎所致精神病性障碍鉴别。根据冰毒滥用史和相关临床体征，均可以与以上疾病鉴别。

三、治疗过程和结果

（1）入院后给予氟哌啶醇注射液 10～15mg/d 肌内注射。患者在病房大吵大叫，不停地自言自语、自笑，全身赤裸在病房内走动，玩大便，生活懒散。个人起居需协助和督促，无昏迷、抽搐、呕吐、大小便失禁，能自主进食。入院第 7 天，患者出现发热，腋下体温 37.4℃，鼻塞，无寒战。当时考虑与前一天患者洗澡着凉有关，在给予对症处理后体温正常。但是，患者当天由自言自语转为缄默不语，不回答任何问题，处于亚木僵状态。停止氟哌啶醇肌内注射，改舒必利口服等抗精神病药物系统治疗。同时再次预约磁共振检查。

此后，患者精神状态欠佳，反复出现低热，阵阵出汗，无寒战、惊厥、昏迷、呕吐，患者有吸吮样原始动作，肌张力不对称增强，以右侧为明显，同时伴有不对称的肱二头肌反射、膝反射和跟腱反射亢进等脑部病变症状，呈亚木僵运动障碍状态。考虑患者有合并病毒性脑炎的可能，故在住院第 14 天转省脑科医院神经内科治疗。考虑颅内感染可能性大，以及自身免疫性脑炎的可能。患者在转院后第 2 天出现阵发性癫痫样抽搐，意识丧失 3 分钟左右，牙关紧闭，口吐白沫，肢体僵硬，并且频繁发作，无明显规律和诱因。

（2）省脑科医院检查与诊断：①脑磁共振平扫+增强扫描未见明显异常，妇科 CT 扫描未见异常；②脑地形图检查提示重度异常；③动态脑地形图检查提示高度异常脑电图，背景活动 θ、δ 波弥漫性分布，枕、顶叶区无α节律优势，未见典型睡眠波，监测期间未见典型癫痫样放电；④脑脊液、血液自身免疫性脑炎全套检查结果显示，脑脊液及血液免疫抗体均为 *N*-甲基-D-天冬氨酸（NMDA）型/转染型细胞抗体阳性（++），血液副肿瘤标志抗体 Maα蛋白抗体 PNMA2 阳性，脑脊液副肿瘤标志阴性。结合实验室检查结果，补充诊断：自身免疫性抗 NMDA 受体脑炎。

（3）自身免疫性脑炎治疗。一般采用丙种球蛋白和激素免疫冲击疗法，即大剂量泼尼龙琥珀酸钠（1g/d）和免疫球蛋白（总量 2g/kg）冲击治疗，共 5 天，治疗 3 个周期后改口服。

（4）继发性癫痫的治疗。采用咪达唑仑泵、地西泮控制抽搐。本例患者的抽搐症状频繁、持续发作长达 1 个月，经过积极治疗后抽搐逐渐减少。先后给予拉莫三嗪、左乙拉西坦和奥卡西平口服治疗。

（5）吸入性肺炎治疗。患者呼吸时口周出现泡沫，经 X 线胸片检查及痰细菌培养提示为金黄色葡萄球菌感染，考虑患者伴发了吸入性肺炎。给予哌拉西林舒巴坦注射液 1.5g/次、2 次/天静脉滴注，连续 10 天，后改为头孢他啶口服。经治疗，肺部炎症消失。

（6）其他治疗。积极给予护肝、降酶治疗，降低药物性肝损害；维持水、电解质平衡，预防酸中毒或碱中毒；持续给予低流量吸氧、高压氧等有氧治疗，促进脑神经功能恢复；给予鼻饲营养，留置导尿管，以及肢体关节康复治疗。

经过近3个月的积极治疗，患者病情明显好转，抽搐发作停止，神志清楚，呼吸平稳，体温正常，交谈合作，情绪稳定，除行为略显幼稚外，未见异常言行，个人生活能自理，幻觉、妄想等精神症状完全消失，疗效显著，出院。

四、诊疗体会

1. 关于诊断的演变

本例患者有明确的吸食冰毒和麻古半年病史，出现丰富的精神病性症状，如幻听、被害妄想、被控制感、被洞悉感、夸大妄想，自言自语，无故发笑，行为紊乱，无自知力。入院时不发热，在当地检查头颅 CT 正常，神经系统检查亦未见异常。病前无精神异常，无精神病家族史，未使用其他精神活性物质，根据 ICD-10 疾病诊断标准，符合苯丙胺类兴奋剂所致精神病性障碍、苯丙胺类兴奋剂依赖综合征的诊断。

但是，患者入院1周后出现了发热、吸吮样原始动作、肌张力不对称增高、腱反射不对称亢进、亚木僵及反复发作癫痫样抽搐等表现，故考虑病毒性脑炎的可能。此后，经过一系列实验室检查显示，脑电图高度异常，脑脊液及血液均为 NMDA 型/转染型细胞抗体阳性（++）。所以，诊断免疫性抗 NMDA 受体脑炎成立。

同时，回顾性分析发现，患者的主要临床症状呈多阶段发展、进行性加重过程。前期出现精神行为异常，如多种幻觉、妄想症状，自言自语，无故发笑，行为古怪等表现，随后出现神经症状、言语障碍、认知障碍、运动障碍等自主神经功能障碍。再进一步发展可出现木僵等刺激无反应状态，癫痫抽搐反复发作。因此，这是一例比较典型的苯丙胺类兴奋剂依赖综合征合并抗 NMDA 受体脑炎案例。

2. 抗 NMDA 受体脑炎是一种自身免疫性脑炎

抗 NMDA 受体脑炎是由于免疫系统针对中枢神经系统抗原产生反应而导致的疾病，以急性或亚急性发作的癫痫、认知障碍及精神症状为主要临床表现。国外2007年首次报道，国内2010年首次报道，但是在吸毒者中出现本症者此前尚未见报道，值得临床关注。随着合成毒品滥用愈演愈烈，临床也会遇到类似患者。总之，在注意苯丙胺类物质滥用致精神病性障碍同时，更要注意患者的特殊症状和体征，及时发现神经系统异常症状，及时做出正确的诊断与治疗。多数自身免疫性脑炎患者的脑电图改变比较明显，但是脑 CT、磁共振检查多无异常改变。

3. 关于脑炎的治疗

自身免疫性脑炎有13种之多，而以抗 NMDA 受体脑炎最为常见。该疾病以行为异常、运动障碍、认知缺乏、癫痫发作及自主神经功能紊乱为五大早期症状，脑脊液抗 NMDA 阳性有明确的诊断价值。免疫冲击疗法是临床常用的治疗方法，同时，要注意对患者并发症的治疗。该疾病的复发率高，3年内复发率达31%，有单次或多次复发者。

五、专家点评

本例患者有半年吸毒史，出现明显的多种精神病性症状，未出现发热，无上呼吸道感染症状，头颅 CT 检查正常，无神经系统病理性阳性体征，根据 ICD-10 疾病诊断标准，当时考虑的诊断苯丙胺类兴奋剂所致精神病性障碍、苯丙胺类兴奋剂依赖综合征的诊断是成立的。但是，患者入院后病情出现了变化，例如，反复低热，木僵状态，阵阵出汗，有吸吮样原始动作，肌张力不对称增强，腱反射不对称亢进，脑电图高度异常改变，脑脊液抗 NMDA 阳性。结合症状、体征和实验室检查结果，及时明确临床诊断，为治疗赢得了时间。治疗的及时性和治疗效果对患者的预后有直接影响。因此，临床上不能只满足于入院时的诊断，要时刻注意患者病情变化，一旦出现异常，应及时处理，以免延误病情，造成严重后果。

（谢　明　王文甫）

参考文献

崔连义. 2011. 近 10 年内我国新型毒品滥用问题的总体变化趋势. 辽宁警专学校，14（5）：48-52.
刘磊，宋兆惠，郭晶，等. 2014. 国人 45 例抗 *N*-甲基-D-天冬氨酸受体脑炎病例分析. 中华神经科杂志，47：445-448.
许春伶，赵伟秦，李健海，等. 2010. 抗 *N*-甲基-D 天冬氨酸受体脑炎一例. 中华神经科杂志，43：781-783.
Dalmau J, Tuzun E, Wu H, et al. 2007. Paraneoplastic anti-*N*-methyl-D-aspartate receptor encephalitis associated with ovarian teratoma. Ann Neurol，61：25-36.

案例 21　以抽搐、惊恐发作为表现的苯丙胺类兴奋剂急性中毒

一、病案介绍

1. 病史

患者男性，18 岁，长沙人，因“烫吸冰毒（甲基苯丙胺）后，急起心悸气急、惊恐、阵发性抽搐 5 小时”入院。患者于入院当天上午 11 时，由于好奇与朋友一起烫吸冰毒约 2g，1 小时后出现意识恍惚、心悸、头晕、乏力、口干、呼吸急促、惊恐不安、濒死感、全身抽搐等表现，大呼救命，被急送至笔者所在医院。门诊以“使用兴奋剂（甲基苯丙胺）急性中毒引起的精神和行为障碍（伴有抽搐）”收入院。患者发病期间未出现意识障碍、大小便失禁，无幻觉、妄想等精神症状。平素体健，一般情况可，既往无精神活性物质滥用史，无烟酒嗜好，无外伤史，无糖尿病病史，否认精神病病史。

2. 体格检查

体温 37.6℃，脉搏 120 次/分，呼吸 45 次/分，血压 130/90mmHg。急性病容，强迫体位，身体屈曲，阵发性强直痉挛性抽搐，不能直立，不能平卧，呼吸急促，过度换气，不停地大呼救命，有濒死感。发育正常，营养中等，五官端正。双侧瞳孔等大等圆，直径 5.5mm，对光反射灵敏。鼻腔黏膜无充血，口唇轻度发绀，咽部充血，双侧扁桃体无肿大。颈软，气管居中，双侧甲状腺无肿大。胸廓双侧对称、无畸形，双侧呼吸运动对称，双肺呼吸音清，未闻及干、湿啰音。心率 120 次/分、律齐，未闻及病理性杂音。腹平软，无压痛及反跳痛，肝脾肋下未触及，肝肾区无叩击痛。脊柱、四肢未见畸形。生理性神经反射存在，病理反射未引出。

3. 精神专科检查

患者意识恍惚，惊恐不安；情绪不稳，明显的烦躁；暂未引出幻觉，无感觉及感知觉综合障碍；无明显的思维逻辑障碍；注意力不集中，记忆力可；时间、地点、人物定向力完整；智力与所受教育水平相吻合；对自身情况不能客观评价，自知力不完整。

4. 辅助检查

血常规检查：白细胞 14.64×10^9/L，中性粒细胞比例 92.8%，淋巴细胞比例 4.7%，单核细胞比例 2.1%，中性粒细胞计数 13.59×10^9/L，淋巴细胞计数 0.69×10^9/L。尿酸 498μmol/L，血糖 4.6mmol/L，血钾 3.3mmol/L，二氧化碳结合力 13.0mmol/L。心电图检查：窦性心动过速。

尿液依赖物质定性试验：甲基苯丙胺阳性，吗啡、氯胺酮均阴性。

二、诊断思维过程

1. 诊断与诊断依据

依据 ICD-10 疾病诊断标准，结合病史、临床表现和辅助检查，临床诊断：①使用兴奋剂（甲基苯丙胺）急性中毒引起的精神和行为障碍（伴抽搐、惊恐）；②呼吸性碱中毒；③低钾血症。

诊断依据：①首次使用苯丙胺类物质，且为一次性大量使用（约 2g）；②使用后立即发病，出现多种严重的躯体症状；③躯体症状与剂量存在因果关系和量效关系；④积极治疗后症状很快被控制；⑤出院后随访正常，未再出现类似症状；⑥否认其他精神活性物质滥用史，否认既往发生类似症状；⑦尿液甲基苯丙胺检测阳性；⑧二氧化碳结合力 13.0mmol/L；⑨血钾 3.3mmol/L。

2. 鉴别诊断

（1）与使用其他精神活性物质引起的急性精神病性症状鉴别：大剂量使用甲基苯丙胺、氯胺酮、大麻、酒精、镇痛药和镇静药等均可引起意识恍惚或昏迷、抽搐等症状。但是，各种精神活性物质的来源、使用方式和方法不同，并且尿液毒理检测可以辅助确诊，故可以鉴别。

（2）与精神分裂症、心境障碍等鉴别：精神分裂症、心境障碍等临床表现各异，涉及感知觉、思维、情感和行为等多方面的障碍及精神活动的不协调。患者一般意识清晰，智力基本正常，但部分患者在疾病过程中会出现认知功能的损害。病程一般迁延，呈反复发作、加重或恶化，部分患者最终出现精神衰退和障碍。本例患者精神症状发作发生在使用冰毒之后，有明显的相关性，并且经过对症治疗症状很快缓解，故可鉴别。

（3）与癫痫鉴别：癫痫是一种慢性大脑功能障碍性疾病，按病因可分为原发性和继发性两类。一般癫痫大发作时，以突然意识丧失和全身抽搐为特征，又称为全身强直-阵挛性发作，约占 50%。发作前大多无任何先兆，发作开始即意识丧失，大叫一声跌倒，接着四肢及躯干出现伸性强直或角弓反张，持续 10～20 秒后转成间歇性痉挛，1～2 分钟后突然停止，患者也由发作中的呼吸暂停、面色苍白转为发绀、瞳孔散大、对光反射消失，伴大小便失禁。发作后意识和呼吸逐渐恢复，但仍感乏力、全身酸痛和昏睡。小发作时，患者以短暂意识障碍为特征，又称失神性发作。多见于儿童，发作时意识突然丧失，静止、不语、双眼凝视，过后无记忆。脑电图检查可见癫痫波，头颅 CT 检查可无明显异常病灶。本例患者表现为身体屈曲，强直痉挛性抽搐，被动体位，不能直立，不能平卧，呼吸急促，过度换气，不停地大呼救命，有濒死感。无意识丧失、双眼歪斜、口吐白沫等表现，呈持续性抽搐。故不支持癫痫发作诊断。

（4）与躯体疾病导致的抽搐鉴别：患者无明显外伤史，无糖尿病病史，血糖检测正常，躯体检查无明显阳性发现，故可资鉴别。

三、治疗过程和结果

1. 药物治疗

入院后明确诊断，结合病情，给予心电监护、输液、吸氧、防伤害等救治。针对患者出现的强直抽搐、惊恐等情况，给予地西泮 10mg 缓慢静脉注射，10 分钟后抽搐减轻，但控制不理想；再次给予地西泮 10mg 静脉注射，加氟哌啶醇 5mg 肌内注射，10 分钟后患者抽搐停止，呼吸平稳，安静入睡。次日早晨 5 时患者自然醒来，无任何不适，精神状态尚好，意识清晰，呼吸平稳，无心悸气短、胸闷咳嗽，无恶心呕吐、腹痛腹泻，无幻视、幻听等幻觉和妄想症状。再次复查血常规、电解质、二氧化碳结合力，提示基本正常，患者家属执意接其出院。出院后数次随访，患者无不适症状。

2. 专科护理

严格执行医嘱，协助抢救；密切监测生命体征、意识、瞳孔变化；安全护理，防止抽搐过程中发生舌咬伤、碰伤、坠床等意外；心理护理。

四、诊疗体会

1. 苯丙胺类兴奋剂急性中毒的临床特点

苯丙胺类兴奋剂急性中毒具有三个临床特点：①吸食量过大。任何物质中毒的严重程度均与剂量有关，即存在量效关系。另外，个体差异也是比较大的因素，难以确定多大量就会出现中毒，只能以患者使用该物质的剂量是否会引起中毒症状进行判定，也不能同已形成依赖的滥用者相比，因为他们已经对该物质产生了耐受。苯丙胺类兴奋剂急性中毒多发生于初次吸食者，本例患者即为此种情况。②起病急。在一次性使用中毒剂量的物质后，往往立即发病，其严重程度与使用剂量有直接关系。③恢复快。中毒的发生和严重程度都与使用剂量和吸收量有关，若中毒期间未出现严重的并发症或发现及时、处理得当，随着有害物质的排泄，躯体症状会逐渐恢复。本例患者经过十几小时的积极治疗，症状消失，自知力恢复正常，出院后多次随访未出现类似症状。

2. 苯丙胺类兴奋剂急性中毒的临床表现

苯丙胺类兴奋剂通过单胺类神经递质产生效应，同时作用于大脑神经而影响脑功能，故当发生中毒时，可出现躯体表现和精神表现。①躯体表现。心血管系统，如血压升高、心动过速、心律失常、胸痛、心肌缺血、心肌梗死、心源性休克等；神经系统，如头痛、反射亢进、瞳孔扩大、夜间磨牙、肌阵挛、抽搐、脑出血、脑水肿、中枢性高热；消化系统，如呕心、呕吐、肠系膜缺血、肠梗死或穿孔；泌尿系统，如多尿、肌红蛋白尿、急性肾炎；呼吸系统，如咳嗽、过度换气、胸痛、肺水肿、咯血；其他，如横纹肌溶解等。②精神表现。如兴奋、话多、警觉性高、幻觉、焦虑、恐惧、妄想，主要有关系妄想、被害妄想，严重的可出现谵妄。

本例患者以躯体表现为主，滥用冰毒后出现心悸、头晕、乏力、口干、呼吸急促、惊恐不安、过度换气、全身屈曲、强直痉挛性抽搐，不能直立，不能平卧，双侧瞳孔扩大。实验室检查有白细胞升高、中性粒细胞升高（应激状态），二氧化碳结合力明显降低（呼吸性碱中毒），心电图有窦性心动过速表现。符合临床诊断症状。

3. 苯丙胺类兴奋剂急性中毒治疗注意事项

诊断一旦确立，即应根据患者症状采取积极的对症治疗措施。①常规处理方法包括密切观察生命体征、输液排毒（包括酸化尿液）；治疗并发症，如心血管系统并发症、神经系统并发症；抗精神病药物治疗；维持水、电解质平衡；给氧；必要时进行血液透析等。②关于患者的激越症状，原则上尽量避免采用约束躯体的方法，避免增加高热与横纹肌溶解的危险。③对于激越、焦虑状态可采用地西泮控制症状，尽量少用抗精神病药物，如果需要使用也尽量选择氟哌啶醇、利培酮等抗胆碱能活性较低的药物。④对严重高血压的处理，舒张压超过 120mmHg、持续超过 15 分钟，可使用酚妥拉明 2～5mg 缓慢静脉注射，无效时可考虑硝普钠静脉注射或硝酸甘油静脉滴注。禁止使用普萘洛尔、艾司洛尔，因其可加重血管收缩使血压升高，加重病情。⑤酸化尿液，加速排泄，可服用氯化铵 0.5g/（次·日），使 pH 小于 6.6，但患者有高热、出汗、代谢性酸中毒时不可用氯化铵。⑥横纹肌溶解是兴奋剂所致重要并发症之一，严重者可造成急性肾功能衰竭，必须引起重视。

五、专家点评

苯丙胺类兴奋剂急性中毒在临床上比较常见，及时到戒毒机构就医者不多，多数患者可能会被送到综合医院，或以精神症状为主者到精神病医院就诊，部分患者因精神症状的自然缓解而认为没有必要到医院治疗。但是，苯丙胺类兴奋剂急性中毒具有潜在危险，需要高度重视。同时，在临床实践过程中，应考虑患者的心理相关问题，此类毒品可以触发患者出现精神异常，表现出明显的恐惧、焦虑等情绪甚至行为异常。

（王文甫）

参考文献

杜新忠. 2015. 实用戒毒医学. 第2版. 北京：人民卫生出版社.
郝伟，赵敏，李锦. 2016. 成瘾医学理论与实践. 北京：人民卫生出版社.

案例22　以典型精神病性障碍为表现的苯丙胺类兴奋剂急性中毒

一、病案介绍

1. 病史

患者男性，23岁，因"大量吸食冰毒（甲基苯丙胺）后出现凭空闻声、敏感多疑1天"被家人强行送入院。2天前，患者与他人在KTV边唱歌边吸食冰毒（吸食剂量不详），吸食后极度兴奋、精力旺盛、坐立不安、整晚未睡。次日早上回家途中出现恶心、呕吐（少量胃内容物）、心悸。同时感到同车的人都在议论自己，凭空听见有人讲自己的坏话，认为有人要谋害自己，非常害怕。回家后，凭空闻声和疑人害己等症状加重，感到家中不安全，恐惧不安，认为有人放了窃听器，在家中翻箱倒柜地寻找，并且到辖区派出所寻求保护。同时责怪家人把吸毒的事情告诉了同学，使自己在同学面前抬不起头。为求系统治疗，患者被家人送入笔者所在医院，门诊以"使用其他兴奋剂（甲基苯丙胺）急性中毒引起的精神和行为障碍"收入院。患者自发病以来无昏迷、抽搐和大小便失禁，无寒战、高热。既往健康，否认精神病个人史和家族史，否认其他精神活性物质滥用史。

2. 体格检查

体温36.4℃，脉搏80次/分，呼吸20次/分，血压124/86mmHg。神志清楚，恐慌状态，表情焦躁，自动体位，呼吸平稳，对答切题。发育正常，营养中等，五官端正。双侧瞳孔等大等圆，直径3.0mm，对光反射正常，巩膜无黄染。鼻黏膜无充血，口唇轻度发绀，咽部充血，双侧扁桃体无肿大。颈软，气管居中，甲状腺无肿大。胸廓双侧对称、无畸形，双侧呼吸运动匀称，双肺呼吸音清，未闻及干、湿啰音。心率80次/分、律齐，未闻及病理性杂音。腹平软，无压痛及反跳痛，肝脾肋下未触及。肝肾区无叩击痛。脊柱、四肢无畸形，活动正常。双手轻度抖动，可控制。生理性神经反射存在，病理反射未引出。

3. 精神专科检查

患者意识清晰，处于恐慌状态，情绪不稳，表情焦躁；接触被动，交流尚可，对答切题，诊疗合作；无明显思维逻辑障碍，可引出明显的评论性幻听、关系妄想、被害妄想等症状，有被监控感；思维内容与情感反应和周围环境不协调；注意力不集中，记忆力可，时间、地点、人物定向力完整，无自知力，智力和所受教育水平相当。

4. 辅助检查

血尿常规、肝功能、肾功能、血生化检查均正常。传染病筛查：HCV 抗体、TPPA 抗体、HIV 抗体均为阴性。心电图检查正常。

尿液依赖物质定性试验：甲基苯丙胺阳性，吗啡、氯胺酮、大麻均为阴性。

5. 心理测评

患者拒绝进行心理测评。

二、诊断思维过程

1. 诊断与诊断依据

依据 ICD-10 疾病诊断标准，结合病史、临床表现和辅助检查，临床诊断：使用其他兴奋剂（甲基苯丙胺）急性中毒引起的精神和行为障碍。

诊断依据：①大剂量使用冰毒（甲基苯丙胺）的病史；②使用后立即发病，出现严重的躯体和精神症状；③躯体和精神症状的出现与物质滥用存在因果关系；④躯体症状包括心悸、恶心呕吐、睡眠障碍等；⑤精神症状包括精力旺盛、坐立不安、情绪不稳、烦躁，明显的评论性幻听、关系妄想、被害妄想，被监控感及行为异常等；⑥自知力不完整；⑦否认其他精神活性物质滥用史，否认既往发生过类似症状；⑧尿液甲基苯丙胺检测阳性；⑨上述症状不能归因于其他躯体疾病。

2. 鉴别诊断

（1）与使用其他精神活性物质引起的急性精神病性症状鉴别：大剂量使用冰毒、K 粉、大麻、镇痛药和镇静药均可引起意识恍惚或昏迷、抽搐等中毒症状。但是，各种滥用物质的性质、来源、使用方法不同，产生的症状表现也不同，尿液毒理检测结果可以辅助确诊。本例患者明确使用了冰毒，并出现明显的兴奋性症状，故可以鉴别。

（2）与精神分裂症鉴别：精神分裂症涉及感知觉、思维、情感和行为等多方面的障碍及精神活动的不协调。患者一般意识清晰，智力基本正常，部分患者在疾病过程中会出现认知功能损害。病程一般迁延，呈反复发作、加重或恶化，部分患者最终出现精神衰退和残疾。本例患者精神病性症状发生在使用冰毒之后，有明显的相关性，并且经过对症治疗症状很快缓解，故可以鉴别。

（3）与心境障碍鉴别：双相情感障碍是以情感活动过分高涨或低落为基本症状的精神疾病，也称情感性精神病性障碍。躁狂和抑郁间歇、交替、反复发作是主要特征。在间歇期精神状态可以完全正常，虽多次发病，精神活动并不发生衰退。本例患者以幻觉和妄想等病理性思维活动为主，与冰毒滥用有明显的关联性，既往无情绪低落或抑郁表现，故可以鉴别。

三、治疗过程和结果

1. 药物治疗

患者入院后，给予抗精神病药物氟哌啶醇注射液 5mg/次、2 次/天肌内注射，改善精神症状。同时给予 B 族维生素和唑吡坦等营养神经治疗，给予氯化铵酸化尿液等促进代谢治疗。次日患者的精神病性症状明显缓解，大部分消失，第 3 天全部消失，自知力恢复。对大剂量使用冰毒行为有了认识，并表示以后不再吸食。停用氟哌啶醇后病情稳定，住院治疗 9 天出院。

出院前各项检查均正常，出院后随访一切正常，未出现精神异常症状。

2. 专科护理

①精神科基础护理。患者入院后尽量安置在安静环境中，减少刺激，减轻幻觉、妄想导致的紧张感；给予安慰和支持，减轻环境陌生感和恐惧心理；加强巡视，防止毁物、自伤及伤人等冲动行为发生。②遵医嘱给予抗精神病药物治疗，发放口服药物时必须看药入口，严防藏药。严密观察氟哌啶醇等药物的不良反应。③睡眠护理。随着精神症状好转，抗精神病药物逐渐减量，患者的睡眠护理工作更加重要。避免参加剧烈运动、过度兴奋，以及避免饮用刺激性饮料等。④饮食护理。给予富含维生素、高蛋白、易消化的饮食，鼓励患者多饮水，促进排泄。⑤健康教育。加强毒品危害知识宣传教育，提高患者对毒品危害的认识，预防复吸。

四、诊疗体会

1. 要及时掌握“一急一快”的临床特点

一是急，即起病急。患者在一次性使用中毒剂量的精神活性物质后，往往立即发病，其严重程度与使用剂量直接相关。本例患者大剂量使用冰毒后即出现敏感多疑、幻觉等精神症状。二是快，即恢复快。中毒的发生和严重程度与使用剂量和吸收量有关，若中毒期间未出现严重的并发症，或发现后给予及时处理，随着有害物质的排泄躯体症状会逐渐消失。患者经过 2～3 天的短暂治疗后精神病性症状消失，自知力恢复。停药后病情稳定，未见异常。

2. 要准确把握“两个方面”的临床症状

苯丙胺类兴奋剂通过单胺类神经递质产生效应，同时作用于大脑神经而影响脑功能。因此，过量中毒时可表现为躯体症状和精神症状。一方面会出现血压升高、心动过速、心律失常、胸痛、头痛、反射亢进、瞳孔扩大、夜间磨牙、肌阵挛、抽搐、呕心、呕吐、多尿、肌红蛋白尿、咳嗽、过度换气、肺水肿、咯血等躯体表现；另一方面还会出现兴奋、话多、警觉性高、幻觉、妄想（主要为关系妄想、被害妄想）、焦虑、恐惧等精神表现，严重的可出现谵妄。

3. 要迅速采取“全方位”的治疗措施

诊断一旦确立，即应根据患者的临床表现迅速采取全面的治疗措施。主要处理：密切观察生命体征；输液促排，包括酸化尿液；治疗并发症，如心血管系统并发症、神经系统并发症；抗精神病药物治疗；维持水、电解质平衡；给氧；其他对症治疗；必要时进行血液透析等。

五、专家点评

苯丙胺类兴奋剂急性中毒在临床上比较常见，但是到戒毒机构住院、资料如此完整的案例不多。因以躯体症状为主者，家人可能会将患者送到综合医院；以精神症状为主者，因症状消失快，患者一般不会住院治疗。本案例以精神病性症状为主，很有代表性，诊断明确、处理到位，有借鉴价值。

苯丙胺类兴奋剂急性中毒在临床上比较常见，可以表现为以躯体症状为主或以精神病性症状为主。多数患者随着有害物质的排泄，症状会逐渐减轻或消失。精神病性障碍易导致患者肇事，必须高度重视，应及时到专业医疗机构治疗。

（王文甫）

参 考 文 献

杜新忠. 2015. 实用戒毒医学. 第2版. 北京：人民卫生出版社.

郝伟，赵敏，李锦. 2016. 成瘾医学理论与实践. 北京：人民卫生出版社.

案例 23 莫达非尼滥用伴精神紊乱 4 个月

一、病案介绍

1. 病史

患者男性，36岁，离异，无业，因“间断服用莫达非尼片9个月，伴精神紊乱4个月”于2020年4月10日入院。患者自述年幼时曾患“儿童注意缺陷多动障碍”，具体治疗不详。主要表现为注意力不集中，日常生活中丢三落四，难于有条理地做事，缺少自信心。成年后上述情况有所改善，完成大学学业并参加工作。由于工作能力一般，自己努力寻求改进办法。2019年6月，患者通过网络查询到一种可以改善注意力的“聪明药”——莫达非尼（印度产），遂通过网络购买。患者每日早上口服莫达非尼（200mg/片）1次、1片/次。服用莫达非尼后患者自觉注意力集中、思维敏捷、精力充沛、语言表达能力增强，能够较长时间地玩手机、打游戏，自认为对工作能力有很大帮助。2019年10月，在连续服药 4 个月后，患者服药的事情被家人发现并遭到极力反对，故自行停药，停药后无明显不适症状。但经常情绪低落、心情烦躁，总认为与妻子性格不合，夫妻关系紧张，于 2019 年 12 月离婚。此后患者再次服用莫达非尼，每日服用。为恢复和保持原有服药后状态，使用剂量逐渐增大，最大剂量可达 3～4 片/天。但在减量或停药后，患者出现周身乏力、精神状态差、心情烦躁等症状。持续服用 2 个多月后，患者逐渐出现目光呆滞、敏感多疑、焦虑紧张、情绪不稳、失眠多梦、失神发呆、无故哭泣，称其外公和爸爸要谋害自己，坚信前妻对自己不忠，并随身携带匕首，扬言要刺杀“情敌”。被家属制止后送其就诊，未经特殊诊治。此后上述症状持续存在，不能正常工作和生活。2020 年 3 月 15 日被家人强行送至医院，诊断为“幻觉妄想状态；精神分裂症？”给予利培酮片 1mg/d 口服等对症治疗。服药后患者自觉夜间睡眠有所改善，但仍自行服用莫达非尼片，剂量同前，精神症状持续存在。2020 年 4 月 1 日，莫达非尼片被家属强行没收，并对其进行监管，此后再未使用莫达非尼。患者情绪低落、表情呆滞、无故哭泣、夜间无法入睡，称“眼皮会不停跳动”“经常听到有人说话”“有人在向自己发出指令要求”。经观察治疗症状不见好转，遂被家人送至笔者所在医院就诊。自发病以来，患者无昏迷、抽搐、意识障碍，无恶心呕吐、大小便失禁。否认其他精神活性物质滥用史，否认精神病性障碍病史和精神病家族史。

2. 体格检查

体温 36.5℃，脉搏 88 次/分，呼吸 20 次/分，血压 136/80mmHg。发育正常，营养中等，神志清楚，表情淡漠，查体合作。皮肤、黏膜无黄染、无出血点，浅表淋巴结未扪及。双侧瞳孔等大等圆，直径 3.0mm，对光反射灵敏。颈软，气管居中，甲状腺无肿大，口唇无发绀。胸廓双侧对称，呼吸运动均匀，双肺呼吸音清，未闻及干、湿啰音。心率 88 次/分、律齐，未闻及病理性杂音。腹平软，无压痛、反跳痛和肌紧张，肝脾肋下未触及。脊柱、四肢无畸形，活动自如，双下肢无水肿。生理性神经反射存在，病理反射未引出。

3. 精神专科检查

意识清晰，定向力完整，接触可，步入病房，仪表整洁，年貌相符，对答切题；可引出评论性幻听、嫉妒妄想、被害妄想；情绪不稳定，注意力欠集中，独自发呆；粗测智力未见异常；意志减弱，睡眠障碍明显；无自知力，社会功能受损。

4. 辅助检查

血尿常规、血液生化、肝肾功能、心肌酶谱三项检查均正常。传染病筛查：乙肝五项、HCV 抗体、TPPA 抗体、HIV 抗体均阴性。尿酸 589μmol/L。心电图检查未见明显异常。胸腹部 X 线平片未见明显异常。腹部 B 超提示肝、胆、脾、胰、双肾未见异常。

尿液依赖性物质定性试验：吗啡、甲基苯丙胺、氯胺酮、苯二氮䓬类均为阴性。毛发毒品痕迹检测：甲基安非他明阴性。

5. 心理测评

简明精神病量表（BPRS）测评提示轻微焦虑抑郁；汉密尔顿焦虑量表（HAMA）测

评提示可能有焦虑症状；明尼苏达多项人格测验（MMPI）提示病态人格明显，轻微精神衰弱，轻度精神分裂，轻度躁狂。

二、诊断思维过程

1. 诊断与诊断依据

依据ICD-10疾病诊断标准，结合病史、临床表现和辅助检查，临床诊断：①使用其他兴奋剂（莫达非尼）引起的依赖综合征；②使用其他兴奋剂（莫达非尼）引起的精神和行为障碍；③注意力缺陷多动障碍后遗症；④高尿酸血症。

诊断依据：①患者为青年男性，有明确的间断滥用莫达非尼病史 9 个月，因使用莫达非尼而出现精神病性障碍症状 4 个月；②对莫达非尼滥用行为的开始、结束及使用剂量难以控制，为保持兴奋状态，使用剂量逐渐增大；③减少或中断使用莫达非尼后出现周身乏力、精神状态差、心情烦躁等症状，再次使用后上述症状缓解；④对莫达非尼有强烈的渴求感和强迫性觅药行为；⑤逐渐出现神情呆滞、敏感多疑、焦虑紧张、情绪不稳、失眠多梦、无故哭泣等表现；⑥精神专科检查可引出评论性幻听，以及明显的被害妄想、嫉妒妄想等精神病性症状，情绪不稳定；⑦因嫉妒妄想而导致离婚，因情绪不稳而不能参加工作，日常生活和工作受到明显影响；⑧辅助检查：尿液检测甲基苯丙胺阴性，毛发检测甲基安非他明阴性；⑨年幼时曾患“儿童注意缺陷多动障碍”，并进行诊疗，主要表现为注意力不集中，日常生活中丢三落四，难于有条理地做事，缺少自信心；⑩早期服用莫达非尼可以改善注意力不集中等症状；⑪血尿酸589μmol/L，明显高于正常值。

2. 鉴别诊断

本例患者需要与精神分裂症、其他精神活性物质依赖、抑郁症、器质性脑病所致精神病性障碍等鉴别。

（1）与精神分裂症鉴别：本例患者有明确的莫达非尼滥用史，敏感多疑、被害妄想、嫉妒妄想等精神症状均出现在大剂量滥用药物之后，有明确的时间关系。虽然有过小剂量利培酮抗精神病治疗，但是患者同时继续服用莫达非尼，其精神症状改善不明显。患者否认精神病家族史。综上，可以与精神分裂症鉴别。如果停用莫达非尼3～6个月，或经过系统抗精神病药治疗症状仍不缓解，则需要考虑共病的可能。

（2）与其他精神活性物质依赖鉴别：患者否认其他精神活性物质滥用史，实验室检查无其他精神活性物质阳性发现，故可以鉴别。

（3）与抑郁症鉴别：患者有明确的莫达非尼滥用史，停用后逐渐出现目光呆滞、焦虑紧张、情绪不稳、失眠多梦、失神发呆、无故哭泣、生活懒散、情绪低落等症状，与药物滥用明确相关，家族中无精神病病史等，故可以鉴别。

（4）与器质性脑病所致精神病性障碍鉴别：患者神志清楚，否认脑外伤史，无脑器质性病变，无面瘫和肢体运动障碍，病理反射检查阴性等，故可以鉴别。

三、治疗过程和结果

1. 药物治疗

患者的临床诊断明确，系因长期滥用中枢兴奋剂莫达非尼而出现的精神病性症状，故首选利培酮抗精神病治疗。起始剂量 1mg/d，根据临床症状控制情况逐渐递增，间隔 3～4 日调整一次剂量。患者经过利培酮 3mg/d 口服治疗，半个月后精神症状明显缓解并逐渐消失，继续维持治疗 2 周后逐渐递减至停药。治疗过程中需要注意观察和评估患者的精神症状、情绪改变和睡眠状态。注意利培酮引起的锥体外系等不良反应。

因莫达非尼具有促觉醒作用，长期使用会导致睡眠节律紊乱，引起顽固性失眠，因此临床治疗中要关注改善睡眠、缓解抑郁情绪等。曲唑酮既有抗抑郁作用，又可以改善睡眠，所以是临床常用的药物。给予吡拉西坦片和 B 族维生素营养脑神经。

住院治疗 9 周，停用利培酮 3 周，患者病情平稳，敏感多疑、幻听、妄想等精神症状完全消失，睡眠明显改善，无须药物辅助即可入睡，情绪平稳，主动交流意识增强，对“聪明药”的认知明显改变，对药物滥用的危害有一定的认识，并表示不再滥用药物，基本达到治疗目标。

2. 心理治疗

认知行为干预治疗是处方药物滥用人群的重要治疗措施之一。本例患者的心理治疗过程主要分为三个阶段。

第一阶段主要集中在入院前 3 周，此阶段主要以建立关系为主，通过日常慰问和个体心理陪护的方式增强患者对治疗环境和工作人员的安全感，减少对治疗的阻抗。

第二阶段在入院 1 个月后，患者精神症状相对稳定后，逐步对其开展个体访谈，收集相关成长史资料。过程中发现患者情绪有所波动，出现烦躁和注意力不集中的表现，因此该阶段的治疗目标主要为情绪干预，通过正念、冥想、生物反馈和团体情绪干预等方法提高自我觉察力，缓解焦虑情绪。

第三阶段是康复治疗阶段，患者的情绪有所改善，认知基本恢复，此阶段目标主要为提升对药物依赖危害的认知，提高情绪管理能力及出院后防复发干预。主要方式为通过认知疗法和动机式访谈提升患者对药物依赖危害的认知并增强戒毒动机，通过习惯逆转疗法结合高危情景模拟增强防复发应对能力。

3. 专科护理

①督促、协助患者注意个人卫生，改善由于精神症状的影响出现的生活懒散、无规律、个人卫生差等现象。②加强饮食护理。指导患者每天摄入足够的营养物质，尤其是纤维素的摄入。③加强睡眠护理。协助患者制定合理的作息时间表，参加工娱活动，减少白天卧床休息的时间，养成良好的睡眠习惯，避免睡前阅读惊险刺激的小说或观看惊悚的影视剧，避免饮浓茶等兴奋性饮料。④用药护理方面主要是做到“送药到手、看服到口、咽下再走”，保障有效服药，避免漏服、少服或一次性大量吞服而发生意外。⑤安全护理。加强巡视，注意观察患者是否有情绪兴奋躁动、是否有异常行为、是否有突然的情绪变化。⑥心理护

理。与患者加强交流沟通，增强护患信任关系，鼓励和安慰患者，帮助其振作精神，增强应对各种危机的能力，开展心理卫生知识的宣传教育。⑦健康宣教。向患者及其家属讲解处方药莫达非尼相关知识及危害性。

四、诊疗体会

1. 莫达非尼是一种新型中枢兴奋剂，在我国属于“非法药品”

莫达非尼于1994年由法国药企研发，此后相继在法国、英国、德国上市，于1998年由美国FDA正式批准上市，按四类管制药品管理。2008年莫达非尼被列入国家食品药品监督管理总局（SFDA）发布的兴奋剂目录公告，但并未批准此药作为“进口药品”引入国内，也未颁布作为普通医药市场流通的处方药批文。

2. 莫达非尼属非苯丙胺类强效促觉醒药，但其潜在风险不容忽视

美国FDA批准莫达非尼用于治疗发作性嗜睡病引起的过度嗜睡、阻塞性睡眠呼吸暂停相关的过度嗜睡、轮班工作睡眠紊乱相关的过度嗜睡。除了促觉醒作用和增加自发活动以外，莫达非尼还影响精神行为，产生欣快感，改变情绪、认知、思维和情感，这些也是其他中枢神经系统兴奋剂的典型特征。所以，莫达非尼有强化强迫性用药行为的潜在风险，也被视为类兴奋剂。有研究显示，莫达非尼还应用于注意缺陷多动障碍、单相或双相抑郁症，作为辅助用药。临床主要不良反应有头痛、头晕、发热、神经质、紧张感、兴奋感、攻击行为、恶心、腹泻、消化不良等。

3. 莫达非尼的促觉醒作用优于传统精神兴奋药，但其滥用应引起重视

有研究报道，莫达非尼主要作用于多巴胺（DA）能、去甲肾上腺素（NA）能、谷氨酸能、γ-氨基丁酸（GABA）能、5-羟色胺（5-HT）能、食欲素（orexin）能和组胺能神经通路等，具有强力的促觉醒作用。它与传统精神兴奋药相比，具有作用强、起效快、维持时间长、不良反应小等特点，故不少人将其作为“聪明药”等用来抵抗睡意，这是导致滥用的主要原因之一。

4. 如何科学合理使用莫达非尼值得探讨

注意力缺陷多动障碍是常见的脑疾病之一，主要特征为注意力不集中、活动过多、学习困难、冲动等，其发病率为3%～7%，随着年龄增长，30%～40%的症状会完全消除，大部分症状会持续到成年。目前常用中枢兴奋剂如哌醋甲酯（利他林）、苯异妥因（匹莫林）和咖啡因等治疗，也有使用莫达非尼进行治疗的案例。因使用后确可有效改善注意力、使精力旺盛，患者在日常工作与生活中，为达到目的，很容易造成药物滥用。此外，很多饱受精神不振、记忆力下降、嗜睡等困扰的人群在不良诱导下也开始不合理用药，对健康造成了很大的危害。

五、专家点评

莫达非尼作为一种新型中枢兴奋剂，其作用机制尚不十分清楚。有关研究表明，莫达

非尼通过阻止多巴胺转运蛋白的再摄取而提升大脑多巴胺浓度，从而影响大脑的“奖赏系统”。因此，无论是香烟中的尼古丁，还是中枢兴奋剂甲基苯丙胺等，只要是能够增加多巴胺神经递质浓度的物质都具有被滥用的风险。即便说明书上提示依赖性很小，也应引起高度重视。

科学合理用药是减少药物滥用风险的重要举措，切勿相信网络上的不良宣传，没有使用，就没有伤害，能够被称为“聪明药”的药物一定是具有依赖性的兴奋剂。

（李　兴　李　娟　赵　娜）

参考文献

郝伟，于欣. 2014. 实用精神病学. 第 7 版. 北京：人民卫生出版社.

吴小艳. 2009. 莫达非尼滥用可成瘾. 药物不良反应杂志，11（2）：146，147.

俞海泓，张照环，赵忠新. 2012. 莫达非尼的促觉醒作用和药动学. 中国新药与临床杂志，31（2）：57-63.

甲卡西酮依赖

案例24　甲卡西酮依赖伴病理性赌博

一、病案介绍

1. 病史

患者男性，29岁，山西长治人，已婚，因“反复吸食甲卡西酮4年余，伴网络赌博加重1年”于2018年10月18日被强制送入院。2014年夏季，患者受同事和朋友的影响首次尝试吸食甲卡西酮少许（约0.1g），吸食后两天两夜不吃不睡，一直处于兴奋状态，伴有恶心、呕吐等反应。然后昏睡两天，缓解疲劳感。此后，患者断续使用甲卡西酮半年余。中断吸食甲卡西酮6～7天，患者会出现明显的精神委靡、脾气暴躁、强烈的渴求等表现，再次吸食后立刻处于兴奋状态。自从吸食甲卡西酮以来，患者生活懒散，生意无心打理，变得敏感多疑、脾气暴躁，经常与家人发生争吵。患者吸食甲卡西酮后性欲增强，饥饿感减弱，睡眠减少，但无明显毁物、自伤、伤人等暴力行为。近1年来，患者对赌博特别迷恋，坚信赌博会赢。吸食甲卡西酮后更是对网络赌博兴奋不已，有时为赌博而不断吸食甲卡西酮。除了吸食甲卡西酮和网络赌博外，对生活毫无兴趣，赌注也越下越大，不到一年时间输掉200余万元。近2个月，患者因为吸食甲卡西酮和赌博经常和家人争吵，食欲缺乏，只摄入少量流食，睡眠减少，猜疑心加重，有明显的幻听，在家“能听到母亲说他的坏话”。曾多次在家人要求下自行戒毒均未成功，此次家人将其强制送入院。患者无昏迷，无抽搐，无呼吸困难，无大小便失禁。

患者在2015年行“胃癌切除手术”，术后恢复良好。否认糖尿病、高血压、结核病史。否认两代三系精神病家族史。

2. 体格检查

体温36.6℃，脉搏86次/分，呼吸20次/分，血压118/76mmHg。神志清楚，精神较差，情绪低落，体形偏瘦，营养一般。全身皮肤、黏膜无皮疹、黄染及出血点。双侧瞳孔等大等圆，直径2.5mm，对光反射灵敏。心肺听诊未见异常。上腹部可见手术瘢痕，腹平坦，全腹无压痛和反跳痛，肝脾肋下未触及。生理性神经反射存在，病理反射未引出。

3. 精神专科检查

患者意识清晰，衣着整洁，步入病房；时间、空间、地点、人物定向力完整；接触主动，查体合作；思维连贯，情绪低落，内心体验及情感反应与周围环境协调；无明显冲动及伤人行为；可引出明显的幻听、夸大妄想和关系妄想等精神症状；注意力欠集中，记忆力减退。

4. 辅助检查

血常规、尿常规检查正常；肝肾功能及血糖生化检查未见异常；传染病筛查：乙肝五项、HCV 抗体、TPPA 抗体、HIV 抗体均阴性。心电图检查正常；胸部 X 线平片未见异常；腹部 B 超检查肝、胆、脾、胰、双肾未见异常。

尿液依赖物质定性试验：甲卡西酮阳性，吗啡、氯胺酮均阴性。

5. 心理测评

简明精神病量表（BPRS）测评提示存在精神病性症状；焦虑自评量表（SAS）测评提示严重焦虑症状；汉密尔顿抑郁量表（SDS）测评提示严重抑郁症状；自杀风险评估量表（NGASR）测评 9 分，提示处于高自杀风险。

二、诊断思维过程

1. 诊断与诊断依据

根据 ICD-10 疾病诊断标准，结合病史、临床表现和辅助检查，临床诊断：①使用苯丙胺类物质（甲卡西酮）依赖综合征；②使用苯丙胺类物质（甲卡西酮）所致精神病性障碍；③病理性赌博。

诊断依据：①甲卡西酮滥用史 4 年余，病理性赌博 1 年；②使用甲卡西酮后出现幻觉、妄想等精神病性障碍症状；③中断吸食甲卡西酮后出现明显的精神委靡、脾气暴躁、强烈的渴求等表现；④自从吸食甲卡西酮以来，生活懒散，生意无心打理，变得敏感多疑、脾气暴躁，经常与家人发生争吵；⑤吸食甲卡西酮后性欲增强，饥饿感减弱，睡眠减少；⑥尿液检测甲卡西酮阳性；⑦迷恋赌博 1 年，并坚信赌博会赢，吸食甲卡西酮后对网络赌博更是兴奋不已，有时为赌博而不断吸食甲卡西酮，赌注越下越大，不到一年时间输掉 200 余万元；⑧社会功能受损。

2. 鉴别诊断

主要考虑与原发性精神分裂症、情感障碍鉴别。患者滥用兴奋剂甲卡西酮 4 年余，近 2 个月出现明显的幻听和夸大妄想，以及注意力不集中、记忆力减退等症状，是比较明显的精神活性物质所致精神病性障碍。近 1 年来，患者迷恋网络赌博，赌瘾越来越大，赌注越下越大，除了吸食甲卡西酮和网络赌博外，对生活毫无兴趣，因吸食甲卡西酮和赌博经常和家人争吵，不能正常生活和工作，故诊断病理性赌博成立。

三、治疗过程和结果

1. 药物治疗

患者入院后给予抗精神病药物治疗和对症治疗，缓解和消除精神症状，促进脑神经功能恢复。首选奥氮平，5mg/d 口服，每隔 3～4 日增加 5mg，最大剂量为 20mg/d；丙戊酸钠缓释片 0.5g/d，并逐步加量到 1.0g/d；谷维素、维生素 B_1、复方吡拉西坦脑蛋白水解物口服，调节睡眠和营养脑神经。住院 2 周，患者精神症状明显缓解，情绪逐渐稳定。第 4 周精神状态明显改善，情绪平稳，主动接受治疗，精神症状基本消失。住院治疗 2 个月出院，患者一般状态好，幻觉、妄想症状消失，睡眠好，奥氮平逐渐减量至 15mg/d。患者对治疗效果满意，对吸毒和赌博行为的认知明显改变，家庭关系明显改善。

2. 心理治疗

提高认知和强化动机是对物质滥用依赖和病理性赌博患者的重要干预手段。入院后心理医生经评估及心理量表测评发现，患者存在明显的人际关系敏感、抑郁和焦虑症状，因此将认知行为疗法作为心理治疗的首选方案。前期以支持性心理治疗为主，提高患者治疗依从性，积极配合临床用药以缓解和消除精神症状。中期开展以认知行为纠正为主的心理干预措施，进行认知干预和处理。针对赌博冲动心理进行剖析，使其认识到赌博是源于无意识的一种本能冲动。自我控制意识强，则冲动就不会产生；只有自我控制能力丧失，才会出现赌博行为。故培养患者的自我控制意识。后期巩固患者在治疗期间习得的认知行为自助技术，设计好预防复吸的应对措施，重新建立良好的家庭支持系统和康复环境，促成生理、心理和社会功能的全面康复。在院期间的 4 次家庭治疗收到了很好的效果，患者的焦虑及抑郁情绪得到明显缓解，对戒毒和戒赌有了进一步的认识，达到预期效果。

3. 专科护理

①安全护理。患者入院时有明显的被害妄想症状，确保环境安全，无危险物品；护士加强巡视，关心体谅患者，建立护患信任关系；关注患者语言、情绪和行为变化，预防冲动、伤人、毁物等意外事件的发生。②遵医嘱给药，严密观察用药后反应。使用奥氮平期间观察患者睡眠情况，白天有无嗜睡、有无迟发性运动障碍的症状或体征，及时反馈给医生以调整药物剂量。③睡眠护理。患者睡眠差，督促其调整生活作息，改善情绪，增加白天运动量；护士夜间巡视严格落实“四轻”。④健康宣教。针对甲卡西酮和赌博危害进行宣教，增强戒毒动机，预防出院后复吸。

四、诊疗体会

1. 甲卡西酮直接作用于中枢神经系统，引起兴奋作用及致幻作用

甲卡西酮俗称“筋儿”“土冰”，是卡西酮类的衍生物，是一种新型化学合成的苯丙胺类中枢神经兴奋剂。甲卡西酮的前体物质是卡西酮，是从天然植物恰特草中提取的

主要活性物质，因通过咀嚼新鲜叶子获得兴奋性和刺激性而被发掘。

甲卡西酮直接作用于中枢神经系统，促进多巴胺释放，其药理学效应可能与单胺类神经递质的刺激、释放和抑制再摄取有关。大脑边缘系统和中脑边缘系统是情感活动的主要部位，在这些区域有大量的多巴胺能神经分布。当多巴胺能神经兴奋时，其末梢便释放多巴胺神经递质，多巴胺进入突出间隙，迅速与突触后膜上的多巴胺受体结合，便产生兴奋效应。超量的多巴胺释放就会产生明显的精神病性障碍。奥氮平等二代抗精神病药属于新型不典型抗精神病药物，其药理机制就是通过选择性地阻断中脑边缘系统多巴胺D受体和5-羟色胺受体而产生抗精神病作用，对于甲卡西酮引起的精神症状效果明显。故奥氮平是卡西酮所致精神病性障碍临床治疗首选药物。

由上可见，甲卡西酮的兴奋作用及致幻作用不亚于当前最为流行的甲基苯丙胺。而目前我国对甲卡西酮依赖仍然是以对症支持治疗为主，并没有有效的治愈手段。对于本例患者，正确的心理干预治疗及药物对症治疗，对于患者日后的操守保持起到了决定性的作用，尤其要重视对此类患者的心理治疗。

2. 甲卡西酮滥用与病理性赌博相互促进，形成恶性循环

本例患者同时是一个病理性赌博者，赌博行为发生在滥用依赖物质之后，与物质滥用密切相关，表现为越吸（毒）越赌，越赌越吸（毒）。因此，认为甲卡西酮产生的兴奋性和冲动效应导致了病理性赌博的冲动行为和冒险心态，久之便形成赌博依赖症。同时，病理性赌博也可发生与精神活性物质依赖相似的戒断反应，如一段时间停止赌博，便会出现心烦意乱、紧张焦虑、坐卧不宁、困倦乏力、失眠、食欲缺乏等症状。如果企图戒赌，其情绪会变得悲伤、低落。为缓解低落情绪，患者便会重新寻找毒品，形成不能自拔的恶性循环。因此，积极的正念心理干预对于物质依赖和病理性赌博都是非常有效的方法。

3. 对毒品认识不足是导致毒品滥用的主要原因

与传统毒品相比，许多人对合成毒品认识不足，错误地认为使用后可以提神、提高性欲，以及不会形成依赖、想戒就可以戒掉等，在好奇心驱使下尝试新的精神活性物质，最终形成依赖。因此，应积极开展毒品宣传教育，降低毒品危害。

五、专家点评

这是一例新型精神活性物质滥用依赖合并病理性赌博的多重性依赖案例，两者有明显的关联性。

病理性赌博属于冲动性控制障碍，表现为越来越强烈的欲望及强迫感，赌注也会越下越大，目的在于心理上的满足，之后可能会有后悔、自责或内疚感。如此一来，与甲卡西酮形成的兴奋性和冲动性相互影响，以及长期物质滥用依赖的强迫性行为，为两种依赖的共性表现，即强迫性行为障碍。因此，消除强迫性行为是关键，心理干预是重要措施。

（冯　涛　许琳琳　王艳荣）

参考文献

李云鹏. 2013. 合成毒品甲卡西酮的危害及其对策. 中国药物依赖性杂志，22（2）：152-154.

王宇. 2017. 奥氮平和利培酮治疗甲卡西酮所致精神病性障碍的效果对比. 中国继续医学教育，9（22）：189，190.

徐小良. 2012. 强制隔离戒毒人员吸食新型毒品相关情况调查分析与对策. 中国药物依赖性杂志，21（1）：54-57.

Glennon RA，Young R，Martin BR，et al. 1995. Methcathinone（Cat）：an enantiomeric potency comparison. Pharmacol Biochem Behav，4（50）：601-606.

Toennes SW，Harder S，Schramm M，et al. 2003. Pharmacokinetics of cathinone，cathine and norephedrine after the chewing of khat leaves. Brit J Clin Pharmaco，56（1）：125-130.

案例 25　甲卡西酮依赖致精神病性障碍

一、病案介绍

1. 病史

患者男性，29 岁，山西长治人，未婚，因“间断性吸食甲卡西酮 4 年余，伴暴躁易怒、疑人害半年”被强行送入院。4 年余前，患者因好奇心在朋友的引诱下开始吸食甲卡西酮，每次吸食几口，吸食后表现为精力特别旺盛、语言增多、心情愉悦、不吃不睡一天多等。此后，患者间断性吸食甲卡西酮 4 年余，无明显规律，0.2g/d，2～3 次/周。近 1 年多来，患者逐渐出现脾气暴躁、生活懒散、记忆力下降。近半年来，患者吸食甲卡西酮 0.5g/d（200 元/g），处于兴奋状态，导致工作中多次出现意外事故（患者从事特殊工种，为航吊司机），被单位辞退。患者经常称“有人说自己的坏话”“周围人都在算计自己，骗自己的钱”。患者因“有人要伤害自己”而主动攻击他人，“看邻居不顺眼，抱起煤气罐冲入邻居家中，要同归于尽”等暴力行为被公安机关拘留两次。尤其是患者被单位辞退后，整日在家吸食甲卡西酮，不敢出门，认为邻居会害他，并把门窗都封闭了起来。有时在网上赌博，越输越赌，借钱或变卖首饰继续赌博，家人稍加制止，便大发雷霆，砸摔东西、辱骂父母。患者生活极其懒散，拒绝找工作，严重影响家庭生活和邻里关系，遂由家人强行送入笔者所在医院，以“甲卡西酮依赖综合征，甲卡西酮所致精神病性障碍”入院治疗。患者自吸食甲卡西酮以来神志清楚、精神紧张、惶恐不安、情绪不稳，无昏迷、呕吐，无大小便失禁，食欲缺乏，睡眠差。

患者既往体健，否认高血压、糖尿病、冠心病等慢性病病史，无重大精神创伤史，父母两系三代无精神病病史。

2. 体格检查

体温 36.6℃，脉搏 86 次/分，呼吸 20 次/分，血压 118/76mmHg。神志清楚，精神较差，情绪低落，体形偏瘦，营养一般。全身皮肤、黏膜无皮疹、黄染及出血点。双侧瞳孔等大等圆，直径 2.5mm，对光反射灵敏。心肺未见异常，心率 86 次/分、律齐。腹平坦，全腹无压痛和反跳痛，肝脾肋下未触及。四肢对称，活动良好。生理性神经反射存在，病理反射未引出。

3. 精神专科检查

患者意识清晰，精神状态欠佳、紧张亢奋，衣着不整，年貌相符；注意力不集中，定向力完整，记忆力下降，智力正常；可引出明显的幻听、被害妄想、关系妄想等症状；对吸食甲卡西酮的危害有部分认知，不认为自己有病，自知力不完整。

4. 辅助检查

血常规、尿常规检查正常；血液生化、电解质和肝肾功能检查均正常；血脂和心肌酶三项检查均正常；传染病筛查：乙肝五项、HCV 抗体、TPPA 抗体、HIV 抗体均阴性。心电图检查正常；胸部 X 线片检查未见异常；腹部 B 超检查肝、胆、脾、胰、双肾未见异常。

尿液依赖物质定性试验：甲卡西酮阳性，吗啡、甲基苯丙胺均为阴性。

二、诊断思维过程

1. 诊断与诊断依据

根据 ICD-10 疾病诊断标准，结合病史、临床表现和辅助检查，临床诊断：①使用苯丙胺类物质（甲卡西酮）依赖综合征；②使用苯丙胺类物质（甲卡西酮）依赖所致精神病性障碍；③病理性赌博。

诊断依据：①甲卡西酮滥用史 4 年余，近半年症状加重；②出现明显的幻听和被害妄想等精神病性障碍症状；③因为吸食毒品导致工作中多次发生意外事故，被单位辞退；④因吸毒引发精神症状而发生暴力事件被公安机关拘留；⑤吸毒后在网上赌博，越输越赌，借钱或变卖首饰继续赌博，家人稍加制止，便大发雷霆、砸摔东西、辱骂父母；⑥生活懒散，拒绝找工作，严重影响家庭生活；⑦尿液检测甲卡西酮阳性。

2. 鉴别诊断

依据 ICD-10 疾病诊断标准，本例患者应与精神分裂症、双相情感障碍所致精神病性障碍等鉴别。

（1）与精神分裂症鉴别：本例患者有明确的甲卡西酮滥用史，使用甲卡西酮后出现烦躁、近期记忆明显下降、脾气暴躁等表现。使用剂量增加后出现明显的幻听、妄想等精神病性症状，尿液甲卡西酮试验阳性。患者既往健康，无精神病性症状，家族中也无精神病病史。故认为是精神活性物质滥用导致的精神病性障碍，可与精神分裂症鉴别。

（2）与双相情感障碍鉴别：这是一种既有躁狂症状又有抑郁症状的精神疾病，可表现为抑郁发作、躁狂发作或混合发作。本例患者尿液甲卡西酮试验阳性，故可与双相情感障碍鉴别。

3. 心理测评

入院后简明精神病量表（BPRS）测评：总评 53 分，提示存在精神病性症状。焦虑症状自评量表（HAMA）测评：标准分 3 分，提示无焦虑症状。抑郁症状自评量表（HAMD）测评：标准分 10 分，提示无抑郁症状。攻击风险评估量表测评：结果为Ⅲ级，提示有较高攻击性。

三、治疗过程和结果

1. 药物治疗及物理治疗

积极给予抗精神病药物治疗和对症治疗，缓解和消除精神症状，促进脑神经功能恢复。入院后给予利培酮片 1mg/次、1 次/天口服，每隔 3～4 天逐渐增加口服剂量。当利培酮片口服剂量为 2mg/次、2 次/天，精神症状控制仍不理想时，给予氯氮平 25mg/次、2 次/天口服，并逐渐增加至 50mg/次、2 次/天，并辅以丙戊酸钠缓释片稳定情绪。2 周后精神症状逐渐缓解，幻听和妄想症状减轻并消失。情绪平稳，治疗合作，生活起居逐渐规律，肌肉关节疼痛症状消失。入院 2 周后加强心理治疗，积极开展以认知及行为矫正为主的心理治疗；同时辅助经颅磁刺激脑功能康复治疗，以及生物反馈治疗等物理治疗。住院治疗 3 周，患者病情平稳，关系妄想、被害妄想症状消失。住院治疗 6 周后患者出院，利培酮片 2mg、1 次/天维持治疗；2 周后改为 1mg、1 次/天；再过 2 周后改为 0.5mg、1 次/天；维持 2 周后停药。出院后多次随访，患者病情稳定，能主动做一些家务，保持操守，停用利培酮。

2. 心理治疗

由于患者入院时存在比较明显的精神病性症状，前期以控制精神症状的药物治疗为主。在精神症状得到缓解后，进行心理咨询评估和心理量表测评。由于前期患者情绪波动明显，为帮助患者尽快适应住院环境，提高患者的治疗依从性，早期通过投射性测试方法，观察发现患者对于表达性心理治疗接受度较好，故制订针对性的以团体工娱治疗、表达性心理团体治疗为主的干预计划，帮助患者恢复部分社会功能。针对患者注意力差、耐心差等表现，增加沙盘治疗、以支持性访谈为主的个体化心理辅导，促成认知功能恢复。通过积极心理辅导和干预治疗，患者的认知偏差明显改善，强迫性用药和赌博行为基本消失。与父母对抗的家庭关系明显改善，主动承认错误，具备一定的同理心，并且能积极配合心理医生制订康复计划。出院前心理量表测评，抑郁自评量表标准分 62 分，呈轻度抑郁状态；焦虑自评量表标准分 57 分，呈轻度焦虑状态。

3. 专科护理

①安全护理。患者入院时有明显的被害妄想症状，提供单间病房，保持环境舒适、安静；去除房间内危险物品；密切观察病情，加强巡视，必要时由专人护理；关心体谅患者，建立信任的护患关系，加强交流，了解和掌握患者的语言、情绪、行为表现，加强对幻觉

次数、频率和内容的评估，及早发现冲动、毁物、自伤及伤人行为的先兆，确保患者和他人安全。②睡眠护理。患者睡眠差，持续评估患者睡眠质量改善情况，夜间巡视注意“四轻”。③遵医嘱用药，观察利培酮、氯氮平等抗精神病药物的不良反应。④健康教育。患者主动就医，文化程度较高，此次发病有恐慌心理，健康教育侧重对甲卡西酮的药理作用、依赖机制、科学戒断等的宣教。

四、诊疗体会

1. 甲卡西酮具有较强的交感神经兴奋作用

甲卡西酮滥用可引起兴奋、激动、欣快、多语、食欲下降、双手颤抖，以及血压升高和心率增快等表现，并可产生严重失眠、幻觉和抑郁等，严重者可致死亡。其临床表现与冰毒类似，与用药剂量、时间长短和使用方式有关。

2. 利培酮和氯氮平联合应用疗效较好

本例患者在增加甲卡西酮滥用剂量后出现明显的精神病性症状，如关系妄想、被害妄想、情绪不稳、易激惹、生活懒散等，并导致工作事故和攻击伤人事件等，都说明甲卡西酮滥用不仅导致神经损害还会造成社会危害。利培酮和氯氮平联合应用获得了很好的治疗效果，经过 3 周的系统治疗，患者的被害妄想、关系妄想症状基本消失，情绪平稳，主动接受治疗，参加心理团体活动。出院后多次随访，患者病情稳定，能积极主动配合治疗，完成抗精神病药物的减量和停药，家属对疗效满意。

五、专家点评

甲卡西酮是苯丙胺类中枢兴奋剂，可以导致幻觉、妄想等精神病性症状，包括病理性赌博和暴力伤人事件，这些不良反应在本例患者身上都有所体现，说明甲卡西酮对神经系统有较强的损害。临床上以抗精神病性对症治疗为主，联合用药可以获得有效的治疗效果，使用氯氮平要定期复查血常规。精神活性物质所致精神病性障碍一般经过 3 个月的系统治疗精神症状可以缓解和消除，否则有共病的可能。

（童　波　闫愉华　高　琴）

参 考 文 献

Bajaj N，Mullen D，Wylie S. 2010. Dependence and psychosis with 4-methylmethcathinone use. BMJ Case Reports，497-503.

Martinez-Clemente J，Lopez-Arnau R，Carbo M，et al. 2013. Mephedrone pharmacokinetics after intravenous and oral administration in rats：relation to pharmacodynamics. Berl，229（2）：295-306.

Odoardi S，Romolo FS，Strano-Rossi S. 2016. Asnapshot on NPS：distribution of drugs in seized materials analysed in an Italian forensic laboratory in the period 2013-2015. Forensic Sci Int，265：116-120.

案例26　酒精依赖17年伴甲卡西酮滥用6年

一、病案介绍

1. 病史

患者男性，35岁，山西长治人，因“习惯性饮酒8年，酗酒9年，酒后间断性吸食甲卡西酮6年”被家人强制送入院。17年前，患者因“无聊”经常和朋友一起饮酒。因父母管教比较严，虽然经常饮酒，但没有酒瘾。2010年开始做生意，经济比较宽裕，随着其社会交往逐渐频繁，饮酒频率也逐渐增加，从偶尔少量饮酒发展为社交性饮酒。酒后感到心情愉快、紧张缓解、胆大敢讲，半年后逐步形成习惯性饮酒，酒量逐渐增大。饮酒后兴奋、话多、语言凌乱、步态不稳，严重时出现头晕、恶心、呕吐等不适症状。清醒后继续饮酒。患者无法控制自己的饮酒行为，几乎每天都饮酒，经常醉酒，每天约饮高度白酒1瓶（42°，500ml），外加330ml啤酒2罐，饮酒后很少进主食。自述中断一天不饮酒，就会出现心悸、烦躁、恶心、食欲缺乏、出汗、手抖等症状，再次饮酒后上述表现即可消失。近几年，患者酒量增加，晨起饮酒、空腹饮酒成为常态。饮酒成为患者每日生活的第一需求，为了饮酒不顾一切。若不能得到满足则大发脾气，甚至出现冲动毁物行为，经常酒后闹事。2013年，患者因为生意的事情与家人发生矛盾，每天处于醉酒状态，并且开始间断烫吸甲卡西酮，每次只吸几口。自认为烫吸甲卡西酮可以醒酒，同时会感到兴奋、愉悦。此后，患者每日保持大量饮酒、醉酒，然后再吸食甲卡西酮“醒酒”。甲卡西酮吸食剂量和次数也逐渐增加，平均1.0g/d，分2～3次吸食。停止吸食半天以上就会出现心悸、烦躁、四肢肌肉疼痛、双手震颤、情绪低落等症状，再次吸食后症状即刻缓解。患者入院前每天饮42°以上白酒500ml，330ml啤酒2罐；吸食甲卡西酮1.0g/d。自吸食甲卡西酮以来，患者每日沉迷于饮酒和吸毒，生活懒散，爱好缺失，不能打理生意，不愿意和他人接触，和过去判若两人。近2个月来，患者精神状态差，饮食欠佳，入睡困难，小便正常，大便干结、无规律。患者无寒战、高热，无昏迷、抽搐，无大小便失禁，否认幻听、幻视和妄想等精神症状。

患者年幼时有“无意识地清嗓子、喊叫”行为，曾在医院诊断为“惊恐障碍、进食障碍”，成年后症状消失，具体治疗情况不详。患者父母健康，否认家族中两系三代精神疾病及癫痫病史。

2. 体格检查

体温36.6℃，脉搏84次/分，呼吸20次/分，血压128/78mmHg。神志清楚，精神欠佳，体形适中，营养一般，面色晦暗，慢性吸毒面容，自动步入病房。全身皮肤、黏膜无皮疹、黄染及出血点，浅表淋巴结未触及肿大。头颅大小正常，无畸形。眼睑无下垂，巩膜无黄染，结膜无充血、水肿，双侧瞳孔等大等圆，直径3.5mm，对光反射灵敏。口唇暗红，牙齿排列整齐，牙龈轻度萎缩，咽部无充血，扁桃体不肿大。颈部对称，气管居中，无颈静脉怒张，颈部淋巴结未触及肿大。甲状腺大小正常，无压痛，未触及结节。胸廓双侧对称、无畸形，双肺呼吸音清，未闻及哮鸣音及干、湿啰音。心率 84 次/分、律齐，各瓣膜听诊区未闻及病理性杂音。腹软，全腹无压痛和反跳痛，无移动性浊音，肝脾肋下未触及。四肢活动自如、无畸形，双下肢无水肿，双上肢轻度震颤。肛门及外生殖器未查。生理性神经反射存在，病理反射未引出。

3. 精神专科检查

患者意识清晰，精神欠佳，表情自然，衣着整洁，年貌相符，情绪低落，自我评价低，接触主动，对答切题，诊疗合作；未查及感觉障碍，未引出明显的幻视、幻听等症状及感知觉综合障碍症状；语速适中，思维连贯，未查及思维联想障碍及思维内容障碍；对生活、工作没有信心，意志减弱；时间、空间、地点、人物及自我定向力完整，记忆力减退，注意力及智力检查未见异常；睡眠差，入睡困难；自知力不完整；思维内容和情感反应与周围环境尚协调；承认对酒精和甲卡西酮有比较强的渴求。

4. 辅助检查

血、尿、便常规无异常。血生化：三酰甘油 6.05mmol/L，胆固醇 6.31mmol/L；肝功能：转氨酶等均正常；电解质：钾 4.62mmol/L，钠 143.5.2mmol/L，氯 100.7mmol/L，钙 1.29mmol/L；心肌酶：CK 38U/L，CK-MB 21U/L。心电图、胸腹部影像学检查无异常。

尿液依赖物质定性试验：甲卡西酮阳性，吗啡、氯胺酮、甲基苯丙胺、苯二氮䓬类均为阴性。

5. 心理测评

酒精使用障碍筛查问卷测评：标准分 24 分，呈酒精依赖状态；抑郁自评量表测评：中度抑郁；焦虑自评量表测评：轻度焦虑；症状自评量表测评（SCL-90）：状态不佳。心理测评提示存在强迫、抑郁、焦虑、敌对、恐怖、偏执、人际关系敏感等精神病性症状。

二、诊断思维过程

1. 诊断与诊断依据

依据 ICD-10 疾病诊断标准，结合病史、临床表现和辅助检查，临床诊断：①酒精依赖综合征；②苯丙胺类物质（甲卡西酮）依赖综合征。

诊断依据：①症状标准——反复饮酒及吸食甲卡西酮，耐受性增强，停用或减少用量后出现明显的四肢肌肉疼痛、心悸、烦躁、失眠、情绪低落等戒断症状；饮酒后出现兴奋、话多、语言凌乱、步态不稳等症状，严重时出现头晕、恶心、呕吐等。②病程标准——习惯性饮酒 8 年，酗酒 9 年，间断性吸食甲卡西酮 6 年。③严重标准——以饮酒及吸毒为生活中心，生活懒散、爱好缺失、意志减弱、记忆力下降、情绪低落、饮食和睡眠差，严重影响家庭生活及工作。④尿液甲卡西酮试验阳性。

2. 鉴别诊断

依据ICD-10疾病诊断标准，需要与相关疾病鉴别。

（1）与精神活性物质所致精神病性障碍鉴别：主要包括海洛因、冰毒、氯胺酮等常见精神活性物质，以及曲马多、泰勒宁等精神麻醉处方药。通过物质滥用病史和相关实验室检查结果可以做出鉴别诊断。

（2）与偏执性精神病和情感性障碍的躁狂症鉴别：本例患者无幻觉、妄想症状，无情感高涨等躁狂症表现，无间歇发作的特点，故可以鉴别。

（3）与精神分裂症鉴别：本例患者有饮酒及甲卡西酮滥用史，停止饮酒及吸食甲卡西酮后出现四肢肌肉疼痛、心悸、烦躁、失眠、情绪低落等症状，尿液甲卡西酮试验阳性，无幻觉和妄想等精神病性症状，可与精神分裂症鉴别。

（4）与抑郁症鉴别：抑郁发作通常有心境低落、兴趣和愉快感丧失、思维迟缓、意志减弱等表现。本例患者有明显的酒精及甲卡西酮滥用史，情绪低落与酒精及甲卡西酮滥用关系密切，停止饮酒及吸食甲卡西酮后情绪低落缓解，可与之鉴别。

（5）与韦尼克脑病鉴别：本例患者无眼异常，无共济失调和意识模糊，故可以鉴别。

（6）与酒精性肝硬化鉴别：本例患者有明确的饮酒史和酗酒经历，但无明显恶心呕吐、厌食厌油和皮肤黏膜出血等表现，肝脾无明显肿大，转氨酶等多项肝功能检测指标均在正常范围，故不支持酒精性肝硬化诊断。

三、治疗过程和结果

治疗原则：①根据患者酒精依赖的程度及甲卡西酮依赖的程度制定个体化治疗方案，包括心理治疗、酒精依赖及甲卡西酮依赖专科治疗；②采用药物、心理、家庭、社会等综合措施干预物质依赖。

治疗方案：第一阶段，急性酒精戒断治疗，给予苯二氮䓬类药物奥沙西泮进行递减脱瘾治疗，通过药物治疗等帮助患者戒酒；甲卡西酮戒断治疗，以对症治疗为主，控制患者焦虑、抑郁、失眠等戒断症状。第二阶段，康复及预防复发治疗。物质戒断后需要进一步行躯体、心理社会康复治疗，保持物质戒断状态，预防复发。

1. 药物治疗

患者为双重物质依赖，治疗相对复杂。①选用奥沙西泮片30mg/次、每6小时一次口服治疗。主要是控制酒精急性戒断症状，也对甲卡西酮戒断引起的焦虑、失眠等症状有治疗作用。②给予盐酸氟西汀胶囊20mg/d，改善其抑郁、焦虑情绪。③给予维生素B_1、B_2、B_6等，促进神经恢复，预防韦尼克脑病。④静脉输液补充能量，维持水、电解质平衡。⑤入院第5天患者情绪不稳，大喊大叫，考虑是由于甲卡西酮戒断引起的症状，增加氟哌啶醇片4mg/次、2次/天口服。⑥考虑到苯二氮䓬类依赖性问题，奥沙西泮片逐日递减，2周后改为阿普唑仑片0.8mg口服，患者不适症状逐渐缓解。入院第3周患者病情平稳，情绪稳定，精神状态好，睡眠明显改善，惊恐、焦虑症状明显减轻，继续给予盐酸氟西汀胶囊、氟哌啶醇片等药物治疗。患者住院1个月后康复出院。酒精依赖和甲卡西酮依赖戒断症状控制理想，情绪平稳，交流沟通正常，睡眠好，无幻觉、妄想症状，无抽搐、震颤症状。治疗效果满意，出院后继续服用盐酸氟西汀胶囊治疗，氟哌啶醇片 2mg/d 口服，并逐渐递减停药，门诊随访。

2. 心理治疗

心理评估：通过入院宣教与关系维护，在临床控制戒断症状的同时顺利建立咨询关系，帮助患者尽快适应住院环境，唤醒主动治疗动机，提高治疗依从性，配合完成生理脱瘾与康复期治疗。动机促动性交谈（MI）是动机强化治疗的主要方法，通过表达共情、呈现差距、避免争论、化解阻抗及支持自信，增强患者对住院治疗的信心。住院期间安排了 3 次家庭治疗，收到了很好的效果，改善了家庭关系。尤其是第三次家庭治疗效果更为明显，患者和家属共同参与讨论戒瘾康复行动计划，患者主动接受戒瘾康复心理干预实施办法和情绪管理督导建议，邀请心理医生给予康复指导，获得了预期治疗效果。

3. 专科护理

患者存在两种物质依赖，依据其临床特点，在不同时间侧重于不同的护理工作。①入院初期加强生命体征监测、病情变化和情绪变化的评估，及早发现戒断症状。②用药护理。告知患者遵医嘱服药的重要性，发放口服药时"看药到口"，防止漏服或藏药现象发生；使用氟哌啶醇期间，观察阳性症状的改善情况及药物不良反应。③基础护理。嘱患者流质饮食，进食易消化食物并少量多餐，禁食鸡蛋和馒头等易噎食物，多食富含 B 族维生素和蛋白质的食物，营养均衡；鼓励患者多饮水，增加高纤维素蔬菜和水果的摄入，改善便秘；改善睡眠；鼓励患者料理个人卫生，规范作息，适量运动。④心理护理。和患者多沟通交流，建立良好的护患关系，多听患者的倾诉，释放其心理压力。⑤健康宣教。患者对酒精和甲卡西酮依赖及危害认知不全，教会患者正确应对生活中不良事件的方法、人际沟通技巧，改善家庭关系；加强依赖物质宣传教育，提高认知，增强戒断动机。⑥出院指导。叮嘱患者出院后保持操守，远离毒品及毒友，并在医生的指导下按时服药，定期复查；规避高风险环境和应对高危情景，必要时请心理医生给予支持和帮助；规律作息，保证充足的睡眠，保持心情愉悦，多参加户外有氧运动。

四、诊疗体会

1. 本例患者存在酒精和甲卡西酮两种物质依赖，属于临床罕见案例

由于二者的药理作用相反，患者错误地认为甲卡西酮可以醒酒和改善心情。其实，醉酒后吸食甲卡西酮可产生很强的协同作用，即先兴奋后抑制：使血液中有害物质迅速增加，作用时间延长，引起急性酒精中毒，中枢神经过度抑制、呼吸中枢抑制，甚至可因呼吸停止而死亡。另外，饮酒后血管扩张和吸食甲卡西酮后血压升高都可对心血管系统造成严重的损害，患者可能会因为血管破裂而死亡。因此，醉酒后吸食甲卡西酮风险极大，两种物质依赖增加了临床治疗的难度。

2. 甲卡西酮的危害

甲卡西酮是苯丙胺类兴奋剂，具有交感兴奋作用，可直接作用于中枢神经系统，引起欣快、兴奋、多语、食欲下降、入睡困难及双手震颤等表现，并能加快心率和升高血压，严重者可致死。吸食合成卡西酮类物质可引起易怒、烦躁、妄想、攻击性增强等表现，具有极大的社会危害性。

3. 奥沙西泮常作为老年患者及肝肾功能异常者的戒酒首选药

酒精依赖综合征（酒精中毒）是对酒精出现了耐受并有戒断反应，酒精戒断综合征为酒精依赖者在其末次饮酒后 6 ～24 小时产生的一系列典型的综合征。这与长期饮酒导致谷氨酸能受体的敏感性降低，产生脱抑制性兴奋有关。当酒精戒断时，拟谷氨酸能受体功能骤降，表现为苯二氮䓬类戒断症状，故酒精戒断与苯二氮䓬类戒断效应非常相似。因此，在酒精戒断的时候，可选用苯二氮䓬类药物治疗。奥沙西泮属苯二氮䓬类药物，为地西泮的活性代谢产物，可刺激性抑制谷氨酸能信号通路，控制酒精戒断症状及缩短进程。临床表现为起效快、过度镇静和呼吸抑制较小的特点。因此，奥沙西泮常作为老年患者及肝肾功能异常者的戒酒首选药。

由于酒精依赖者个体差异较大，首次苯二氮䓬类药物剂量的选择也应差异化，建议首次剂量保守些，以免发生过度镇静。通过快速评估，及时调整剂量达到治疗效果。由于奥沙西泮片为短效苯二氮䓬类药物，半衰期短，药物在体内浓度波动大，治疗过程中可能会发生波动或反跳现象，可能与给药期间药物浓度快速衰减有关。同时应注意，苯二氮䓬类药物长期使用可能会产生依赖。

五、专家点评

患者酒精依赖及甲卡西酮依赖的病史和临床表现比较明确，诊断成立。是否存在“多种物质滥用”的诊断？临床上我们经常看到酒精依赖合并其他精神活性物质使用的患者。多种物质滥用给诊断、评估带来很多困难。尿检是常用的检查方法，但是即使尿检阳性也只是说明患者近期使用过该物质，而不能说明对该物质产生耐受或形成依赖。因此，在多种物质滥用治疗前需要评估多种物质间的相互作用、复杂的戒断症状和多种并发症的风险。本例患者在饮酒后习惯性吸食甲卡西酮，属于两种精神活性物质同时使用。其目的是为“醒酒”，增强愉悦、欣快的心理效应和感受，减少酒后“语言凌乱、步态不稳”的副作用。因此，多药滥用诊断是成立的。多药滥用的治疗往往需要生物-心理-社会医学模式相统一的综合性治疗。对于合并其他躯体疾病、精神病性障碍的患者，需要做到积极处理共病的原则。

抗抑郁药起效时间较慢，一般需要 2～3 周才能起效。酒精依赖和甲卡西酮依赖者多数会出现情绪问题，抗抑郁药可以适当提前介入。如果伴有精神病性症状，尽量选用非典型性抗精神病药物，减少药物副作用。

既往史提及年幼时有“无意识地清嗓子、喊叫”行为，应进一步询问病史及进行相关检查，以排除“注意缺陷多动障碍”的诊断。有研究显示，多动障碍的儿童人格一般存在自控性差、易激惹、易焦虑及抑郁等特点，对外界刺激反应过度，情绪激发后难以平息，易出现冒险和新奇的行为，并且不大顾及后果。如若诊断成立，则为本例患者成年后滥用精神活性物质提供了人格基础，也为治疗过程中的心理干预提供了方向。

（吕福慧　李芳利　高　琴）

参 考 文 献

魏俊洁，李会敏. 2018. 酒精依赖者地西泮替代治疗的急性期观察与护理. 海峡药学，30（12）：219，220.

杨君霞，孙相本，杨君义. 1999. 酒精戒断综合征. 中国药物滥用防治杂志，（1）：43-45.

赵敏，郝伟，李静. 2018. 酒精相关障碍的非药物治疗. 中国药物滥用防治杂志，24（02）：63-65.

周兰雪. 2019. 酒精依赖患者药物干预与预后的关联性研究. 临床医药文献电子杂志，6（5）：152.

Bajaj N，Mullen D，Wylie S. 2010. Dependence and psychosis with 4-methylmethcathinone use. BMJ Case Reports，497-503.

麻古依赖

案例27 麻古依赖伴突发性室上性心动过速

一、病案介绍

1.病史

患者男性，45岁，已婚，因“反复烫吸麻古6年余，易激惹2年”入院。患者自述于2012年5月受朋友影响首次烫吸麻古，开始只吸食几口，吸食后兴奋、欣快、话语增多、不睡不眠、精力充沛、性欲增强。为体验欣快感，患者经常吸食，吸食剂量也不断增加，保持在2～3次/周、3～5粒/次。中断吸食麻古3～5天即可出现乏力、精神委靡、注意力不集中、兴趣缺乏等表现，并有强烈再吸食愿望。再次吸食后上述不适迅速缓解。2017年初，患者脾气明显变差，尤其是烫吸麻古后脾气暴躁，稍有不如意就大吵大闹、打砸东西。2018年11月15日因吸食麻古被抓，强行送入医院治疗。患者无高热、昏迷、抽搐、恶心呕吐，无意识障碍，无大小便失禁。否认幻觉、妄想症状，否认自伤、伤人、自杀行为。否认胸闷气短、呼吸困难表现。

患者既往有“冠状动脉粥样硬化性心脏病、心功能不全”病史3年，有胸闷、胸痛发作病史，运动后胸部不适症状加重，具体治疗不详；否认支气管哮喘、高血压、糖尿病病史；否认肝炎、伤寒、结核等传染病病史；否认手术、外伤及输血史；否认药物、食物过敏史；否认滥用其他精神活性物质史。个人史、婚育史、家族史无特殊。两系三代无精神疾病病史，否认近亲婚配。

2.体格检查

体温36.6℃，脉搏96次/分，呼吸20次/分，血压120/84mmHg。神志清楚，发育正常，营养中等，慢性吸毒面容，自动体位，查体合作。皮肤、黏膜无黄染、皮疹、出血点。浅表淋巴结无肿大。头颅正常，巩膜无黄染，双侧瞳孔等大等圆，直径2.5mm，对光反射存在。口唇未见发绀，鼻唇沟对称，颈软，气管居中，颈静脉无充盈。胸廓双侧对称，呼吸运动均匀，无“三凹征”。双肺呼吸音清，未闻及干、湿啰音。心率96次/分、律齐，未闻及病理性杂音。腹平软，无腹壁静脉曲张，无压痛及反跳痛，肝脾肋下未触及。脊柱及四肢无畸形，关节无红肿、压痛，双下肢无水肿。生理性神经反射存在，病理反射未引出。

3. 精神专科检查

患者意识清晰，定向力完整，接触主动，对答切题；未引出幻觉、妄想症状；思维连贯，注意力尚集中，记忆力减退；表情自然，情绪不稳定，曾有短暂自杀念头，情感反应协调；意志活动及行为未见异常，自知力不完整。

4. 辅助检查

血尿常规和血电解质检查均正常。传染病筛查：HCV 抗体阳性，乙肝五项、TPPA 抗体、HIV 抗体均阴性。肝功能检查：ALT 263.8U/L，AST 98.4U/L，ALP 112.5U/L，GGT 164.5U/L。肾功能检查：尿酸 445.0μmol/L。心肌酶谱检查：CK 584.8U/L，CK-MB 33.1U/L。心电图示窦性心律，ST-T 改变。

尿液依赖物质定性试验：甲基苯丙胺阳性，吗啡、氯胺酮阴性。

5. 心理测评

入院心理测评，抑郁自评量表（SDS）测评：标准分 68 分，提示为中度抑郁状态；焦虑自评量表（SAS）测评：标准分 55 分，提示为轻度焦虑状态。

二、诊断思维过程

1. 诊断与诊断依据

依据 ICD-10 疾病诊断标准，结合病史、临床表现和辅助检查，临床诊断：①甲基苯丙胺类兴奋剂（麻古）依赖综合征；②冠状动脉粥样硬化性心脏病；③丙型病毒性肝炎；④高尿酸血症。

诊断依据：①患者为中年男性，有明确的麻古（苯丙胺类兴奋剂）滥用病史 6 年余；②吸食麻古后有兴奋、欣快等表现，中断吸食即可出现乏力、精神委靡、注意力不集中等不适，并有强烈渴求感；③尿液甲基苯丙胺检测为阳性；④既往有冠心病病史，有胸闷、胸痛发作病史，运动后胸部不适症状加重；⑤心电图检查显示窦性心律，ST-T 改变；⑥实验室辅助检查提示 HCV 抗体阳性，转氨酶升高，尿酸升高，心肌酶谱升高。

2. 鉴别诊断

（1）与吗啡、曲马多、氨酚羟考酮等药物滥用鉴别：一般都有比较明确的药物滥用史，基本清楚滥用物质的名称。吗啡等镇痛药物的躯体戒断反应一般比较明显。尿液毒理检测结果具有重要的诊断意义。

（2）与氯胺酮依赖综合征鉴别：一般有明确的鼻吸 K 粉滥用史，记忆力下降明显，体重下降明显，伴有尿频、尿急、尿痛、排尿不适或上腹胃脘部疼痛。部分患者有鼻黏膜溃疡、穿孔等症状。尿液氯胺酮定性检测为阳性。综上，可做出鉴别。

三、治疗过程和结果

1. 药物治疗

治疗原则：立即停用有害物质；加快有毒物质的排泄；给予镇静等对症治疗，改善睡眠质量，保证良好的休息；扩张冠状动脉，营养心肌，减少无氧消耗，预防心肌缺血性发作；积极给予保肝降酶治疗。

给予镇静、抗焦虑、改善睡眠障碍的对症治疗。考虑到患者病程较长，肝脏转氨酶和转肽酶均升高，有肝功能受损表现，因此应尽量减少使用肝损害药物。给予阿普唑仑、罗通定、谷维素片口服，以镇静安神、抗焦虑、改善睡眠；给予吡拉西坦、B 族维生素、胞二磷胆碱钠等营养脑神经；给予肌苷片和联苯酸酯护肝降酶。入院后治疗过程顺利，焦虑抑郁症状明显缓解，睡眠障碍明显改善，情绪平稳。无胸闷、气短和心前区疼痛表现。

住院第 11 天，无明显诱因，患者突发心前区疼痛不适，无放射痛，呼吸困难，意识清晰，无恶心、呕吐。立即给予低流量吸氧、心电监护、复方丹参滴丸含服、丹参注射液静脉滴注等对症处理，症状逐渐缓解。偶有活动后心前区不适感，但不需要特殊治疗即可逐渐缓解。住院第 33 天，患者再次突发心前区疼痛、胸闷、气短、心悸、呼吸急促、咽喉部紧缩感、头晕、烦躁、大汗淋漓等严重不适症状。查体：神志清楚，痛苦病容，端坐位，呼吸急促。无抽搐、呕吐、发热。心率 224 次/分，未闻及明显的病理性杂音，无腹痛。急查床旁心电图：①心律失常（室上性心动过速）；②ST-T 改变；③P 波与 T 波融合。根据患者症状及心电图表现可诊断为室上性心动过速。立即给予心电监护、鼻导管持续性吸氧，速效救心丸 10 粒舌下含服。10 分钟后症状无缓解，心电监护提示心率仍维持在 220～240 次/分，后予咽部刺激、眼球压迫及颈动脉窦按摩等处理症状仍未见缓解。给予西地兰 0.3mg+5%葡萄糖溶液 20ml 缓慢静脉注射。患者诉心前区不适症状较前稍有好转，心率 200 次/分，未闻及明显的病理性杂音，血压 200/136mmHg。但是患者头痛、头晕较前加重，仍有胸闷气短、烦躁不安表现，遂急转当地市级医院治疗。

后期回访，患者在当地市级医院住院 10 天，经过积极抗心律失常治疗，症状缓解出院。住院期间患者进行心脏超声、动态心电图及螺旋 CT 等检查，明确冠心病诊断。患者拒绝心血管造影检查和射频消融治疗，目前维持扩张冠状动脉等对症治疗，患者保持操守。

2. 心理治疗

心理评估：本例患者为物质依赖同时伴有焦虑、抑郁情绪。患者称是为了缓解躯体疼痛滥用依赖物质，但依赖物质的使用导致了严重的睡眠问题等。心理评估显示本例患者存在戒断动机，但认知水平较差，社会支持系统不良，复吸风险较高，因此心理治疗侧重于提升患者的治疗动机，同时调动患者自身的自助资源，加强认知行为治疗，修复部分社会支持系统，以稳定患者的治疗效果。

治疗前期：与患者建立良好的信任关系，患者的配合程度明显改善，主动改变的意愿和治疗动机都得到提高。

治疗中期：受到患者年龄及文化水平的限制，针对患者的认知行为治疗必须循序渐进，在良好的医患同盟关系基础上，不断提升患者的治疗动机和对毒品的认知水平，治疗中患者的焦虑逐步减轻，抑郁症状逐渐缓解，身心逐步康复的同时，加强了患者治疗的信心。心理测评，SDS 标准分 61 分，提示为中度抑郁状态；SAS 标准分 45 分，提示无焦虑状态。

治疗后期：患者家庭关系破裂、周围吸毒人员较多、社会支持系统较差，这也是患者出院后可能复吸的高危因素。故将心理治疗的重点放在寻求患者自身自助资源并尝试修复部分社会支持系统，建议与患者妻子进行沟通，提高家属对毒品的认知，增强患者的社会支持系统，稳定治疗效果。心理测评结果：SDS 标准分 52 分，提示为轻度抑郁状态；SAS 标准分 38 分，提示无焦虑状态。

3. 专科护理

①患者既往有冠心病病史，密切监测生命体征，评估有无胸闷、胸痛、心悸、呼吸困难等心肌缺血症状及麻古戒断症状，及时发现并报告医生。②备好抢救物品，随时做好抢救准备。③心理护理。接纳、尊重和关心患者，鼓励其倾诉不良情绪，耐心倾听，帮助患者改善不良情绪，避免因情绪激动加重心肌耗氧。④保持环境安静舒适，巡视时注意“四轻”，遵医嘱给予镇静催眠药物，评估睡眠情况及失眠导致的躯体症状，及时反馈给医生。⑤饮食护理。给予低盐、低脂、富含纤维素食物，禁忌烟酒和刺激性饮食，保持排便通畅。⑥注意休息，根据心功能适量运动，避免劳累。⑦传染病护理。患者 HCV 抗体阳性，护理过程中注意防护，防止职业暴露；告知患者不与他人共用剃须刀、牙具等，避免交叉感染。

患者入院后经过脱毒治疗，以及镇静、抗焦虑、改善睡眠障碍等对症治疗，焦虑抑郁症状明显缓解，睡眠障碍明显改善，情绪平稳。但是患者在住院期间两次突发心前区疼痛、胸闷、气短、心悸、呼吸急促、头晕、烦躁、大汗淋漓等，心电图显示心率 224 次/分，呈室上性心动过速，伴有明显的 ST-T 改变，P 波与 T 波融合。结合患者既往“冠状动脉粥样硬化性心脏病、心功能不全”病史，临床补充诊断：心律失常，室上性心动过速，冠状动脉粥样硬化性心脏病。患者转诊治疗后胸痛、胸闷、心悸、气短等症状缓解，恢复正常窦性心律。

补充诊断：①心律失常，室上性心动过速；②冠状动脉粥样硬化性心脏病，心绞痛，心功能Ⅱ级。

四、诊疗体会

1. 苯丙胺滥用对心血管系统的损害

苯丙胺促使中枢神经大量释放去甲肾上腺素和多巴胺（DA），产生拟交感神经兴奋症状，出现兴奋、欣快、面部充血、出汗、心率加快、血压升高等表现，严重时可出现心血管系统并发症，危及生命。而过度的兴奋活动和严重的失眠及过度的焦虑情绪导致血管紧张度升高、心搏出量增加，从而诱发心血管疾病。因此，临床上苯丙胺类滥用者入院时要特别关注心血管系统症状变化，尤其是原有心血管疾病或心功能不全的患者，做到及时发现、积极处理，减少并发症的发生。

2. 苯丙胺类物质依赖综合征伴严重躯体疾病患者的治疗原则

对苯丙胺类物质依赖综合征及伴有严重躯体疾病患者的治疗应重视以下几个方面：①早期的脱毒治疗。与阿片类物质依赖不同，甲基苯丙胺类物质依赖目前尚无替代药物，脱毒治疗以镇静休息、促进毒素排泄及营养补充为主。②伴有严重或多种基础疾病的患者还应根据诊疗指南积极治疗躯体疾病，如糖尿病、高血压、冠心病等。有研究报告显示，积极治疗戒毒者的躯体疾病可提高戒断的成功率。③精神症状及睡眠障碍的对症治疗，根据每个患者的精神症状及睡眠情况进行个体化的对症治疗，适时调整药物，减少不良反应。患者的精神症状及睡眠改善稳定后要及时减量和停药，防止形成新的药物依赖，防止药物造成的肝肾功能损害。④有研究表明，甲基苯丙胺可导致脑结构改变，物理治疗可以促进脑功能康复。因此，应督促患者积极进行物理治疗，如生物反馈治疗、经颅磁刺激治疗等。⑤有氧运动可以改善依赖者的抑制功能，心理干预可以缓解焦虑抑郁情绪，改善和舒缓机体紧张状态，有利于躯体疾病的康复。⑥精神病性障碍和人格障碍是甲基苯丙胺类物质依赖者的共同表现，也是后期复吸的重要因素。因此，在治疗躯体疾病的同时应重视心理干预。

3. 彻底戒断毒瘾是避免该类患者发生心血管疾病的根本

本例患者麻古滥用6年余、冠心病3年，从时间上看可能会认为冠心病是由麻古引起的。其实，冠心病形成的过程会更长一些，因为冠心病是在冠状动脉粥样硬化病变基础上发生的血管狭窄、血管痉挛、血栓形成甚至血管腔阻塞，引起心肌缺血性坏死，也可能处于隐匿状态。患者滥用麻古可以导致机体肾上腺素、去甲肾上腺素和儿茶酚胺分泌增加，表现出心率增快、心输出量增加，加重了心脏供血不足、心肌缺血和心功能不全等症状。因此，彻底戒断麻古、减轻心脏负荷是预防冠心病发作的关键。

4. 实施有效治疗是改善心脏功能的关键

尽早明确心血管疾病诊断，制定切实可行的治疗方案，采取有效治疗手段是改善心脏功能的重要措施；心理干预治疗有助于提高患者的治疗动机和依从性。

五、专家点评

苯丙胺类兴奋剂依赖综合征比较常见，诊断也并不困难，但伴有冠心病、室上性心动过速的案例罕见，尤其是治疗期间冠心病发作。本例患者入院时心肌酶谱辅助检查及心电图已经提示患者伴有心肌疾病，应早期用药物干预治疗。同时，应尽快完善心脏超声等影像学检查。另外，心理测评量表提示患者存在抑郁焦虑情绪，应早期给予对症处理和积极的心理干预，舒缓焦虑情绪，减少反射性的心脏功能影响。本案例提示，在物质依赖临床治疗中，在提高物质依赖综合征诊治水平的同时，一定要提高内科相关疾病的诊疗技术和抢救技能，以应对各种突发性医疗事件。

（王剑辉　张劲夫　李奉阳　康宁惠）

参 考 文 献

唐浩，李晨，宋恩丞，等. 2018. 甲基苯丙胺成瘾者人格特质与心理渴求关系的研究. 中华行为医学与脑科学杂志，27（11）：1020.

周延明，赵艳明，张忠明，等. 2015. 苯丙胺类兴奋剂滥用者并发躯体疾病的调查. 中国药物依赖性杂志，24（3）：206-209.

朱纬国，刘书奎，刘增训. 2015. 重复经颅磁刺激改善甲基苯丙胺依赖者焦虑及心理渴求症状的对照研究. 精神医学杂志，28（4）：245-247.

案例 28　麻古依赖致精神病性障碍

一、病案介绍

1. 病史

患者男性，35 岁，离异，因“吸食麻古 2 年余，敏感多疑、行为异常半年”入院。患者于 2 年前在朋友影响下开始吸食麻古，1～3 颗/次。吸食后精神兴奋、思维敏捷、话语增多、疲劳消除、性欲增强，自认为是“保健良药”，保持吸食 2～3 次/月，中间未间断。曾经合并使用冰毒 2 次，因感觉味道不好而未再使用。1 年前，因为工作原因曾试图停用，但停用后出现心悸不安、烦躁焦虑、易发脾气、注意力不集中、严重失眠等表现，不得不再次使用。近半年来患者出现敏感多疑，有时候小区邻居咳嗽一声都觉得是在针对自己，为此还辱骂他人；有时候听到他人在说自己的坏话；自认为“思想超前，大家都理解不了”。每次吸食麻古后都有几天几夜不睡觉，无法正常上班，每份工作都做不到一个月便被开除，并为此经常和家人吵架，大发脾气。2018 年 11 月 3 日在家人陪同下前来笔者所在医院戒毒治疗，门诊以“甲基苯丙胺依赖综合征”收入院。患者自吸食麻古以来，不能正常生活和工作，不能参加社会交往，自知力不完整，不能正确评判自身言行举止。患者饮食尚可，睡眠欠佳，大小便正常，体重无明显改变，无明显情绪低落及高涨，无毁物、伤人、自残等行为，无寒战、发热，无昏迷、抽搐，无大小便失禁。

既往史无特殊，平素偶尔抽烟、饮酒。两系三代无精神病病史，否认近亲婚配，父亲有高血压病史，其余无特殊。

2. 体格检查

体温 36.5℃，脉搏 78 次/分，呼吸 18 次/分，血压 120/80mmHg。发育正常，营养中等，神志清楚，表情惊恐，问话回答延迟，自动体位，查体合作。全身皮肤及巩膜无黄染，全身浅表淋巴结无肿大。五官端正，双侧瞳孔等大等圆，直径 3.0mm，对光反射灵敏。口唇轻度发绀，颈软，气管居中，甲状腺无肿大。胸廓双侧对称，双肺呼吸运动均匀，双肺未闻及干、湿啰音。心率 78 次/分、律齐，未闻及病理性杂音。腹平软，无压痛、反跳痛，肝脾肋下未触及。脊柱及四肢无畸形，活动正常，关节无红肿，双下肢无水肿，四肢皮肤无注射痕迹。生理性神经反射存在，病理反射未引出。

3. 精神专科检查

患者意识清晰，精神状态一般，表情惊恐，问话回答延迟，语速中等，问答基本切题，思维联想减慢，对一个问题要思考很久才能作答；可查获幻听，否认幻视及感知觉综合障碍；有夸大妄想，未查及被害妄想和思维逻辑障碍；情感反应淡漠、不协调，检查过程中情绪有波动，显烦躁；定向力完整，智力正常，记忆力下降；对精神疾病缺乏认识，否认有精神疾病，自知力缺失。

4. 辅助检查

血常规、尿常规、电解质、肝功能、血糖、心肌酶等生化检查均正常。传染病筛查：乙肝五项、HCV 抗体、TPPA 抗体、HIV 抗体均阴性。肾功能：尿酸 360.2μmol/L。心电图检查未见异常。

尿液依赖物质定性试验：甲基苯丙胺阳性，吗啡、氯胺酮阴性。

5. 心理测评

抑郁自评量表（SDS）测评 68 分，提示为中度抑郁；焦虑自评量表（SAS）测评 55 分，提示为轻度焦虑。

二、诊断思维过程

1. 诊断与诊断依据

根据 ICD-10 疾病诊断标准，结合病史、临床表现和辅助检查，临床诊断：①使用苯丙胺类物质（麻古）依赖综合征；②使用苯丙胺类物质（麻古）所致精神病性障碍。

诊断依据：①吸食麻古病史 2 年余，吸食剂量和频次逐渐增加；②吸食麻古后精神兴奋、思维敏捷、话语增多、疲劳消除、性欲增强，停用后出现心悸不安、烦躁焦虑、易发脾气、注意力不集中、严重失眠等表现，再次使用后症状缓解；③近半年来，出现敏感多疑、脾气暴躁、易激惹等；④因为吸食麻古影响工作，多次被单位开除；⑤经常和家人吵架，发脾气；⑥有时听到有人在说自己的坏话；认为自己是天才，有超前的思想；⑦情感反应淡漠、不协调，检查过程中情绪有波动，否认有精神疾病；⑧尿液检测甲基苯丙胺阳性。

2. 鉴别诊断

（1）与心境障碍的躁狂症鉴别：心境障碍患者是以情绪高涨或者低落作为原发症状，临床常表现为“三高”或“三低”。本例患者是以精神运动性兴奋症状、情感症状为主要表现的思维障碍，故可以鉴别。

（2）精神分裂症：患者既往无精神病病史，两系三代无精神病病史，精神症状的出现和吸食麻古有明确的因果关系，故可排除。

三、治疗过程和结果

患者诊断明确，为苯丙胺类滥用所致的精神病性障碍，故临床采用综合性治疗方案：立即停用有害物质；控制和消除精神病性障碍症状；促进大脑神经功能恢复；提高心理认知水平，矫正不良行为。

1. 药物治疗

首选奥氮平口服，以控制精神症状。起始剂量 5mg/d，根据临床症状评估逐渐递增，最大剂量 20mg/d。给予丙戊酸钠缓释片口服，稳定心境、缓解情绪。给予吡拉西坦片和 B 族维生素等营养脑神经。给予肌苷片等护肝。患者尿酸偏高，但无症状，嘱低嘌呤饮食，多饮水，增加排泄。治疗前 4 周过程顺利，精神症状逐渐缓解、消失。幻听症状缓解明显，虽然偶尔还能听到短暂的说话声，但是患者对此并不像过去那么在意。情绪比较平稳，激惹和烦躁不明显，配合治疗，睡眠明显改善。患者无发热，食欲好，无恶心、呕吐，无腹痛、腹泻，皮肤、黏膜无黄染。但是，肝肾功能复查结果显示（2018 年 11 月 29 日）：ALT 454.0U/L，AST 142.0U/L，GGT 144.3U/L，尿酸 300.3μmol/L，提示肝脏损害。结合临床治疗，不排除抗精神病药物副作用的可能，故立即停用丙戊酸钠缓释片，奥氮平减量至 5mg 维持治疗，加用联苯双酯滴丸等改善肝功能。10 天后复查肝肾功能：ALT 97.5U/L，AST 59.4U/L，尿酸 202.6μmol/L，继续观察治疗。

患者住院治疗 48 天，精神状态明显好转，幻听、妄想等精神症状完全消失，停用奥氮平 1 周，未见异常精神症状，情绪平稳，睡眠尚好，对药物滥用认知度明显提高，家庭关系也明显改善。出院前再次复查肝肾功能（2018 年 12 月 18 日）：ALT 14.2U/L，AST 24.2U/L，尿酸 387.9μmol/L，ALP 46.2U/L，GGT 87.9U/L。患者转氨酶降至正常范围。

2. 心理治疗

心理评估：患者初入院时存在精神症状，前期应以药物治疗为主、心理干预为辅，待患者精神症状缓解、恢复自知力后，心理干预的目标侧重于对患者的物质依赖心理分析、动机提升和认知行为改善，后期结合家庭治疗帮助患者更好地回归家庭和社会。

治疗前期：采用支持性心理治疗，提升患者的治疗依从性，通过临床药物治疗，患者精神症状缓解、恢复自知力后，开展后续的认知行为治疗。

治疗中期：通过系统的毒品知识宣教及行为认知疗法加强患者对毒品的正确认知；通过设立阶段性目标和动机访谈来增加患者的内驱力；使用认知疗法改善患者的逻辑偏差，鼓励患者通过认知日记等识别及矫正不合理认知。

治疗后期：邀请患者父母参与家庭治疗，改变家庭氛围和家庭中的人际关系模式，探讨患者回归家庭和社会的策略。

出院时抑郁自评量表评分 50 分，焦虑自评量表评分 48 分，均正常。对比入院时评分，患者情绪明显改善，心理干预效果明显。

3. 专科护理

①安全护理。患者入院后尽量安置在安静环境中，减少刺激，减轻幻觉、妄想导致的

紧张感和行为紊乱；护士积极给予安慰和支持，减轻患者的环境陌生感和恐惧；加强巡视，观察患者的表情、语言和行为，防止毁物、自伤及伤人等冲动行为的发生；遵医嘱给药，发放口服药时必须看药入口，严防吐药或藏药；观察是否有锥体外系反应、直立性低血压、胃肠道反应等药物不良反应，发现情况及时报告医生。②睡眠护理。评估患者睡眠质量，通过规律作息，参加工娱活动，睡前避免剧烈运动、过度兴奋，避免饮用刺激性饮料等改善睡眠。③饮食护理。使用抗精神病药物期间，评估患者食欲、进食量，有无口干、便秘、腹泻等消化系统症状。鼓励患者多饮水，促进尿酸排泄，提供清淡、富含纤维素的饮食。④健康教育。患者对麻古缺乏认知，通过讲解麻古对躯体和精神的损害及吸食麻古的违法性，提高患者对麻古危害的科学认知，提高治疗依从性，增强戒断动机。

四、诊疗体会

1. 麻古滥用可导致精神病性障碍等并发症

麻古也称麻果，是一种加工后的冰毒片剂，主要成分是甲基苯丙胺和咖啡因混合物，属苯丙胺类兴奋剂。麻古具有很强的依赖性，可以产生躯体依赖和精神依赖，因具有兴奋、催情、迷幻作用，故常被滥用。长时间大剂量滥用或一次过量使用均可以引起急性中毒症状，例如，极度兴奋、思维敏捷、话语增多、性欲亢奋、感觉迟钝、运动失调、幻觉、妄想、定向力障碍等。并且可在幻觉、妄想状态下发生暴力事件，或自伤自残等行为，与偏执型精神分裂症相似。可造成恶性高血压、心源性猝死、急性肝肾功能衰竭，甚至死亡。长期滥用会出现情绪低落及疲倦、精神失常等精神病性障碍表现。

2. 麻古滥用的治疗方案

麻古滥用与甲基苯丙胺滥用的临床治疗方案相似，以对症治疗为主，有效控制精神症状，促进脑功能恢复，保护肝肾功能等。急性中毒者需要碱化尿液，加强毒素排泄，主要保护心脏和肝肾功能。根据ICD-10疾病诊断标准和临床指南，对甲基苯丙胺所致精神病性障碍可给予小剂量非典型性抗精神病药物治疗，精神症状消失后即可酌情停用。在临床治疗过程中，要特别注意抗精神病药物可能导致的肝损害。这种药源性肝损害一般出现在药物治疗的前1～2个月，常表现为一过性的无症状性转氨酶升高，少数患者会有轻度恶心、厌食等症状。实验室检查显示ALT和AST显著升高。因此，在临床治疗过程中，需要定期监测肝功能和常规性给予保肝治疗，尽量避免抗精神病药物联合应用。

3. 丙戊酸钠的药理作用及毒副作用

丙戊酸钠是一种情绪稳定剂，常用于各种癫痫治疗和躁狂症治疗。药物的毒副作用主要表现为肝损害，有导致严重肝损害甚至死亡的个案报道。临床症状是早期诊断的依据，要注意患者的一些非特异性症状，例如，乏力、厌食、嗜睡，有时伴有反复呕吐和腹痛等。当出现转氨酶、胆红素升高等肝功能异常，以及纤维蛋白原和凝血因子降低表现时，应考虑肝损害的可能，须立即停用丙戊酸钠，加强保肝治疗。

五、专家点评

麻古是一种国内外比较流行的合成毒品，属于中枢兴奋剂，所致精神病性障碍是常见表现。临床抗精神病治疗中应注意药物的毒副作用，尽量减少不必要的联合应用，保护肝肾功能。本例患者出现一过性肝功能异常与药物有关，临床应注意药物适应证的选择。

（石　娟　张　乐　刘晨亮）

参考文献

刘铁桥，郝伟. 2001. 苯丙胺类兴奋剂概介. 国外医学・精神病学分册，28（3）：129-134.

刘志民. 2002. 苯丙胺类中枢兴奋剂滥用防治. 中国药物滥用防治杂志，8（3）：4.

汪海峰，赵敏，孙海明，等. 2008. 苯丙胺类兴奋剂滥用的治疗研究进展. 中国药物依赖性杂志，17（4）：259-263.

第三部分

大麻类物质依赖

案例 29　大麻滥用致精神和行为障碍

一、病案介绍

1. 病史

患者男性，28 岁，因“反复吸食大麻 2 年余，伴饮食减少、睡眠差”入院。患者自述 2017 年 6 月在美国留学期间，在朋友影响下首次吸食少量大麻，吸食后即感精力充沛、思维活跃、飘飘欲仙。自认为“这是个不错的东西”，而且当地可以购买。间断吸食大麻 2 个多月，没有不适感。此后，如果中断吸食 2～3 天，即可出现精神委靡、心情郁闷、易发脾气等表现，并有强烈的吸食渴求，吸食后不久上述不适即可缓解。为保持精力充沛，患者大麻的吸食量和次数逐渐增加；1 年前，变得更加频繁，每天不间断吸食。同时，患者变得脾气暴躁，经常为小事暴跳如雷，对空叫骂，情绪激动，为购买大麻经常撒谎骗钱。吸食大麻期间患者未出现昏迷、意识障碍、抽搐、震颤、大小便失禁。患者自吸食大麻后无心学习和工作，生活懒散，易激惹，经常与家人争吵，并沉迷于影视文艺作品，自知力不全，有冲动毁物行为，无明显情绪低落或高涨，否认幻觉、妄想和躁狂症状。有一次患者向家人要钱，未能如愿，遂把父亲的汽车砸坏，但无自伤自残和伤人行为。自发病以来，患者生活不规律，饮食减少、睡眠差，大小便正常，体重较 1 年前减轻约 20kg。门诊以“使用大麻类物质依赖综合征，使用大麻类物质引起的精神和行为障碍”收入院。

患者既往体健，无脑外伤史。吸食大麻前性格外向，工作及学习能力良好，人际交往能力较强。吸烟 5 年，约 20 支/天；无饮酒嗜好。否认精神病个人史和家族史。

2. 体格检查

体温 36.8℃，脉搏 78 次/分，呼吸 17 次/分，血压 130/80mmHg。神志清楚，面色晦暗，神情紧张，营养中等，体形偏瘦，步入病房，自动体位，查体合作。全身皮肤、黏膜无黄染、出血点，浅表淋巴结无肿大。头颅正常，五官端正，口唇无发绀。双侧瞳孔等大等圆，直径 3.0mm，对光反射灵敏，巩膜无黄染。颈软、无抵抗，气管居中，甲状腺无肿大。双肺呼吸音清，未闻及干、湿啰音。心率 78 次/分、律齐，未闻及病理性杂音。腹平软，无压痛及反跳痛，肝脾无肿大。脊柱、四肢无畸形，活动自如，双下肢无水肿。生理性神经反射存在，病理反射未引出。

3. 精神专科检查

患者意识清晰，精神尚可，神情略紧张，情绪欠稳定，接触交谈被动，对答部分切题，内容较凌乱，诊疗欠合作；思维散漫，思维内容与情感反应和周围环境欠协调；未引出明显的幻觉、妄想等精神症状；注意力欠集中，定向力完整，记忆力可，计算力可，智力与所受教育水平相吻合；自知力不全，不认为大麻有害，承认对大麻有强烈渴求感。

4. 辅助检查

血、尿、便常规检查正常；血液生化检查：尿酸 451μmol/L，其余未见异常；传染病筛查：HCV 抗体、TPPA 抗体、HIV 抗体均阴性；心电图检查正常；胸部 X 线片未见异常。

尿液依赖物质定性试验：大麻阳性，甲基苯丙胺、吗啡、氯胺酮、摇头丸均为阴性。

5. 心理测评

抑郁自评量表（SDS）测评提示无症状；焦虑自评量表（SAS）测评提示无症状。自杀意念自评量表（SIOSS）测评：自杀意念较低，绝望体验低，乐观程度高，睡眠质量一般。药物依赖者生命质量测定量表测评：生命质量一般，躯体功能正常，心理功能一般，轻微戒断症状，社会功能正常。

二、诊断思维过程

1. 诊断与诊断依据

根据 ICD-10 疾病诊断标准，结合病史、临床表现和辅助检查，临床诊断：①大麻类物质依赖综合征；②使用大麻类物质引起的精神和行为障碍。

诊断依据：①反复吸食大麻 2 年余，吸食后即感精力充沛、思维活跃、飘飘欲仙；②停用即可出现精神萎靡、心情郁闷、易发脾气等表现，并有强烈的吸食渴求，吸食后不久症状即可缓解；③为保持精力充沛，大麻的吸食量和次数逐渐增加；④出现脾气暴躁、对空叫骂、情绪激动、砸毁物品、撒谎骗钱等表现；⑤自吸食大麻后无心学习和工作，生活懒散，易激惹，经常与家人争吵，自知力不全，有冲动毁物行为，无明显情绪低落或高涨，否认幻觉、妄想和躁狂症状；⑥自发病以来生活不规律，饮食减少、睡眠差，大小便正常，体重较 1 年前减轻约 20kg；⑦尿液检测大麻阳性。

2. 鉴别诊断

排除精神活性物质诱发的其他精神病性障碍及脑器质性疾病与躯体疾病所致的精神病性障碍。

（1）与脑器质性疾病及躯体疾病所致的精神病性障碍鉴别：脑器质性精神病性障碍指由于脑部感染、变性、血管病、外伤、肿瘤等病变引起的精神病性障碍，又称脑器质性精神病。器质性疾病与精神症状在时间上密切关联，根据病变部位不同，会出现相应的症状和体征，体格检查、实验室检查及影像学检查有助于鉴别。本例患者无病史和体征，故可以鉴别。

（2）与精神分裂症鉴别：药物和精神活性物质使用者一般有明确的精神活性物质滥用史，其幻觉、妄想等精神病性障碍症状与精神活性物质的使用在时间和剂量等方面具有一定的相关性，并且可以在鉴别性治疗中观察精神症状的转归。精神活性物质所致精神病性障碍的临床治疗效果比较好，多数患者可以痊愈，而精神分裂症者停药后更容易复发。

（3）与苯丙胺类精神活性物质滥用致精神病性障碍鉴别：苯丙胺类物质具有较强的兴奋作用，有明确的苯丙胺滥用史和特殊的使用方式，精神病性症状与滥用剂量和时间有明显的关联性，剂量越大，滥用时间越长，发生精神病性症状的可能性越大。根据滥用物质种类和剂量，以及实验室检测结果可加以鉴别。

三、治疗过程和结果

治疗原则：采用全疗程、个性化、综合性的药物治疗方案，以及全疗程的心理行为干预治疗。

1. 药物治疗

给予帕利哌酮缓释片 6mg/d 口服，抗精神病治疗；给予丙戊酸钠缓释片 0.5g/d 口服，以稳定情绪，预防癫痫发作；给予米氮平 30mg/d 口服，抗抑郁焦虑和改善睡眠；给予营养神经治疗。

入院第 1 周，患者感到精神疲倦、四肢酸痛、情绪低落、嗜睡，考虑为戒断症状与药物镇静作用所致，继续药物观察治疗。自第 2 周开始，患者精神状态逐渐好转，情绪逐渐平稳，倦怠乏力症状消失，白天睡眠时间减少，在医护人员指导下调整作息时间，开始心理干预治疗和参加工娱活动。第 3 周，患者精神状态好，意识清晰，情绪平稳，接触交谈恢复正常，注意力集中，语言表达有条理，食欲逐渐改善，体重增加 6kg。3 周后停用抗精神病及情绪稳定药物，患者病情平稳，情绪稳定，自我认知明显改善，主动寻求心理医生帮助，制订康复计划。

2. 心理治疗

患者因使用大麻引起精神和行为障碍来笔者所在医院治疗。住院 4 周共接受 5 次心理干预、2 次心理评估和 1 次家庭心理干预治疗。经心理评估发现，患者存在明显的情绪障碍和社会适应问题，基于此，心理医生同患者讨论后将在院心理干预目标设定在处理易激惹方式和社会适应方面。经 5 次初步干预后，患者情绪问题得到明显改善。具体过程如下：

心理医生初次访谈，收集患者资料，进行初步心理评估。针对患者不安心治疗、警觉敏感、对医护人员不信任等，初期心理治疗目标设定为：建立关系，降低患者阻抗，提高信任度，为提升治疗依从性打下基础。然后逐渐进入心理治疗阶段，采用动机访谈技术，强化患者的治疗动机，巩固咨访关系，评估患者认知、情绪、行为状况，给予适度的干预和调试。中期心理治疗主要集中在个体化的认知、情绪、行为的干预治疗，针对患者的家庭关系、学习和工作、社会交往等情况，帮助患者进行梳理。患者的情绪和心理状态明显改善，在此基础上，与患者共同商定进行一次家庭治疗，从大麻的依赖机制，以及长期使用导致的危害进行宣讲，对导致的心理行为改变进行解读分析，对今后的矫正方法进行示范，患者和家人受到很大的启发。在随后的个体心理治疗过程中患者的治疗动机明显增强，主动与心理医生沟通制定后期康复方案，与家人的关系明显缓和，主动与父母沟通，精神状态明显好转。出院时，患者表示有信心保持操守，戒除毒瘾。

3. 专科护理

①入院初期以建立良好的护患关系为主。患者对入院治疗存在抵触心理，且不认为自己有病，护士关心体谅患者，满足其合理需求，使其安心住院，稳定情绪，防止逃跑、冲

动、伤人毁物的行为发生。②入院中期，患者适应医院环境后，护士针对其生活懒散、作息无规律等情况给予指导，促使其形成良好的作息习惯。③入院后期以健康宣教为主。通过评估患者对大麻的认知进行健康教育计划的制订，采用典型案例法对大麻的危害进行宣教。

入院后随着躯体症状的逐渐缓解，精神状态逐渐改善，治疗依从性提高。每天给予高频经颅磁刺激治疗，以促进脑功能康复。同时，结合按摩、针灸、生物反馈等康复治疗，以及参与八段锦等练习，促进康复。

患者住院 4 周，大麻戒断症状消失，情绪平稳，精神状态良好，睡眠改善。抗精神病药物帕利哌酮停用后无不适症状。出院后 1 个月回访，患者情绪平稳，保持操守，已参加工作。

四、诊疗体会

1. 长期使用大麻可导致精神和行为障碍

有文献报道，长期使用大麻可造成依赖，导致大脑高级认知功能损害，例如，注意力、记忆力、精细认知功能、复杂信息的组织和整合能力受损等。此外，大麻使用者的共病现象也比较普遍，如合并焦虑、抑郁等。有研究报告，双相情感障碍患者中有半数伴有物质使用障碍，说明不正确的物质使用会导致精神情绪改变。本例患者在使用大麻半年后逐渐出现情绪不稳、易激惹、食欲缺乏、失眠等以情感障碍为主的改变，不排除共病焦虑、抑郁的可能。

2. 临床以综合性对症治疗为主

正如其他物质依赖一样，大麻依赖也是一种复杂的脑部疾病。大麻戒断早期患者会出现比较明显的焦虑或抑郁症状，也有部分患者以睡眠障碍为主。对于伴有情绪障碍的患者可给予 5-羟色胺再摄取抑制剂如艾司西酞普兰、舍曲林或安非他酮对症处理。对于睡眠障碍者可给予米氮平或曲唑酮片改善睡眠。有研究报道，由于个体对物质依赖敏感程度的差异，部分患者对大麻依赖后亦容易对苯二氮䓬类物质产生依赖，因此不建议首选此类药物治疗。对于伴有兴奋、躁狂症状的患者，可给予氟哌啶醇或东莨菪碱肌内注射。有幻觉、妄想等精神病性症状者，可给予抗精神病药物如奥氮平、帕利哌酮、喹硫平等对症处理，在幻觉、妄想症状消失后，抗精神病药物应逐渐停用。

3. 家庭治疗尤为重要

动机访谈和行为认知治疗是大麻依赖者心理干预最常用的方法，家庭治疗显得更为重要。需要注意的是要把握好心理干预介入的时间，在患者精神症状比较明显的阶段，应避免进行心理干预，可以从建立咨询关系入手，降低患者对心理治疗的阻抗，为以后的治疗打好基础。

大麻依赖者与冰毒等其他物质依赖者相比，临床症状相对较轻，戒断治疗也相对容易。但是，大麻依赖也加大了使用其他依赖物质的风险。因此，要重视大麻依赖者的认知行为治疗，从家庭、社会环境入手，避免复吸或接触其他依赖物质。

五、专家点评

精神活性物质所致精神和行为障碍是指使用精神活性物质期间或之后，出现的精神病性障碍和行为障碍。典型精神病性障碍者在停用有害物质和积极对症治疗后，一般在1个月内其大部分症状缓解，6个月内痊愈。若症状迁延不愈，应该考虑物质滥用致残留性精神病性障碍，或是存在其他精神病性障碍共病的可能。无论是ICD-10还是DSM-Ⅴ的疾病诊断标准中都明确了在停止物质滥用1个月后精神症状消失的标准。临床治疗方面主要参照精神病性障碍的常规治疗方法，待精神症状逐步消失后抗精神病药物应逐渐停用。

（冯 涛 庞永杰 许琳琳）

参考文献

陈丽，张德秀. 2006. 大麻素及其在抗青光眼方面的作用. 国际眼科纵览，30（4）：281-284.

邸春霞，王智明，李庆云. 2005. 内源性大麻素系统与疼痛. 中国疼痛医学杂志，11（3）：179-182.

刘萍，边强. 2002. 大麻素类药物的治疗作用. 药学进展，26（2）：99-101.

彭玉豪，李和平，Clark AF. 2003. 青光眼药物治疗的新进展. 中国新药与临床杂志，22（8）：495-501.

王琪. 2001. 大麻的药理及其临床用途. 实用疼痛学杂志，（3）：125，126.

张晶，刘建平. 2006 大麻素类. 中西医结合学报，4（5）：499.

张开镐. 2003. 大麻的生物学效应（二）. 中国药物依赖性杂志，12（2）：94-96.

Mechoulam R，Hanus L. 2002. Cannabidiol：an overview of some chemical and pharmacological aspects. Part Ⅰ：chemical aspects. Chem Phys Lipids，121（1/2）：35-43.

Nicoll RA，Alger BE. 2004. The brain’s own marijuana. Sci Am，291（6）：68-75.

Straiker AJ，Maguire G，Mackie K，et al. 1999. Localization of cannabinoid CB1 receptors in the human anterior eye and retina. Invest Ophth Vis Sci，40（10）：2442-2448.

案例30 大麻依赖伴敏感多疑和情绪不稳

一、病案介绍

1. 病史

患者男性，22岁，因“反复吸食大麻1年余，敏感多疑、情绪不稳4个月”入院。患者于2017年6月因受朋友影响开始吸食大麻，最初1～2次/周、0.5g/次，主要吸大麻烟卷。自述吸食后感到心情愉悦、全身放松。此后逐渐加量，每天至少1次、0.3g/次。停用后则出现焦虑、失眠、易激惹等症状，再次吸食后症状消失。从2018年6月起，患者出现恐惧、敏感多疑，认为身边的人都对自己不好，心情低落，情绪不稳，经常为小事暴跳如雷。患者曾接受心理治疗，但无明显改善。患者平时生活作息紊乱，白天睡觉，夜眠差，进食不规律，不能打理生意。2018年7月曾到当地精神病院住院治疗，具体诊断及治疗经过不详，给予“利培酮”等药物治疗，症状好转后出院，出院后患者自行停药。患者自述住院期间未再吸食大麻。1 周前，家人发现患者再次表现出敏感多疑、易怒等情况，不能正常工作、生活及社交，追问之下患者承认从 8 月底开始复吸，几乎每天吸食，0.5g/d。家人对其吸食行为进行管制时，患者出现发脾气、摔东西、威胁伤害家人等冲动行为。为求系统治疗，遂于 2018 年 10 月 3 日就诊于笔者所在医院，门诊以“使用大麻所致精神病性障碍”收入院。病程中否认合并使用其他毒品。发病以来患者食欲差、睡眠不规律，大小便正常。

患者既往史、家族史无特殊。个人史：吸烟史 7 年，20 支/天，其余无特殊。

2. 体格检查

体温 36.3℃，脉搏 80 次/分，呼吸 20 次/分，血压 115/82mmHg。神志清楚、查体合作，全身皮肤、黏膜无黄染，浅表淋巴结未扪及。巩膜无黄染，结膜无水肿，双侧瞳孔等大等圆，直径 3.0mm，对光反射灵敏。颈软、无抵抗，气管居中，甲状腺无肿大。双肺呼吸音清，未闻及干、湿啰音。心率 80 次/分、律齐，未闻及病理性杂音。腹平软，无压痛及反跳痛，肝脾肋下未触及。脊柱、四肢无畸形，活动自如，双下肢无水肿。生理性神经反射存在，病理反射未引出。

3. 精神专科检查

患者意识清晰，定向力完整，年貌相符，衣着适时，接触被动，对答切题，查体合作；情绪不稳，易激惹，生活懒散，个人卫生差；未引出明显幻觉，可引出关系妄想症状，认为身边的人都在排挤自己，在背后说自己的坏话，觉得他人看自己的眼光不正常；注意力集中，记忆力可，计算力可，智力与所受教育水平相吻合；病理性意志增强，对大麻强烈渴求；自知力不全，社会功能严重受损。

4. 辅助检查

血、尿、便常规未见明显异常。肝功能、肾功能、血糖、血脂及电解质未见异常。传染病筛查：HCV 抗体、TPPA 抗体、HIV 抗体均阴性。心电图、B 超未见异常。

尿液依赖物质定性试验：大麻阳性，吗啡、甲基苯丙胺、氯胺酮阴性。

5. 心理测评

汉密尔顿自评焦虑量表（HAMA）测评提示有轻度焦虑。

二、诊断思维过程

1. 诊断与诊断依据

依据 ICD-10 疾病诊断标准，结合病史、临床表现和辅助检查，临床诊断：①大麻类物质依赖综合征；②大麻类物质所致精神和行为障碍。

诊断依据：①有明确的大麻使用史 1 年余；②为追求愉悦感，使用剂量逐渐增大、频次逐渐增加，对大麻滥用行为的开始、结束及使用剂量难以控制；③减少或中断使用大麻后出现焦虑、失眠、易激惹等症状，再次使用大麻后上述症状即可缓解；④对大麻有强烈的渴求感和强迫性觅药行为；⑤因长期滥用大麻逐渐出现敏感多疑、关系妄想、明显的情绪不稳定、易激惹等精神症状，日常生活和工作受到明显影响；⑥曾戒断治疗，因心瘾大而复吸；⑦尿液检测大麻阳性。

2. 鉴别诊断

本病需与精神分裂症、使用其他精神活性物质所致精神病性障碍等鉴别。

（1）与精神分裂症鉴别：患者有明显的精神病性症状（关系妄想），并存在相应的情绪反应。但是患者没有思维联想障碍，患者有明确的精神活性物质（大麻）使用史，且精神症状的出现与该类物质使用有密切关系，尿液大麻毒理试验阳性，故可以鉴别。

（2）与使用其他精神活性物质所致精神病性障碍鉴别：患者及家人均否认有其他精神活性物质使用史和客观依据，尿液毒理检测吗啡、甲基苯丙胺、氯胺酮等均为阴性，故可以鉴别。

（3）与心境障碍的躁狂症鉴别：心境障碍以显著而持久的情感或心境改变为特征。本例患者出现的焦躁、失眠、易激惹等表现均因停用大麻所引发，无情感高涨、心境低落，以及自杀意愿和行为，焦虑自评量表测评为轻度焦虑，故可以鉴别。

三、治疗过程和结果

1. 药物治疗

患者入院后，给予抗精神病药利培酮改善精神症状、米氮平片抗焦虑抑郁及改善睡眠、丙戊酸钠稳定心境，同时给予肌苷片护肝、脑蛋白水解物营养神经等对症治疗。用药过程中，利培酮起始剂量为1mg/d，隔3～4日逐步递增至4mg/d。维持治疗期间病情平稳，妄想等症状逐渐减轻，临床评估治疗效果满意。第6周开始，逐渐减少利培酮用量，至第9周患者出院前减至1mg/d；丙戊酸钠缓释片0.5g/d，维持治疗6周后逐渐停用；米氮平在睡前2小时服用，从小剂量15mg/d开始，大约1周后加到30mg/（次·日）。

2. 心理治疗

对本例患者的心理干预主要分为三个阶段：干预前期、干预中期及干预后期。

干预前期：以建立关系为主，主要进行日常慰问与关心，使患者对心理治疗师的阻抗变小。

干预中期：根据对患者的评估，约从第3周开始，患者症状减轻，但夜间睡眠差，出现焦虑、烦躁情绪，心理干预目标以收集患者资料、调节情绪为主。主要干预方式包括：①运用人本主义基本原理，采用摄入性谈话收集患者病史、成长史等信息，进一步建立关系；②运用音乐治疗帮助患者调节情绪、改善睡眠。

干预后期：患者自知力恢复完整，主要干预目标为毒品危害宣教和探讨防复吸计划。主要有三个方面：①运用动机性访谈技术，与患者探讨物质依赖的利弊与不用毒品的利弊，唤起并强化患者的戒断动机；②与患者探讨高危情境及其应对措施；③与患者探讨生活的目标，一是与患者探讨短期戒断目标及实施措施；二是与患者探讨长期生活目标及其措施。

3. 专科护理

①个人卫生护理。督促患者注意个人卫生，改善由于精神症状影响出现的生活懒散、无规律、个人卫生差等现象。②饮食护理。指导患者每天摄入足够的营养物质，尤其是纤维素的摄入。③睡眠护理。协助患者制定合理的作息时间，参加工娱活动，减少白天卧床休息时间，养成良好的睡眠习惯，避免睡前玩游戏、观看惊险刺激的影视剧，以及饮浓茶、咖啡等兴奋性饮料。④用药护理。做到“送药到手、看服到口、咽下再走”，保障有效服药，避免漏服、少服或因一次性大量吞服而发生意外。⑤加强巡视，重点观察患者是否有兴奋躁动情绪，是否有异常行为。⑥心理护理。积极鼓励和安慰患者，帮助其振作精神，增强应对各种危机的能力，开展心理卫生知识的宣传教育。

4. 其他辅助治疗

积极配合高频经颅磁刺激及脑功能康复治疗，同时取神门、心、脾的耳穴反应区进行耳穴治疗，镇静安神，改善睡眠。

患者住院治疗第 3 周，情绪逐步平稳，接触交谈变得主动，能与病友及家人良好沟通，表情自然。认知明显改善，自知力逐步恢复。但仍诉夜间较难入睡、多梦，经常有焦虑、紧张感，调整米氮平剂量后，睡眠明显改善。第 6 周开始患者的情绪管理能力、人际交往能力明显提升，表现出较强的戒断信心，对未来生活也有一定的规划和期待。患者情绪平稳，无明显焦虑、紧张等不适，能积极参加医院安排的各种康复治疗活动。

住院 9 周后患者好转出院。随访显示，患者出院后 1 周即参加工作。此后多次回访，患者保持操守至今，精神症状控制良好。

四、诊疗体会

1. 诊断与鉴别诊断

大麻所致精神和行为障碍与精神分裂症在临床表现上非常相似，均可能表现出典型的精神病性症状，包括幻觉、妄想、兴奋躁动等。因此，会给临床鉴别诊断带来一定的困难。部分患者入院体检时尿液毒品检测已呈阴性，若家属或患者不配合，未能提供准确的病史，则需要医务人员详细了解患者的既往史、家族史、药物滥用史，了解患者社会功能受损情况，综合判断后做出诊断，并在后期进行随访评估。若同时满足精神分裂症和大麻所致精神与行为障碍的诊断标准，可以考虑共病诊断。临床实际中精神分裂症与物质滥用的共病现象较多见，这类患者在病史不清的情况下很容易造成误诊，尤其是初发的门诊患者较难分辨，如一时不能区别，可以先给予抗精神病药物治疗，再根据精神病性症状的变化情况加以鉴别，往往大麻所致精神和行为障碍患者的症状缓解较快，预后较好。

2. 治疗

大麻所致精神和行为障碍主要采取心理干预和药物治疗，但目前尚缺乏相应的替代药物。对大麻依赖者可采用认知行为治疗、动机访谈或动机强化治疗，加强患者的自我控制能力和治疗动机。对于精神症状明显的患者通常给予对症处理，包括抗精神病、抗抑郁、助眠、改善认知功能；对于明显兴奋躁动的患者，在满足适应证的条件下可以考虑电休克治疗。具体服药时间目前观点不一。有研究指出，停用精神活性物质后患者的精神症状会自行消失，社会功能相对维持较好，不需要维持治疗。另有研究指出，长期暴露于大麻类物质后患者基底神经节和前额叶感觉传导通路功能显著减弱，认知功能下降，应持续服用相关药物。因此，在考虑患者是否需要持续服药时，应综合考虑患者精神症状的严重程度及社会功能和认知功能的受损情况。

五、专家点评

大麻滥用在全球非常普遍，近年来，大麻在越来越多的国家被合法化。受到上述变化的影响，国内大麻滥用者也呈逐年增加的趋势。大麻通常被称为诱导性毒品，即吸食大麻后会增加接触其他毒品的机会，如海洛因、冰毒等。美国国家药物滥用研究所（NIDA）认为，其原因在于青少年大脑尚处于发育阶段，而大麻的使用在一定程度上对大脑奖赏通路造成影响，使大脑对其他毒品的作用更敏感。此外，吸食大麻者周围往往存在使用或者出售其他毒品者，使得青少年尝试其他毒品的机会增加。而青少年和大学生人群由于毒品相关知识的缺乏、面临学业或就业的压力，又缺少合适的疏泄方式，在旁人诱惑下易出现吸食大麻的行为。因此，在对学生进行专业知识教育的同时，应加强心理支持和指导，加强毒品知识普及教育，降低吸毒风险。

（庄松源　张虹冰　刘羚钰）

参 考 文 献

Bressan RA，Cnppa JA. 2005. The role of dopamine in reward and pleasure behaviour—review of data from preclinical research.Acta Psychiatr Scand，11（427）：14-21.

Hall W，Degenhardt L. 2008. Cannabis use and the risk of developing a psychotic disorder.World Psychiatry，7（2）：68-71.

Tisch P，Siberstein P，Limousin. Dowsey P，et al. 2004. The basal ganglia：anatomy，physiology，and pharmacology. Psychiatr Clin North Am，27（4）：757-799.

Voruganti LP，Awad AG. 2005. Brain imaging research on subjective response to psychotropic drugs. Acta Psychiatr Scand，11（427）：22-28.

案例 31　大麻依赖致精神病性障碍（抑郁状态）

一、病案介绍

1. 病史

患者男性，28 岁，已婚，因“反复滥用大麻 11 年伴情绪低落 3 年”于 2018 年 3 月

18 日由家人陪同入院。患者自述 11 年前因好奇开始吸食大麻，吸食后有轻松、欣快、愉悦感。之后，一直间断吸食（具体量不详）。大约 5 年前，患者想戒断大麻，但中断吸食 1～2 天即可出现心情烦躁、坐立不安、情绪低落、睡眠困难，以及强烈的渴求感。再次吸食大麻后上述不适可迅速缓解。随后，为避免出现不适症状和保持良好的精神状态，患者大麻吸食量逐渐加大，最大剂量可达 10g/d。3 年前，患者变得性格内向、情绪低落、生活懒散、自卑、易怒，不愿与人交往，对工作无热情，对家庭无责任感，长期失眠，入睡困难、易醒，经常陷入悔恨、自责和内疚的情绪中，曾经多次有过自杀的念头，但尚无自杀行为。和配偶、父母关系恶化，家庭不和睦。2014～2016 年，患者偶尔合并使用少量止咳药和曲马多。2017 年在当地精神病医院被诊断为“抑郁症”，并服药治疗（具体用药及剂量不详），但是患者服药不及时，治疗效果欠佳。患者由家人陪同来笔者所在医院就诊，门诊以“使用大麻引起的依赖综合征”收入院。患者自使用大麻以来，工作、生活及社交都受到明显影响。尤其是近 3 年，伴有明显的情绪低落及自杀倾向。近 1 年体重减轻约 5kg。

患者既往体健，自小父母溺爱。初中时性格叛逆，常打架斗殴，不爱学习；高中时逃课，经常和“社会上”的朋友在一起玩，高中毕业后不再上学。吸烟 10 年，40 支/天；饮酒 3～5 次/周，高度白酒（150～250ml/次）或啤酒（2000～3000ml/次）。否认精神病个人史和家族史。

2. 体格检查

体温 36.8℃，脉搏 78 次/分，呼吸 17 次/分，血压 130/80mmHg。神志清楚，面色晦暗，神态紧张，营养中等，步入病房，查体合作，对答切题。全身皮肤、黏膜无黄染、出血点，浅表淋巴结无肿大。巩膜无黄染，双侧瞳孔等大等圆，直径 3.5mm，对光反射灵敏。颈软、无抵抗，气管居中，甲状腺无肿大。胸廓双侧对称，呼吸运动均匀，双肺呼吸音清，未闻及干、湿啰音。心率 78 次/分、律齐，未闻及病理性杂音。腹平软，无压痛及反跳痛，肝脾无肿大。脊柱、四肢无畸形，关节活动正常，双下肢无水肿。生理性神经反射存在，病理反射未引出。

3. 精神专科检查

患者意识清晰，年貌相符，精神欠佳，情绪低落，表情愁苦，懒散，接触被动，交流差，对答切题，查体合作；未引出明显的妄想症状，无幻觉等精神症状；注意力尚可，定向力完整，记忆力可，计算力可，智力与所受教育水平相吻合；自知力完整，承认大麻吸食史，有强烈的渴求感。

4. 辅助检查

血、尿、便常规正常。血糖、血脂和肾功能检查均正常。传染病筛查：HBsAg、HCV 抗体、TPPA 抗体、HIV 抗体均阴性。心电图正常。

尿液依赖物质定性试验：大麻阳性，吗啡、甲基苯丙胺、氯胺酮均为阴性。

5. 心理测评

入院初期心理测评，抑郁自评量表（SDS）测评 64 分，提示可能为中度抑郁。焦虑自评量表（SAS）测评 68 分，提示可能为中度焦虑。

二、诊断思维过程

1. 诊断与诊断依据

依据 ICD-10 疾病诊断标准，结合病史、临床表现和辅助检查，临床诊断：①大麻类物质依赖综合征；②大麻类物质精神和行为障碍（以抑郁性症状为主）；③多药滥用。

诊断依据：①吸食大麻 11 年，吸食后有轻松、欣快、愉悦感；②中断吸食大麻后即可出现心情烦躁、坐立不安、情绪低落、睡眠困难，以及强烈的渴求感，再次吸食后上述不适症状可迅速缓解；③为避免出现不适症状和保持良好的精神状态，大麻吸食量逐渐加大；④3 年前，性格变得内向、情绪低落、生活懒散、自卑、易怒，不愿与人交往，对工作无热情，对家庭无责任感，长期失眠、入睡困难，经常陷入悔恨、自责和内疚的情绪中，曾经多次有过自杀的念头，但尚无自杀行为；⑤家庭不和睦，与配偶、父母关系恶化；⑥曾偶尔合并使用少量止咳药和曲马多片；⑦2017 年在当地精神病医院被诊断为“抑郁症”，并服药治疗；⑧尿液依赖物质定性试验大麻阳性。

2. 鉴别诊断

（1）与海洛因等阿片类物质依赖综合征鉴别：海洛因等阿片类物质滥用者有明确的相关物质滥用史，虽有明显的欣快感，但多处于镇静状态，临床躯体戒断症状比较明显，尿液吗啡检测阳性等，故可以鉴别。

（2）与甲基苯丙胺依赖综合征鉴别：两者均可出现明显的兴奋性精神症状，但甲基苯丙胺依赖者有明确的冰毒滥用史，其滥用方式也有区别，躯体症状和精神症状相对较重，容易发生精神病性障碍，尿液甲基苯丙胺检测阳性等，故可以鉴别。

（3）与抑郁发作鉴别：患者病史中有情绪低落、生活懒散、自卑、易怒，不愿与人交往，以及多次有自杀的念头等表现，精神专科检查可见情绪低落、表情愁苦、懒散、意志减弱。量表测评提示中度抑郁、中度焦虑。但是患者的情绪变化是继发于长期大量滥用精神活性物质（大麻），而非原发性改变，且没有昼夜节律变化，故可暂时排除此诊断。若经治疗抑郁症状完全缓解，且没有再次接触精神活性物质，抑郁症状再次发作且达到诊断标准，则可考虑共病诊断。

三、治疗过程和结果

实施全疗程、个体化治疗方案，缓解和消除急性戒断症状和稽延性戒断症状，缓解和消除抑郁焦虑症状，改善睡眠。积极开展认知行为心理康复治疗，重视防复吸的心理干预治疗。

1. 药物治疗

入院后，给予丙戊酸钠缓释片 0.5g/d，逐步加量到 1.0g/d，稳定情绪；给予盐酸帕罗西汀片 20mg/d，逐步加量至 40mg/d，缓解抑郁症状；给予劳拉西泮片 1mg，早、午各 1 次，每晚 2mg，控制焦虑和改善睡眠；给予 B 族维生素和脑蛋白水解物等营养神经。

入院第 1 周，完善各项检查，患者仍表现出情绪低落、懒言少语，医生查房时回答简短，不愿与人交往，不参加活动，夜间入睡困难、多梦易醒。第 2 周上述症状逐渐减轻，情绪好转，活动增加，与医护人员交流逐渐增多，主动接受治疗，家人称“看到久违的笑脸”。睡眠改善，停用劳拉西泮。

治疗第 3～5 周，患者情绪平稳，主动配合治疗，参加各项心理治疗活动和工娱活动，与医护人员和家人的交流沟通趋于正常。停用劳拉西泮后未见明显失眠症状，偶尔觉得无聊、烦躁，可以自控。鼓励患者看书、锻炼，积极参加各项活动及进行理疗。

治疗第 6～7 周，患者情绪平稳，按时参加院内心理和康复活动，主动性良好，生活作息基本正常。帕罗西汀片减量至 20mg/d，复查血常规、血生化未见异常，复查心电图未见异常。患者病情好转，要求出院。

2. 心理治疗

治疗前期（第 1～2 周）：刚入院时患者精神状态一般，白天多卧床休息，在治疗会谈过程中难以保持良好的注意力，勉强完成情绪自评量表，心理治疗以情感支持和关系维护为主，针对其情绪不稳和睡眠障碍问题，尝试采用音乐引导放松训练，患者对放松技术接受性尚可。

治疗中期（第 3～5 周）：患者的精神状态较前好转，继续巩固放松技术，尝试与其协商共同制定心理康复目标，并针对目前存在的问题探讨解决方案，包括身心功能的康复、物质依赖的戒断，以及工作、家庭关系的修复。结合认知模型教导患者建立对戒瘾康复进程的良好认知，同时鼓励患者积极参与心理团体治疗活动，在自由、保护、接纳的人际互动中，学习掌握相关的人际相处技巧，以及了解他人眼中的自己，以加深对自我的认识，建立良好的自我图式，更具功能性地表达自身情绪，以提高自我效能感和掌控感，通过体验到愉悦感而更有信心去面对困难。

治疗后期（第 6～7 周）：巩固患者在治疗中期学习到的各方面技能，鼓励患者出院后将在治疗期间的所学所感运用到生活中，通过角色扮演和想象，让患者在出院前进行生活预演，提高其面对问题情境的信心。

出院前心理测评：抑郁自评量表得分 55 分，提示可能轻度抑郁；焦虑自评量表得分 45 分，提示正常。

3. 专科护理

①安全护理。由于患者多次产生自杀念头，以及住院期间出现戒断等不适，因此，加强巡视，注意观察患者情绪变化及药物反应情况。②准确执行医嘱，及时准确采集检验标本。发放药物时看药入口，防止藏药现象。③饮食护理。为患者提供清淡、易消化、高热量饮食。④睡眠护理。患者存在睡眠障碍，因此，除观察助眠药物的效果外，工作中

严格落实“四轻”，持续观察患者睡眠质量。⑤个人卫生管理。落实晨晚间护理，适时调节病室温度，保证室内温湿度适宜。指导患者建立正常、规律的作息，参加适当的活动。⑥心理护理。尊重、关心患者，尤其应关注患者情绪、饮食、睡眠质量，陪伴患者，帮助患者达到治疗所需的最佳心理状态。⑦健康宣教。帮助患者提高对毒品的认识和抵抗力。

4. 其他辅助治疗

针对患者的各种戒断症状、情绪改变和失眠等，康复医生制定康复方案：给予高频经颅磁刺激治疗，一个疗程 10 天，促进脑功能恢复，改善抑郁情绪和睡眠。另外，配合针灸治疗，取神门、心俞、脾俞等穴位，镇静安神，改善睡眠，坚持治疗一个疗程（15 天）。督促患者积极参与八段锦、气功、体操练习。同时，辅以中药藏红花沐足熏蒸治疗，养心安神，活血止痛。

四、诊疗体会

1. 对大麻的认识

在大麻众多的成分中，δ-9-四氢大麻酚（delta 9-tetrahydrocannabinol，δ9-THC）与大麻二酚（cannabidiol，CBD）是起临床治疗作用的主要成分。δ9-THC 是主要的精神活性物质，具有减少焦虑、应激及止痛作用；CBD 不具有精神活性作用，可对抗 THC 的精神活性作用，并有抗氧化、抗炎及对疼痛调节作用。目前主要有 3 种大麻衍生物被应用于临床：大麻隆（nabilone）、屈大麻酚（dronabinol）和含有 1∶1 的 THC 和 CBD 的 nabiximols 或 sativex。大麻隆是 THC 的衍生物，属于二类管控药物，具有止吐、减轻疼痛的疗效，被美国 FDA 批准用于化疗引起的恶心、呕吐，在加拿大等国家也被用作治疗慢性疼痛。人工合成大麻素与 THC、CBD 作用相似。

2. 大麻自身的依赖性不容小觑

吸食大麻后出现欣快、愉悦感，从而获得正性强化作用，反复使用后形成依赖。停用后则出现焦虑、紧张、情绪低落、心情烦躁、失眠、强烈渴求等戒断症状，表现出大麻的负性作用。再次吸食后症状迅速缓解，形成对大麻的依赖。长期大剂量使用大麻会导致精神病性障碍，包括抑郁、幻觉、妄想、兴奋躁动等。说明长期使用大麻会对中枢神经系统造成严重损害。也有研究者认为，相比于冰毒、海洛因等其他依赖物质，大麻的依赖性略低。但低风险并不意味着没风险，这种对大麻潜在危害的忽视会增加大麻的使用风险。

3. 大麻滥用以对症治疗为主

联合国毒品与犯罪署（UNODC）建议对未达到依赖程度的大麻滥用者可采用筛查评估、简要干预、转介治疗相结合的综合干预模式，包括初步筛查出风险人群进行风险等级评估，根据不同的风险等级采取相应的干预模式，接受简短干预或转诊到药物滥用治疗机构接受专业治疗，并采取社区随访评估。对于大麻依赖患者可采用认知行为治疗、动机访谈或动机强化治疗，加强患者的自我控制能力和治疗动机等。关于大麻所致精神病性障碍的治疗，缺乏相应的替代药物，主要以药物治疗和心理干预为主。对于精神症状明显的患者通常给予对症处理，包括抗精神病、抗抑郁、助眠、改善认知功能。具体用药时间目前观点不一，有研究指出，停用精神活性物质后患者的精神症状会自行消失，社会功能相对维持较好，不需要维持治疗。也有研究者认为，长期暴露于大麻类物质后患者基底神经节和前额叶感觉传导通路功能显著减弱，认知功能下降，应持续服用相关药物。因此，在考虑患者是否需要持续服药时，应综合考虑患者精神病性症状的严重程度及社会功能和认知功能受损情况。

五、专家点评

《2017 年世界毒品问题报告》显示，从 1998 年到 2014 年，每年全球持续有 3.8%的人口在过去的一年中曾使用大麻。在我国，滥用大麻的人数相对较少，但近年来呈逐年增加的趋势。

大麻被认为是一种“软性毒品”，在有些国家或地区被合法化。在大多数国家，吸食大麻是非法的，在我国大麻作为毒品管理。长期使用大麻会对中枢神经系统造成严重损害，出现精神病性障碍，包括抑郁、幻觉、妄想、兴奋躁动等，还可以出现抑郁、自杀企图与行为等。大麻所致精神病性障碍以药物治疗和心理干预为主。对于精神症状明显的患者通常给予抗精神病、抗抑郁、改善睡眠等对症治疗，一般能取得较满意的治疗效果。心理干预治疗可采用认知行为治疗、动机访谈或动机强化治疗，加强患者的自我控制能力和治疗动机等。

（余泽海　曾　婷　王和燕）

参 考 文 献

陈青阳，郑琴，杨明，等. 2008. 大麻古今临床应用概述. 江西中医学院学报，20（6）：86-88.

张晶，刘建平. 2006. 大麻素类. 中西医结合学报，9（4）：499.

Bernadette H. 2005. Cannabinoid therapeutics：high hopes for the future. Drug Discov Today，10（7）：459-462.

Public Health England，PHE. 2015. Young people's statistics from the National Drug Treatment Monitoring System（NDTMS）：1 April 2014 to 31 March 2015. London：PHE，1-37.

Room R. 2014. Legalizing a market for cannabis for pleasure：Colorado，Washington，Uruguay and beyond. Addiction，109（3）：345-351.

Stockings E，Hall WD，Lynskey M，et al. 2016. Prevention，early intervention，harm reduction，and treatment of substance use in young people. Lancet Psychiatry，3（3）：280-296.

The United Nations Office on Drugs and Crimes，UNODC. 2015. World Drug Report 2014. Vienna：UNODC.

The United Nations Office on Drugs and Crimes，UNODC. 2017. World Drug Report 2016. Vienna：UNODC.

Wilkie G，Sakr B，Rizack T. 2016. Medical marijuana use in oncology：a review. JAMA Oncol，2（5）：670-675.

案例 32　大麻依赖致精神病性障碍

一、病案介绍

1. 病史

患者男性，23 岁，因“反复吸食大麻一年半，少言寡语半年，敏感多疑 2 个月”入院。据家属诉：一年半前，患者因恋爱受挫，在朋友的引诱下开始吸食大麻。开始每次只吸食 10 余口，吸食后仅有头晕而无其他感觉，此后每隔几天吸食一次，在增大吸食量后患者感到烦恼消失、轻松、愉快。3 个月后患者吸食频次及剂量逐渐增加，表现基本同前；半年后明显增加，开始每天吸食，且通宵使用，不觉疲倦。一旦停止吸食大麻 2 天以上就会出现心情烦躁、坐立不安、全身极度疲乏、无法入睡等症状，再次吸食后上述症状很快缓解。后来患者自行辞掉工作，整日与朋友相聚，常常夜不归宿，对母亲的劝说不予理睬，经常因为小事对母亲大发雷霆。半年前，患者出现性格孤僻、少言寡语，常独自待在房间内，关闭门窗，不与人接触，偶尔出门也只是为了寻找大麻，生活懒散。2 个月前，患者开始出现睡眠明显减少，每天睡眠时间只有 3～4 小时，并出现敏感多疑，每听到门外邻居的脚步声或开门声，即感到内心恐惧不安，怀疑警察要来抓他或有人要害他。1 周前，患者把其母亲赶出家门，称母亲与外人串通起来要害他，彻夜不眠，拒绝食用家中的任何食品，怀疑有毒。为此，家人将其送入笔者所在医院，门诊以“大麻依赖综合征、大麻所致精神病性障碍”收入院。患者自使用大麻以来，不能正常工作、生活和社交，社会功能明显受损。患者无明显幻觉，无冲动毁物行为，无明显情绪低落和高涨交替发作。自发病以来，睡眠、饮食欠佳，大小便正常。

患者既往体健，吸烟史 5 年，10 支/天，否认酒精及其他精神活性物质滥用史。否认精神病个人史和家族史。

2. 体格检查

体温 36.4℃，脉搏 88 次/分，呼吸 18 次/分，血压 126/86mmHg。发育正常，营养中等，神志清楚，自动体位，查体合作。皮肤及巩膜无黄染，全身浅表淋巴结无肿大。双侧瞳孔等大等圆，直径 3.5mm，对光反射灵敏。口唇无发绀，颈软、无抵抗，气管居中，甲状腺无肿大。胸廓双侧对称，双肺呼吸运动均匀，双肺未闻及干、湿啰音。心率 88 次/分、律齐，未闻及病理性杂音。腹平软，无压痛、反跳痛，肝脾肋下未触及。脊柱及四肢无畸形，活动正常，关节无红肿，双下肢无水肿，四肢皮肤无注射针痕。生理性神经反射存在，病理反射未引出。

3. 精神专科检查

患者意识清晰，精神欠佳，表情惊恐，经常四处张望，高度戒备，接触欠佳，问话回答迟缓，注意力不集中，查体欠合作；无错觉、幻觉及感知觉综合障碍；引出被害妄想，认为警察要抓他，认为母亲与外人串通起来要害他；情感淡漠，性格孤僻；语量较少，语速较慢；情绪不稳，烦躁易怒；逆向记忆力明显下降；意志减弱，自知力不全，社会功能严重受损。

4. 辅助检查

血尿常规、肝功能、肾功能、电解质、血糖、心肌酶等检查均正常。传染病筛查：乙肝五项、HCV 抗体、TPPA 抗体、HIV 抗体均阴性。心电图检查示窦性心律，未见异常。

尿液依赖性物质定性试验：大麻阳性，甲基苯丙胺、吗啡、氯胺酮均阴性。

5. 心理测评

抑郁自评量表（SDS）和焦虑自评量表（SAS）测评未见明显抑郁、焦虑状态。明尼苏达多项人格测验（MMPI）提示存在轻度躁狂、轻微精神衰弱、轻微偏执，病态人格明显。

二、诊断思维过程

1. 诊断与诊断依据

依据 ICD-10 疾病诊断标准，结合病史、临床表现和辅助检查，临床诊断：①使用大麻类物质引起的依赖综合征；②使用大麻类物质引起的精神和行为障碍。

诊断依据：①患者为青年男性，因感情受挫使用大麻一年半；②为追求轻松、愉悦感大麻使用剂量逐渐增大、频次逐渐增加，对大麻滥用行为的开始、结束及使用剂量难以控制；③减少或中断使用大麻后出现焦虑、失眠、烦躁易怒等症状，再次使用大麻后上述症状即可缓解；④对大麻有强烈的渴求感和强迫性觅药行为；⑤因长期滥用大麻逐渐出现敏感多疑、关系妄想、恐惧不安等精神症状，坚信母亲与外人串通起来要害他；⑥情绪不稳、情感淡漠、孤僻少语，常独自待在房间内，不与人接触；⑦生活懒散，睡眠减少，日常生活受到严重影响；⑧尿液检测大麻阳性。

2. 鉴别诊断

本例患者需要与精神分裂症、其他精神活性物质依赖、抑郁症、器质性脑病所致精神病性障碍等鉴别。

（1）与精神分裂症鉴别：本例患者有明确的大麻滥用史，多疑、被害妄想等症状的出现与滥用大麻在时间上有明确的先后关系，尿液检测大麻阳性，家族中无精神病病史等，故可鉴别。

（2）与其他精神活性物质依赖鉴别：患者否认其他精神活性物质滥用史，实验室检查无其他精神活性物质阳性发现，故可鉴别。

（3）与抑郁症鉴别：本例患者有明确的大麻滥用史，孤僻少语、生活懒散、兴趣减退、情感淡漠等症状的出现与滥用大麻在时间上有明确的先后关系，尿液检测大麻阳性，家族中无精神病病史等，故可鉴别。

（4）与器质性脑病所致精神病性障碍鉴别：患者神志清楚，否认脑外伤史，未发现脑器质性病变，无面瘫和肢体运动障碍，病理反射检查阴性等，故可鉴别。

三、治疗过程和结果

1. 药物治疗

给予富马酸喹硫平等抗精神病药物改善其被害妄想等精神症状。喹硫平起始剂量100mg/d，逐渐递增，根据精神症状控制情况每隔3天调整一次，本例患者在400mg/d时症状控制良好，精神症状消失，维持治疗2周后逐渐递减至停药。给予抗抑郁药物米氮平等改善情绪及睡眠，米氮平起始剂量15mg/d，逐渐增至30mg/d，情绪平稳，主动交流逐渐增加，接受治疗的依从性明显改善，失眠改善。给予丙戊酸钠缓释片0.5g/d口服，稳定情感。上述药物根据患者病情逐渐调整剂量。同时给予B族维生素、吡拉西坦脑蛋白水解物等促进脑细胞代谢药物帮助其恢复受损的脑功能。

2. 心理治疗

结合本例患者情况，心理治疗从以下几个方面进行：①帮助患者适应治疗环境，减轻恐惧感；②认知行为干预，提高患者的治疗依从性；③帮助患者开展情绪管理、压力管理等，提升药物治疗效果；④提供支持性心理治疗。

为达到以上目标，主要采用后现代心理治疗技术如叙事疗法、认知行为疗法、动机性访谈技术等。①个体心理治疗层面：运用人本主义心理治疗技术、动机性访谈技术等，与患者建立良好的心理治疗联盟关系，同时唤起并强化患者的治疗动机。②运用叙事疗法基本原理及外化技术，将物质依赖性疾病与患者分开，以心理治疗师和患者共同应对物质依赖性疾病的视角来开展工作。③团体心理治疗层面：增加情绪管理、压力管理等团体治疗，帮助患者习得适合患者自身的管理技巧。④心理讲座层面：开展物质依赖相关心理讲座，纠正患者对于物质依赖的不合理认知，同时与患者协商制订干预计划。

3. 专科护理

①加强巡视，注意观察患者的情绪和行为变化。入院时，患者敏感多疑且脾气暴躁，不配合治疗，有伤人损物的风险，遵医嘱给予保护性约束治疗。②改善由于精神症状的影响出现的生活懒散、无规律、个人卫生差等现象。帮助患者养成按时作息、注意卫生等良好的生活习惯。③饮食护理。指导患者每天摄入足够的营养物质，尤其是纤维素的摄入。④睡眠护理。协助患者制定合理的作息时间，参加工娱活动，减少白天卧床休息的时间，养成良好的睡眠习惯，避免睡前玩游戏、观看惊险刺激的影视剧，以及饮浓茶、咖啡等兴奋性饮料。⑤用药护理。做到“送药到手、看服到口、咽下再走”，保障有效服药，避免漏服、少服或因一次性大量吞服而发生意外。⑥心理护理。积极鼓励和安慰患者，帮助其振作精神，增强应对各种危机的能力，开展心理卫生知识的宣传教育。

患者共住院42天，经药物、心理、物理等综合治疗，恢复良好，精神状态良好，情绪低落、妄想等精神症状消失，情绪稳定，自知力恢复。喹硫平、丙戊酸钠等药物停药顺利，无精神症状复发，睡眠良好。

出院后第 1 个月及第 2 个月 2 次回访中，患者均保持良好的操守。在出院第 7 个月的回访中，患者社会功能基本恢复，可正常生活与工作。

四、诊疗体会

1. 大麻滥用对人体生理和心理的影响机制

精神活性物质滥用依赖是生物、心理和社会环境等多因素所致的慢性脑部疾病。脑内伏隔核、纹状体、杏仁核和嗅区等部位是物质依赖的神经解剖基础，脑内黑质纹状体通路、中脑边缘叶通路和中脑皮质通路等信号通路与物质依赖病理生理过程密切相关。多巴胺系统参与欣快、渴求等物质依赖病理生理过程。

据研究文献报道，1988 年 Howlett 等证明脑内存在大麻受体系统。内源性大麻素样物质（EC）有两种，即 *N*-花生四烯酸乙醇（AEA）和 2-花生四烯酸甘油酯（2-AG），两者均具有与四氢大麻酚极为相似的三维结构。这为大麻滥用找到了理论基础。近年来研究发现，大麻素系统与物质依赖病理生理过程有关。

大麻素系统主要由神经递质、受体及其降解酶组成。神经递质主要是 AEA 和 2-AG。受体包括大麻受体 1（CB_1）和大麻受体 2（CB_2），其水解酶主要包括脂肪酰胺水解酶（FAAH）和单酰甘油脂肪酶（MGL）。神经递质 AEA 与 CB_1 结合参与多种疾病的病理生理过程。AEA 是最早发现的大麻素系统神经递质，由神经细胞突触间隙合成，属逆行性神经递质，AEA 与突触前受体 CB_1 结合，调控兴奋性或抑制性神经递质释放。AEA 在脑内的表达部位及浓度与物质依赖种类相关，如 AEA 浓度在四氢大麻酚和尼古丁依赖者的纹状体部位降低。纹状体和中脑是奖赏效应重要的信号通路，表明 AEA 参与物质依赖的病理生理过程。

少量非连续使用大麻者通常不会像其他依赖物质一样容易产生耐受，也不需要增加剂量。但是，如果长期、大剂量使用大麻就会产生耐受性。大麻产生耐受性可能是中枢神经系统对大麻的药代动力学产生了适应性变化所致。大麻依赖的戒断症状通常较轻，不会造成生命危险，通常心理行为改变比较明显，如人格改变等。有学者认为，青少年使用大麻后易形成“动机缺乏综合征”，表现为情感淡漠、缺乏兴趣和追求、人格改变等，其原因可能与大麻慢性蓄积中毒导致的心理和行为障碍有关。

2. 大麻滥用致精神病性障碍的诊断与鉴别诊断

大麻依赖综合征在临床较易诊断，而其精神病性障碍的诊断需要与其他精神疾病鉴别。当大剂量使用大麻时，不应该仅仅依据知觉歪曲或幻觉性体验而诊断为精神病性障碍，此时应考虑急性中毒的可能性。在与精神分裂症鉴别时，大麻导致的精神病性症状往往持续时间较短，且在停用后逐步好转。在考虑有共病诊断可能时，大麻可加重或诱发另一种精神病性障碍，如精神分裂症、心境障碍、偏执型人格障碍等。对于大麻相关的精神病性障碍，一般在停用大麻后 1～6 个月消失，在此过程中使用抗精神病药物不会增加对大麻的渴求，可促进患者康复。

3. 大麻滥用致精神病性障碍的治疗

大麻依赖是一种慢性、复发性脑部疾病，目前还没有确切有效的治疗药物，所以心理治疗显得尤为重要。心理治疗常用的方法包括动机强化治疗、行为治疗、认知治疗、预防复发治疗。临床上针对精神症状采取必要的抗焦虑、抗抑郁药物治疗。本例患者通过富马酸喹硫平、米氮平等药物治疗及动机强化治疗和行为、认知治疗等综合性治疗获得了满意的效果。在出院后第 1 个月及第 2 个月两次回访中，患者均保持良好的操守。在出院第 7 个月的回访中，患者社会功能基本恢复，可正常生活与工作。

五、专家点评

我国大麻使用的历史很久，《神农本草》《本草纲目》中均有对大麻使用的记载。近几年来，由于受到欧美一些大麻亚文化的影响，大麻滥用在我国各大中城市呈逐渐蔓延趋势，对公共卫生、社会稳定等提出了新的挑战。本案例为大麻依赖和大麻所致精神病性障碍治疗提供了经验。

（贺靠社　彭玲玲　高　琴）

参 考 文 献

徐铮奎. 2004. 大麻药理作用研究与临床应用新进展. 中国医药情报，10（2）：31，32.

Deng XD，Jiang H，Ma Y，et al. 2015. Association between DRD2 /ANKK1 *Taq* I A polymorphism and common illicit drug dependence：evidence from a meta-analysis.Hum Immunol，76（1）：42-51.

Jiang Y，Nie Y，Li Y，et al. 2014. Association of cannabinoid type 1 receptor and fatty acid amide hydrolase genetic polymorphisms in Chinese patients with irritable bowel syndrome. J Gastroenterol Hepatol，29（6）：1186-1191.

Mechoulam R，Parker LA. 2013. The endocannabinoid system and the brain. Annu Rev Psychol，64：21-47.

Serrano A，Parsons LH. 2011. Endocannabinoid influence in drug reinforcement，dependence and addiction-related behaviors. Pharmacol Therapeut，132（3）：215-241.

Solinas M，Goldberg SR，Piomelli D. 2008. The endocannabinoid system in brain reward processes.Br J Pharmacol，154（2）：369-383.

van Huijstee AN，Mansvelder HD. 2015. Glutamatergic synaptic plasticity in the mesocorticolimbic system in addiction.Front Cell Neurosci，8：466.

案例 33　使用大麻缓解抑郁状态致依赖

一、病案介绍

1. 病史

患者女性，16 岁，因“情绪低落反复发作 4 年，吸食大麻烟 3 年”于 2018 年 4 月 1 日入院。患者自幼移居加拿大，在 2014 年受过性侵，其后经常出现情绪低落，曾在当地主动向心理医生咨询，进行心理干预，病情有所缓解，但学习成绩下降。2015 年受朋友及环境影响开始吸食大麻烟，刚开始 1 支大麻烟仅吸食小半支（约 1/4）就会感到精神放松、思维模糊、忘记烦恼。间断吸食 2～3 个月后，曾尝试中断吸食，发现中断 2～3 天即可出现食欲下降、失眠、烦躁、出汗等不适症状，对大麻有强烈的渴求感，再次吸食后不适感缓解。此后，在心烦、情绪低落、寂寞无助时对大麻的渴求感更为强烈，大麻烟的吸食量越来越大，吸食次数越来越频繁，由每天半支发展到 3～4 支/天。2016 年患者情绪低落现象较以前更为明显并反复出现，经常感到内心压抑并因此大哭大叫，甚至会哭得歇斯底里。并且数次在情绪失控时自残，用刀切割左前臂，但知道自己割的伤口很浅，不会致命。甚至偶有采用其他自杀方式的想法。患者吸食大麻变得更加频繁，吸食 5～6 支/天。此后在心理医生建议下去看精神科医生，诊断为"抑郁症"，给予去甲文拉法辛片 100mg/次、1 次/日口服及劳拉西泮片 2mg/次需要时口服。但患者在服药治疗期间仍经常吸食大麻烟。偶尔还会在黑市购买阿普唑仑片服用，每次大约 5 片。2016 年以来，因吸食大麻被父母、心理医生发现而被强行带去当地精神科住院 3 次，每次住院 3～5 天不等，具体诊治不详，因住院时间短而疗效一般，每次出院后很快就复吸。为此，1 周前患者被其父母强制带回国内，来笔者所在医院住院治疗，门诊以"使用大麻引起的精神和行为障碍"收入院。患者末周大麻烟吸食量为 3～5 支/天。入院时，对住院治疗较抗拒，对父母骗自己入院治疗感到愤怒，其间大哭大叫，情绪激动。患者未诉其他不适，否认有幻觉、错觉、妄想、抽搐症状。近 1 周未吸食大麻，仍口服去甲文拉法辛片治疗。自吸食大麻以来，患者学习及交际能力下降，社会功能受损，情绪不稳，自知力欠完整，睡眠较差，记忆力下降，饮食不佳，大小便正常。

患者既往体健，幼年移居加拿大，2016 年诊断为"抑郁症"，否认其他病史。吸烟史 4 年，10 支/天。否认酗酒史，否认其他药物滥用史。患者母亲患"抑郁症"多年，曾长期在家服药治疗，无法工作。否认父母近亲婚配。

2. 体格检查

体温 36.5℃，脉搏 88 次/分，呼吸 20 次/分，血压 110/82mmHg。发育正常，营养中等，神志清楚，查体合作。全身皮肤、黏膜无黄染，浅表淋巴结未扪及。双侧瞳孔等大等圆，直径 3.0mm，对光反射灵敏。颈软，气管居中，甲状腺无肿大。双肺呼吸音清，未闻及干、湿啰音。心率 88 次/分、律齐，未闻及病理性杂音。腹平软，无压痛及反跳痛，肝脾肋下未触及，肠鸣音正常。脊柱、四肢无畸形，左手腕内侧可见十余条陈旧性线形瘢痕，活动自如，双下肢无水肿。神经系统检查无异常发现。

3. 精神专科检查

患者意识清晰，精神一般，表情平淡；情绪不稳，波动较大，会突然间大哭大叫，烦躁易怒，行为冲动；对答切题，语速正常；接触欠佳，诊疗欠合作；未见明显思维迟缓或散漫，未引出被害妄想，无被控制感、被监控感，未引出思维奔逸、夸大妄想、随境转移等症状；近期记忆轻度受损，计算力、理解力正常；对自身疾病有一定的认识，但不认为大麻是毒品，认为自己没有形成依赖；自知力部分缺失；情感反应与周围环境欠协调；注意力集中；意志减弱，自制力差；社会功能受损。

4. 辅助检查

血尿便常规、肝功能、肾功能、血糖、血脂及电解质检查未见异常。传染病筛查：HCV

抗体、TPPA 抗体、HIV 抗体均阴性。心电图正常。

尿液依赖物质定性试验：大麻阳性，甲基苯丙胺、吗啡、氯胺酮、摇头丸、可卡因均阴性。

二、诊断思维过程

1. 诊断与诊断依据

依据 ICD-10 疾病诊断标准，结合病史、临床表现和辅助检查，临床诊断：①抑郁症；②大麻类物质依赖综合征。

诊断依据：①患者为青少年女性，情绪低落、抑郁病史 4 年余，吸食大麻 3 年；②2014 年遭受性侵后出现情绪低落，经过多次心理辅导，病情有所缓解，但学习成绩下降；③2015 年为缓解低落情绪开始吸食大麻，吸食后感到精神放松、思维模糊、忘记烦恼；④大麻吸食剂量逐渐增大，对大麻滥用行为的开始、结束及吸食剂量难以控制，减少或中断吸食后出现食欲下降、失眠、烦躁、出汗等不适，再次吸食大麻后上述症状即可缓解，对大麻有强烈的渴求感和强迫性觅药行为；⑤情绪低落现象反复出现，常常感到心里难受而大哭大叫，甚至会哭得歇斯底里，数次在情绪失控时自残，用刀切割左前臂；⑥曾在加拿大当地医院诊断为"抑郁症"，一直服用去甲文拉法辛片，偶用劳拉西泮片治疗，症状控制一般；⑦因长期滥用大麻导致情绪波动、情感淡漠，情感反应与周围环境不协调，并有自杀、自伤等现象，日常生活受到明显影响，曾多次戒断治疗均未成功；⑧尿液检测大麻阳性。

2. 鉴别诊断

（1）与其他精神活性物质依赖鉴别：患者使用大麻病史明确。无其他精神活性物质滥用史，尿液毒理检测除大麻以外均为阴性，故可以鉴别。

（2）与大麻所致精神病性障碍、双相情感障碍、精神分裂症等鉴别：患者有明确的大麻使用史，结合实验室检查等，可排除其他精神活性物质依赖。患者存在明显的诱因，先有抑郁障碍，其后使用大麻物质，时间先后顺序明确，应该是抑郁症与大麻依赖共病，而非大麻所致情感障碍。另外，吸食大麻，可能加重了原有的抑郁障碍。但是，患者无幻听、幻视，无被害妄想、思维奔逸、夸大妄想、随境转移等症状，可排除双相情感障碍、精神分裂症诊断。

（3）与创伤后应激障碍鉴别：创伤后应激障碍是由于受到异乎寻常的威胁性、灾难性心理创伤，导致延迟出现和长期持续的精神病性障碍。一般患者会有创伤性再体验，仿佛又回到了事件发生的情景，感到十分痛苦，引发焦虑、情绪不稳定、注意力不集中、易怒等诸多症状。患者有被性侵的经历，这种突发事件对患者有明显的心理创伤，患者出现情绪低落、学习成绩下降等，可能是抑郁的诱因。但此后没有再体验和回避表现，故不支持创伤后应激障碍诊断。

三、治疗过程和结果

1. 药物治疗

大麻依赖以精神依赖为主，躯体症状一般较轻，故临床采用药物对症治疗，重点是心理治疗。针对本例患者的抗抑郁治疗，前期继续给予去甲文拉法辛口服，但患者情绪波动较大，有时莫名啜泣，有时大声吵闹，睡眠不佳、易醒，情绪低落，后改用草酸艾司西酞普兰片 10mg/d。1 周后抑郁症状逐渐缓解，情绪明显改善，交流沟通增加，主动预约心理治疗，睡眠好转，食欲增加，大小便正常。偶尔使用阿普唑仑 0.8mg 抗焦虑及改善睡眠；入院后给予丙戊酸钠缓释片 0.5mg/d 口服，稳定心境；同时辅以 B 族维生素和胞二磷胆碱钠注射液等营养神经。

2. 心理治疗

经心理量表测评及心理医生访谈获知，患者入院时存在明显的抑郁症状。且从家人处收集的信息推测，患者曾经可能存在疑似创伤性事件，且对患者人际关系造成一定的影响，对人际关系较敏感。

根据患者症状表现，主要应用动机治疗和认知行为治疗技术进行心理干预。具体目标：①调整患者人际关系并训练相关技巧；②建立新的人际圈，强化戒断动机；③帮助患者唤起并强化戒断动机。通过积极的心理治疗，患者的情绪明显改善，治疗主动性增强，对吸食大麻的危害认知度得到提高，睡眠改善。

3. 专科护理

①安全护理。患者入院时情绪不稳、易激惹，既往有自残病史和自杀想法，护士加强巡视，严密观察患者语言举止，防止发生自伤自残、伤人毁物等行为。②准确执行医嘱，落实各项检查。患者治疗依从性差，有明显的排斥治疗的行为，发放口服药物时必须看药入口，严防藏药，严密观察用药后反应。③心理护理。初期关心、尊重患者，鼓励其表达抑郁情绪，建立信任关系，中后期鼓励患者表达个人不良情绪并采取积极合理的方式宣泄。④饮食和睡眠护理。为患者提供清淡、易消化、营养丰富的饮食，禁止暴饮暴食。患者夜间睡眠差，护理工作中严格落实“四轻”，持续观察患者睡眠质量。⑤个人卫生管理。落实晨晚间护理，逐渐扭转患者生活懒散的状态，督促其规律作息，养成健康的生活习惯。⑥健康宣教。在评估患者对大麻和抑郁症认识的基础上制订健康宣教计划，帮助患者认识大麻对躯体和精神的危害，了解抑郁症的产生原因及治疗方法。

患者住院治疗 63 天，症状明显好转，顺利出院。出院后继续服用艾司西酞普兰片，定期进行心理辅导和干预治疗。患者已经在国内一所学校就读。半年内数次随访，情绪稳定，精神状态好，保持操守。

四、诊疗体会

1. 大麻滥用者更易引发其他精神活性物质的滥用

根据《2017 年世界毒品问题报告》，全球范围内大麻使用人数呈逐年上升态势。在我国，大麻滥用者中最多的是无业者，其次是娱乐相关从业者，此外还涉及一些大学生。学生滥用大麻往往是受网络文化、娱乐文化及部分国家、地区大麻合法化的影响。同时，我们要清醒地认识，大麻作为“入门级”的滥用物质，青少年使用大麻会增加将来滥用其他精神活性物质的风险。因为在滥用大麻的过程中很容易接触到其他物质滥用者，同时，大麻的使用让患者更容易接受或试图尝试其他精神活性物质。因此，存在使用大麻后逐渐滥用其他精神活性物质的可能。

2. 滥用大麻对身心健康影响极大

研究认为，虽然大麻类依赖以精神依赖为主，但是如果长期大量使用可产生耐受性，导致神经系统、循环系统、呼吸系统、免疫系统、生殖和发育、运动系统、精神活动等损害。其戒断症状表现为震颤、出汗、恶心、呕吐、腹泻、激动、烦躁不安、厌食、失眠、体温下降甚至寒战、发热等，一般程度较轻。戒断症状常在停止使用 10 小时左右出现，48 小时达到顶点，可维持 4～5 天。如患者共病焦虑、抑郁，或情绪低落和躯体不适等，可加重戒断反应。

研究还发现，滥用大麻已经成为促进精神疾病发生的独立危险因素，大麻类滥用可严重损害精神活动，导致情绪（心境）失常、感知觉异常、思维异常、认知功能损害、人格改变等。若滥用者本身就有焦虑、抑郁倾向，则吸食大麻后症状加重。情绪的改变可激发一些怪异的行为，如傻笑、哭泣、大喊大叫甚至冲动。本例患者为 16 岁少女，原有抑郁障碍，在吸食大麻后经常出现上述行为。

滥用大麻对青少年身心健康具有很大的损害，严重影响其心理素质和青春期发育。滥用者失去进取心或完全失去生活和学习能力，并偶有无故攻击性行为，甚至出现犯罪行为。

3. 大麻依赖以心理干预为主，同时兼顾对并发症的处理

在治疗方面，由于大麻依赖以精神依赖为主，躯体症状一般较轻，而且在停用后很快就可恢复，因此对于症状明显者可以对症处理。对长期滥用大麻类物质导致的动机缺乏综合征、情感障碍等，应积极进行心理干预。目前应用较多的有认知行为治疗（CBT）和动机强化治疗（MET）。有证据表明，严重的大麻使用障碍者经过长期 CBT 或 MET 能不同程度地从中获益，且治疗效果与强化干预时长呈正相关。如果偏执性精神病性障碍持续存在，应住院观察，积极给予抗精神病药物系统治疗。

大麻急性中毒引发的精神病性障碍，一般持续时间短暂，可以逐渐恢复，但是应密切观察急性期症状，以防意外。必要时应用抗精神病药物或抗抑郁、抗焦虑药物等对症处理。一般来说，吸食大麻烟和口服大麻制品很难达到致死剂量。

大麻使用者的共病现象很普遍，纵向研究表明，精神病性症状的发生率随大麻依赖的发生率增加而增加，大麻依赖者常常合并抑郁、焦虑和其他精神症状。大麻反复使用可促发精神分裂症，并能加重精神分裂症阳性症状，导致治疗依从性差而引起其社会功能严重受损。

有研究显示，诊断为情感障碍或者焦虑症的患者中，其物质使用障碍的患病率是普通人群的 2 倍以上。同样，物质使用障碍者中，同时符合情感障碍或焦虑症诊断的比例也约为普通人群的 2 倍。美国酒精及相关疾病流行病学调查 NESARC 的结果显示，物质滥用与心境障碍的共病率约为 20%。物质滥用与抑郁症之间的关系是复杂而双向的，两者之间存在相互作用。患有其中一种疾病可能增加了患另一种疾病的风险或影响了其临床病程。因此，物质滥用与抑郁症同时进行治疗是很有必要的，并且除使用药物对症处理外，辅以心理治疗能够获得更好的疗效。由于抑郁会带来自杀等严重不良后果，而共病物质依赖会

使患者能力丧失更广泛，抑郁情绪更严重，自杀风险更高。本例患者有多次割腕自残行为，所以药物干预很重要。同时，心理治疗对抑郁症的治疗也十分重要，有明显心理社会因素及不良环境所致抑郁者可选用支持性心理治疗，但需要与药物治疗相配合。

五、专家点评

本例患者入院后采用综合治疗，效果较为满意。但应注意到，患者既往有明显的重大精神创伤病史，导致情绪、社交等方面明显障碍，且超过 1 个月。然而，病史中对患者既往创伤性体验、警觉性提高、回避和麻木等创伤后应激障碍（PTSD）的描述不详细，在临床实际诊疗过程中应注意相关诊断的可能，且 PTSD 的症状在抑郁症的掩盖下可能表现得不明显或不典型。值得注意的是，抑郁症是很多 PTSD 患者常见的伴随症状（发生率在50%左右）。

（张小波　王　琰）

参 考 文 献

郝伟，赵敏，李锦，等. 2016. 成瘾医学理论与实践.北京：人民卫生出版社.

李欣馨. 2019. 上海市 145 例大麻滥用情况分析. 中国药物滥用防治杂志，25（1）：16，17，20.

联合国毒品与犯罪问题办公室. 2018. 2017 年世界毒品问题报告，3：37.

施红辉，李荣文，蔡燕强. 2009. 毒品成瘾矫治概论. 北京：科学出版社.

张陈茜，向小军，郝伟. 2013. 物质使用障碍与抑郁症共病. 中国药物滥用防治杂志，19（4）：216-220.

French M，Roebuck M，Dennis M，et al. 2003. Outpatient marijuana treatment for adolescents：economic evaluation of a multi-site field experiment. Econ Eval，27：421-459.

Green A，Burgess E，Dawson R，et al. 2003. Alcohol and cannabis use in schizophrenia：effects of clozapine vs. resperidone. Schizophr Res，60：81-85.

第四部分

致幻剂依赖

氯胺酮依赖

案例 34　氯胺酮依赖伴泌尿系统损害

一、病案介绍

1. 病史

患者女性，29 岁，因“反复鼻吸 K 粉（氯胺酮）8 年余，伴尿频、尿急、尿痛半年”于 2018 年 10 月 30 日入院。2010 年，患者在酒吧聚会时，因受朋友影响首次鼻吸 K 粉，具体用量不详，使用后整晚在酒吧听音乐、唱歌，精力充沛，次日清晨才回家。以后每隔 10 天左右便使用一次，用量及表现基本同前，能正常工作。4 年前，因感情受挫，患者常独自在家鼻吸 K 粉，使用后出现头晕、愉快感，似在空中飘浮。患者逐渐增大剂量和增加使用频率，约 1g/d，每隔半小时至 1 小时使用一次。减少或停用 K 粉则出现注意力不集中、精神状态差、疲乏无力、心烦易怒等症状，再次使用后上述症状即可缓解。患者意识到吸食 K 粉的危害，但无法中断使用 K 粉。因使用 K 粉，患者逐渐出现意志消沉，缺乏自信，觉得自己低人一等，不愿意与用药前的朋友联系，不愿意与人沟通，生活懒散，作息颠倒，工作消极，缺乏上进心，未到医院正规诊治。半年前，患者出现尿频、尿急、尿痛、呕吐、胃痛等症状，在当地综合医院就诊，未告知医生使用 K 粉的病史，行胃镜检查示“胃窦炎”，给予“左氧氟沙星、清淋颗粒”及其他解痉止痛药（具体药物不详）治疗后症状缓解。患者尿频，以夜间明显，间隔半小时左右尿一次；尿急，经常来不及解手而尿湿裤子；无明显血尿。入院前 5 天，患者父母发现其目光呆滞、反应迟缓，逼问下患者承认吸食 K 粉的事实，遂于 2018 年 10 月 30 日被送入笔者所在医院诊治。患者食欲一般，经常出现上腹部痉挛性疼痛，偶尔呕吐胃内容物，无咖啡色物，大便正常，无黑色柏油样便。夜间睡眠欠佳，入睡困难，经常鼻塞，无鼻出血，无呼吸困难。否认幻觉、妄想等精神症状。既往健康，否认精神病家族史。

2. 体格检查

体温 36.5℃，脉搏 75 次/分，呼吸 20 次/分，血压 135/76mmHg。神志清楚，精神差，面色晦暗，对答切题，言语清晰。双侧瞳孔等大等圆，直径 3.0mm，对光反射灵敏。双肺呼吸音清，呼吸平稳，未闻及干、湿啰音。心率 75 次/分、律齐，心脏瓣膜区未闻及明显杂音。腹部平坦，腹软，剑突下压痛，无反跳痛，憋尿时耻骨上膀胱区疼痛感，肝脾肋下未触及，腹部无压痛和肌紧张。四肢关节活动度正常，双下肢无水肿，未见静脉针刺痕。感知觉正常，病理反射未引出。

3. 精神专科检查

患者意识清晰，衣着适时，年貌相符，接触尚可，注意力集中，问答基本切题，定向力完整；未引出明显幻觉、妄想症状；情绪稍低落，缺乏自信，不愿意与人沟通，生活懒散，作息颠倒，兴趣减少；自知力存在，社会功能部分受损。

4. 辅助检查

血常规、肝肾功能及电解质检查未见异常；尿常规检查：白细胞（+），红细胞（+）；传染病筛查：HIV 抗体、TPPA 抗体、HBsAg、HCV 抗体均阴性；心电图检查正常。腹部 B 超检查：膀胱壁增厚、毛糙，轻度挛缩，双肾未见明显异常。

入院后下尿路刺激症状评分（LUTS）总分：37 分，膀胱过度活动评分（OABSS）患者严重程度分级：中度（9 分）。

尿液依赖性物质定性试验：氯胺酮阳性，吗啡、甲基苯丙胺阴性。

5. 心理测评

汉密尔顿焦虑量表（HAMA）测评提示可能有焦虑；汉密尔顿抑郁量表（HAMD）测评提示轻度抑郁；简明精神病测评量表（BPRS）测评提示无异常；自杀意念量表测评提示无自杀倾向。

二、诊断思维过程

1. 诊断与诊断依据

依据 ICD-10 疾病诊断标准，结合病史、临床表现和辅助检查，临床诊断：①氯胺酮依赖综合征；②萎缩性膀胱炎？

诊断依据：①有明确的鼻吸 K 粉病史 8 年余。末周日均用量约 1g。②对 K 粉有强烈的渴求及强迫性觅药行为，对 K 粉滥用行为的开始、结束及剂量难以控制，减少或停止使用 K 粉则感到精神差、乏力、烦躁易怒等不适，再次使用后上述不适即可缓解。耐受性增加，必须使用较高剂量的药物才能获得原来较低剂量时的感受。③因滥用 K 粉而逐渐丧失原有的兴趣爱好，生活和工作均受到明显影响。④因使用 K 粉后出现尿频、尿急、尿痛、呕吐、胃痛等症状。⑤憋尿时耻骨上膀胱区疼痛感，其余未见明显异常。⑥尿常规提示白细胞（+），红细胞（+）。⑦膀胱 B 超检查提示膀胱壁增厚、毛糙，轻度挛缩。

2. 鉴别诊断

（1）与精神分裂症鉴别：患者虽有 K 粉滥用史，但是没有幻觉、妄想、情感淡漠等精神病性症状，故可鉴别。

（2）与心境障碍鉴别：K 粉滥用者可出现情感高涨、话多、易激惹、兴奋、冲动等类躁狂状态，亦可出现情绪低落、愁眉苦脸、精神委靡、唉声叹气、对周围事物不感兴趣、少语、动作迟缓等抑郁状态。K 粉滥用与心境改变密切相关，故可以鉴别。

（3）与泌尿系统结石鉴别：患者无剧烈的肾绞痛症状，泌尿系统症状持续存在，B 超和 X 线平片检查未见结石影像，故可以鉴别。

三、治疗过程和结果

氯胺酮滥用及相关障碍的治疗遵循中西医综合性治疗和个体化治疗相结合的原则，采取药物、心理等综合治疗方法，促进躯体、心理、社会功能的全面康复，重建健康的生活方式，预防复吸，保持操守。

1. 药物治疗

对 K 粉戒断采取对症治疗；对泌尿系统症状采取解痉、止痛治疗，同时应用中药清浊祛毒丸治疗，通过祛湿、利尿、解毒等促进毒素排泄和抗炎止痛；给予米氮平口服，抗焦虑、抗抑郁和改善睡眠，使患者情绪逐渐得到稳定，睡眠得到改善，减少镇静催眠药物的使用，降低药物滥用依赖的风险；给予酒石酸唑吡坦和 B 族维生素，营养神经。

2. 心理治疗

结合患者的病史、精神症状等制定心理治疗目标。强化患者戒断动机，提高患者戒毒认知度和治疗依从性，此为近期目标。以保持操守、预防复吸为远期目标，采取干预策略。以个体咨询和团体心理治疗为主要方式，通过讲座和工娱治疗缓解和消除患者的抑郁症状，增强其保持操守的信心。

3. 专科护理

患者由家属强制送入院，护士应关心患者。在建立良好的护患信任关系基础上鼓励患者表达内心感受，分析吸食 K 粉的原因。经护理评估发现患者对 K 粉的危害和依赖性认知不足，护士重点向患者讲解长期使用氯胺酮对躯体和精神的损害、相关并发症、目前治疗效果及预后。教会患者自我放松和调节不良情绪的方法，减轻不良情绪对泌尿系统症状的影响及防止出院后由于情绪原因所致的复吸。密切观察体温变化。保持会阴部清洁，教会患者清洁会阴的方法，洗澡选择淋浴，防止继发性细菌感染。详细评估排尿频率、每次尿量、尿液颜色及 24 小时出入量。遵医嘱协助患者留取尿液标本及进行膀胱功能检查。多饮水，进食清淡、易消化、营养丰富的食物，避免进食刺激性食物及饮用咖啡、浓茶等。

经过 21 天综合治疗，患者泌尿系统及胃肠道症状完全消失，抑郁情绪有所缓解和改善，精神状态明显好转，交流沟通主动性增强，并学会管理情绪的一些方法。患者主动请心理医生帮助其制订出院后的康复计划和心理干预计划。

四、诊疗体会

1. 氯胺酮滥用可能与其致幻作用的药理特性有关

长期滥用或一次性大剂量使用氯胺酮均可导致神经毒性损害。氯胺酮是一种 *N*-甲基-D-天冬氨酸（NMDA）受体拮抗剂，主要拮抗谷氨酸和兴奋性神经递质，但它也与多巴胺受体相互作用，诱导类似于精神病性症状。

2. 焦虑、抑郁是氯胺酮滥用人群中最主要的症状

治疗后期的抑郁症将是临床重点关注的症状之一，由于氯胺酮有改善情绪作用，当氯胺酮用量减少或停用时会导致抑郁加重，因此临床要注重抗抑郁治疗。认知损害是氯胺酮滥用导致的一个主要症状，主要表现为记忆力、智力、操作能力、选择注意力、执行功能等多方面的损害，但持续注意力损害不明显。

3. 泌尿系统损害是除神经系统损害之外的另一个系统损害

泌尿系统损害以下尿路损害为重，呈间质性炎症改变，发病率可达30%以上。表现为尿频、尿痛、尿急和血尿，严重者可以出现萎缩性膀胱炎。本例氯胺酮滥用者尿路刺激症状评分 37 分，膀胱过度活动评分 9 分，均提示患者为严重下尿路损害。中医药对间质性炎症有良好的治疗效果，可减少抗生素和激素的使用。

4. 鼻部病变是氯胺酮滥用导致的另一个并发症

主要因鼻吸氯胺酮粉末导致物理和化学性损害所致，并发慢性鼻炎、鼻中隔穿孔和鼻出血等鼻部疾病。临床主要表现为鼻塞、鼻分泌物增多等，也可能伴有头痛，鼻根部不适、胀痛等症状，严重者可有大量出血。

五、专家点评

氯胺酮滥用者大多是间断性甚至偶然性用药，停药后出现一些神经精神症状。而多数患者就诊的原因是出现泌尿系统症状，或是鼻炎、鼻出血症状，或是情绪低落、严重的抑郁症状等。就诊时患者会隐瞒氯胺酮滥用病史，因此积极询问病史有助于临床诊断。

另外，氯胺酮所致的泌尿系统损害多数是间质性炎症，激素和抗生素的治疗效果非常有限，还会增加抗生素滥用等不良反应风险。因此，在没有明显细菌感染的情况下中药治疗可能会收到好的效果。

（李　兴　李　娟）

参 考 文 献

李晓东，周才春，何志军，等. 2012. 60 例氯胺酮滥用伴有泌尿系统损害患者的临床观察与分析. 中国药物依赖性杂志，21（2）：122-127.

马俊，鲍彦平，王同瑜，等. 2016. 氯胺酮使用人群中抑郁、焦虑症状及精神病性症状特征及危险因素分析. 中国药物依赖性杂志，25（1）50-58.

彭澎. 2018. 氯胺酮成瘾者成瘾过程和滥用危害的调查. 中国医药指南，16（22）：297，298.

周超，许坷之，宁玉萍，等. 2012. 自愿戒毒治疗的氯胺酮依赖者的认知功能和情绪状态评估. 中华医学会第十次全国精神医学学术会议论文汇编，194.

案例 35　氯胺酮合并摇头丸滥用致急性中毒

一、病案介绍

1. 病史

患者男性，22 岁，留学生，广州人，因“反复吸食 K 粉（氯胺酮）3 年，混合服用摇头丸后出现精神错乱 4 天”于 2019 年 4 月急诊入院。患者自述 3 年前因朋友影响首次鼻吸 K 粉，当时吸食约有 1 条（具体用量不详）。吸食后有轻微头痛、头晕，说话含糊不清，随后出现兴奋愉快、身体放松、思维活跃、精力充沛，无恶心呕吐、意识障碍、大小便失禁。其后每月与朋友一起吸食 K 粉数次。大约半年后，吸食剂量逐渐增加，一旦停用 3～5 天则感觉心神不宁、烦躁不安，对学习无兴趣，强烈渴望再次吸食，吸食后症状很快缓解。伴随吸食频次和用量的增加，患者经常出现上腹部痉挛性疼痛，食欲差、轻度腹胀，但无恶心、呕吐，无反酸、嗳气，无肩背部放射痛，无腹泻症状，无明显尿急、尿频、尿痛等症状。2018 年 5 月患者被家长送到泰国留学，1 年来仅吸食 K 粉 3～4 次，2.0g/次。2019 年 4 月 14 日，在泰国受朋友影响，再次吸食 K 粉 0.5g，同时口服 1 粒摇头丸。当时除精神兴奋外无其他不适感。次日再次口服 1 粒摇头丸。服用 20 分钟后，患者出现头晕、心悸、恐惧、大汗，感到大脑一片空白，失去记忆，“怀疑有人跟踪自己”“感到自己被人控制”“认为有人要害自己”等。患者非常恐惧，并紧急给父母拨通电话要求回家。当日乘飞机到达香港，在香港机场患者感到非常不安全，认为“有人要害自己”，因此不停地大喊大叫。当时家人见其处于发狂状态，怀疑有精神病，遂送至当地医院急诊科。经检查发现患者尿液氯胺酮、摇头丸均为阳性。在医院进行简单处置（具体不详），症状略有缓解后回到广州，随后来笔者所在医院治疗。患者急性症状发作以来情绪狂躁、极度恐惧、疲乏无力，但无呕吐、抽搐、意识障碍、大小便失禁，无伤人毁物、自伤自残现象。入院时被控制感和被跟踪感等症状缓解。严重失眠，尤其是服用摇头丸后基本无睡意。

患者既往健康，否认精神病病史，否认肝炎等传染病病史，否认输血史，否认药物过敏史。吸烟 7 年，20 支/天。未婚育。父母两系三代无精神病病史。

2. 体格检查

体温 36.6℃，脉搏 63 次/分，呼吸 19 次/分，血压 128/69mmHg。发育正常，营养中等，神志清楚，对答切题，查体合作。全身皮肤、黏膜无黄染、出血点。全身浅表淋巴结无肿大。头颅正常，结膜无充血，眼球活动自如，巩膜无黄染，双侧瞳孔等大等圆，直径 3.0mm，对光反射灵敏。鼻前庭无异常分泌物。颈软，无颈静脉怒张。胸廓双侧对称，呼吸运动均匀，双肺呼吸音清，未闻及干、湿啰音及哮鸣音。心率 63 次/分、律齐，未闻及病理性杂音。腹平坦，无压痛及反跳痛，肝、脾、肾未触及。外阴及肛门未查。脊柱、四肢发育正常，下肢无水肿，肌力及肌张力正常。生理性神经反射正常，病理反射未引出。

3. 精神专科检查

患者意识清晰，衣着适时、整洁，年貌相符，面部表情自然；时间、地点、人物定向力完整；接触良好，语速中等，对答切题，查体合作；未引出幻视、幻听、幻嗅症状，无感知觉综合障碍；自述被控制感、被跟踪感和疑人害感消失；注意力尚可，药物滥用经历描述基本完整；自称吸食 K 粉和摇头丸当天有“断片”现象，事后部分场景不能回忆；计算力、理解力基本正常；对自身疾病有一定的认识，感觉后怕，情绪稳定，主动就医，担心留有后遗症，有焦虑情绪；自控力较差。

4. 辅助检查

血、尿、便常规无异常；肝功能、肾功能、血脂、空腹血糖、心肌酶三项检查均正常；血清 HIV 抗体、TPPA 抗体、HCV 抗体检测均为阴性。正常心电图：心率 70 次/分，窦性心律。

尿液依赖物质定性试验：甲基苯丙胺、氯胺酮阳性；吗啡、大麻、可卡因阴性。

5. 心理测评

入院初期，心理医生根据患者当前状态，对其进行明尼苏达多项人格测验（MMPI），结果提示患者存在精神症状（Pd.85 分）、偏执（Pa.75 分）和抑郁（D.72 分）。

二、诊断思维过程

1. 诊断与诊断依据

根据 ICD-10 疾病诊断标准，结合病史、临床表现和辅助检查，临床诊断：①使用新精神活性物质（摇头丸、氯胺酮）所致急性中毒；②使用致幻剂（氯胺酮）依赖综合征。

诊断依据：①患者为青年男性，反复吸食 K 粉 3 年余；②为追求兴奋愉悦感，吸食剂量和频次逐渐增加；③停止吸食则出现心神不宁、烦躁不安，对学习无兴趣，有强烈的渴求感，再次吸食后症状很快缓解；④吸食 K 粉后，患者经常出现上腹部痉挛性疼痛，但无恶心呕吐、反酸嗳气，无肩背部放射痛，无腹泻症状；⑤明知 K 粉滥用具有一定的危害性，但仍然坚持使用；⑥患者入院 4 天前，为获得更好的感受，在吸食 K 粉后又服用摇头丸 2 次，每次 1 粒，患者随后出现头晕、心悸、恐惧、大汗，感到大脑一片空白（“断片”感觉）、失去记忆等；⑦患者出现“怀疑有人跟踪自己”“感到自己被人控制”“认为有人要害自己”等急性精神病性障碍症状；⑧患者突然感到非常不安全，不停地大喊大叫；⑨尿液检测显示甲基苯丙胺、氯胺酮阳性。

2. 鉴别诊断

本病需要与海洛因依赖综合征、曲马多依赖综合征、美沙酮依赖综合征等精神活性物质依赖或精神活性物质所致精神病性障碍鉴别，另外还需与器质性精神分裂症和情感障碍性躁狂症鉴别。

（1）与海洛因、美沙酮等精神活性物质依赖综合征及其所致精神病性障碍鉴别。依据

ICD-10 疾病诊断标准，患者无吗啡、美沙酮等精神活性物质滥用史，也无临床戒断症状和精神病性障碍症状。尿液吗啡、大麻、可卡因等毒理检测结果均为阴性，故可以鉴别。

（2）与器质性精神病性障碍鉴别：脑器质性精神病性障碍是指由于脑部疾病或躯体疾病引起的精神病性障碍。脑器质性精神病性障碍包括脑变性疾病、脑血管病、颅内感染、脑外伤、脑肿瘤、癫痫等所致精神病性障碍。本例患者无器质性疾病的症状和体征，查体未见神经运动障碍，精神症状 4 天内迅速缓解，故根据症状和体征可以鉴别。此外，实验室检查、CT/MRI 检查和神经电生理检查结果对明确诊断具有重要意义。

（3）与精神分裂症、心境障碍、偏执性精神病性障碍等鉴别：精神分裂症往往表现出多种异常症状，涉及感知觉、思维、情感和行为等多方面的障碍，以及精神活动的不协调。病程一般较长，症状逐渐加重或恶化，呈反复发作，部分患者最终出现精神衰退和残疾，但也有一部分患者经过治疗可保持基本痊愈状态。患者一般意识清晰，智力基本正常，但部分患者在疾病过程中会出现认知功能损害。本例患者使用 K 粉、摇头丸病史明确，出现一过性精神症状，而在停用精神活性物质后症状逐步消失，具有明显的相关性，故考虑为摇头丸或摇头丸与氯胺酮联合使用导致的急性中毒神经症状。

三、治疗过程和结果

治疗原则：采用生物、心理及社会干预等综合性治疗方法，快速排泄毒品，缓解和消除精神症状，促进生理、心理和社会功能的全面康复。

1. 药物治疗

①输液支持，加速物质代谢。酸化尿液，促进摇头丸主要成分排泄。②给予劳拉西泮、丙戊酸钠缓释片、丁螺环酮、氟西汀等抗焦虑、抗抑郁，缓解情绪，改善睡眠。

住院第 1 周，患者睡眠不佳，出现一次惊恐发作，持续约半小时，对症处理后症状缓解，当时心电图示窦性心动过速，心率 120 次/分。追问病史，患者近几个月情绪低落，不愿与人交流，兴趣缺乏，心情郁闷。结合患者长期 K 粉滥用史，考虑有抑郁症可能，故增加氟西汀胶囊 20mg、1 次/天口服。

患者住院 3 周，治疗过程顺利，精神状态明显恢复，无焦虑不安，情绪平稳，主动交流，睡眠基本恢复正常，食欲好，无上腹疼痛，大小便正常。继续氟西汀维持治疗，门诊随诊。

2. 心理治疗

入院时患者虽然精神症状缓解，但是情绪仍然不稳定。因此，对患者进行明尼苏达多项人格测验，结果显示患者存在明显的精神症状、偏执和抑郁。心理医生参考心理测评结果对患者进行访谈评估，确定患者存在被害妄想、偏执、抑郁、睡眠障碍、人际关系多项障碍，以及毒品滥用依赖等问题。但是，由于患者入院时仍然存在精神症状，不便立即开展心理治疗，故前期以临床药物治疗为主。药物治疗半个月左右，患者精神症状明显缓解，开始进行常规心理治疗。心理医生同患者沟通、协商后确定住院期间的心理治疗目标和治疗方案。初步设计开展以认知行为干预为主导的心理治疗，共 15 次，其中包含 10 次个体心理治疗、2 次家庭治疗和 3 次团体辅导，并且治疗过程中关注人际关系障碍和毒品依赖问题。

患者在心理治疗过程中依从性良好，表述了不愉快的留学经历给自己带来的伤害、父母对自己的误解及人际方面的困惑。主动参与分析吸毒行为与人际方面的关联性。通过数次心理治疗后患者的情绪状态明显好转，并且积极主动参与治疗评估和家庭治疗。家庭治疗中针对部分典型生活事件进行解析，并与患者及其家属达成积极心理干预共识。例如，患者承诺立即删除毒友联系方式，考虑日后更换城市生活和学习，愿意接受每月不定期的尿液毒品检测等。患者出院前再次进行明尼苏达多项人格测验，结果显示各项指标均恢复正常。

出院 1 个月后随访，患者保持操守，精神状态好，保持看书、运动的生活习惯。同时心理医生也鼓励患者积极参加一些社会活动，提升社会融合度。

3. 专科护理

入院初期，患者情绪不稳，有不安全感，护士尊重、关心和陪伴患者；遵医嘱建立静脉通路，进行药物脱毒，改善中毒症状；密切观察患者的言语和表情，及时发现幻觉、妄想等精神病性症状，防止发生意外；鼓励患者积极参加工娱活动，转移注意力，改善孤独感和抑郁情绪；患者睡眠不佳，保持环境安静，夜间巡视注意“四轻”；患者文化程度较高，主动就医，对毒品认知度较高，但对其危害认知尚浅，健康教育方面侧重于摇头丸和 K 粉对躯体和精神的损害及二者同时使用加重危害等方面，强化患者的戒断动机。

四、诊疗体会

1. 摇头丸致幻作用强、精神依赖性高

摇头丸的主要成分是 3, 4-亚甲基二氧甲基苯丙胺（MDMA）、4, 5-亚甲基二氧基苯丙胺（MDA）等。有的会添加一些咖啡因、巴比妥类等物质，这类摇头丸与冰毒不易区分，而且致幻作用较强。使用后会使人体中枢神经系统极度兴奋，行为失控，偏执，极易出现危害社会行为。在药效消失后会感到疲惫不堪，为恢复精力，只好继续服用，但服用几次之后，就会感到困惑、抑郁、焦虑，出现人格障碍、妄想等症状，甚至有精神病性发作，从而更加渴望摇头丸。因此，摇头丸具有强烈的精神依赖性。

2. 氯胺酮与苯丙胺类兴奋剂合并滥用更易导致精神病性障碍

临床发现，氯胺酮所致精神病性障碍常表现为阴性症状和抑郁焦虑综合征；而苯丙胺类所致精神病性障碍更常见思维障碍、兴奋激越、攻击性等阳性综合征。两者的叠加效应明显加重了苯丙胺类的激越性、敌对性综合征和氯胺酮的抑郁、失活性综合征。有研究者对 274 例氯胺酮单独滥用者和氯胺酮合并甲基苯丙胺滥用者调查发现，氯胺酮合并甲基苯丙胺滥用可导致更严重的思维障碍，以及焦虑、激惹情绪和猜疑敌意等精神分裂症样表现。这些加重的精神损害症状可能是因为氯胺酮对 NMDA 受体系统的影响与甲基苯丙胺对单胺能递质系统的影响，在大脑中作为一种相互补偿作用机制——增加或减弱精神病性症状有关。

本例患者有 3 年的氯胺酮滥用史，而摇头丸滥用仅为 2 次，共 2 粒，相对来说使用剂

量是比较少的。但是，患者却出现了明显的中毒性精神病性障碍症状。笔者认为受两个因素的影响：①MDMA 对 5-羟色胺系统损害作用与氯胺酮对 5-羟色胺系统损害呈现叠加效应，因为 MDMA 即便是单次使用也会对神经系统造成严重损害。②患者的个体敏感性和易感性。

3. 摇头丸可引起中毒性精神病性症状

摇头丸可以引起中毒性精神病性症状，主要表现为幻觉、妄想、焦虑、行为呆板等症状。单一物质滥用导致的急性中毒与使用剂量有直接关系，多种物质同时使用的药物叠加效应是导致急性中毒的重要原因。本例患者使用氯胺酮的同时服用摇头丸，出现惊恐、被害妄想及被控制妄想等精神症状，应引起高度重视，需要及时处理，否则可能导致严重后果。

急性中毒精神症状主要表现为躁动、焦虑、激越、坐立不安、过度活跃和不合作等。这些症状随着体内精神活性物质排泄的增加会逐渐缓解或消失。本例患者与其有明显的相似性，急性期伴有被害妄想、大喊大叫等精神激越症状，4 天后症状逐渐缓解消失。这也提示临床医生，要密切观察苯丙胺中毒患者，因为苯丙胺中毒者比普通精神病患者在病房内更活跃，更难于管理，尤其在入院早期，要严防患者冲动、伤人或自伤、自残。应尽量避免使用约束躯体的方法来控制激越症状，因为使用约束可能增加发生高热与横纹肌溶解的风险。

五、专家点评

摇头丸同海洛因、冰毒等精神活性物质一样，具有很强的精神依赖性，表现在滥用后容易上瘾，且依赖性强，容易复发。摇头丸有急性中毒症状和慢性中毒症状。急性中毒症状还包括瞳孔放大、血压和体温升高、心率加快、肌肉紧张、不自主的牙关紧闭、视物模糊、快速眼动、出汗、呕吐、眩晕、头痛和食欲缺乏，会出现多种精神症状，甚至躁狂症。性欲亢进和情不自禁地手舞足蹈是其特有的表现。严重致命性并发症包括弥散性血管内凝血、横纹肌溶解症、肾衰竭及肝脏毒性等。

临床一般比较容易诊断，即便是中毒状态，患者多数知道自己服用过摇头丸。对病史不清、症状可疑的患者，医护人员应想到摇头丸等苯丙胺类物质滥用中毒的可能，尿液毒理检测是重要的诊断方法。临床对症支持治疗是主要疗法，酸化尿液、促进排泄是重要手段。必须反复监测血压、体温，进行心电监护，注意预防出现脱水和酸中毒，有时还要测定磷酸肌酸激酶以排除横纹肌溶解症。头部和胸部 CT/MRI 检查有助于排除颅内出血，以及高血压导致的主动脉夹层动脉瘤。

治疗方面，首先应保持呼吸道通畅，立即吸氧。使用苯二氮䓬类药物使患者镇静，控制高血压和心动过速。体温增高者必须立即降温。先静脉补液纠正脱水，部分出现意识障碍的患者，可使用纳洛酮静脉滴注，发挥催醒和解除呼吸抑制的作用，促进患者意识恢复，减少并发症。如果症状仍不缓解，可考虑采用血液透析进行干预。

（张小波 曾杨博）

参 考 文 献

陈阜绪，张京臣，孙来芳. 2015. 冰毒致心肺骤停合并横纹肌溶解症一例. 中华危重症医学杂志：电子版，8（6）：397，398.

汪润澜，张胜，陈绘景，等. 2016. 苯丙胺和氯胺酮滥用者在精神症状致病作用的交互影响. 中国药物依赖性杂志，25（5）：459-462，467.

张胜，徐再锋，陈绘景，等. 2014. 苯丙胺类兴奋剂、氯胺酮及其混合滥用致精神病性障碍的临床精神症状的比较分析. 中国药物依赖性杂志，23（4）：281-286.

Dawe S，Geppert L，Occhipinti S，et al. 2011. A comparison of the symptoms and short-term clinical course in inpatients with substance-induced psychosis and primary psychosis. J Subst Abuse Treat，40：95-101.

Fantegrossi WE，Ciullo JR，Wakabayashi KT，et al. 2008. A comparison of the physiological，behavioral，neurochemical and microglial effects of methamphetamine and 3，4-methylenedioxymethamphetamine in the mouse. Neuroscience，151：533-543.

Green SM，Roback MG，Kennedy RM，et al. 2011. Clinical practice guideline for emergency department ketamine dissociative sedation：2011 update. Ann Emerg Med，57（5）：449-461.

Hansen KB，Yi F，Perszyk RE，et al. 2017. NMDA receptors in the central nervous system. Methods Mol Biol，1677：1-80.

案例 36　氯胺酮滥用致精神病性障碍和泌尿系统损害

一、病案介绍

1. 病史

患者女性，未婚，28 岁，湖北人，无业人员，因“反复滥用 K 粉（氯胺酮）6 年余，伴尿路刺激症状 4 年和精神异常 1 个月”被强行送入院。患者自述 2012 年 4 月因受朋友影响首次鼻吸 K 粉，将少量 K 粉粉末放在手背上吸食，吸食后头发晕，稍有恶心，未呕吐，无抽搐，约半小时后头晕消失，有轻松愉悦感。间断吸食几次 K 粉后愉悦欣快感十分明显，还有梦幻样的感觉；有时还会感到“周围物体都在移动，大小和形状都在变化，甚至离自己很近”。随着吸食次数和剂量不断增加，患者出现情绪高涨、思维奔逸等表现。间断吸食 K 粉 2 年多后，患者出现注意力不集中，记忆力明显减退，生活懒散。曾经几次想戒断，但是中断吸食 2 天后就会出现精神状态差、情绪低落、坐立不安、疲乏无力、双手颤抖、严重失眠等不适症状，再次吸食后不适症状立即缓解。2014 年底，患者平均 2 天吸食一次，2g/次；并且出现尿频、尿急、尿痛、排尿困难等症状，以夜间明显，约每小时小便一次，量很少，经常出现遗尿现象，无明显血尿。患者以“尿路感染”自行口服抗生素治疗，未到医院检查和进行系统治疗。此后患者主动减少吸食剂量和次数，尿路刺激症状明显减轻。2018 年初，因心情不好，患者再次频繁吸食 K 粉，并且经常合并吸食麻古、冰毒（具体剂量不详）。1 个月前患者使用较大量 K 粉后，间断出现凭空闻声，无规律性，持续 2～3 天后症状消失。此后，患者再次吸食冰毒、麻古后出现自言自语、自笑，总是感到“有人在耳边同自己说话”，高度怀疑“有人要害自己，并且控制自己的思想和行为”，认为“自己能力超常，可以主宰世界”等。患者神色紧张，行为怪异。在当地医院行头颅 CT 检查未见异常。近 1 个月，患者睡眠差，有时整夜不睡，自感记忆力下降明显。尿频、尿急、尿痛、排尿困难、夜尿增多等症状较前加重，白天十几分钟就需要解一次小便，每次小便量较少，在综合医院诊断为“尿路炎”，给予抗感染药物治疗（具体不详），效果不明显。患者无寒战、发热，无昏迷、抽搐、自伤、自残等，食欲差，体重减轻。

既往有“慢性胃炎”病史 2 年余，间断胃部疼痛，吸食 K 粉后胃痛明显，无放射痛，无恶心、呕吐，无反酸、嗳气和柏油样便，曾在当地医院行胃镜检查后以“胃炎”治疗，具体治疗不详，患者未能坚持服药，目前也经常有“胃痛”；2009 年曾行无痛人流手术；否认高血压、冠心病、糖尿病等病史；否认精神病个人史和家族史。

2. 体格检查

体温 36.8℃，脉搏 78 次/分，呼吸 19 次/分，血压 115/64mmHg。神志清楚，精神委靡，情绪低落，面色晦暗，查体合作，对答基本切题。呼吸平稳，双侧瞳孔等大等圆，直径 3.0mm，对光反射灵敏。颈软，气管居中，甲状腺无肿大。双肺呼吸音清，未闻及干、湿啰音。心率 78 次/分、律齐，心脏瓣膜区未闻及明显杂音。腹平软，上腹部剑突下有压痛，无反跳痛，无肌紧张，肝脾肋下未触及，肝、肾区无叩击痛，下腹部膀胱区有深压痛，未扪及包块。腹部叩诊移动性浊音阴性，肠鸣音正常。四肢等长，关节活动度正常，双下肢无水肿，未见静脉针刺痕。感知觉正常，病理反射未引出。

3. 精神专科检查

患者意识清晰，由家属陪同入院，定向力完整，交谈被动，查体基本合作，对答基本切题；有明显的言语性幻听、被害妄想、夸大妄想症状；自言自语，无故发笑，行为紊乱，无自知力，记忆力下降，无明显冲动及伤人行为。

4. 辅助检查

血常规正常；尿常规检查：红细胞（±），白细胞（+），蛋白（−）。肝功能、肾功能、电解质检查均正常，血糖、心肌酶检查均未见明显异常。血清 HIV 抗体、TPPA 抗体、HCV 抗体检测均为阴性。

心电图检查：窦性心律，正常心电图。B 超检查：肝、胆、脾、胰未见明显异常；膀胱容积明显缩小，充盈不全，内膜毛糙，未见占位性病变，未见结石。

尿液依赖物质定性试验：甲基苯丙胺、氯胺酮阳性，吗啡阴性。

二、诊断思维过程

1. 诊断与诊断依据

依据 ICD-10 疾病诊断标准，结合病史、临床表现和辅助检查，临床诊断：①氯胺酮依赖综合征；②甲基苯丙胺类依赖综合征；③多种精神活性物质所致精神病性障碍；④萎缩性膀胱炎？

诊断依据：①患者有明确的长期滥用氯胺酮病史，并且有合并吸食冰毒和麻古病史；为追求愉悦感使用剂量不断增加，不能停用；停用后出现明显的不适症状和强烈的渴求感，再次使用后不适症状立即消失；因为滥用氯胺酮而影响工作和生活，曾多次戒断都未成功。综合上述症状和体征，符合 ICD-10 物质依赖疾病诊断标准。②患者滥用精神活性物质 6 年余，逐渐出现言语性幻听、被害妄想、夸大妄想等精神病性症状。接诊时可见患者自言自语、无故发笑、行为紊乱等表现，呈无自知力状态，记忆力下降。结合病史和体征，符合氯胺酮、冰毒、麻古等多种精神活性物质所致精神病性障碍的诊断。③滥用氯胺酮后出现明显的尿频、尿急、尿痛等下尿路刺激症状多年，症状持续存在，时轻时重，与氯胺酮滥用程度有关；尿常规检查结果与临床症状程度不符；一般的抗炎治疗效果不明显；B 超检查可见膀胱萎缩性改变影像。综合考虑仍然是氯胺酮滥用导致的泌尿系统损害，为间质性膀胱炎和萎缩性膀胱炎可能。

2. 鉴别诊断

（1）与器质性精神病性障碍鉴别：器质性精神病性障碍患者多有意识障碍、智力障碍或记忆障碍，同时可伴有躯体症状或神经系统阳性体征，结合实验室检查阳性发现可鉴别。

与躁狂症鉴别：躁狂症患者的情感高涨生动、有感染力，情感反应与思维内容及周围环境一致，以及具有间歇发作的特点。本例患者不具有这些特点和特征，临床可鉴别。

与偏执性精神病鉴别：偏执性精神病患者是以系统的妄想为主要临床症状，妄想内容相对比较固定，常与现实生活有联系，情感反应及行为与妄想内容一致，无精神衰退现象，据此可与之鉴别。

（2）尿路刺激症状的鉴别：细菌感染性泌尿系统炎症，间质反应性尿路刺激症状，以及泌尿系统结石所致的刺激症状都会出现尿频、尿急、尿痛、排尿困难等表现，临床需要做出鉴别诊断。尿常规检验结果，抗生素治疗效果，尿氯胺酮定性试验结果，以及 B 超检查结果都具有重要的鉴别诊断意义。本例患者有明确的吸食氯胺酮后出现尿频、尿急、尿痛的病史，且实验室检查结果均支持氯胺酮滥用致泌尿系统损害的诊断。

（3）上腹部胃痛症状应与胃溃疡、胆囊炎、胆结石和胰腺炎鉴别：患者上腹疼痛无明显规律性，与饮食无关，无恶心、呕吐，无寒战、高热，腹部查体未见明显阳性体征，胃镜检查未见溃疡病灶，B 超检查未见肝胆管和胆囊异常表现，据此可鉴别。患者的胃痛应考虑与氯胺酮滥用导致交感神经和迷走神经兴奋所引起的胃痉挛有关。

三、治疗过程和结果

1. 药物治疗

①因患者有幻觉、妄想症状，入院后给予氟哌啶醇注射液 5mg/次、2 次/天肌内注射，第 4 天改为氟哌啶醇 5mg/次、1 次/天肌内注射，第 7 天改为氟哌啶醇片 4mg/次，早晚口服。口服小剂量苯海索预防锥体外系反应。根据病情控制情况调整氟哌啶醇片剂量。②盐酸氟西汀胶囊 20mg/d 改善抑郁焦虑情绪。③以中成药清浊祛毒丸口服，控制膀胱等间质

性炎症，缓解和消除尿频、尿急、尿痛等症状。④口服山莨菪碱和奥美拉唑缓解胃痉挛等慢性胃炎症状，改善食欲。⑤给予吡拉西坦和复合维生素B等神经营养剂，促进大脑神经修复。⑥后期辅以膀胱充盈扩张康复治疗。

经过3周的中西医结合对症治疗，患者病情平稳，各种症状迅速缓解。精神症状明显减轻，幻听和妄想症状基本消失，情绪平稳，睡眠好，交流明显改善，接受心理干预治疗；尿路刺激症状明显减轻，尿痛、尿频症状明显改善；胃痛症状消失，食欲明显改善，体重增加。经过6周的积极治疗，患者精神症状完全消失。抗精神病治疗药物剂量递减并顺利停药，氟西汀胶囊20mg/d口服维持治疗。尿频、尿急、尿痛、排尿困难等刺激症状基本消失，膀胱储尿量基本恢复正常。

2. 心理治疗

治疗早期：患者的幻听、妄想等精神症状比较严重，注意力不集中，交流沟通不畅。因此，支持性心理辅导是首选治疗方法，提高患者的治疗依从性和自信心，积极配合临床药物治疗，改善精神症状。

治疗中期：患者参与的活动增加，以心理教育及认知行为心理治疗为主，引导患者正确认识氯胺酮、冰毒滥用导致精神病性障碍的机制及危害，同时鼓励患者积极参与团体治疗活动和相关的工娱康复活动，开展舒展放松训练，学习正念冥想技术应对幻听引起的焦虑不安情绪。

治疗后期：巩固患者在治疗期间习得的认知行为自助技术，针对康复期可能遇到的高危情景进行应对性措施辅导。通过家庭治疗辅导患者和家属学习正面沟通技巧，重建良好的家庭支持系统和康复环境。

出院前心理测评结果满意，汉密尔顿焦虑量表（HAMA）评分5分，提示无焦虑症状；汉密尔顿抑郁量表（HAMD）评分4分，提示无抑郁症状；简明精神病测评量表（BPRS）评分28分，提示无精神病症状。

3. 专科护理

①精神病性障碍护理。患者存在被害妄想和言语性幻听，住院前两周为重点观察期，护士应加强巡视，防止出现逃跑、冲动、伤人毁物的行为，必要时由专人护理，给予安慰和陪伴，消除陌生感和不安全感。遵医嘱给予抗精神病药物，发放口服药物时必须看药入口，严防藏药，观察用药后反应。②睡眠护理。患者睡眠差，夜间巡视病房严格落实“四轻”。精神症状好转后鼓励患者白天参加工娱活动。③饮食护理。患者体重减轻，有慢性胃炎病史和泌尿系统损害，给予易消化、营养丰富的饮食，鼓励其多饮水，增加排尿量。④泌尿系统护理。监测并记录每日排尿情况，如每次排尿量、每日排尿次数、每日出入量等，教会患者清洁外阴的方法，防止继发泌尿系统感染。⑤健康宣教。精神症状消除后，分析患者吸食氯胺酮和其他毒品的原因，评估其对毒品的认知情况，给予健康教育，包括毒品对躯体和精神的损害，目前的治疗方法和效果，预防复吸的方法，如何应对不良情绪等。

四、诊疗体会

氯胺酮是一种非巴比妥类麻醉药，属于非竞争性*N*-甲基-D-天门冬氨酸（NMDA）受体拮抗剂，但同时又作用于阿片类受体、单胺类受体等多种受体，被长期应用于临床麻醉。后来因为不合理使用，出现了全球性的滥用现象，近年来其滥用导致的毒副作用也逐步被人们所重视。其中氯胺酮导致的泌尿系统损伤是较为常见的毒性反应之一，2007 年由香港学者首次提出。患者主要临床表现有尿频、尿急、尿痛及血尿等症状，严重者甚至会出现膀胱疼痛。有研究表明，患者使用氯胺酮的剂量和频率与其病情的严重程度有直接关系，氯胺酮能引起大鼠膀胱组织发生线粒体凋亡，能使膀胱上皮细胞表面存在的氨基葡聚糖（GAG）保护屏障受到破坏，导致泌尿系统损害症状。中药清浊祛毒丸能有效改善膀胱组织线粒体凋亡状态，保护膀胱黏膜不受损害，达到临床治疗效果。临床中药治疗效果显著，并可减少抗生素和激素用量。本例患者有效证实了中药清浊祛毒丸能够改善泌尿系统症状，对预后起到了决定性作用。

1. 氯胺酮合并多种物质依赖对脑神经的损害更为严重

本例患者在大量使用氯胺酮的同时合并使用冰毒和麻古，造成多种物质依赖。冰毒和麻古为中枢兴奋剂，其导致的脑神经损害更为严重，短时间内即可出现幻听、被害妄想、夸大妄想、自言自语、无故发笑、行为紊乱等精神病性障碍症状。不排除致幻剂和兴奋剂叠加作用的可能。临床治疗也证实，针对精神病性症状给予对症治疗是有效的，症状缓解后可以逐渐减量至停药。

2. 物质依赖患者常伴有胃痛等躯体不适症状

物质依赖患者因长期使用依赖物质，导致饮食不规律，胃痛是该类患者临床常见的症状之一，有些患者表现得比较明显，在综合医院反复检查未发现明显阳性体征，与症状表现差异较大，而且治疗效果也不明显。本例患者考虑该现象也与氯胺酮刺激交感神经兴奋有关。因此，针对氯胺酮滥用者的胃部症状治疗也是临床需要关注的重要环节。

3. 抑郁焦虑症状是此类患者的常见临床表现之一

无论患者前期使用氯胺酮的目的如何，是否伴有抑郁焦虑症状，长期滥用氯胺酮都会影响机体 5-羟色胺的代谢和释放，故抑郁焦虑症状是该类患者常见的临床表现之一。因此，积极有效的抗抑郁治疗可以缓解精神症状，提高临床治疗效果。

五、专家点评

氯胺酮、冰毒等多种精神活性物质滥用可能会加重脑神经损害，产生精神病性症状。经积极有效的抗精神病药物治疗，绝大多数患者的精神病性症状会缓解，甚至消失。但是，氯胺酮滥用导致的泌尿系统损害经常被诊断为“尿路感染”，大量抗生素和激素治疗后效果不明显。因此，发现有明显尿路刺激症状时要多追问一下病史，排除氯胺酮滥用所致的可能，减少误诊。另外，中药治疗效果明显，副作用少，值得临床借鉴。

（刘功连　王延峰　耿艳丽　刘晨亮）

参考文献

李晓东，韦品清，何志军，等. 2012. 中成药“清浊祛毒丸”对氯胺酮滥用伴泌尿系统损害者的临床疗效观察. 中国药物滥用防治杂志，18（5）：256-261.

李晓东，周才春，何志军，等. 2012. 60 例氯胺酮滥用伴有泌尿系统损害患者的临床观察与分析. 中国药物依赖性杂志，21（2）：122-127.

袁源，王乾兴，李晓东. 2019. 中医药治疗氯胺酮诱导损伤机制的研究进展. 第 28 届 IFNGO 世界大会暨第 18 届 CADAPT 学术会议，305-314.

Chu PK，Kwok SC，Lam KM，et al. 2007. Street ketamine-associated bladder dysfunction：a report of ten cases. Hong Kong Med J，13（4）：311-313.

Hong YL，Yee CH，Tam YH，et al. 2018. Management of complications of ketamine abuse：10 years' experience in Hong Kong. Hong Kong Med J，24（2）：175-181.

Hoskins R. 2009. Ketamine associated cystitis：a case report. Int Emerg Nurs，17（1）：69-71.

Sawynok J. 2014. Topical and peripheral ketamine as an analgesic. Anesth Analg，119（1）：170-178.

Shahani R，Streutker C，Dickson B，et al. 2007. Ketamine associated ulcerative cystitis：a new clinical entity. Urol，69（5）：810-812.

Winstock AR，Mitcheson L，Gillatt DA，et al. 2012. The prevalence and natural history of urinary symptoms among recreational ketamine users. BJU Int，110：1762-1766.

笑 气 依 赖

案例 37　笑气滥用伴亚急性脊髓神经损害

一、病案介绍

1. 病史

患者男性，22 岁，自由职业者，浙江温州人，主因“反复吸食笑气（一氧化二氮）4 年，伴双下肢肌无力 2 个月”入院。患者自述于 2014 年 7 月因朋友引诱首次吸食笑气，因吸食笑气后有强烈的欣快感，以后心情不好时就吸食，平均间隔 1～2 个月吸食一次，10～30 弹/次（10ml/弹）。大约半年后，吸食后的欣快感不如以前，遂快速增加至 1000～2000 弹/天。患者每日以吸食笑气为中心，不能正常工作和生活。2018 年 3 月患者出现双脚踝无力，并逐渐加重，出现双下肢无力，不能抬腿，不能直立行走，皮肤感觉减退。患者出现烦躁、情绪低落，偶尔发脾气，兴趣缺乏，记忆力明显下降，严重失眠，无昏迷、抽搐、大小便失禁。在当地医院神经内科住院治疗（具体治疗不详），症状略有好转后出院，出院时能直立，但行走不便，双下肢力量明显减退，右腿跛行。为此，患者心情不好、烦躁不安，为缓解不良情绪，再次吸食笑气。几天后再次出现双下肢无力现象，为求进一步治疗来笔者所在医院。门诊以“使用镇静剂和催眠剂（一氧化二氮）引起的依赖综合征”收入院。末周吸食量 1000～2000 弹/天，入院前再次吸食 800 弹。自吸食笑气以来，患者精神状态尚可，情绪低落，生活懒散，对周围事物不感兴趣，夜眠差，大小便正常，体力及体重无明显变化。

既往体健，否认精神病个人史和家族史。吸烟史 10 年，20 支/天；无饮酒嗜好。

2. 体格检查

体温 36.1℃，脉搏 88 次/分，呼吸 18 次/分，血压 120/75mmHg。发育正常，营养状况中等，神志清楚，呼吸平稳。皮肤、黏膜无黄染、出血点。浅表淋巴结无肿大。巩膜无黄染，双侧瞳孔等大等圆，直径 3.5mm，对光反射存在。口唇无发绀，口腔黏膜无溃疡，双侧扁桃体无肿大。颈软、无抵抗感，气管居中，颈静脉充盈。双肺呼吸音清，未闻及干、湿啰音及哮鸣音。心率 88 次/分、律齐，未闻及病理性杂音。腹平软，无压痛和反跳痛，肝脾肋下未触及，移动性浊音阴性，肠鸣音正常。双下肢无水肿，四肢皮肤未见静脉针刺痕。神经系统检查：双上肢及左下肢肌力Ⅳ级，右下肢肌力Ⅱ级，浅感觉减退，痛觉迟钝，关节被动活动正常，生理反射存在，双膝反射活跃，病理反射未引出。

3. 精神专科检查

患者意识清晰，定向力完整，对答切题，注意力不集中，记忆力下降；情绪低落、尚稳定；情感易诱发，稳定性差；意志减弱，兴趣缺失，生活懒散；入睡困难，失眠严重；自知力完整，对疾病有一定的认识，有求医欲望，自控力不强。未引出思维联想障碍和思维内容障碍。

4. 辅助检查

血尿常规、肝肾功能、电解质、血生化、心肌酶检查均未发现明显异常。传染病筛查：乙肝五项、HCV 抗体、TPPA 抗体、HIV 抗体均阴性。血清维生素 B_{12} 水平处于正常值下限，同型半胱氨酸水平显著升高，叶酸水平降低。心电图检查：窦性心律，未见明显异常。腹部 B 超检查：肝、胆、脾、胰、双肾未见明显异常。

尿液物质依赖定性试验：吗啡、甲基苯丙胺、氯胺酮均阴性。

5. 心理测评

焦虑自评量表（SAS）评分 58 分，提示为轻度焦虑状态；抑郁自评量表（SDS）评分 67 分，提示为中度抑郁状态；症状自评量表（SCL-90）测评提示存在躯体化、人际关系敏感、抑郁及饮食睡眠症状。

二、诊断思维过程

1. 诊断与诊断依据

依据 ICD-10 疾病诊断标准，结合病史、临床表现和辅助检查，临床诊断：①使用镇静剂（笑气）引起的依赖综合征；②亚急性脊髓神经炎？

诊断依据：①明确的笑气滥用史 4 年；②为追求欣快感，使用剂量逐步增加，对其行为的开始、结束难以控制；③对笑气使用有较强的渴求感；④明知滥用笑气的不良后果，仍不顾一切地使用；⑤不能正常工作，社会功能明显受损；⑥双下肢肌无力，不能直立行走，呈进行性加重，停用笑气并接受治疗后症状有所缓解，再次吸食笑气后症状加重；⑦双上肢及左下肢肌力Ⅳ级，右下肢肌力Ⅱ级，浅感觉减退，痛觉迟钝；⑧血清维生素 B_{12} 水平处于正常值下限，同型半胱氨酸水平显著升高，叶酸水平降低。

2. 鉴别诊断

（1）与周围神经疾病鉴别：使用笑气引起的依赖综合征所致的运动神经功能受损与周围神经疾病均可表现为运动障碍，包括运动神经刺激和麻痹症状、肌力减低或丧失、肌萎缩等运动神经麻痹症状。但笑气引起的依赖综合征所致运动神经功能受损有明确的精神活性物质滥用史，运动障碍与物质滥用有明显的关联性，再次吸食后会导致症状加重或复发。周围神经疾病有许多特有的症状和体征，除了运动神经功能障碍，还有感觉障碍，主要表现为感觉缺失、感觉异常、疼痛、感觉性共济失调。

（2）与低钾性周期性瘫痪鉴别：使用笑气所引起的依赖综合征所致运动神经功能受损

与低钾性周期性瘫痪都可出现运动功能受损。但笑气引起的依赖综合征所致运动神经功能受损有明确的精神活性物质滥用史；低钾性周期性瘫痪是由人体内钾、钠、钙离子通道基因突变引起的遗传性疾病，或其疾病所致的血钾流失增加，临床以反复发作的骨骼肌松弛性瘫痪为特征，大部分与血清钾降低有密切关系。

（3）与分离转换性障碍鉴别：使用笑气所引起的依赖综合征所致运动神经功能受损与分离转换性障碍所致瘫痪都可出现双下肢运动受损。但笑气引起的依赖综合征所致运动神经功能受损有明确的精神活性物质滥用史，且双下肢肌电图异常；分离转换性障碍是由精神因素，如生活事件、内心冲突、暗示或自我暗示，引起的精神病性障碍，暗示治疗效果明显，肌电图无异常。

（4）与急性脊髓炎、脑脊髓病变所致下肢肌无力或瘫痪鉴别：脊髓炎一般临床表现为急性起病，起病时可有低热、病变部位神经根痛、肢体麻木乏力和束带感，亦可无其他任何症状而直接发生瘫痪。多数患者在数小时或数日内出现受累平面以下运动障碍、感觉缺失，以及膀胱、直肠括约肌功能障碍，运动障碍早期为脊髓休克表现，一般肌张力逐渐增高，腱反射活跃，出现病理反射。腰穿和脑脊液检查结果及 MRI 检查结果有助于诊断和鉴别诊断。本例患者无上述症状和临床表现，其双下肢运动障碍与笑气使用有关联性，而且没有明显的脊髓截瘫平面定位。

三、治疗过程和结果

1. 药物治疗

①给予帕罗西汀片 20mg、1 次/天口服，抗抑郁和焦虑；为改善睡眠给予阿普唑仑片 0.8mg、1 次/天，睡前口服，间断使用，防止形成依赖；②给予丙戊酸钠片 0.2g、2 次/天口服，以稳定心境；③给予 0.9%氯化钠注射液 250ml 加甲钴胺注射液 500μg、1 次/天静脉滴注，维生素 B_1 100mg/d 肌内注射，连续 10 天后改为片剂口服，以营养神经和改善周围循环，治疗周围神经病，改善维生素 B_{12} 缺乏；④给予葡萄糖醛酸内酯片 0.2g、3 次/天口服，复合维生素 B_2 片、3 次/天口服，以改善神经功能，调节免疫功能。

2. 心理治疗

心理评估：患者求治意愿强烈，对心理治疗无明显阻抗，医患关系良好。

治疗前期：主要通过摄入性会谈收集资料，以同理、一致、真诚、关爱与支持的态度，让患者感到被了解、重视和关心，鼓励患者敞开心扉，与治疗师一起探索问题。

治疗中期：患者对于笑气存在明显的认知性错误，通过科普笑气的相关危害知识和对不合理信念的探讨挖掘，促进患者正性思维的形成和提高戒毒康复的信心。对于患者下肢无力的躯体表现及其带来的困扰，主要采用音乐冥想和呼吸放松技术进行干预，通过自省和提高对自身生理反应的敏感觉察度和控制力，达到让患者了解自己内心真实需要和缓解不良情绪的持续影响。

治疗后期：主要与患者探讨出院后的防复吸计划，为出院做好准备。主要内容包括引导患者承担起责任，人际交往技巧的练习，调整生活作息及应对高危情境的方法，通过一系列良好生活模式的出院前预演，提高患者出院后的成功康复概率。

出院前焦虑自评量表（SAS）评分 50 分，提示为轻度焦虑状态；抑郁自评量表（SDS）评分 53 分，提示为轻度抑郁状态。

3. 专科护理

①安全护理。初期以卧床休息为主，由专人陪护，床旁安装护栏，禁用热水袋，防止跌倒、外伤、烫伤等意外事件的发生。②评估患者四肢运动和感觉，给予康复护理，促进神经功能恢复。③饮食和睡眠护理。纠正既往不规律的生活作息，给予富含 B 族维生素和高蛋白的饮食，补充营养，提高机体活动的耐受力。随着肌力的恢复，逐渐减少白天卧床时间，鼓励其参加团体活动，改善夜间睡眠。④心理护理。鼓励其表达心理感受，并给予疏导，采用典型案例法鼓励患者积极配合治疗和护理，增强治疗依从性和治愈的信心。

4. 其他辅助治疗

患者入院后第 1 周主管康复医生查房，患者出现睡眠不规律、精神疲倦、食欲缺乏、舌苔黄腻脉濡等表现。针对患者的睡眠症状，给予经颅高频磁刺激治疗，促进脑神经功能恢复；同时配合耳豆压穴治疗（取神门、心、脾的耳穴反应区治疗），镇定安神、改善睡眠。坚持治疗 1 个疗程（15 天）。督促患者积极参与八段锦、气功等练习。患者自述双下肢无力，偶尔不能直立行走，容易发脾气，坐立不安，给予针灸疏通经络、扶正祛邪；同时，给予中药老姜粉沐足熏蒸治疗，温经散寒、通经活络，促进血液循环。

经 30 天治疗，患者成功戒断笑气，渴求感消失，肌力逐步恢复，行走基本正常，睡眠改善，情绪平稳，精神状态好。1 个月后回访，保持操守，未复吸，已经正常参加工作。

四、诊疗体会

1. 笑气可引起类似于脊髓亚急性联合变性的临床表现

笑气可引起类似于脊髓亚急性联合变性的临床表现，主要累及脊髓后索、侧索和周围神经。患者多以后索受累的症状起病，出现肢体无力，步态不稳（如踩棉花感，闭目或在黑夜中行走困难），伴有手指、脚趾末梢感觉异常，对称性的麻木感、针刺感等，部分患者还会出现手套袜套样感觉减退，多始于下肢，感觉障碍平面逐渐向上进展。临床偶尔遇到笑气中毒案例，一般笑气中毒的临床表现严重程度与吸入量有关，吸入量越大，神经系统损害越明显，神经系统症状和体征出现得越早，症状越严重。笑气急性中毒可以导致低血压、肺损伤甚至因缺氧而窒息。慢性中毒是由于定期摄入笑气导致的缺氧，继而引起高血压、晕厥，甚至突发心脏病，还可以引起贫血和神经系统损害，高浓度笑气还有导致窒息的风险。

2. 吸食笑气所引起的贫血和神经系统损害均由维生素 B_{12} 缺乏所致

维生素 B_{12} 又称钴胺素，是机体酶反应所必需的辅助因子。在机体内具有生理活性的两种形式为甲基钴胺素和 5′-脱氧腺苷钴胺素。其中，甲基钴胺素作为 5-甲基四氢叶酸-同型半胱氨酸-甲基转移酶（蛋氨酸合成酶）的辅助因子，使甲基四氢叶酸转变为四氢叶酸，再将同型半胱氨酸转变为甲硫氨酸（蛋氨酸），维持神经髓鞘的产生与代谢。本例患者的血清维生素 B_{12} 和叶酸水平均低于正常值，同型半胱氨酸水平显著升高，说明存在维生素

B_{12} 缺乏神经系统损害的可能。但血清维生素 B_{12} 正常也不能排除体内维生素 B_{12} 缺乏或失活。有临床研究表明，血清同型半胱氨酸和甲基丙二酸水平升高可能比维生素 B_{12} 缺乏显现得更快，对诊断高度敏感，是更有价值的诊断指标。

笑气的理化性质较为稳定，绝大部分以原型随呼气排出体外，其扩散性强，吸入后可使肺泡内氧被稀释而致氧分压下降，造成弥漫性缺氧。笑气通过氧化维生素 B_{12} 分子上的钴离子成为其他钴离子类似物，并被排出体外，引起维生素 B_{12} 失活和缺乏，快速抑制蛋氨酸合成酶活性，导致巨幼红细胞增多和神经髓鞘脱失，引起贫血和运动神经元瘫痪。停止笑气使用和大剂量补充维生素 B_{12} 后蛋氨酸合成酶活性缓慢恢复，临床症状缓解。

3. 频繁吸食笑气可迅速出现脊髓病样改变

有文献报道，频繁吸食笑气可迅速出现脊髓病样改变，严重的可以累及颈髓、上胸髓，还可引起周围神经进行性脱髓鞘和轴突损伤，表现为以远端为主的感觉缺失、无力、腱反射消失等症状。本例患者在大剂量吸食笑气后出现进行性加重的双下肢无力，最终无法直立行走，均为大量吸食笑气导致维生素 B_{12} 缺乏，引起脊髓病变和周围神经髓鞘病变所致。患者曾停用笑气并在综合医院接受系统治疗后肌无力症状消失，再次使用笑气后又出现双下肢无力，实验室检查提示血清维生素 B_{12} 水平和叶酸水平均低于正常值，同型半胱氨酸水平显著升高。入院后经维生素 B_{12} 治疗，患者脊髓及周围神经损害明显改善，双下肢无力、右腿跛行等症状亦持续好转。作为治疗性诊断再次说明，吸食笑气可以引起脊髓及周围神经损害，导致运动神经和感觉神经障碍。

五、专家点评

临床上笑气滥用导致的下肢运动障碍需与急性脊髓炎进行鉴别。急性脊髓炎是指多种原因诱发的自身免疫反应所致的急性横贯性脊髓炎性改变，又称急性横贯性脊髓炎，是临床最常见的一种脊髓炎，是一种非特异性炎症引起的脊髓进行性炎性脱髓鞘病变，其主要病理改变为髓鞘肿胀、脱失，周围淋巴细胞显著增生，轴索变性，血管周围炎症细胞浸润等。病变常局限于脊髓的数个节段，受损脊髓平面以下肢体瘫痪、传导束性感觉障碍，甚至出现排尿排便障碍。因此，要高度重视临床诊断和鉴别诊断，采取积极的治疗方法，促进神经恢复。

笑气滥用导致的贫血和神经障碍均与机体维生素 B_{12} 缺乏有关。临床治疗中积极补充维生素 B_{12} 和叶酸，症状会逐渐改善。但是，治疗成功的关键是停用笑气。有研究显示，在滥用笑气同时预防性补充维生素 B_{12}，虽然患者未出现明显的神经系统症状，但仍有发展为脊髓亚急性联合变性的案例。因此，笑气对机体有很大的伤害，加强对青少年等重点人群的宣传教育，拒绝滥用、杜绝伤害是基本策略，合理补充维生素 B_{12} 是主要方法。

（李赛民　王和燕）

参考文献

侯月，陈忠云，刘爱华，等. 2018. 滥用一氧化二氮致脊髓亚急性联合变性一例. 脑与神经疾病杂志，26（7）：3-7.

李延笑，孙娇，梁金. 2019. 一氧化二氮滥用致神经病变一例并文献复习. 当代医学，25（10）：34-36.
王义龙，陈晓虹，邢晓娜. 2018. 笑气中毒致周围神经病1例报告. 中国神经精神疾病杂志，44（12）：49，50.
周蓉，卢宏. 2018. 一氧化二氮中毒致神经系统损伤的研究进展. 中华神经科杂志，51（9）：763-767.

案例 38　笑气滥用致精神病性障碍

一、病案介绍

1. 病史

患者男性，21岁，主因“间断吸食笑气（一氧化二氮）10个月，言行怪异4个月余”于2018年12月5日入院。2018年2月，患者因受朋友影响开始吸食笑气（把笑气充入气球后，再经嘴吸入肺内），以后偶尔吸食，每次数支气弹，吸入时有短暂的欣快感，停止吸入后欣快感消失。当时未出现其他明显的情绪、行为异常。2018年6月，家人发现其精神差、身体虚弱、步态不稳、反应慢、夜眠差。患者自觉“有不安全感”，不敢独处，觉得以前的朋友在背后说他的坏话、排挤他，有人要害他。在家人干预下患者停止吸食笑气，随后1个月左右躯体和精神症状均逐渐缓解。2018年8月患者因无聊又开始吸笑气，吸食量逐渐增加，最多约300支/天。2018年9月患者再次出现言行异常，彻夜不眠，长时间独自待在房内，不与人接触，有时自言自语，有时无故自笑，称有人要害他，焦虑紧张，坐立不安，连续抽烟。入院4天前患者突然打电话给母亲说想去昆明，家人进一步追问原因，则沉默不语。家人担心其离家出走，为求系统治疗，遂送其来笔者所在医院诊疗。门诊以“使用镇静剂和催眠剂（笑气）引起的依赖综合征；使用镇静剂和催眠剂（笑气）引起的精神病性障碍”收入院。最后一次吸入笑气为入院前3天，约吸入100支。患者自使用笑气以来，不能正常工作及生活，不能正确判断自身疾病情况，自知力不全。

自发病以来，患者无高热、昏迷、抽搐，无冲动、伤人行为，无持续情绪低落或情感高涨表现，进食尚可，大小便正常，体重下降，睡眠差。否认其他物质滥用史，否认精神疾病个人史和家族史。吸烟史8年，20支/天，无饮酒嗜好。

2. 体格检查

体温36.4℃，脉搏82次/分，呼吸18次/分，血压115/75mmHg。意识清晰，发育正常，营养中等，对答切题。全身皮肤、黏膜无皮疹、黄染及出血点，浅表淋巴结未触及。头颅大小正常、无畸形；双侧瞳孔等大等圆，直径3.0mm，对光反射灵敏。双肺呼吸音略粗，未闻及干、湿啰音。心率82次/分、律齐，未闻及明显杂音。腹平软，无压痛及反跳痛，肝脾肋下未触及，肝肾区无叩击痛，移动性浊音阴性，肠鸣音正常。双下肢无水肿。四肢肌力、肌张力正常，未见明显感觉障碍。生理性神经反射正常存在，病理反射未引出。

3. 精神专科检查

患者意识清晰，定向力完整；时有精神恍惚，眼神呆滞；注意力不集中，反应迟钝；

情绪尚稳定，意志减弱；认为有人要害自己；记忆力下降，智力和所受教育相吻合；自知力缺失，对疾病无认知。未查及明显的幻觉。

4. 辅助检查

血尿常规、肝肾功能、电解质检查未见明显异常。传染病筛查：乙肝五项、HCV 抗体、TPPA 抗体、HIV 抗体均阴性。心电图提示窦性心律不齐。肝、胆、脾及双肾 B 超检查未见异常。

尿液依赖物质定性试验：吗啡、甲基苯丙胺、氯胺酮、大麻均为阴性。

5. 心理测评

汉密尔顿焦虑量表（HAMA）测评提示可能有焦虑症状。汉密尔顿抑郁量表（HAMD）测评提示正常。自杀风险评估量表（NGASR）测评提示低自杀风险。

二、诊断思维过程

1. 诊断与诊断依据

依据 ICD-10 疾病诊断标准，结合病史、临床表现和辅助检查，临床诊断：①使用致幻剂（笑气）引起的依赖综合征；②使用致幻剂（笑气）所致精神病性障碍。

诊断依据：①患者吸食笑气 10 个月；②吸食后有短暂的欣快感，停止吸入后欣快感消失，最大剂量曾达到 300 支/天；③吸食一段时间后精神状态差，身体虚弱，步态不稳，反应迟钝，夜眠差；④有不安全感，不敢独处，觉得以前的朋友在背后说他的坏话、排挤他，称有人要害他；⑤停止吸食笑气 1 个月，躯体和精神症状均逐渐缓解，复吸后再次出现言行怪异、被害妄想、焦虑、自语自笑、思维迟缓等精神症状。

2. 鉴别诊断

与精神分裂症鉴别：患者存在明显的精神病性症状，需考虑精神分裂症的可能。但是，本例患者有长期大量的吸入笑气病史，发病时间和症状与笑气使用呈相关性，曾经在停吸的 1 个月其精神症状缓解，复吸后再次出现症状。因此，可以与精神分裂症鉴别。

三、治疗过程和结果

1. 药物治疗

①抗精神病性症状治疗。给予奥氮平口服，起始剂量 5mg/d，隔 3 天调整剂量一次，逐渐递增至 10mg/d、2 次/天口服。待精神病性症状缓解后维持治疗 2 周以上再逐渐递减并停药。②营养神经、促进脑神经代谢治疗，促进红细胞生成治疗。维生素 B_1 片 20mg 口服，3 次/天。甲钴胺片 0.5mg 口服，3 次/天。肌苷片 0.2mg 口服，3 次/天。胞磷胆碱钠注射液 4ml 静脉滴注，1 次/天。脑蛋白水解物注射液 60mg/d 静脉滴注。

入院第 1 周，患者精神疲倦，以卧床休息为主，考虑与奥氮平的镇静作用有关。第 2 周开始，患者精神状态逐渐好转，呆滞、反应迟钝等逐渐缓解，能主动出门散步，但仍不愿与医护人员深入沟通。3 周后，患者精神状态明显好转，能正常与人沟通交流，幻觉、妄想、自言自语等症状消失，未见异常言行，睡眠明显改善，未使用镇静催眠药。双下肢肌力正常，可参加工娱活动和八段锦操练。第 6 周开始奥氮平减量，第 8 周出院时患者无不适反应，食欲好，睡眠正常，未引出幻觉、妄想，主动参加心理治疗和家庭治疗。

2. 心理治疗

治疗初期：患者精神症状明显，自知力缺失，心理干预以支持性心理咨询为主，旨在建立信任的咨访关系。以他评量表及访谈形式进行初步心理评估。

治疗中期：本阶段患者精神病性症状逐渐缓解，心理治疗一方面是促进患者社会功能恢复，另一方面是促进认知功能恢复。社会功能恢复方面，首先，在家属陪伴下参与团体及工娱活动，关注患者感兴趣的项目，培养一定的兴趣爱好；安排互动游戏，提高患者人际交往及交流能力。患者已能与心理医生进行心理会谈，但回答简单，易走神，谈及使用笑气相关经历时存在焦虑及回避现象；心理医生以尊重与真诚的态度进行内容回应及情感回应。同时，促进认知功能训练，提升记忆力、注意力及反应力，患者表现良好。

治疗后期：该阶段患者自知力基本恢复，能够进行相对有效的交谈，安排有针对性的个体咨询与团体辅导。患者对笑气危害认识不够，戒断动机不强，使用动机式访谈，强化患者戒断动机，进行复吸原因分析，寻找物质依赖背后的内驱力。

心理医生在家庭治疗中发现，患者平时与父母沟通较少，父母对其管教较严。患者本身情绪控制能力一般，情绪不好时多数采取压抑的方式，直到无法控制时，发生冲动性行为。心理医生针对这些问题进行沟通治疗，与患者协商并逐一制定解决方案，提高其认知水平；同时，对患者父母进行戒断相关的心理卫生教育，并引导父母学习与儿子相处及沟通的技巧。患者学习提高情绪管理能力，学习有效的沟通方式，表达正向诉求。最后鼓励患者参与院内的戒断团体活动，提高戒断动机和学习防复吸技巧、高危情境应对等。患者出院前主动和心理医生制定出院康复方案。

出院时心理测评：汉密尔顿焦虑量表和汉密尔顿抑郁量表测评均提示正常。自杀风险评估量表（NGASR）测评提示低自杀风险。

3. 专科护理

①病情观察和安全护理。患者入院时精神恍惚，反应迟钝，步态不稳，护士应加强巡视，必要时由专人护理和陪伴，密切关注患者的语言和行为，防止跌倒、坠床等意外事件的发生。②准确执行医嘱，及时准确采集检验标本和落实各种监测。③饮食护理。规律饮食，多进食富含蛋白质、B 族维生素的食物。④睡眠护理。患者白天疲乏，以卧床为主，根据患者耐受情况逐步增加白天活动量，调整生活作息，改善睡眠。⑤健康宣教。患者对笑气缺乏认知，主要为缓解不良情绪，针对笑气对躯体和精神的损害、依赖性进行健康宣教，鼓励患者合理表达不良情绪，教会患者正确应对生活中不良事件的方法，预防复吸。

4. 其他辅助治疗

入院第 1 周，由于患者精神疲倦，暂未开展康复治疗。第 2 周根据患者神情呆滞、反应迟钝等表现，给予经颅高频（30Hz）磁刺激治疗，10 天为 1 个疗程，同时配合推拿、中药熏蒸治疗。并督促患者积极参与八段锦、气功、体操等练习，以增强体质。

患者住院 53 天痊愈出院，精神症状消失，一般状态好，睡眠改善，四肢活动正常。出院后随访半年，恢复良好，能正常参加工作，爱好摄影。

四、诊疗体会

一氧化二氮俗称笑气，是一种无色、有甜味的气体，具有轻微的镇痛和麻醉作用，广泛应用于医学手术中。吸入笑气可产生兴奋、愉悦、欣快感，甚至可以快速产生幻觉和迷幻感，通常作用时间只有几分钟。由于笑气容易获取，常被青少年滥用。笑气常滥用于娱乐场所。笑气的副作用包括眩晕、失去平衡、心律失常、缺氧、代谢性酸中毒、记忆力和认知能力受损、贫血、脊髓神经病变、肢体瘫痪等。有研究表明，当笑气剂量大于 80g/d 时，会增加神经系统持久损害的风险，并且接触剂量越大、时间越长，可能导致的临床症状越严重。

1. 长期大量吸入笑气会导致巨幼细胞性贫血和神经系统损害

有文献报道，笑气使钴胺素中的钴部分发生不可逆的氧化反应而使其失活。维生素 B_{12} 在体内以甲基钴胺素和 5′-脱氧腺苷钴胺素两种形式发挥生理活性，其中甲基钴胺素是甲硫氨酸合成酶的辅酶，而甲硫氨酸是神经髓鞘产生和代谢的重要氨基酸。笑气致维生素 B_{12} 缺乏的动物实验证实，神经毒性与甲硫氨酸的合成途径有关。血清中的维生素 B_{12} 和同型半胱氨酸水平对临床诊断具有重要意义。Stockton 等报道 1 例 22 岁男性因长期吸食笑气导致手脚麻木、步态不稳，患者血清维生素 B_{12} 水平正常，但同型半胱氨酸水平升高，脊柱磁共振成像显示 C_1～T_5 异常，与亚急性脊髓联合变性一致。该患者在停用笑气的同时，开始补充维生素 B_{12}，从而显著改善了临床症状。另外，有学者在对一项 72 例笑气滥用导致的神经系统损害的荟萃分析中指出，约 35%的患者出现感觉异常，约 30%的患者出现肢体无力。另一项对 18 例笑气滥用后出现神经系统损害患者的研究表明，典型症状多为感觉异常和步态异常，50%以上的患者出现肢体无力，25%以上的患者有认知功能损害和小便功能障碍。

2. 吸食笑气会出现精神病性障碍

Sethi 等报道了一名 33 岁滥用笑气的男性患者出现幻觉妄想症。临床检查发现患者体内维生素 B_{12} 水平低于正常，而甲基丙烯酰基和同型胱氨酸水平升高，认为笑气会导致功能性维生素 B_{12} 缺乏，而维生素 B_{12} 缺乏导致了精神病性障碍。维生素 B_{12} 是维生素 B 复合物的一种，在红细胞形成和维持神经系统功能中扮演着重要角色。缺乏维生素 B_{12} 除了可能导致巨细胞性贫血外，还可能导致神经系统损害，引起斑块、弥漫性神经脱髓鞘，从而出现精神抑郁、记忆力下降、震颤等神经精神症状。维生素 B_{12} 缺乏还可能引起同型半胱氨酸血症，可促使心脏病发作和周围血管阻塞。Garakani 等对滥用笑气的案例文献进行回顾分析，显示滥用笑气可以导致神经、精神损害及其他不良后果，包括脊髓神经病变和亚急性神经退变、精神病性障碍、维生素 B_{12} 缺乏、肺炎和冻伤等。此外，滥用笑气还可能导致中毒性死亡。

3. 笑气滥用致神经系统损害的治疗原则

临床上针对笑气滥用导致的神经系统损害的治疗原则是停用笑气和补充大剂量维生素 B_{12}。大部分患者在数周或数月的大剂量维生素 B_{12} 治疗后，临床症状可得到改善，但是其中仅 25%的患者症状完全缓解，血清维生素 B_{12} 检测水平与疗效无明确的相关性。也有报道显示，笑气滥用导致的神经系统损害患者给予持续大剂量的维生素 B_{12} 治疗后，感觉障碍可得到缓解，但运动障碍进展。运动障碍可能是维生素 B_{12} 缺乏的迟发反应，也可能与维生素 B_{12} 缺乏无关，作用机制目前并不是很清楚，此临床表现是笑气滥用导致的神经系统损害的特点。

本例患者因朋友影响开始吸食笑气，并且吸食量越来越大，有耐受性增加表现，最大剂量曾达到 300 支/天。患者大剂量持续性吸食是造成神经、精神损害的危险因素，吸食笑气后出现精神委靡、身体虚弱、步态不稳、下肢肌力减退等表现，同时存在思维迟缓、被害妄想、强迫思维等表现，认知功能受损等精神病性症状，这些躯体及精神异常与上述文献报道基本一致。本例患者的步态不稳、下肢肌力减退可能与维生素 B_{12} 缺乏有关，但遗憾的是未能取得维生素 B_{12} 的检测结果，以及当时脊髓磁共振成像检查结果。

五、专家点评

笑气滥用导致的神经损害、精神病性障碍具有特殊的临床表现，在临床诊治过程中需要与其他原因导致的周围神经病变、脊髓神经病变加以鉴别；其精神病性症状要与器质性病变所致的精神分裂症鉴别。临床诊断除有明确的笑气滥用史，治疗性的改变也具有一定的鉴别诊断意义。多数患者的周围神经病变症状会随着治疗时间延长而逐渐恢复。所致的精神病性症状也在抗精神病治疗中逐渐缓解并消失，如果精神症状发作与吸食笑气无直接相关性，则应该考虑是否有共病的可能。

（庄松源　王和燕　曾　婷）

参 考 文 献

Garakani A，Jaffe RJ，Savla D，et al. 2016. Neurologic，psychiatric，and other medical manifestations of nitrous oxide abuse：a systematic review of the case literature. Am J Addict，25：358-369.

Hathout L，EL-Saden S. 2011. Nitrous oxide-induced B_{12} deficiency myelopathy：perspectives on the clinical biochemistry of vitamin B_{12}. Neurol Sci，301：1-8.

Metz J. 1992. Cobalamin deficiency and the pathogenesis of nervous system disease. Ann Rev Nutr，12：59-79.

Pugliese RS，Slagle EJ，Oettinger GR，et al. 2015. Subacute combined degeneration of the spinal cord in a patient abusing nitrous oxide and self-medicating with cyanocobalamin. Am J Health Syst Pharm，72：952-957.

Thomas A，Miller JL，Couloure K，et al. 2015. Non-intravenous sedatives and analgesics for procedural for imaging procedures in pediatric patients. J Pediatr Pharmacol Ther，20：418-430.

案例 39　笑气滥用致精神病性障碍伴急性脊髓病变

一、病案介绍

1. 病史

患者女性，22 岁，主因“反复吸食笑气（一氧化二氮）1 年，双足麻木伴疑人害 4 天”于 2019 年 3 月入院。患者自述于 2018 年 4 月受朋友影响吸食笑气，数小时内吸食 1 箱（300 支，8g/支），自感头皮发麻、发紧，身体发飘，心情放松。1 周后再次与朋友一起吸食笑气，两人共吸食 2 箱（600 支）。此后，患者大多在空虚无聊时独自吸食，并认为吸食笑气不会形成依赖，约每周吸食 1 次、2 箱/次，偶尔也会跟朋友一起吸食。虽然后来得知笑气对身体有害，但是仍反复吸食，且在吸食笑气时主动口服维生素类保健品。自吸食笑气以来，患者的社交活动明显减少，下班后只想回宿舍吸食笑气，上班经常迟到，即便被受到领导警告也觉得无所谓。最近 2 个月，患者吸食笑气的量及频次明显增加，每天下班后吸食 5～6 箱（1500～1800 支），整晚不睡，其间偶尔打个盹。1 个月前患者常常感到身体发抖，近 1 周食欲缺乏，少量进食即有饱胀、反胃现象，无呕吐。4 天前在朋友家吸食 6 箱（1800 支）笑气后出现大脑“断片”，清醒后不记得为什么会到朋友家，对当时发生了什么事情毫无记忆，同时发现自己“看到脏东西在飘动”，感到非常恐惧，身体发抖，双足底及足背部发麻，双下肢乏力，步态不稳，怀疑被朋友注射了海洛因、冰毒等毒品。4 天来因害怕不敢独处，一直处于惊恐状态，伴有肢体发抖，无法入睡，并由同事陪伴着。同事感到病情严重，遂送其至当地综合医院进行尿液毒品检测，但结果未见异常。为进一步诊治，遂来笔者所在医院。入院时患者神情恍惚、面色苍白、表情惊恐、目光呆滞、语音发颤、肢体发抖、双腿乏力、双足发麻、步态不稳，到病房后不敢独处，要求护士陪同。

患者既往体健，否认其他毒品滥用史，否认精神病发作史。询问家族史，发现患者哥哥曾有冰毒所致“精神分裂症”病史。吸烟史 5 年，20 支/天。

2. 体格检查

体温 36.8℃，脉搏 78 次/分，呼吸 17 次/分，血压 130/80mmHg。神情恍惚，表情惊恐，面色苍白，发育正常，营养中等。肢体发抖，步态不稳。查体合作。全身皮肤、巩膜无黄染，浅表淋巴结未扪及。五官端正，口唇无发绀。双侧瞳孔等大等圆，直径 3.0mm，对光反射灵敏。颈软、无抵抗，气管居中，甲状腺无肿大。双肺呼吸音清，未闻及干、湿啰音。心率 78 次/分、律齐，未闻及病理性杂音。腹平软，无压痛及反跳痛，肝脾无肿大。脊柱、四肢无畸形，活动自如，双下肢无水肿。神经系统检查：双侧上肢肌力Ⅴ级，双侧下肢肌力Ⅳ级，四肢肌张力正常，未见不自主运动。痛温觉未见明显异常，四肢关节位置觉、运动觉未见明显异常，双侧指鼻试验稳准，双侧跟-膝-胫试验欠稳准，沿直线行走时步态明显不稳。

3. 精神专科检查

患者神情恍惚，表情惊恐，目光呆滞，衣着整洁，年貌相符，语音发颤；时间、地点、人物定向力完整；可引出被害妄想，有幻视；注意力不集中，语速大体正常，未见明显思维迟缓或散漫；记忆力差，自知力不全，否认笑气依赖；情感反应与周围环境不协调，意志减弱，自制力差。

4. 辅助检查

血常规：RBC 3.31×10^{12}/L，Hb 107g/L，HCT 32.5%，其余未见异常；尿常规无异常，尿妊娠试验阴性；肝功能、肾功能、血脂、空腹血糖、电解质检查未见明显异常；传染病筛查：乙肝五项、HCV 抗体、TPPA 抗体、HIV 抗体均阴性；血清维生素 B_{12} 值为 182pg/ml（＞150pg/ml）；心电图正常；胸部 X 线检查未见异常；腹部 B 超检查肝、胆、脾、胰未见异常。

尿液依赖物质定性试验：吗啡、氯胺酮、甲基苯丙胺、大麻、可卡因均阴性。

5. 心理测评

患者拒绝进行心理测评。

二、诊断思维过程

1. 诊断与诊断依据

根据 ICD-10 疾病诊断标准，结合病史、临床表现和辅助检查，临床诊断：①致幻剂（笑气）所致依赖综合征；②致幻剂（笑气）所致戒断状态；③致幻剂（笑气）所致精神病性障碍；④致幻剂（笑气）所致急性（脊髓）神经系统病变；⑤贫血（轻度）。

诊断依据：①患者为 22 岁青年女性，反复吸食笑气 1 年，疑人害并伴有双下肢无力、双足麻木、步态不稳 4 天；②为追求吸食笑气后的身体发飘、心情放松等感觉，使用笑气的剂量或频率不断增加，由 1 次/周增至 1 次/天，由每次 1 箱（300 支）增加到 6 箱（1800 支）；③有急性精神病性症状发作的表现，存在被害妄想和幻视；④对笑气滥用的行为难以控制，曾多次复吸；⑤明知笑气滥用的危害仍坚持吸食；⑥查体提示双侧下肢肌力Ⅳ级，四肢肌张力正常，双侧指鼻试验稳准，双侧跟-膝-胫试验欠稳准，沿直线行走时步态明显不稳；⑦精神专科检查提示有被害妄想，有幻视，自知力不全；⑧辅助检查显示红细胞、血红蛋白、血细胞比容等指标降低，提示有贫血表现。

2. 鉴别诊断

患者使用笑气后出现精神、意识、情绪、认知异常，首先需与精神分裂症鉴别。因使用笑气导致维生素 B_{12} 缺乏引起双下肢乏力、双足麻木、步态不稳等神经系统损害的表现，故还需与单纯的亚急性联合变性、吉雷-巴兰综合征等鉴别。

（1）与精神分裂症鉴别：精神分裂症临床上往往表现为症状各异的综合征，涉及感知觉、思维、情感和行为等多方面的障碍及精神活动的不协调。患者一般意识清晰，智力基本正常，但部分患者在疾病过程中会出现认知功能损害。病程一般迁延，呈反复发作、加重或恶化，部分患者最终出现精神衰退和残疾，但有的患者经过治疗后可痊愈或基本治愈。本例患者几次精神症状发作均出现在吸食笑气后，两者有明显的相关性，可资鉴别。

（2）单纯的脊髓亚急性联合变性：脊髓亚急性联合变性是由于维生素 B_{12} 缺乏引起的神经系统变性疾病，其临床表现以脊髓后索和侧索损害，出现深感觉缺失、感觉性共济失调及痉挛性瘫痪为主，常伴周围神经损害而出现的周围性感觉障碍。多见于中年以上人群，男女发病率无明显差异，呈慢性或亚急性起病，缓慢进展，可伴血清维生素 B_{12} 降低或正常，可出现双下肢不完全痉挛性瘫，表现为肌张力增高，腱反射亢进和病理征。如周围神经病变较重，可见肌张力减低，腱反射减弱，但病理征常为阳性，有些患者屈颈时出现 Lhermitte 征（由脊背向下肢放射的针刺感），晚期可出现括约肌功能障碍。此外，可出现精神症状，如易激惹、抑郁、幻觉、精神错乱和类偏执狂倾向、认知功能减退，甚至痴呆。少数患者视神经萎缩及出现中心暗点，提示大脑白质与视神经广泛受累。但本例患者呈急性起病，有明确的笑气吸食史，故可资鉴别。

三、治疗过程和结果

停用笑气是首要措施，其次是大剂量补充维生素 B_{12}，联合应用其他多种维生素、促进神经细胞修复药物，且用药越早效果越好；针对其已经出现的精神症状小剂量使用抗精神病药物，治疗目标是使患者维持依赖物质戒断，实现生理、心理和社会功能的全面康复。

1. 药物治疗

入院后立即给予地西泮 10mg 缓慢静脉注射，以镇静、助眠和稳定情绪；首日给予奥氮平 5mg/d 以控制急性精神症状，每隔 3～4 天递增 5mg/d，逐渐调整至 15mg/d，精神症状缓解并稳定后再逐渐递减；静脉滴注胞二磷胆碱 500mg/d，维生素 B_6 200mg/d；肌内注射维生素 B_{12} 0.5mg/d，同时给予甲钴胺 0.5mg/次、3 次/天口服，给予吡拉西坦 0.8mg/次、维生素 B_1 10mg/次、复合维生素 B 3 片/次，3 次/天口服。

经上述药物治疗后，患者病情很快好转，情绪平稳，惊恐、幻觉及被害妄想等精神症状逐步减少，睡眠改善，约 10 天后幻觉消失，自知力恢复，双足发麻、双腿乏力、步态不稳等症状逐渐缓解。2 周后病情明显好转，双足不再发麻，走路平稳，沿直线行走时步态稳定，双下肢肌力明显恢复，双侧跟-膝-胫试验稳准，精神状态好，食欲佳，大小便正常。3 周后奥氮平开始递减，密切观察精神症状变化，患者未诉恐惧、焦虑、幻觉、妄想等精神病性症状。

2. 心理治疗

心理评估：患者因反复吸食笑气 1 年，近期因吸食过量导致出现“断片”、幻觉入院治疗。心理医生经临床观察和评估发现患者恐惧、焦虑情绪严重，故认为心理治疗的重点在于处理依赖行为问题，恢复患者社会功能，改善患者的人际关系。

心理治疗：患者在院期间共计开展个体访谈 5 次，家属访谈 1 次。患者防御心理较强，情绪低落、不愿出门，过量吸食笑气导致腿部麻木感，故主要是在病房进行支持性访谈干预。心理医生与患者共同讨论依赖行为的发生和发展过程，通过倾听、共情、澄清、反应等心理治疗技术，帮助患者理清情绪问题，逐步认识依赖行为的危害，制订行为改变计划，有意识地发展社会功能，改善人际问题。

患者出院前进行心理量表测评：焦虑自评量表（SAS）测评，原始分 33 分，标准分 41 分，显示无焦虑症状。抑郁自评量表（SDS）测评：原始分 37 分，标准分 46 分，显示无抑郁症状。

患者出院后，心理医生多次随访，患者反馈严格遵医嘱服药，搬离之前的租住地，回家与母亲同住，静心疗养，保持操守。

3. 专科护理

①心理护理。患者入院初期有恐惧心理，不敢独处，营造安静舒适的环境，并由专人护理和陪伴，从而减轻恐惧心理。②病情观察。密切观察患者的精神状态，幻觉的内容、性质和出现频率，行为有无异常，及早发现问题并上报医生，防止意外事件发生；患者肢体麻木、步态不稳，评估肢体感觉和运动情况，防止跌倒和外伤；观察患者面色，询问有无心悸、疲乏、头晕等贫血症状。③安全护理。床旁有护栏，床边悬挂跌倒警示牌，卫生间安装扶手，呼叫器、日常用品置于床头随手可及处，患者下床行走、活动时有专人陪伴，保持病室、走廊清洁干燥，无障碍物，并指导患者穿舒适衣服和防滑鞋，尽量减少夜间活动，防止跌倒和坠床。护士加强病房巡视，为患者及时提供帮助。④功能锻炼。告知患者早期加强肢体功能锻炼对肢体功能恢复的重要性，根据患者病情和耐受性，辅以理疗、针灸、按摩等，循序渐进地进行功能锻炼，促进肢体运动功能恢复。⑤遵医嘱用药，观察药物治疗效果和不良反应。避免空腹口服铁剂，应在饭后或者餐中服用，同时服用维生素 C，增加铁的吸收，避免与咖啡、浓茶等同服。⑥饮食指导。纠正不良饮食习惯，给予富含蛋白质、B 族维生素、铁、钾等的食物，改善营养不良。⑦健康教育。针对笑气的危害、依赖性进行健康宣教，告知患者均衡饮食的重要性，鼓励患者表达消极情绪并合理宣泄，预防复吸。

患者住院治疗 28 天，情绪平稳，精神状态好，睡眠改善，幻觉等症状消失，奥氮平逐渐减量。肢体乏力缓解，双下肢肌力恢复。出院后随访，患者行走、跑步无明显异常，已停用药物，保持操守。

四、诊疗体会

笑气滥用可造成机体损害，累及中枢神经系统时可表现出痉挛性截瘫、小脑性共济失调、锥体外系症状等；累及自主神经系统时可表现为括约肌功能障碍及性功能障碍；影响单胺类物质如多巴胺、去甲肾上腺素、5-羟色胺等的合成与释放，从而表现出记忆力下降、人格改变、冲动行为、抑郁、躁狂、谵妄、妄想、伴有幻听和幻视等偏执型精神病症状。高浓度吸入可能产生低氧血症，对于癫痫和心脏功能不良的患者可诱发癫痫、心律失常，甚至急性心肺功能衰竭而死亡。

1. 笑气滥用致机体受损多与维生素 B_{12} 代谢障碍有关

本例患者有 1 年多的笑气滥用史，用量逐渐增加，机体损害越来越重，表现为双足麻木、下肢肌力减退、步态不稳，甚至不能活动等脊髓神经功能受损症状，被害妄想、幻视等精神病性障碍症状，以及低色素性贫血等多系统受损的表现。这些损害均与维生素 B_{12} 代谢障碍有关。

有学者研究认为，笑气滥用致神经、精神损害主要是由于干扰了机体维生素 B_{12} 的代谢。维生素 B_{12} 又称钴胺素，由钴原子和卟啉环构成，是甲基丙二酰辅酶 A 变位酶（MCM）、L-α-亮氨酸变位酶和蛋氨酸合成酶的辅酶，也是 DNA、RNA 合成时所必需的辅酶。在体内以甲基钴胺素和 5′-脱氧腺苷钴胺素两种生物活性物质形式存在，且对于维持髓鞘结构和功能必不可少，在形成红细胞、维持正常神经系统功能中起重要作用。维生素 B_{12} 是甲硫氨酸合成酶的辅因子，在人体中介导两个重要反应，一是同型半胱氨酸向甲硫氨酸的转化，二是甲基丙二酰辅酶 A 向琥珀酰辅酶 A 的转化。

笑气是一种氧化剂，滥用时能不可逆地结合维生素 B_{12} 中的钴，通过一系列反应，导致维生素 B_{12} 失活，从而使甲硫氨酸（蛋氨酸）合成酶功能障碍，抑制甲硫氨酸的合成，影响髓鞘磷脂甲基化过程，最终导致神经纤维脱髓鞘，主要引起脊髓后索、侧索和周围神经缓慢的脱髓鞘改变及巨幼细胞性贫血，甚至引起视神经萎缩，还可损害皮质（或皮质下纤维），引起严重的精神症状。同时血浆中甲基丙二酰辅酶 A 和同型半胱氨酸蓄积，可造成甲基丙二酸血症/尿症和高同型半胱氨酸血症，导致合成异常脂肪，引起髓鞘纤维损害，使神经脱髓鞘、轴突变性。脊髓脱髓鞘改变多见于颈段和胸段，首先累及后索，然后向上、向下及向侧索蔓延。

由此可见，滥用笑气主要是通过不可逆地氧化维生素 B_{12} 中心的钴离子，使其丧失生物活性，导致甲硫氨酸合成酶失去活性，甲基丙二酰辅酶 A 变位酶活性降低，最终导致恶性贫血、髓鞘合成和代谢障碍，出现脱髓鞘改变。因此，针对滥用笑气所致神经系统损伤的治疗，避免继续使用笑气无疑是首要的，其次应大剂量补充维生素 B_{12}，且用药越早效果越好。

关于临床治疗应用维生素 B_{12} 的方法及效果：根据患者神经系统损害程度，一般先静脉或肌内注射维生素 B_{12} 500～1000μg/d，使用 4 周后改成口服，一般需口服 3～6 个月，严重者需口服 1～2 年。对笑气滥用致维生素 B_{12} 缺乏的患者，维生素 B_{12} 替代治疗一般来说疗效确切。据大部分案例报道，笑气滥用相关的神经系统损害，补充维生素 B_{12} 治疗后可完全恢复，影像学病灶可完全消失。有研究指出，在表现为亚急性联合变性的患者中，没有感觉缺失、Romberg 征和 Babinski 征阴性、年龄＜50 岁、磁共振成像显示受累节段不超过 7 个、不合并恶性贫血，这些因素预示着维生素 B_{12} 治疗后可获得相对良好的预后。

2. 笑气滥用致神经系统损害患者早诊断、早治疗尤为关键

临床研究提示，神经系统损害往往难以短期康复，神经症状完全康复者仅约 17%。因此，一旦延误治疗，可能会导致不可逆性神经功能缺失，故早期诊断和干预治疗显得非常重要。本例患者在入院后通过积极补充大剂量维生素 B_{12} 及其他促神经修复的药物，最终获得了痊愈。

3. 笑气滥用患者的综合治疗更为有效

鉴于笑气所致相关障碍具有复杂的生物学、心理学与社会学病因机制，临床表现除了依赖相关症状外，常伴有精神神经损害和各种躯体并发症，因此应进行全面诊断与治疗。

通过对本例患者进行积极的心理治疗，初期较好地缓解了其恐惧、焦虑情绪，提高了治疗依从性。对患者进行认知行为干预治疗，有助于患者坚持康复、防止笑气复吸。

本例患者在诊疗过程中存在的不足之处，主要是没有进行全脊髓磁共振成像、双下肢肌电图检查，以及维生素 B_{12} 及同型半胱氨酸的检测，在诊断和鉴别诊断时缺少更有力的证据。

五、专家点评

患者精神症状出现在吸食笑气之后，经过 10 天的治疗，其精神症状消失，与精神分裂症相比，持续时间较短。且既往每次发作均与笑气吸食相关，故本例患者诊断“笑气滥用致精神病性障碍”明确。但家族史中患者哥哥存在精神分裂症和吸毒史，故这类患者在病史采集时要详细追问患者吸食笑气前是否出现过精神病性症状，其哥哥吸毒史与精神症状的关系等。本例患者神经症状如肢体无力等，采用大剂量维生素 B_{12} 治疗效果明显，但病史中表述的“发抖”的原因及其是否改善等，治疗效果中未提及，建议详细询问相关病史，观察治疗效果。

另外，患者在吸食笑气期间还配合口服维生素保健品，反映了患者对笑气的危害有一定的认识，故建议心理医生进一步详细询问患者对笑气的认识，进而对其开展依赖物质相关知识教育，预防出院后复吸。

（张小波　黄　璐）

参 考 文 献

戴俊杰. 2016. 脊髓亚急性联合变性的临床特征分析. 现代实用医学，28（5）：607-609.

王丽，范其江，董明睿，等. 2016. 滥用笑气中毒致神经系统损害一例. 中国现代神经病杂志，16（8）：533-537.

周蓉，籍炀飞，孙桂芳. 2018. 笑气滥用致多发性周围神经受损 1 例报告及文献复习. 中风与神经疾病杂志，35（11）：1026，1027.

Duque MA，Kreask JL，Falchook A，et al. 2015. Nitrous oxide abuse and vitamin B_{12} action in a 20-year-old woman：a case report. Lab Med，46（4）：312-315.

Garakani A，Jaffe RJ，Savla D，et al.2016. Neurologic，psychiatric，and other medical manifestations of nitrous oxide abuse：a systematic review of the case literature. Am J Addict，25（5）：358-369.

Potocka-Banas B，Majdanik S，Dutkiewicz G，et al. 2011. Death caused by addictive inhalation of nitrous oxide. Hum Exp Toxicol，30（11）：1875-1877.

Vasconcelos OM，Poehm EH，McCarter RJ，et al. 2006. Potential outcome factors in subacute combined degeneration：review of observational studies. J Gen Intern Med，21（10）：1063-1068.

案例 40　笑气滥用致精神和行为障碍

一、病案介绍

1. 病史

患者女性，24 岁，未婚，大学文化，平面模特。主因“反复吸食笑气（一氧化二氮）

伴言行紊乱 1 年”于 2018 年 12 月 13 日由家属强行送入院。据家属叙述，2017 年 12 月 30 日因患者神志不清、自言自语、行为怪异，在街上乱跑，被朋友及警察送入当地脑科医院，朋友提供患者吸食笑气病史，诊断为“使用笑气所致精神和行为障碍”，予抗精神病药（具体药名不详）及维生素 B_{12} 等治疗，症状好转出院后返回台湾。2018 年 3 月回上海工作，不到 1 周时间受朋友影响再次吸食笑气，行为不能自控，持续性吸食至入睡，并出现自言自语、对空呐喊等精神症状。母亲闻迅立即由台湾赴上海，并将患者送至当地综合性医院治疗，住院 10 天后症状好转出院，具体治疗不详。随后患者随母亲返回台湾，并在家监管。在家监管期间，患者想继续吸食笑气，未能如愿，便经常跟母亲吵闹，要求到香港或上海工作，因母亲不允许，患者于 2018 年 6 月向当地警方以“被人监禁限制人身自由”为由报警，警方协调后仍未获得出门许可。随后患者悄然返回上海，不久又因吸食笑气，病情复发，再次出现异常言行而住院治疗（具体诊疗不详），好转后再次由母亲带回台湾。在台湾期间维持服用“抗精神病药”（具体不详），服用一段时间后，患者因食欲、体重明显增加而拒绝服药。此后数月患者情绪不稳，易激惹，脾气暴躁，常与母亲争吵，也不爱参加社交活动，常闭门独处。多次与母亲协商后，患者于 2018 年 12 月 4 日由台湾回上海做平面模特工作。12 月 6 日母亲与其视频，发现其言语凌乱、神情恍惚，怀疑其再次吸食笑气，遂请在上海的亲戚去探望，亲戚在患者房间发现大量笑气瓶。12 月 13 日患者被家人强行送入笔者所在医院治疗。入院前 7 天患者每天吸食笑气 10 箱，约 8g×2000 支/天。门诊以“使用致幻剂引起的精神和行为障碍，使用镇静剂或催眠剂引起的依赖综合征”收入院。患者自使用笑气以来，不能正常工作和生活，不能正常与人交流，每日沉迷于吸食笑气中；无明显情绪低落和高涨，无冲动伤人等行为；自知力不完整，不能客观准确地评判自身情况；食欲尚可，睡眠欠佳，无昏迷、抽搐、大小便失禁等症状。

患者既往体健，生于上海，在台湾长大。无烟酒嗜好，未婚育。否认精神病个人史和家族史。

2. 体格检查

体温 36.6℃，脉搏 110 次/分，呼吸 20 次/分，血压 119/89mmHg。发育正常，营养中等，神志清楚，对答基本切题，检查不合作。全身皮肤无黄染、水肿及紫癜，全身浅表淋巴结无肿大。头颅外形正常，结膜无充血，眼球活动自如，巩膜无黄染，双侧瞳孔等大等圆，对光反射灵敏，直径 4.0mm。口腔黏膜无溃疡及糜烂，牙龈无出血。颈软、无抵抗，无颈静脉怒张，甲状腺无肿大、结节及震颤，气管居中。胸廓双侧对称，呼吸运动均匀，双肺呼吸音清，未闻及干、湿啰音及哮鸣音，心率 110 次/分、律齐，未闻及病理性杂音。全腹软，无压痛及反跳痛，肝、脾、肾未触及。脊柱发育正常，无畸形，下肢无水肿，四肢肌力及关节活动正常。生理性神经反射存在，病理反射未引出。

3. 精神专科检查

患者意识朦胧，由家人引导入院，年貌相符，头发蓬乱，表情淡漠，反应迟钝，接触被动，无法交流，诊疗欠合作；自言自语，双手有时对空挥舞；未引出妄想等精神症状；对自身疾病无认知，情感反应与周围环境不协调，情绪不稳定；注意力不集中，记忆力下降。

4. 辅助检查

血尿常规检查正常。肝功能、肾功能、血脂、空腹血糖、电解质等检查未见明显异常。传染病筛查：乙肝五项、HCV 抗体、TPPA 抗体、HIV 抗体均阴性。心电图：心率 110 次/分，窦性心动过速。腹部 B 超检查未见异常。尿液依赖物质定性试验：吗啡、甲基苯丙胺、氯胺酮、大麻均为阴性。

5. 心理测评

明尼苏达多相个性测查表（MMPI）测评：说谎标准分 35.32 分，提示社会隐藏性很高；诈病标准分 148.23 分，提示认同度很高；精神分裂症标准分 69.33 分，提示为急性应激状态；轻躁狂标准分 61.55 分，提示为轻度躁狂。抑郁自评量表（SDS）测评：原始分 45 分，标准分 56 分，提示为轻度抑郁。焦虑自评量表（SAS）测评：原始分 34 分，标准分 42 分，提示无焦虑症状。

二、诊断思维过程

1. 诊断与诊断依据

根据 ICD-10 疾病诊断标准，结合病史、临床表现和辅助检查，临床诊断：①致幻剂（笑气）所致依赖综合征；②致幻剂（笑气）所致精神和行为障碍。

诊断依据：①患者为 24 岁青年女性，反复吸食笑气 1 年，伴言行紊乱、行为怪异；②需要增加吸食笑气的剂量或频率，才能达到原先的效果；③吸食笑气后神志不清，自言自语，行为怪异，对空呐喊等；④多次戒断治疗后复吸，对笑气滥用的行为难以控制；⑤明知滥用笑气的危害，但仍然坚持使用；⑥兴趣爱好丧失，并影响到了家庭、社会关系，无法正常工作和生活；⑦情绪不稳，易激惹，脾气暴躁，常与母亲争吵；⑧精神专科检查显示表情淡漠，意识朦胧，接触被动，无法交流，自言自语，情绪不稳，反应迟钝。

2. 鉴别诊断

患者在吸食笑气后出现精神、意识、情绪、认知异常，需与精神分裂症、双相情感障碍、焦虑症鉴别。

（1）与精神分裂症鉴别：精神分裂症的症状特点包括幻觉、妄想，语言缺乏逻辑性、连贯性，情感淡漠、不协调，行为怪异，这些症状持续的时间比较长，呈反复发作、加重或恶化，部分患者最终出现精神衰退和残疾，严重影响了患者的工作、学习和生活。本例患者的精神症状均发生在使用笑气后，两者有明显的相关性，且治疗后症状缓解，可资鉴别。

（2）与双相情感障碍鉴别：情感性精神病性障碍（心境障碍）是以心境持续性高涨或低落为基本特征，伴有相应的思维和行为改变，具有反复发作和间歇期缓解的特点。临床可表现为躁狂相或抑郁相。躁狂相表现：心境高涨、活动增多、联想加快、睡眠减少、精力充沛、食欲和性欲亢进、易激惹，并且病程在 1 周以上；抑郁相表现：心境低落、联想减慢、食欲下降、睡眠增加、早醒、情绪消极、自我评价低、自杀倾向，病程为 2 周以上。

两种症状交替发作即可诊断。本例患者否认有情绪高涨与低落表现，精神症状与使用笑气有明显的关联性，故可以鉴别。

（3）与焦虑症鉴别：焦虑的实质是紧张、担忧或害怕，表现为心烦意乱、坐卧不宁、忧心忡忡，对周围事物失去兴趣，严重影响学习和工作。焦虑常表现为三组症状：一是精神性焦虑紧张；二是坐立不安等躯体症状；三是多种多样的中枢神经系统症状。本例患者虽有坐卧不宁、心烦意乱、情绪易激动、恐惧等症状，但是症状的出现与使用笑气有关，并有意识改变，故可以鉴别。

三、治疗过程和结果

治疗原则：首先，停用笑气；其次，大剂量补充维生素 B_{12}，积极应用多种维生素，促进神经细胞修复，用药越早效果越好。同时，针对已经出现的精神症状，给予小剂量抗精神病药物；促进其生理、心理和社会功能的全面康复。

1. 药物治疗

入院后给予奥氮平片控制精神症状，起始 5mg/次、1 次/天，隔 3～4 天增加一次剂量，逐渐递增至 15mg/d，精神症状控制平稳，维持治疗 2 周后再逐渐减量至停药；给予丙戊酸钠缓释片稳定情绪，0.5g/次、2 次/天；给予甲钴胺片促进维生素 B_{12} 吸收，0.5mg/次、3 次/天；给予维生素 B_1 营养神经，20mg/次、3 次/天；给予胞磷胆碱钠注射液 4ml 静脉输液，1 次/天，促进神经细胞修复；给予其他对症支持治疗。

次日，患者神志逐渐清醒，知道在医院，但不想住院。接触交谈仍被动，情绪激动，易激惹，不愿回答医护问话，独处时仍自言自语、凭空对话。生命体征平稳，心肺检查未见明显异常，四肢肌力正常。精神症状尚可，认知功能不全。加强安全防护，必要时给予镇静治疗。

入院第 3 天，患者精神状态尚可，饮食一般，睡眠差、易醒，大小便正常。四肢肌力正常，未发现肢体感觉异常。定向力完整，认知有所改善，接触交流较主动，仍有情绪不稳、易怒，偶尔出现自言自语、凭空发笑，但较前两天减轻。复查心电图正常。奥氮平调整为 10mg/d 口服。

此后，继续对症治疗，奥氮平调整为 15mg/d 口服。患者情绪逐渐平稳，精神状态好转，对答切题，交流主动，睡眠改善。自言自语、凭空对话等表现消失，四肢活动正常，未发现肢体感觉异常。

患者住院治疗 40 天，病情好转，情绪稳定，睡眠改善，认知功能明显恢复，主动接受治疗，对既往笑气滥用行为有所认知。出院前各种生化指标均在正常范围，奥氮平逐渐减量至 5mg/d，嘱出院后门诊随诊，根据临床症状再考虑是否停药。

2. 心理治疗

心理评估：患者入院时精神症状严重，以药物治疗控制和缓解精神症状为主，支持性心理治疗为辅。患者入院 2 周后精神症状缓解，开始系统性的心理治疗。心理医生经与患者协商，将心理干预工作的目标确定为：①加强对笑气的认知；②处理人际关系问题；③适应工作环境（社会适应问题）。

心理干预：考虑到患者对笑气危害认识不足，但文化水平较高，故选用认知行为疗法对患者进行心理干预。患者住院期间共计开展个体心理咨询 5 次，团体心理辅导 1 次。在个体访谈中了解到，患者很难对身边的人产生信任感，认为身边的人都在利用自己，不想和身边的人有太多接触。患者过去喜欢和吸食笑气的朋友接触，认为这些朋友和自己接触是没有目的性的，也不会利用自己。经过 5 次个体咨询后，患者主动意识增强，积极参与团体活动。逐步认识到笑气的危害，意识到自身信任感缺乏及身边缺乏正能量的朋友是吸食笑气的重要原因。访谈后，患者主动删除了一起吸食笑气的不良朋友信息，并做行为承诺，调整自己的生活方式。从咨询结果看，心理治疗达到预期效果。

3. 专科护理

①安全护理。入院时患者意识朦胧、表情淡漠，由家属强制送入院，严密观察患者的言行举止，防止逃跑、冲动、毁物、自伤及伤人行为，患者住院后前两周每 15～30 分钟巡视一次病房，后期每 1～2 小时巡视一次病房，严防坠床、跌倒、外伤等意外事件的发生。②精神症状护理。观察有无幻觉、妄想等精神症状，及时发现并上报医生。③饮食护理。纠正不良饮食习惯，给予富含蛋白质和 B 族维生素的食物。④遵医嘱给予药物治疗，观察药物治疗效果及不良反应。⑤心理护理。接纳和尊重患者，耐心倾听患者主诉，鼓励其表达内心感受，建立治疗性护患关系。住院期间患者肢体肌力恢复慢，出现焦虑、烦躁情绪，护士及时解答患者疑问，消除其不良情绪。告知患者意志与自制力在戒断中的重要性，鼓励患者培养积极的兴趣爱好，避免空虚、无聊时受到不良环境和朋友诱惑，产生复吸欲望。引导患者正确交友，改善人际关系。⑥健康宣教。向患者讲解滥用笑气的依赖性和危害性，长期大量吸食对躯体和精神造成的损害；耐心解释病情及治疗方案，消除紧张心理，增强遵医行为；指导患者建立健康的生活方式，规律生活和工作，保证充足的休息和睡眠，保持平衡心态；加强与家属沟通，鼓励家属多陪伴患者，给予精神支持和鼓励，增强患者戒断的信心；给予患者出院后防复吸指导。

四、诊疗体会

笑气即一氧化二氮，是一种无色、味甜的气体，具有轻微的镇痛和麻醉作用，并能致人发笑，是以前临床上常见的吸入性麻醉药，目前用作发泡剂和密封剂等。人们对其危害普通认识不足，属于监管盲区，且容易获取，多在娱乐场所滥用。有文献报道，国外青少年的笑气滥用率高达 15.8%。平均吸食 10 支/天（8g/支）以上的笑气弹，神经系统永久性损害的风险会成倍增加。本例患者每天吸食笑气的量明显要大，且吸食时间较长，已经出现人格改变和精神病性症状等神经损害表现。

1. 笑气滥用可引起神经系统损害和红细胞生成障碍

笑气可使人短时间内产生昏眩、意识混乱，无法做出正确反应，长期使用可出现四肢颤抖、麻痹、肌无力和贫血。这是因为笑气可干扰维生素 B_{12} 的代谢，引起广泛的神经系统损害和红细胞生成障碍，出现脊髓病变、脊髓亚急性联合变性、周围神经病、多发性神经病变等。笑气致维生素 B_{12} 缺乏的动物实验证实，其神经毒性与甲硫氨酸的合成途径有关。笑气使维生素 B_{12} 失活，影响维生素 B_{12} 在各种生化过程中发挥生物活性作用。例如，蛋氨酸合成酶不能将同型半胱氨酸转化为蛋氨酸，致鞘磷脂合成不足，同型半胱氨酸水平增加，其病理生理过程在神经髓鞘炎症、皮质脊髓束的损伤中起作用。同时，维生素 B_{12} 参与甲基四氢叶酸向四氢生物蝶呤转变过程，从而影响多巴胺、去甲肾上腺素、5-羟色胺等单胺类物质的合成与释放，引起精神症状。因此，笑气导致维生素 B_{12} 缺乏可能造成神经系统损害，引起斑块或弥漫性神经脱髓鞘，进而出现抑郁、记忆力下降、震颤、运动障碍、瘫痪等神经精神症状。有研究者报道，维生素 B_{12} 缺乏引起的同型半胱氨酸血症可促使心脏病发作和周围血管阻塞性疾病的发生。在笑气依赖人群中约有 79%出现神经系统损害，主要表现为肢体麻木（35%）、感觉异常（34%）、无力（30%），其他还有步态不稳、行走困难、跌倒等。

2. 笑气滥用会导致组织缺氧

笑气滥用的另一个主要风险是导致组织缺氧。频繁、大剂量吸食笑气会导致其溶解入血，抑制血红蛋白携氧功能，导致组织缺氧，引起高血压、心脏病、晕厥、昏迷，甚至窒息死亡。

3. 笑气滥用可导致精神病性障碍

本例患者精神病性障碍表现比较明显，与笑气吸食密切相关。大剂量吸食后出现行为不能自控，凭空自言自语，对空呐喊，行为怪异，在街上乱跑等精神症状。被制止并接受系统治疗后，症状逐渐消失。但是，患者既往在戒断后没有进行认知行为干预治疗，其戒断动机不强。此外，缺乏有效的干预方法也是笑气复吸的主要原因之一。

五、专家点评

患者因吸食笑气出现明显的精神症状，在临床实践中我们也应考虑其他精神活性物质导致精神异常的可能性，有必要在病史、血液检测、尿液检测等方面进行相关排查，以免引起误诊、漏诊。笑气导致的神经损害往往需要一定的时间才能恢复，因此要让患者树立治疗的信心，强化治疗动机，彻底停止笑气吸食。

由于患者职业的特殊性及吸食笑气的时间较久、量较大，建议平时应注意补充维生素。鉴于既往患者多次复吸，应该在以下几个方面引起注意：①患者职业为平面模特，其职业的特殊性及其周围环境的影响；②对笑气的危害性缺乏认识，戒断动机不强，缺乏保持操守的方法；③患者对已出现的精神症状和人格障碍症状重视不够，反复吸食笑气可能会加重不可逆的神经损害，导致精神病性症状。因此，建议加强笑气相关知识的健康教育、心理辅导等，预防复吸。

（汤 扬 张小波 车向通 王智慧）

参 考 文 献

马秋英，莫伟明，姚丽新. 2008. 笑气吸入在无痛人流中的不良反应. 实用医学杂志，24（10）：1812，1813.

王丰，盘圣明. 2018. 笑气滥用致幻听一例. 中国药物依赖性杂志，27（2）：159，160.

王丽，范其江，董明睿，等. 2016. 滥用笑气中毒致神经系统损害一例. 中国现代神经疾病杂志，16（8）：

533-537.

杨波，秦启文. 2005. 成瘾的生物心理社会模型. 心理科学，28（1）：32-36.

朱琳. 2013. 笑气吸入技术在急性牙髓炎治疗中的应用和护理. 护士进修杂志，7（28）：1338，1339.

Garakani A，Jaffe RJ，Savla D，et al. 2016. Neurologic，psychiatric，and other medical manifestations of nitrous oxide abuse：a systematic review of the case literature. Am J Addict，25：358-369.

Garland EL，Howard MO，Perron BE. 2009. Nitrous oxide inhalation among adolescents：prevalence，correlates，and co-occurrence with volatile solvent inhalation. J Psychoactive Drugs，41：337-347.

Pugliese RS，Slagle EJ，Oettinger GR，et al. 2015. Subacute combined degeneration of the spinal cord in a patient abusing nitrous oxide and self-medicating with cyanocobalamin. Am J Health Syst Pharm，72：952-957.

案例 41　笑气滥用致重度抑郁伴贫血

一、病案介绍

1. 病史

患者女性，20 岁，未婚，留学生，因“反复吸食笑气（一氧化二氮）1 年余，伴失眠、情绪低落 2 个月余”在家人陪同下入院。据患者家人讲述，2018 年患者在澳大利亚留学期间因受男友唆使开始吸食笑气（具体数量不详），其男友吸食笑气后，对患者有打骂、虐待行为。2019 年患者回国探亲时被家人发现吸食笑气，家人多次劝其停吸无效。起初患者在宾馆等场所吸食，后改在自家吸食，数量 400～600 支/天（8g/支）不等。近 2 个月患者情绪低落、失眠、做噩梦、食欲缺乏，曾就诊于当地人民医院，诊断为“重度抑郁症”。但是患者拒绝治疗，拒绝和家长交流，并加大笑气的吸食剂量。据其母亲回忆，患者近 2 个月平均用量 600 支/天，吸食后口唇发绀、精神恍惚、表情呆滞。近 2 周，患者情绪明显低落，把自己关在屋里不出门，经常哭泣，脾气暴躁，遇到不顺心的事情就以死相威胁，有自杀行为，但未成功。2019 年 11 月 1 日家人携患者来笔者所在医院就诊，门诊以“笑气依赖综合征”收入院。自吸食笑气以来，患者性格孤僻，不愿与人交流，情绪低落，常常哭泣，害怕独处，有自伤、自杀行为，注意力不集中，学习成绩差，不思饮食，入睡困难、易惊醒，大小便正常，无昏迷、癫痫、抽搐、寒战、高热。

患者烟龄 5 年，20 支/天，偶尔少量饮酒。病前性格外向、开朗，待人热情，好交际，朋友多。否认既往精神病个人史和家族史。

2. 体格检查

体温 36.3℃，脉搏 73 次/分，呼吸 19 次/分，血压 105/75mmHg。神志清楚、自动体位，表情呆滞，查体基本合作。皮肤、黏膜无黄染，无出血点，浅表淋巴结无肿大。口唇无发绀，口腔黏膜无溃疡。巩膜无黄染，双侧瞳孔等大等圆，直径 3.0mm，对光反射灵敏。颈软、无抵抗，气管居中，颈部有 1cm 宽的紫色勒痕。胸廓正常，双侧对称，呼吸运动均匀，双肺呼吸音清，未闻及干、湿啰音，心率 73 次/分、律齐，未闻及病理性杂音。腹平软，全腹无压痛及反跳痛，肝脾无肿大，肝肾区无叩击痛。脊柱、四肢无畸形，活动自如，双前臂有多处刀割痕，双下肢无水肿。神经系统检查：肌力Ⅴ级，肌张力正常，病理性反射未引出。

3. 精神专科检查

患者意识清晰，定向力完整，接触主动、合作，步入病房，仪表整洁，年貌相符；语量少，语速慢，语调适中，对答切题，反应迟缓；未引出幻听、幻视及其他感知觉综合障碍，未引出被害妄想、关系妄想等症状；未见注意增强、狭窄、固定及随境转移；粗测记忆力下降，计算力、理解力、判断力、分析能力、抽象概括能力粗测无缺损；自知力不完整，病理性意志增强，吸食笑气欲望强烈。

4. 辅助检查

血常规：红细胞 3.3×10^{12}/L，血红蛋白 82g/L，血细胞比容 24.8%，MCV 75.1fl，MCH 24.9pg，MCHC 332g/L，血小板 449×10^{9}/L，血小板分布宽度 8.2 fl，血小板压积 0.350%。尿常规、肝功能、肾功能检查未见异常，乙肝五项、HCV 抗体、HIV 抗体和梅毒初筛均为阴性。心电图检查正常。

尿液依赖物质定性试验：吗啡、甲基苯丙胺、氯胺酮、大麻均为阴性。

5. 心理测评

焦虑自评量表（SAS）测评：原始分 50 分，标准分 62 分，提示为中度焦虑状态；抑郁自评量表（SDS）测评：原始分 52 分，标准分 65 分，提示为中度抑郁状态；自杀意念自评量表（SIOSS）测评：原始分 17 分，标准分 17 分，提示自杀意念较高。

二、诊断思维过程

1. 诊断与诊断依据

依据 ICD-10 疾病诊断标准，结合病史、临床表现和辅助检查，临床诊断：①使用致幻剂（笑气）引起的依赖综合征；②使用致幻剂引起的精神和行为障碍（抑郁状态）；③贫血（中度）。

诊断依据：①患者为青年女性，有明确的反复吸食笑气病史 1 年余；②吸食剂量逐渐增大，对笑气的渴求感强烈，不能停用；③笑气吸食剂量及频率逐渐增加；④自知力不完整，明知吸食笑气有害，但仍坚持吸食；⑤情绪低落、失眠、做噩梦、食欲缺乏，曾诊断为“重度抑郁症”，但是拒绝治疗；⑥近 2 个月吸食后有口唇发绀、精神恍惚、表情呆滞；⑦近 2 周，情绪低落明显，把自己关在屋里不出门，经常哭泣，脾气暴躁，遇到不顺心的事情就以死相威胁，有自杀行为，但未成功；⑧自吸食笑气以来性格孤僻，不愿交流，害怕独处，注意力不集中，学习成绩差，食欲差，进食少；⑨颈部有 1cm 宽的紫色勒痕，双前臂有多处刀割痕；⑩血常规检查显示红细胞 3.3×10^{12}/L，血红蛋白 82g/L，血细胞比容 24.8%，MCV 75.1fl，MCH 24.9pg，MCHC 332g/L。

2. 鉴别诊断

（1）与使用其他精神活性物质引起的依赖综合征鉴别：使用甲基苯丙胺、氯胺酮、大麻均可引起脾气暴躁、失眠、做噩梦、情绪低落、抑郁等症状，但是各种精神活性物质使用的方式不同，并且尿液毒理检测可以辅助确诊，故可以鉴别。

（2）与精神分裂症鉴别：精神分裂症涉及感知觉、思维、情感和行为等多方面的障碍及精神活动的不协调。患者一般意识清晰，智力基本正常，但部分患者在疾病过程中会出现认知功能的损害。病程一般迁延，呈反复发作、加重或恶化，部分患者最终出现精神衰退和残疾，但有的患者经过治疗后可痊愈或基本治愈。本例患者精神症状发作均在使用笑气之后，有明显的相关性，并且既往经过治疗症状缓解，复吸后再次发作，故可鉴别。

（3）与双相情感障碍鉴别：双相情感障碍是心境障碍的一种类型，也称双相心境障碍，发病时既有躁狂发作又有抑郁发作。物质滥用与双相情感障碍共病现象较为常见，患者因为过度使用精神活性物质导致精神症状发作，如果停用或经过短时间治疗，躁狂症状依然存在或反复发作，应考虑双相情感障碍诊断。本例患者虽有精神症状，但是停止吸食笑气或经过治疗后，症状基本缓解，故可以鉴别。

三、治疗过程和结果

1. 药物治疗

给予补充维生素 B_{12} 营养神经及升红细胞治疗，并辅以其他 B 族维生素、甲钴胺、琥珀酸亚铁、叶酸治疗，根据患者入院后的检查结果，进行抗抑郁治疗。

入院后给予维生素 B_{12} 注射液 0.1mg/次、1 次/天，肌内注射，10 天后改为口服片剂，3 片/天，同时口服叶酸片 30mg/d。注意观察红细胞恢复情况。给予盐酸氟西汀片 20mg/d，并逐渐递增至 40mg/d，根据抑郁症状控制情况调整剂量。给予情绪稳定剂丙戊酸钠缓释片 0.5g/次、2 次/天口服。给予甲钴胺片 0.5mg/次、3 次/天，维生素 B_1 20mg、3 次/天口服；给予胞磷胆碱钠注射液 4ml 静脉输注 1 次/天，促进神经细胞修复等对症及支持治疗。

患者情绪逐渐平稳，睡眠改善，交流沟通能力增强，精神状态好转，表情自然，食欲增加，无乏力、呼吸困难等。

2. 心理治疗

入院后心理测评结果显示患者存在抑郁和焦虑状态，且存在自杀风险。访谈中心理医生发现患者对笑气危害缺乏认识，戒断动机不强。因患者抑郁症状明显，存在高自杀风险，治疗初期不宜安排心理治疗；待患者服药 1 周后，抑郁症状稍缓解且自杀意愿降低时再进行心理干预。心理干预的重点为笑气危害科普知识宣教和处理抑郁倾向；待患者出院前 1 周再讨论高危情景、复吸可能性及处理方法。

患者在院共接受心理干预 3 次，前期患者不愿配合治疗，后在家人劝说下开始接受心理治疗。经过 3 次心理干预治疗，患者抑郁症状得到缓解，但依然存在。另外，患者对笑气的依赖程度较大，存在复吸的风险。由于患者提前出院，故出院前与其家人沟通，嘱关注复吸风险及维持抗抑郁治疗。

出院前心理测评结果：焦虑自评量表，原始分 28 分，标准分 35 分，提示无焦虑状态；抑郁自评量表，原始分 23 分，标准分 29 分，提示无抑郁状态。由于患者急于出院，对部分问题存在掩饰，本次测评结果的可靠性欠佳。

3. 专科护理

患者抑郁情绪明显，既往曾有自杀自伤行为，应重点做好自杀行为防范。①护理评估。患者存在抑郁情绪，护士应密切关注患者的心理及行为变化，仔细评估有无自杀企图，对自杀的原因及危险因素进行评估。②护理诊断。有自杀、自伤的危险，与其严重的悲观情绪有关。③护理目标。短期目标包括：治疗期内不再伤害自己；能表达内心体验。长期目标包括：不再有自我伤害的语言和行为，对生活有正向的认识，掌握良好的应对技巧。④护理措施。安全护理：妥善安置患者于安静、舒适的环境，确保患者在护理人员视线内活动；密切观察患者有无自杀的先兆；加强对病房设施的安全检查；严格执行巡视制度；发药时仔细检查口腔，严防藏药或蓄积后一次吞服。心理护理：建立治疗性信任关系，给予真诚的关怀和同情。健康教育：讲解抑郁和笑气滥用相关的知识。⑤护理评价。患者语言上表达出不再自杀；抑郁情绪好转；能正确表达情感和应对压力。

患者提前出院，共住院 20 天。出院时精神状态明显好转，情绪平稳，交流沟通能力增强，抑郁状态改善，食欲好，大小便正常。

四、诊疗体会

1. 笑气滥用可导致多系统损害

笑气滥用可导致多系统损害，最主要的是神经系统损害，其次为血液系统和精神损害，这些损害均与 B 族维生素缺乏或失活有关。维生素 B_{12} 或叶酸缺乏直接影响红细胞生成，导致贫血。本例患者血红蛋白 82g/L，属于中度贫血。贫血导致血液携氧能力降低，引起缺氧。同时，笑气对呼吸道黏膜具有强烈的刺激作用，可引起上呼吸道局部刺激症状和急性肺水肿，导致患者吸食笑气后出现口唇发绀、精神恍惚、反应迟钝等缺氧表现。也有研究者认为，笑气还可进入血液循环，表现为亚硝酸盐样作用，引起血管扩张、血压下降，血红蛋白变性，失去携氧能力，进而导致缺血缺氧、昏迷，严重者导致死亡。对于癫痫和心功能不全的患者还可诱发癫痫、心律失常、心搏骤停。本例患者虽然神经系统损害表现不明显，但血液系统和呼吸系统表现明显，临床治疗上需要补充 B 族维生素，尤其是维生素 B_{12} 和叶酸等。甲钴胺是临床常用的药物，又称甲基维生素 B_{12}，它是蛋氨酸合成酶的辅酶，能促进叶酸吸收和补充维生素 B_{12}。同时，它们还参与神经髓鞘的合成，故用于治疗周围神经病变。

2. 童年期和成年后遭受精神刺激或躯体创伤均会增加物质依赖和精神病性障碍风险

Bernstein 等研究报道，童年期受虐经历是导致物质依赖者出现人格障碍的危险因素。成年后的社会心理应激事件如失恋、离异、亲人死亡、经济状况差、创伤、躯体疾病等均可增加物质依赖和精神病性障碍，如心境障碍、焦虑障碍、人格障碍等患病风险。从本例患者的病史分析发现，虽然患者文化程度高、经济条件好，但是家庭并不和谐，且有受男友虐待经历。如果患者欠缺处理问题、关系协调、情绪控制等能力，物质滥用似乎成为逃避现实的有效途径。因此，应关注青少年的心理健康，引导其正确处理问题。

五、专家点评

有研究发现，在物质依赖治疗机构，50%～70%的个体存在精神病性障碍；而在精神病性障碍治疗机构，20%～50%的个体存在物质依赖。可见，物质依赖和精神病性障碍同时存在的现象非常普遍，我们将物质依赖和精神病性障碍发生于同一个体的现象称为共病。共病的普遍存在提示个体患有一类疾病可能会导致另一类疾病的发生，或者患有共病的个体可能对物质依赖和其他精神病性障碍都具有潜在的易感因素。关于共病目前有四种模式，其中共病因素模式和继发性物质依赖模式受到的关注较多。但是，对共病患者而言，不管物质依赖和精神病性障碍关系如何，二者如何相互作用，建议针对共病进行综合干预，以提高治疗效果。

本案例中患者同时存在笑气滥用依赖和重度抑郁，符合共病的诊断，故本例患者进行综合治疗效果会更好。

（冯　涛　张　磊　许琳琳　岳宏涛）

参考文献

冯雪丹，于莎莎，陈建华，等. 2018. 氧化亚氮中毒致中枢神经系统损害 6 例临床分析及文献复习. 疑难病杂志，17（11）：1276-1279.

郝伟，赵敏，李锦. 2016. 成瘾医学：理论与实践. 北京：人民卫生出版社.

于文慧，李德雨，席天阳，等. 2018. 笑气中毒导致神经系统损害 4 例并文献复习. 卒中与神经疾病，25（5）：556-561.

周蓉，卢宏. 2018. 一氧化二氮中毒致神经系统损伤的研究进展. 中华神经科杂志，763-767.

其他致幻剂依赖

案例 42　卡宴合欢液滥用致精神病性障碍

一、病案介绍

1. 病史

患者男性，28 岁，已婚，高中文化，无业，因“反复滥用卡宴合欢液半年，复发滥用 1 个月，伴凭空闻声和疑人害己 2 天”于 2017 年 8 月被强制送入院。2016 年 6 月，患者因朋友引诱初次服用卡宴合欢液 1 瓶（6ml），服用后出现头晕、呕吐，开始兴奋后嗜睡。此后患者经常饮用卡宴合欢液，每次 1 瓶，并且饮用剂量逐渐增加，约 2 个月后患者每日服用卡宴合欢液十几瓶。停用就会感到身体不适，无法入睡。饮用 4 个月后，患者出现凭空闻声、怀疑有人谋害自己。患者否认使用其他毒品。患者曾因母亲责怪其而焦虑不安，感到愧疚，并割腕自杀一次，但未成功。2016 年 11 月，家人将其送至精神专科医院治疗，住院治疗期间发生患者殴打保安事件，原因是患者听到有人说保安要害自己，并命令其去打保安。经过 10 天的住院治疗，患者精神病性症状消失，遂出院。出院后一般情况尚好，保持操守。2017 年 7 月，患者在朋友诱惑下再次饮用卡宴合欢液，饮用量迅速增至每天十几瓶，停用后出现严重失眠，甚至 2～3 天整晚不能入睡，并有心悸、烦躁、手抖等表现。患者入院前 1 天，一次性服用卡宴合欢液 10 瓶。次日下午，患者出现烦躁不安、大汗淋漓、胸闷、手抖等不适症状。家人迅速将其送到当地人民医院治疗，测血压 180/120mmHg，遂以“高血压”收入院治疗，具体治疗情况不详。在输液治疗过程中，患者突然把输液针拔掉，往外跑，说有人要害自己。遂被家人送入笔者所在医院。入院后即给予保护性约束，约束过程中，患者不停地讲有人在跟自己说话。

患者有滥用 K 粉（氯胺酮）史 1 年（2011 年），自行在家中戒断，以后未再使用过。滥用期间无明显精神异常症状，无情绪高涨或低落症状，无尿路刺激症状。既往有高血压、糖尿病、高血脂病史 2 年，未经系统治疗。家族成员两系三代无精神病病史。

2. 体格检查

体温 36.4℃，脉搏 105 次/分，呼吸 20 次/分，血压 156/110mmHg。神志清楚，慢性病面容，对答切题，言语清晰。双侧瞳孔等大等圆，直径 3.0mm，对光反射灵敏。双肺呼吸音稍清，未闻及干、湿啰音。心率 105 次/分、律齐，未闻及明显杂音。腹平软，无压痛及反跳痛，肝、脾肋下未触及，肝、肾区无叩击痛，移动性浊音阴性，肠鸣音正常。双下肢无水肿。四肢皮肤未见静脉针刺痕。生理性神经反射正常，病理反射未引出。

3. 精神专科检查

患者意识清晰，定向力完整，交谈接触欠合作，问多答少；有比较明显的命令性幻听，可引出被害妄想症状；近期记忆减退明显，对当天发生的事情回忆困难；有明显的焦虑情绪，易激惹；自知力缺乏，否认吸食毒品行为，无治疗意愿。

4. 辅助检查

血尿常规、肝肾功能检查均正常；血生化：空腹血糖 21.3mmol/L；心电图检查正常；腹部 B 超检查：脂肪肝（重度）；传染病筛查：HCV 抗体阳性，TPPA 抗体、HIV 抗体阴性。

尿液依赖物质定性试验：吗啡、甲基苯丙胺、氯胺酮均阴性。

5. 心理测评

患者拒绝进行心理测评。

二、诊断思维过程

1. 诊断与诊断依据

根据 ICD-10 疾病诊断标准，结合病史、临床表现和辅助检查，临床诊断：①卡宴合欢液（γ-羟基丁酸）所致精神病性障碍；②高血压；③2 型糖尿病；④脂肪肝（重度）；⑤丙型病毒性肝炎。

诊断依据：①饮用卡宴合欢液 4 个月；②出现精神病性症状，如幻听、幻觉、被害妄想、易激惹和焦虑抑郁症状，曾因感到愧疚而割腕自杀一次；③饮用剂量不断加大，表现出耐受性不断增加的过程；④停用会出现严重失眠等症状，再次使用症状即可消失；⑤经系统治疗后不适症状完全消失，再次饮用卡宴合欢液后不适症状复现；⑥尿液依赖物质定性试验显示吗啡、甲基苯丙胺、氯胺酮均阴性；⑦HCV 抗体阳性。

2. 鉴别诊断

患者既往使用过 K 粉，但已经戒断 7 年余，未再使用，无精神病性障碍症状，患者也未使用其他精神活性物质。因此，可以排除其他精神活性物质所致精神病性障碍。患者既往无精神异常病史，也无情绪高涨或低落病史。其精神病性症状和焦虑抑郁症状都是在使用卡宴合欢液后出现，故可排除精神分裂症和情感性精神病。

三、治疗过程和结果

入院后给予氟哌啶醇 5mg/次、2 次/天肌内注射治疗，缓解和消除精神病性障碍症状；给予降血压、降血糖和降血脂等对症治疗。患者在入院后 1 周内多次因兴奋、冲动行为被保护性约束。1 周后患者的精神症状逐渐减轻并消失，情绪平稳。抗精神病治疗改为口服舒必利 0.6g/d，维持治疗 24 天，随后逐渐减量至停用。

积极的心理治疗是后期康复的重要措施。经过系统治疗，患者精神病性症状完全消失，自知力完全恢复，住院 2 个月后痊愈出院。出院后每个月随访一次，连续随访 3 个月，患者情绪稳定，精神状态好，未再滥用卡宴合欢液，饮食、睡眠基本正常，和家人相处融洽，无其他异常言行，并积极主动找工作。

四、诊疗体会

1. 卡宴合欢液的作用

卡宴合欢液是一种女性催情药，主要成分为γ-羟基丁酸，可促进多巴胺释放。低剂量时能引起放松、平静、中等欣快感，情感热烈和令人舒适的睡意感；高剂量时可引起恶心、呕吐、易激动、眼球震颤、幻觉、短时健忘、呼吸抑制、昏迷等症状。对中枢神经系统有强烈的镇静作用，并引起健忘。γ-羟基丁酸在美国、东南亚及我国港台地区的滥用呈快速增长趋势，常被用作迷奸药，与摇头丸、氯胺酮一起并称三大强暴药。我国 2007 年将其列为一类精神药品进行管理。本例患者在滥用该物质后出现头痛、恶心、呕吐等不适症状的同时也有兴奋感和舒适感，正因为如此，患者的滥用量不断加大，最大量每天达 10 瓶，停用则出现严重失眠等戒断症状。

2. 须加强对卡宴合欢液的管控

卡宴合欢液由于其作用于多巴胺系统的特殊机制，与己烯雌酚、醋酸甲羟孕酮、垂体后叶素、绒毛膜促性腺激素等成分的女性催情药有很大区别。γ-羟基丁酸等药物能激发人体产生增强性欲的物质，使机体处于亢奋状态。其能使人在 10～15 分钟从戒备警惕状态到无意识状态，丧失反抗能力，还能引起健忘，不能回忆事件的经过。本例患者在滥用该物质期间，未使用其他毒品，尿液毒品检测未发现甲基苯丙胺、吗啡和氯胺酮成分，其出现的精神病性症状是卡宴合欢液所致。卡宴合欢液可导致精神和行为异常，久用可形成依赖。按 ICD-10 疾病诊断标准，本例患者可以归类为（F19）其他精神活性物质所致的精神和行为障碍。因此，须加强对卡宴合欢液的管控，以免滥用造成依赖。

3. 抗精神病治疗效果好

患者入院后给予氟哌啶醇等抗精神病性障碍治疗，效果明显，1 周后患者精神症状逐渐减轻并消失，换用舒必利维持治疗 24 天至停用。积极配合心理治疗，患者精神病性症状完全消失，自知力完全恢复，住院 2 个月后痊愈出院。出院后随访 3 个月，患者未再滥用卡宴合欢液，饮食、睡眠恢复正常，情绪平稳，和家人相处融洽，无其他异常言行。因此，卡宴合欢液滥用出现依赖或出现精神病性症状，应及时治疗，可取得比较好的疗效。

五、专家点评

此类案例虽少见，但是卡宴合欢液可以通过性保健品商店等多种渠道获得，其主要成分为是γ-羟基丁酸，属于依赖性较强的精神活性物质，可引起多种精神病性症状。因此，应引起高度重视，加强宣传教育的同时，须加强对该药品的管控，减少滥用。使用该药一旦出现精神病性症状，应到正规戒毒医疗机构治疗。

（王文甫）

参考文献

刘伟，沈敏，马栋. 2003. 新型迷奸药γ-羟基丁酸和相关物质. 中国司法鉴定，3（4）：23-26.

世界卫生组织. 1993. ICD-10 精神与行为障碍分类. 北京：人民卫生出版社.

案例43　麦角酸二乙酰胺滥用伴心境障碍

一、病案介绍

1. 病史

患者男性，未婚，20岁，常州人，因“反复滥用麦角酸二乙酰胺2年余，伴情绪低落、自伤自残1年”于2018年9月29日入院。患者自述2016年2月因朋友影响首次使用口腔“邮票”贴（麦角酸二乙酰胺），使用后眼前可见到五颜六色的光线，可以看到很多平时看不到的奇幻影像，听到美妙的音乐。开始时1片/次、5～7次/月，后因体验不及以前强烈而逐渐增加至1～2片/次、8～10次/月。反复使用口腔“邮票”贴约半年后，中断使用3～5日，患者便会出现心悸、焦虑、倦怠乏力、精神委靡、坐立不安等不适症状，有强烈的渴求感，再次使用后上述症状缓解。2017年5月开始患者感到无精打采，无心打理生意，沉迷于“邮票”贴，性情变得敏感而脆弱，冲动易怒，注意力不集中，偶有毁物、自伤、伤人等暴力行为，曾砸坏所居住小区内的汽车玻璃。近来，患者自认为得了“抑郁、焦虑症”，对生活失去兴趣。偶有心前区疼痛感，经检查未发现异常。患者自使用“邮票”贴以来，睡眠不好，以入睡困难为主，无意识障碍、抽搐和大小便失禁，无幻觉、妄想等精神病性症状。为进行系统治疗，就诊于笔者所在医院，门诊以“使用致幻剂引起的依赖综合征，使用致幻剂引起的精神和行为障碍”收入院。

患者既往体健，与父亲关系欠佳。否认传染病病史、精神病病史及其他家族性疾病史。

2. 体格检查

体温36.5℃，脉搏65次/分，呼吸19次/分，血压130/85mmHg。神志清楚，慢性病面容，对答切题，言语清晰。颅形正常，面部对称，口唇无发绀，口腔黏膜未见溃疡。巩膜无黄染，双侧瞳孔等大等圆，直径约3.0mm，对光反射灵敏。双肺呼吸音清，未闻及干、湿啰音。心率65次/分、律齐，未闻及明显杂音。腹平软，无压痛及反跳痛，肝、脾肋下未触及，肝、肾区无叩击痛，移动性浊音阴性，肠鸣音正常。双下肢无水肿，四肢肌力Ⅴ级，四肢皮肤未见静脉针刺痕。生理性神经反射存在，病理反射未引出。

3. 精神专科检查

患者意识清晰，精神一般，情绪低落，对答切题，诊疗合作；仪表得体，衣着整洁，年貌相符；未引出明显幻视、幻听症状，无感知觉综合障碍；注意力不集中，记忆力下降，智力正常；语速适中，思维连贯，无明显关系妄想、被害妄想、物理影响妄想及嫉妒妄想；

自知力部分缺失，情感易诱发，稳定性差；意志减弱，对生活和工作失去信心。

4. 辅助检查

血尿常规、血生化、肝肾功能、电解质、血脂、心肌酶谱三项检查均正常。传染病筛查：乙肝五项、HCV 抗体、TPPA 抗体、HIV 抗体均阴性。心电图、泌尿系统及消化系统 B 超检查均未见明显异常。

尿液依赖物质定性试验：吗啡、甲基苯丙胺、氯胺酮均阴性。

5. 心理测评

汉密尔顿焦虑量表（HAMA）测评：总分 19 分，提示有明显焦虑症状；汉密尔顿抑郁量表（HAMD）测评：总分 16 分，提示可能有抑郁症状。

二、诊断思维过程

1. 诊断与诊断依据

依据 ICD-10 疾病诊断标准，结合病史、临床表现和辅助检查，临床诊断：①使用致幻剂（麦角酸二乙酰胺）引起的依赖综合征；②使用致幻剂（麦角酸二乙酰胺）引起的精神和行为障碍。

诊断依据：①有明确的麦角酸二乙酰胺滥用史 2 年余，以口腔“邮票”贴的方式滥用；②为追求使用后的奇幻感觉和声音而反复使用；③明知滥用该物质有害，但无法控制，并有强烈的渴求感；④耐受性增加，为获得更好的体验必须增加使用次数和剂量；⑤停用后出现心悸、焦虑、倦怠乏力、精神委靡、坐立不安等戒断症状，再次使用后症状缓解；⑥自使用“邮票”贴以来无精打采，无心打理生意，沉迷于“邮票”贴，性情变得敏感和脆弱，冲动易怒，注意力不集中，偶有毁物、自伤、伤人等暴力行为；⑦感到抑郁、焦虑，对生活失去兴趣。

2. 鉴别诊断

麦角酸二乙酰胺属于精神类致幻剂，所引起的精神和行为障碍应与使用甲基苯丙胺所引起的精神和行为障碍、一氧化二氮所引起的精神和行为障碍等继发性精神病性障碍与原发性精神病性障碍鉴别。

（1）与甲基苯丙胺所致精神和行为障碍鉴别：麦角酸二乙酰胺和甲基苯丙胺皆为精神活性物质，使用后都可引起精神病性障碍，均可表现为精神行为异常，如幻觉、妄想、情绪低落、焦虑等。但甲基苯丙胺的使用方式为烫吸，麦角酸二乙酰胺的使用方式主要为口腔黏膜贴；尿液毒理检测结果有助于二者鉴别。毛发精神活性物质定性检测也有助于鉴别诊断。

（2）与使用一氧化二氮（笑气）所致精神和行为障碍鉴别。麦角酸二乙酰胺和一氧化二氮皆为精神活性物质，使用后都可引起情感障碍，如躁狂、情绪低落、焦虑等，均可有精神病性障碍的表现，如幻觉、妄想等。但是二者的使用方式截然不同。毛发精神活性物质定性检测有助于鉴别诊断。

（3）继发性精神病性障碍与原发性精神病性障碍鉴别。脑器质性疾病、躯体疾病、某些药物和精神活性物质等均可引起继发性精神病性障碍。与原发性精神病性障碍的鉴别要点：继发性精神病性障碍有明确的器质性疾病、某些药物或精神活性物质使用史，体格检查有阳性体征，实验室检查有相应指标的改变。继发性精神病性障碍可出现意识障碍、遗忘综合征及智力障碍；原发性精神病性障碍除谵妄性躁狂发作外，无意识障碍、记忆障碍及智力障碍。继发性精神病性障碍的症状随原发疾病病情的消长而波动，原发疾病好转，或在有关药物停用后，精神症状相应好转或消失。

三、治疗过程和结果

1. 药物治疗

入院后给予奥氮平控制精神症状，给予帕罗西汀治疗情绪低落、焦虑等情感症状，给予丙戊酸钠稳定心境，加用奥氮平控制急性精神病性症状，以及补充 B 族维生素和胞磷胆碱钠注射液促进脑神经修复等。

给予奥氮平片初始剂量 5mg/d，隔 3～4 天调整一次剂量，最大剂量为 20mg/d，根据精神症状控制情况将奥氮平维持量控制在 15mg/d，症状平稳 2 周后逐渐减量至停药。给予帕罗西汀 20mg/次、1 次/天口服，丙戊酸钠缓释片 0.5g/次、2 次/天口服，维生素 B_1 20mg/次、3 次/天口服，胞磷胆碱钠注射液 4ml，静脉输液 1 次/天。

2. 心理治疗

心理评估：患者入院时社会功能受损，情绪不稳，自控力差，存在精神症状，自知力不全。治疗方案前期以药物干预缓解精神症状为主；中后期采取系统性的心理治疗干预，调整患者认知，改善不良行为模式，提升情绪管理和自控能力。

心理干预：以认知行为治疗、焦点解决方法作为主要干预办法，使用情绪日志、自动化思维、苏格拉底式提问等改变不合理认知，共同探讨麦角酸二乙酰胺对身心的影响，概念化毒品与目前状况的关系。以动机式访谈增强患者治疗动机，共同安排活动日程，通过音乐治疗、健身活动等改善情绪，提高情绪控制能力。改善患者与父亲的沟通，调整沟通方式，缓和父子关系。出院后随访，治疗效果能够维持，患者情绪稳定，社会功能基本恢复，治疗效果较好。

3. 专科护理

①安全护理。加强巡视，密切观察和评估患者的情绪、行为和精神症状，防止自杀自残、逃跑及冲动暴力导致的伤人毁物行为，保护患者自身及他人安全。②观察戒断症状，遵医嘱用药并观察药物治疗效果和不良反应。③饮食和睡眠护理。④心理护理。初期以建立护患信任关系为主，通过倾听、陪伴，让患者感受到被接纳和关心；后期进一步探究患者使用麦角酸二乙酰胺的原因，评估其存在的心理问题，与患者共同制订治疗和康复计划，探讨增强心理应对机制的方法。⑤健康宣教，帮助其认识到麦角酸二乙酰胺的依赖性及危害性。

4. 其他辅助治疗

针对患者出现的睡眠障碍、精神疲倦、坐立不安等症状，给予经颅磁刺激及脑功能治疗，坚持治疗一个疗程（15 天）；同时配合耳豆压穴治疗，取神门、心、脾的耳穴反应区，镇静安神、改善睡眠；督促患者积极参与八段锦、气功、体操等练习。

治疗 8 周后患者情绪平稳，睡眠质量改善，焦虑抑郁症状缓解，精神状态稳定。汉密尔顿焦虑量表测评：总分 10 分；汉密尔顿抑郁量表测评：总分 7 分。出院后随访 6 个月，患者未再使用任何毒品，并能正常参加工作。

四、治疗体会

1. 麦角酸二乙酰胺使用初期的危害

麦角酸二乙酰胺（LSD）是一种强烈的致幻剂，具有较强的滥用倾向，滥用后可造成精神和行为的改变。麦角酸二乙酰胺的有效剂量较小，极易被人体吸收，常与其他物质掺在一起制成各种片剂、胶囊，或将其溶于水后滴于一片吸水纸上。使用 30～60 分钟后就可出现心跳加速、血压升高、瞳孔放大等反应，2～3 小时产生幻视、幻听等幻觉，对周围的声音、颜色、气味及其他事物的敏感性、奇异性放大，对事物的判断力和自控力下降或消失，常伴有眩晕、头痛及恶心呕吐等症状。因此，麦角酸二乙酰胺曾在艺术界和文艺界流行，后因其滥用导致的严重社会问题，1966 年美国将其列为非法药物。

2. 麦角酸二乙酰胺长期使用的危害

麦角酸二乙酰胺在肝脏代谢，通过肠道排出体外。当药效消失、迷幻期结束后，使用者往往会感到严重的抑郁，少数人还会发生幻觉重现，对这种现象的恐惧性反应有时会导致自杀。麦角酸二乙酰胺会使使用者产生顽固的精神依赖，长期使用出现药物耐受，导致使用剂量不断加大。长期或大量服用麦角酸二乙酰胺会导致记忆力受损，出现抽象思维障碍。该物质更严重的毒副作用是损伤细胞中的染色体，可导致孕妇流产或婴儿先天性畸形。

3. 麦角酸二乙酰胺滥用中毒的特征

小剂量使用会产生类似交感神经作用，如恶心、呕吐、面部潮红、寒战、心跳加速、高血压，然后会有情绪的起伏、时间的扭曲、错视或声觉扭曲性改变，例如，看到物体或人身上鲜明的色彩在移动，声音被放大及扭曲。还会出现一种叫作联觉（synesthesia）的共感体验，即麦角酸二乙酰胺滥用者会出现逼真幻觉、时空扭曲、严重精神错乱等。中毒时可出现烦躁不安、思维混乱、瞳孔放大、心动过速、血压下降和呼吸抑制等表现，还可导致反射亢进、震颤、共济失调、痉挛性瘫痪等，过量可致死。这些中毒症状的持续时间常因剂量大小而异，通常为 6～12 小时。慢性中毒反应可引起工作和生活能力、社交能力下降，情绪不稳定，表现为有时兴奋、有时沮丧，甚至有幻觉、妄想等精神病性症状。值得关注的是，有的人即使使用一次，也会产生焦虑、恐惧和明显的精神病性障碍。

4. 麦角酸二乙酰胺滥用致心境障碍的治疗

本例患者麦角酸二乙酰胺滥用 2 年余，1 年后出现情绪低落、自伤、伤人、脾气暴躁等症状，性格变得敏感、脆弱，冲动易怒，表现出精神活性物质滥用导致的继发性心境障碍。治疗方面给予小剂量奥氮平控制精神症状，丙戊酸钠缓释片稳定心境，帕罗西汀片改善情绪低落，获得了较好的治疗效果。

五、专家点评

精神活性物质所致的精神和行为障碍以对症治疗为主，可酌情使用心境稳定剂、抗抑郁及抗精神病药物，临床症状改善后，可逐步减停，同时辅以心理康复治疗，对患者回归社会后的防复吸有积极作用。因麦角酸二乙酰胺的形态及使用方式具有迷惑性，引起了很多青少年的好奇，因此，在社会禁毒宣传中应做针对性的宣讲及介绍，让更多人认识类似毒品的真面目。

（李赛民　王和燕　曾　婷）

参考文献

Abraham HD，Aldridge AM，Gogia P. 1996. The psychopharmacology of hallucinogens. Neuropsychopharmacology，14（4）：285-298.

Bonson KR，Buckholtz JW，Murphy DL. 1996. Chronic administration of serotonergic antidepressants attenuates the subjective effects of LSD in humans. Neuropsychopharmacology，14（6）：425-436.

案例 44　多种致幻剂滥用致精神病性障碍

一、病案介绍

1. 病史

患者男性，19 岁，未婚，留学生，因“反复滥用笑气（一氧化二氮）、大麻、K 粉（氯胺酮）、麦角酸二乙酰胺 3 年余，加重 3 个月”于 2019 年 2 月入笔者所在医院。患者于 2015 年起在加拿大留学，因好奇、无知及周边朋友的影响，于 2016 年开始吸食笑气，吸食后感到精力充沛、思维活跃、心情舒畅，未出现昏迷、恶心呕吐、抽搐和大小便失禁。此后，患者为追求这种感觉而间断吸食笑气，并且使用剂量逐渐增加，停用或减量后均会出现心悸、烦躁和强烈的渴求感。最大吸食剂量可达 3000～4000 支/天（8g/支），吸食后不吃不睡，思维敏捷，异常兴奋。自吸食笑气后患者生活不规律，饮食、睡眠欠佳，消瘦明显，并且出现情绪低落、焦虑不安、记忆力下降等表现。患者间断吸食笑气 2 年后，逐渐开始吸食大麻以替代笑气。开始的时候把大麻混在烟中吸食，1～2 次/周，每次半支烟。吸食后心神安定，轻松愉快，思维奔逸。间断吸食大麻约一年半，其间曾受朋友影响偶尔吸食K粉（氯胺酮）和含服麦角酸二乙酰胺。近3个月，患者以使用大麻、麦角酸二乙酰胺为主，吸食剂量增大时会出现头晕目眩、视物模糊、行为紊乱、胆怯惊恐、躁动不安、注意力无法集中等表现，大约持续3小时后自行缓解。患者曾经尝试自行戒断，但是中断使用大麻和麦角酸二乙酰胺后即可出现明显的精神委靡、焦虑不安、脾气暴躁、敏感多疑，觉得有人跟踪、监视甚至会伤害自己等，渴求感非常强烈，再次使用后上述症状迅速缓解。患者自感吸食大麻和含服麦角酸二乙酰胺后有情绪不稳、烦躁不安、冲动易怒、情感淡漠、生活懒散、注意力不集中、无心上课、记忆力差、睡眠差等表现，否认有恶心呕吐、昏迷、抽搐、大小便失禁，否认有尿痛、尿频、尿急等尿路刺激症状。近3个月来，患者变得敏感多疑、冲动易怒，经常与家人发生争吵，认为大家都针对他、厌恶他，甚至认为有人要害他；无明显毁物、伤人等暴力行为，但偶有自伤、自杀等想法；否认幻视、幻听、幻嗅等症状。2019年2月初，患者再次吸食大麻和含服麦角酸二乙酰胺后情绪激动，因琐事与女友发生口角后用玻璃割腕自伤，得到救助后在当地医院进行伤口包扎处理。1周后由父母陪同回国来笔者所在医院就诊。

患者既往健康，否认结核、肝炎、伤寒等传染病病史；独生子女，在加拿大留学，现读大学，父母关系欠佳。吸烟较多，存在少量社交性饮酒，否认酗酒史。否认父母两系三代内其他成员存在精神疾病、性格怪异、药物滥用及癫痫等病史。

2. 体格检查

体温38.5℃，脉搏88次/分，呼吸18次/分，血压114/64mmHg。神志清楚，精神委靡，步入病房，查体合作。全身皮肤、黏膜无黄染，腋下淋巴结有肿大和压痛，其余淋巴结未触及肿大。头颅、五官无畸形，双侧瞳孔等大等圆，直径3.0mm，对光反射灵敏。鼻中隔无红肿、分泌物及穿孔。口腔黏膜无溃疡，舌苔灰白、干燥，光泽差。双肺呼吸音清，未闻及干、湿啰音。心率88次/分、律齐，未闻及明显病理性杂音。腹平软，无压痛及反跳痛，肝脾肋下未触及，肝肾区无叩击痛，移动性浊音阴性，肠鸣音正常。左前臂腹侧可见6～7处浅表皮肤裂痕伤，长6～8cm不等，有少量分泌物，周围软组织红肿，有压痛，无搏动性肿块。双下肢无水肿。神经系统检查：四肢肌力、肌张力可，生理反射正常，病理反射未引出。

3. 精神专科检查

患者意识清晰，定向力完整，衣着整洁，接触交谈被动，对答切题，但是有躲闪回避行为。交谈时未引出错觉、幻觉及感知觉综合障碍，可引出被害妄想、关系妄想症状。注意力欠集中，记忆力减退，粗查智力未见明显受损。表情自然，情绪平稳，情感反应协调。意志减弱，自知力不完整。

4. 辅助检查

血常规：白细胞20.44×10^{9}/L。血生化：球蛋白19g/L。电解质七项检查正常。传染病检测：HBsAb阳性，HCV抗体、TPPA抗体、HIV抗体均阴性。心电图正常。胸部X线片未见明显异常。

尿液依赖物质定性试验：氯胺酮、大麻弱阳性，吗啡、甲基苯丙胺、可卡因均为阴性。

毛发毒品痕迹检测：吗啡、甲基苯丙胺均阴性。

5. 心理测评

抑郁自评量表（SDS）测评：原始分 43 分，标准分 54 分，属轻度抑郁状态；焦虑自评量表（SAS）测评：原始分 41 分，标准分 51 分，属轻度焦虑状态；自杀意念自评量表（SSIOS）测评：总评原始分 10 分，标准分 10 分，提示自杀意念较低；绝望体验原始分 7 分，标准分 7 分，提示绝望体验低；乐观因子原始分 2 分，标准分 2 分，提示乐观程度较低；睡眠质量原始分 1 分，标准分 1 分，提示睡眠质量较好；掩饰因子原始分 0 分，标准分 0 分，提示掩饰程度低。药物依赖者生命质量测定量表测评：总评原始分 135 分，标准分 135 分，提示生命质量一般，心理、社会功能一般，躯体功能一般，有轻微戒断症状。

二、诊断思维过程

1. 诊断与诊断依据

依据 ICD-10 疾病诊断标准，结合病史、临床表现和辅助检查，临床诊断：①多种精神活性物质（一氧化二氮、大麻、麦角酸二乙酰胺、氯胺酮）依赖综合征；②致幻性精神活性物质（一氧化二氮、大麻、麦角酸二乙酰胺、氯胺酮）滥用致精神病性障碍；③左前臂软组织外伤伴感染。

诊断依据：①患者有明确的反复使用笑气、大麻、麦角酸二乙酰胺、K 粉多种依赖物质病史。②患者承认对使用依赖物质存在明显的渴求感，自制力差，多次戒断未成功。③交替滥用笑气、大麻、麦角酸二乙酰胺、K 粉等多种精神活性物质 3 年余，均为致幻性精神活性物质。为保持愉悦感使用剂量逐渐增加，减量或停用均会出现明显的不适症状，再次使用后不适症状立即消失或缓解。④随着滥用药物时间延长，患者出现焦虑不安、冲动易怒、情绪低落、严重睡眠障碍、记忆力减退等表现，并伴有明显的被害妄想和关系妄想等精神病性症状，甚至伴有自伤行为。⑤社会功能明显受损，对学习无兴趣，生活懒散。⑥左前臂有外伤后感染创面，体温 38.5℃，血常规显示白细胞 20.44×10^9/L。⑦尿液依赖物质定性试验显示氯胺酮、大麻弱阳性。

2. 鉴别诊断

与精神分裂症鉴别：虽然患者有被害妄想、关系妄想症状，同时有心情烦躁、冲动易怒、兴趣减退，但是患者无明显的思维联想障碍，并且患者的症状均出现在使用大麻、麦角二乙酰胺等精神活性物质后，停用或减少使用症状明显减轻，既往无精神疾病个人史和家族史，故可以鉴别。

三、治疗过程和结果

患者为多种致幻性精神活性物质滥用所致的依赖综合征和精神病性障碍。临床治疗原则包括：①立即停用有害物质；②积极采取个体化、综合性治疗措施，包括促进脑神经功能恢复，抗生素使用和局部创面的抗感染治疗；③针对精神病性症状的对症治疗；④经颅磁刺激（rTMS）治疗，以改善焦虑抑郁情绪及睡眠障碍；⑤积极的心理干预治疗和认知行为矫正治疗；⑥保持至少 3 个月以上的抗精神病药物治疗和精神康复治疗，以及防复吸治疗。

1. 药物治疗

改善精神病性症状的对症治疗，奥氮平首日剂量为 5mg/d，隔 3～4 天调整一次剂量，根据精神症状控制情况逐渐调整至奥氮平 20mg/d，并维持治疗 2 周，精神症状消失，逐渐递减至停药；给予头孢克肟口服抗感染治疗，局部清创换药，1 周后创面愈合；补充维生素 B_1、B_6、B_{12} 和叶酸，以及维生素 C 和脑活素等神经营养剂。经过积极治疗，患者精神状况迅速好转，焦虑抑郁和烦躁不安等症状缓解，睡眠明显改善，被害妄想症状消失。意识清晰，情绪平稳，定向力完整，注意力集中，未引出阳性精神症状。

2. 心理治疗

结合患者脆弱、敏感多疑、情感交流和语言表达迟缓等心理表现，考虑对患者的心理治疗分为初期、中期和后期 3 个阶段。初期目标以药物治疗改善精神症状为主，心理治疗为辅。中后期待患者躯体功能恢复及精神症状改善后，适时进行系统性的心理治疗，治疗的重点为改善心理认知和家庭治疗。

治疗初期：心理治疗以陪护为主，借助叙事疗法、后现代心理咨询理念，以支持性心理治疗的方式尝试与患者建立治疗关系，形成医患同盟，提高患者对治疗的信心，提升患者的治疗依从性，降低患者的焦虑、抑郁情绪。

治疗中期：心理治疗以改善患者认知为主，通过认知行为疗法、动机性访谈技术进行物质依赖知识的宣传教育，消除患者因无知和偏见所引起的依赖心理问题，同时开展支持性心理治疗，不失时机地鼓励和安慰患者，帮助其振作精神，增强应对各种情绪及生活事件的能力。

治疗后期：心理治疗以改善家庭关系为主，运用家庭治疗技术对患者母亲进行心理咨询，了解患者个人史、成长史及生命中发生的重大事件，了解患者及家人的个性及人格特点，同时探讨家人之间的相处模式，治疗中努力改善家庭关系，寻求家庭支持系统，为患者出院后回归家庭和社会做好心理准备。

3. 专科护理

①通过入院病史评估，患者既往有过自杀自残行为，入院时存在焦虑、抑郁等心理问题，密切观察和评估患者的情绪变化和行为，防止发生自杀自残、伤人毁物等行为。②健康宣教。患者文化程度较高，且在国外接受过教育，首先应在建立良好的护患关系基础上进行物质滥用知识及危害的评估，再根据评估结果选择合适的健康教育方法。本例患者躯体和精神症状相对较轻，虽自知吸食这些物质的依赖性和危害，有一定的戒断动机，但不认为笑气、大麻、K 粉等对躯体和精神有损害，且认为吸食这些物质在国外是一种时尚，故通过典型案例讲解等对患者进行认知改变，增强对治疗护理的依从性，防止复吸。

4. 其他辅助治疗

给予经颅磁刺激（rTMS）治疗促进脑功能恢复；鼓励其参与八段锦、气功、体操等练习，以及书画等多项工娱活动，提高认知和行为治疗。通过场景再现等生物反馈治疗，加强防复吸动机强化治疗。

患者住院 2 个月，临床治愈。患者戒断症状消失，精神病性症状消失，情绪平稳，睡眠改善，停用抗精神病药物后未见其他异常症状。

四、诊疗体会

1. 多种致幻剂滥用的危害

患者反复滥用以致幻性物质为主的多种依赖物质，包括笑气、大麻、K 粉、麦角酸二乙酰胺等。长时间、大剂量、多物质滥用易导致过量中毒和神经功能损害，出现精神病性症状和精神心理障碍等。

2. 早诊断、早治疗是重要的康复策略

患者 19 岁，其精神活性物质滥用史 3 年余，青少年时期精神活性物质滥用易造成大脑神经损害，部分神经损害不可逆。临床主要以对症治疗为主，但是立即停止滥用是最基本的原则，早诊断、早治疗是重要的康复策略。科学规范的治疗能够促进神经功能恢复，达到临床治愈效果。

3. 后期心理认知行为治疗尤为重要

通过积极治疗，本例患者精神病性症状消失并完全停止抗精神病药物治疗，达到治愈效果。需要指出的是，患者年少独居异国他乡，孤独感明显，社会认知功能不全，后期的心理认知行为治疗更为重要。积极的家庭治疗也是重要的康复措施之一。

五、专家点评

临床上同时使用笑气、大麻、K 粉、麦角酸二乙酰胺等多种具有致幻作用的新精神活性物质的案例比较少见，尤其是后期主要使用大麻和麦角酸二乙酰胺者。由于多种致幻剂相互作用和药物的累积效应，对身体的影响比较复杂，精神病性症状也可能多种多样，故临床诊断和治疗都有很大的难度。因此，详细的病史采集和精神专科检查非常重要。本例患者出现的精神症状是物质滥用所致还是原发性精神病性症状，需要做好诊断和鉴别诊断。本例患者以对症治疗为主，如控制精神病性症状，注意观察患者的焦虑抑郁情绪和心理异常改变。本例患者 19 岁，但有 3 年余的药物滥用史，心理治疗尤为重要，加强认知和行为矫正治疗对提高患者的依从性、保持操守具有重要意义。

（张　磊　张志超　许琳琳）

参考文献

李晓东，周才春，何志军，等. 2012. 60 例氯胺酮滥用伴有泌尿系统损害患者的临床观察与分析. 中国药物依赖性杂志，21（2）：122-127.

唐浩，赵翎聿，李丹阳，等. 2018. 新型毒品成瘾者人格特质分析及预防复吸策略. 中国药物依赖性杂志，27（1）：58-63.

王绪轶，江海峰，包涵，等. 2017. “笑气”滥用的思考. 中国药物滥用防治杂志，23（5）：249-251.
王玉梅，翟海峰. 2018. 行为组的概念及其对新型毒品研究的启示. 中国药物依赖性杂志，27（6）：404-407.
赵伟杰，郭振勇. 2008. 毒品依赖者的成瘾行为与心理、社会因素的相关性. 中国药物滥用防治杂志，14（5）：267-270.

第五部分

酒 精 依 赖

案例45　海洛因依赖30年伴酒精依赖7年

一、病案介绍

1. 病史

患者男性，48岁，因“反复烫吸海洛因30年，持续饮酒7年”入院。患者自述于1989年因年少无知和好奇在朋友的引诱下开始小剂量烫吸海洛因（具体剂量欠详），初始吸食后出现恶心、呕吐、头晕或头痛等不适症状。在间断吸食约1周后，头晕、恶心等不适症状消失，随之感到全身轻松、欣快舒适、精神愉悦、睡眠增加。数月后，患者发现停止吸食海洛因6小时左右即可出现心情烦躁、流泪、打哈欠、寒战多汗、四肢酸痛等不适症状，并有强烈的渴求感，再次吸食后上述不适症状立即缓解。此后为追求欣快感，逐渐加大吸食剂量及频次。患者曾多次在家自戒及到戒毒医院诊治，予“盐酸美沙酮口服溶液”“济泰片”等药物治疗；戒毒出院后，均因情绪不稳、环境影响、戒断后的不适及心理渴求感等因素而复吸。1992年患者因犯罪入狱20年，2012年出狱后因不能适应社会变化而情绪低落、脾气暴躁，再次复吸。患者每天烫吸海洛因1.0g（800元/g），同时经常饮酒，但酒量不大。2015年4月在某医院行“纳曲酮缓释剂皮下埋置术”，保持操守一年半，同时没有继续饮酒。2016年10月因毒友诱惑再次复吸。3个月后，患者懊悔，开始在家自戒，当海洛因减量至0.3g时，患者通过大量饮酒来缓解戒断症状和严重失眠症状。每日饮高度白酒半斤（52°，250ml）以上。持续饮酒半年后，酒量不断增加，每日饮白酒一斤半左右（52°，750ml），晨起即饮酒，不进主食。饮酒期间未曾吸食海洛因。1年前，因经济条件好转，患者又开始吸食海洛因，并出现吸食后双手发抖、出汗、四肢无力、坐卧不安、情绪低落等表现。自认为是戒断海洛因引起的不适症状，遂加大海洛因吸食量，但双手抖动症状未见缓解，甚至出现全身抖动、出汗等，饮酒后上述症状则缓解。但是，患者饮酒后又出现打哈欠、流泪、起鸡皮疙瘩、心悸、四肢酸痛无力等海洛因戒断症状，再次吸食海洛因后上述症状很快缓解，情绪稳定、欣快愉悦感明显，入睡更快，睡眠时间长。患者海洛因吸食量增至2.0g/d（800元/g）。为求系统治疗，遂来笔者所在医院就诊，门诊以“海洛因依赖综合征，酒精依赖综合征”收入院。患者自发病以来，情绪欠稳定，但无明显冲动行为。

患者自滥用海洛因及酒精以来，不能正常工作和生活，社交受到明显影响。自知力不完整，不能正确评判自身情况。饮食欠佳，睡眠差，大便干结，小便正常。吸烟史30年余，20支/天。否认高血压、糖尿病和传染病病史。家族史无特殊，否认精神病、遗传病等病史。

2. 体格检查

体温36.9℃，脉搏102次/分，呼吸23次/分，血压120/90mmHg。患者意识清晰，精神委靡，发育正常，营养中等，慢性病容，自动步入病房，对答切题，查体合作。皮肤、黏膜无皮疹、黄染及出血点，皮肤弹性尚好，无蜘蛛痣，浅表淋巴结无肿大。头颅无畸形，面色晦暗，双眼结膜无充血、水肿，巩膜无黄染，眼球无突出、震颤，双侧瞳孔等大等圆，直径 3.0mm，对光反射灵敏。口唇无发绀，可闻及酒味，黏膜无溃疡。颈软、无抵抗，无颈静脉怒张，气管居中，甲状腺无肿大。胸廓对称、无畸形，双肺呼吸动度一致，呼吸音清，未闻及干、湿啰音。心率 102 次/分、律齐，心音稍低钝，各瓣膜听诊区未闻及杂音。腹软、平坦，无腹壁静脉曲张，全腹无压痛和反跳痛，肝脾肋下未触及。脊柱和四肢对称、无畸形，肌力正常，双下肢无水肿。生理性神经反射存在，病理反射未引出。

3. 精神专科检查

患者意识清晰，自动体位，衣着得体，年貌相符，表情自然，接触可，诊疗合作，自愿入院；情绪欠稳定，但无冲动、攻击、自伤、自杀行为；情感反应和思维内容与周围环境相适应；无感知觉障碍，语言流利，语调适中，思维连贯、无逻辑障碍，无幻觉、妄想等症状；注意力欠集中，回答问题迟疑，记忆力减退，定向力完整，计算力和理解力尚正常；意志减弱，自知力不完整，认识到酗酒行为不正确，但不认为饮酒有什么不好影响，自认为戒除海洛因最重要。

4. 辅助检查

血尿常规检查正常。血液生化检查：肾功能、电解质正常。肝功能检查：ALT 68.8U/L，AST 81.4U/L。空腹血糖 5.8mmol/L。传染病筛查：乙肝五项、HCV 抗体、HIV 抗体检测均为阴性。心电图检查正常。胸部 X 线：双肺可见钙化灶，其余未见异常。腹部 B 超检查：肝、胆、脾、胰、双肾未见异常。

尿液依赖物质定性试验：吗啡阳性，甲基苯丙胺、苯二氮䓬类阴性。

5. 心理测评

抑郁自评量表（SDS）测评：标准分 54 分，呈轻度抑郁状态；焦虑自评量表（SAS）测评：标准分 56 分，呈轻度焦虑状态；症状自评量表（SCL-90）测评：心理状态良好，躯体化、强迫、睡眠及饮食分项有症状；自杀意念自评量表测评：自杀意念低，绝望体验低，乐观程度高，掩饰程度低；酒精使用障碍筛查量表（AUDIT）测评：20 分，表明酒精依赖。

二、诊断思维过程

1. 诊断与诊断依据

根据 ICD-10 疾病诊断标准，结合病史、临床表现和辅助检查，临床诊断：①使用阿片类物质（海洛因）依赖综合征；②酒精依赖综合征；③多种物质滥用。

诊断依据：①患者为中年男性，有 30 年的反复滥用海洛因病史。为追求欣快感，吸食剂量和频次不断增加。停止吸食后出现流泪、流涕、打哈欠、寒战、心悸、四肢酸痛等戒断症状，再次吸食后不适症状缓解，曾多次戒断均未成功。②持续性饮酒 7 年，耐受性增强，饮酒量不断增加，有固定的饮酒模式。有晨起饮酒现象，停饮或减少饮酒后出现手抖、出汗、心悸、烦躁、易激惹、坐卧不安、情绪低落，复饮后症状消失。③明知吸食海洛因、酗酒有害，但因对其有强烈的心理渴求感，仍反复吸食或饮用。④自从吸食海洛因及酗酒以来，每日以海洛因和酒精为中心。⑤社会功能严重受损，自知力不全。⑥尿液检测吗啡阳性。⑦酒精使用障碍筛查量表测评得分 20 分，提示存在酒精依赖。

2. 鉴别诊断

依据 ICD-10 疾病诊断标准，需排除甲基苯丙胺等其他精神活性物质引起的精神和行为障碍及脑器质性疾病所致精神病性障碍。

（1）与甲基苯丙胺、苯二氮䓬类药物等其他精神活性物质引起的精神和行为障碍鉴别：本例患者无甲基苯丙胺、苯二氮䓬类等其他精神活性物质滥用史，临床无精神病性障碍症状。尿液苯二氮䓬类、甲基苯丙胺检测阴性，故可资鉴别。

（2）与曲马多等镇痛药物依赖鉴别：本例患者无曲马多等镇痛药物滥用史，对其亦无心理渴求感，故可以鉴别。

（3）与精神分裂症样障碍鉴别：患者无幻听、幻视、妄想等精神分裂症样障碍，故可以鉴别。

（4）与科尔萨科夫综合征鉴别：患者意识清晰，记忆力下降较明显，但无虚构症和定向力障碍及相关记忆导致的社会功能受损。

（5）与韦尼克脑病鉴别：患者虽有长期大量酗酒史，但无眼球运动异常、共济失调和意识模糊等症状，故可排除。

三、治疗过程和结果

患者系多药滥用，躯体和精神双重依赖，治疗过程较单独物质依赖复杂。临床治疗原则包括：采取封闭式治疗管理模式；针对海洛因依赖，给予盐酸美沙酮口服溶液替代递减脱毒脱瘾治疗；针对酒精依赖，给予苯二氮䓬类药物进行递减脱瘾治疗；同时，对症处理躯体及情绪相关问题；如果出现幻觉、妄想或谵妄等精神病性症状需要积极进行抗精神病治疗；心理干预治疗，提升患者的治疗动机，促进行为矫治。

由于镇痛剂与镇静剂联合应用会出现呼吸抑制等协同作用，故应注意用药剂量和药物递减方式。

1. 药物治疗

首日美沙酮和奥沙西泮片的口服剂量均为半量，根据戒断症状评估调整用药剂量。前期美沙酮每日递减 10mg，奥沙西泮不递减，待美沙酮为低剂量时或完全停药后奥沙西泮开始减量。应用维生素 B_1 等预防慢性酒精中毒性脑病的发生，促进肝功能恢复，促进神经细胞恢复。给予维生素 B_1、B_6、B_{12} 和吡拉西坦 3 次/天口服。给予抗抑郁剂米氮平改善睡眠和抑郁焦虑症状，首次 15mg 口服，逐渐递增。给予输液等支持治疗，促进循环代谢。输液、补充能量合剂、维持水和电解质平衡治疗很重要，可预防并发症发生。患者住院第 9 天美沙酮递减至 5mg/d，开始增加济泰片、罗通定等药物治疗稽延性戒断症状，同时奥沙西泮开始逐渐递减用量至停药，注意观察患者有无恶心、呕吐、头晕、出汗、手抖、四肢无力、幻觉、妄想等症状。治疗第 23 天，患者睡前口服奥沙西泮片 7.5mg，连续观察 3 天，症状平稳后停药。米氮平继续口服，改善睡眠，缓解抑郁、焦虑症状。住院治疗 1 个月后好转出院。出院后每周回访 1 次，患者恢复良好，精神状态佳，食欲明显改善，睡眠尚可，大小便正常，情绪平稳。海洛因渴求和酒精依赖渴求明显减轻，可以自我控制，无复吸和复饮。医生持续给予更多的支持和鼓励。

2. 心理治疗

心理评估：患者生活技能缺失，不能适应社会变化，人际关系差，家庭关系紧张，经济紧张，使用毒品、酒精缓解内心空虚，存在明显的认知功能障碍；SCL-90 测评表明患者敏感、多疑、自卑、焦虑、抑郁和偏执。酒精使用障碍筛查量表测评得分 20 分，提示患者酒精依赖明显，有强迫性饮酒习惯。心理治疗目标侧重于提高患者对毒品、酒精危害的认知，加强治疗动机，提高治疗依从性，同时借助团体心理治疗的人际互动模式进行情绪管理，改善人际交往问题，出院前重点指导患者应对高危情境，预防复吸、复饮行为。

治疗前期：通过支持性心理访谈与患者建立良好的医患关系，逐步改善患者的认知功能；通过组织集体治疗活动，围绕戒酒主题自由讨论，加强患者的戒酒动机及决心；工娱活动中向患者讲解有关物质依赖行为危害的实例，加深患者对物质依赖行为危害性的认知。

治疗中期：通过工娱活动等团体活动，使患者心情愉悦，强化对生活的积极体验，培养兴趣、丰富生活、养成良好的生活习惯。患者抑郁和焦虑情绪改善，情绪稳定性有所提高。团体活动还帮助患者缓解了社交问题，促进心理功能恢复。

治疗后期：寻求家人支持，在治疗过程中家人态度对患者非常重要，同时指导患者应对高危情景，预防复吸、复饮，建立健康的生活模式，出院后坚持随访，了解心理动态，发现问题及时进行心理干预，目前患者保持操守良好。

3. 专科护理

①加强病情监测和巡视，密切观察海洛因和酒精依赖的戒断症状，注意呼吸变化。②严密观察用药反应，尤其是美沙酮与奥沙西泮治疗期间的头昏、呼吸抑制、嗜睡、四肢无力等表现，嘱患者起床要缓慢，防止跌倒。③饮食护理，给予清淡、易消化、富含维生素 B 和纤维素的饮食，适量运动，改善便秘。④积极改善睡眠，调整作息时间。⑤心理护理，鼓励患者参加团体活动，缓解焦虑抑郁情绪。⑥健康宣教，进行海洛因与酒精两种物质依赖危害的教育，解释用药注意事项，配合治疗。

经过积极治疗，患者海洛因和酒精依赖戒断症状缓解并消失，平稳完成脱毒治疗。焦虑抑郁症状缓解，睡眠明显改善，食欲好，大小便正常，身体功能明显改善。住院治疗 1 周后尿液吗啡试验转阴。患者脱酒瘾治疗过程顺利，无并发症，情绪稳定，无心悸、抽搐。出院后回访效果满意，患者无复吸和复饮，生活基本正常。心理医生回访嘱咐患者正确处理好情绪与高危环境等不利因素，提高应对技能，保持操守。

四、诊疗体会

1. 海洛因依赖者合并酒精滥用会导致严重的并发症

一般而言，海洛因滥用时很少饮酒，或者停止饮酒，戒毒后饮酒量会逐渐恢复。这是因为海洛因依赖者饮酒会诱发或加重海洛因的戒断反应。因此，大剂量吸食海洛因又大量饮酒甚至形成酒精依赖的案例罕见。海洛因与酒精具有协同作用，可加重对大脑皮质的抑制性。海洛因和酒精具有竞争酶的作用，使血液中有害物质浓度增加，作用增强，作用时间延长。即便是少量饮酒也会导致血管急速扩张，严重的可致血管破裂，危及生命；大量饮酒可引起海洛因中毒症状，表现为意识不清、呼吸减慢、针尖样瞳孔（中毒三联征），以及呼吸抑制导致的缺氧及血压下降等，严重者可出现呼吸抑制性死亡。因此，海洛因依赖者合并酒精滥用会导致严重的并发症，使临床治疗更困难。

2. 海洛因依赖合并酒精依赖的临床治疗要注意两个环节

一是预防过度镇静和呼吸抑制的严重并发症。临床治疗中美沙酮、奥沙西泮、米氮平是常用药物，三种药物彼此可协同增效，可能会出现睡眠增加、过度镇静、呼吸抑制等作用。因此，用药后临床观察非常重要，特别是夜间的巡视查房，应严密观察患者意识、呼吸等生命体征变化。为保证用药安全，减少不良反应，常规剂量减量给药是常用的方法，也可用固定给药模式和对症给药模式。由于奥沙西泮片为短效苯二氮䓬类，半衰期短，药物在体内浓度波动大，容易出现治疗反跳现象，可能与药物浓度快速衰减有关。如果递减治疗中出现烦躁不安、双手抖动、血压升高等酒精戒断症状，说明奥沙西泮减量过快，可减缓递减速度，或小剂量奥沙西泮继续维持直至戒断症状轻微后停药。二是治疗过程中正确处理毒品导致的精神症状及共病问题。如果出现幻觉、妄想或谵妄症状，可口服喹硫平；如果患者出现明显的情绪低落，可口服米氮平或曲唑酮等；对于躁动不安的患者可给予小剂量氟哌啶醇等肌内注射。

3. 海洛因依赖合并酒精依赖应采取综合性干预措施

关于海洛因依赖和酒精依赖的治疗，应该采取药物治疗、心理干预、社会功能康复等综合性措施。首先，要建立良好的医患关系、增强治疗动机；其次，在多维度综合评估基础上，与患者、家属共同制定短期与长期的康复方案，积极争取家属的参与和配合。治疗早期主要是解决戒断症状问题，治疗中后期主要防止复饮和复吸，解决保持操守问题，以及实现心理康复、社会功能恢复，最终达到社会回归的良好状态。

五、专家点评

酒精是一种中枢神经抑制剂，饮酒量的大小对戒断后的抑制程度及范围有重要影响。轻则有镇静、抗焦虑、致抑郁作用，以及感觉迟钝、记忆力下降、共济失调等表现；重则出现明显的精神症状、呼吸心跳抑制等症状。有研究资料显示，酒精促进了γ-氨基丁酸 A（$GABA_A$）受体上 Cl^-的内流，相当于拟 GABA 能抑制神经元效应，表现为苯二氮䓬类药物样作用。故临床上酒精与苯二氮䓬类药物效应相似。长期饮酒可以使 $GABA_A$ 受体的敏感性衰减，当酒精戒断时，拟 $GABA_A$ 受体功能骤降，谷氨酸能脱抑制性兴奋，表现为苯二氮䓬类药物戒断症状，形成与酒精交叉耐受。故酒精戒断与苯二氮䓬类药物戒断的临床症状非常相似，可用苯二氮䓬类药物治疗戒酒症状。

本例患者长期吸食海洛因，持续大量饮酒，入院后给予盐酸美沙酮口服替代递减、奥沙西泮口服递减控制戒断症状治疗，一定要注意药物对中枢抑制的叠加效应。奥沙西泮作为地西泮的活性代谢产物，与地西泮的作用非常相似，消除不受肝脏的影响，起效快，可刺激抑制 $GABA_A$ 信号通路，控制酒精戒断症状及缩短进程，对控制酒精戒断症状有一定的效果。由于酒精依赖者戒断期的并发症较多，甚至某些戒断症状重复发生或迁延存在，临床可根据患者饮酒量、时间和身体状况适当延缓奥沙西泮的递减速度，使之平稳过渡。但是，要注意苯二氮䓬类药物依赖的危险。

在海洛因依赖者的圈子内常有“白粉”与酒“相冲”或“对冲”的说法，称滥用海洛因后不能饮酒，二者同时使用可能导致不良后果或感受性差，故一些酒精依赖者在滥用海洛因后往往不再饮酒，而海洛因依赖者大量饮酒常常发生在戒断海洛因后，一般二者不会共存。戒断海洛因后滥用酒精者主要是为了缓解睡眠障碍，而滥用酒精导致的情绪问题容易诱发海洛因复吸，这是值得注意的。

（景志宏　李芳利　高　琴）

参 考 文 献

郝伟，刘铁桥. 2014. 成瘾医学精要. 北京：人民卫生出版社.

郝伟，赵敏，李锦. 2016. 成瘾医学理论与实践. 北京：人民卫生出版社.

黄双建. 2018. 奥沙西泮与地西泮对酒精戒断综合征患者镇静效果及安全性影响的对比分析. 中国医药指南，16（31）：120，121.

兰滨，李梅花，黄少鹏. 2018. 奥沙西泮治疗酒精依赖综合征的疗效分析. 当代医学，24（12）：172-174.

李静. 2017. 酒精使用相关障碍临床诊疗指南. 北京：人民卫生出版社.

魏俊洁，李会敏. 2018. 酒精依赖者地西泮替代治疗的急性期观察与护理. 海峡药学，30（12）：219，220.

赵敏，郝伟，李静. 2018. 酒精相关障碍的非药物治疗. 中国药物滥用防治杂志，24（2）：63-65.

钟海龙. 2017. 酒精所致精神病性障碍 110 例临床分析. 基层医学论坛，21（29）：3985，3986.

案例 46　酒精依赖伴抑郁状态

一、病案介绍

1. 病史

患者男性，39 岁，广西人，已婚，大学本科文化，因“社交性饮酒 15 年，酗酒 2 年余，伴情绪低落、睡眠差 2 年余”入院。2003 年，患者工作后开始饮酒，以工作应酬为主，初始饮酒不规律，以高度白酒（50°以上）为多，100～150ml/次、2～3 次/周。饮酒后一般会出现兴奋、话多、疲倦、乏力、嗜睡，次日还会感到头晕、头痛、烦躁，一般需要2日才能恢复。无应酬时可以1个月不饮酒，不饮酒也无其他不适。此后，患者因工作需要频繁饮酒，平均约3次/周，酒量逐渐增大，保持在250～500ml，无明显不适。近2年来，患者因压力大、心情烦闷而经常饮酒，饮酒量和饮酒次数不断增加，由每晚必喝到一日三餐饮酒，均为50°以上的白酒。患者饮酒后心情改善，睡眠较好，但出现晨起双手有细微震颤、心悸、出汗等不适，饮酒后症状即可消失。遂每日晨起便饮酒，总量可达750～1000ml/d。此后，呈持续性饮酒状态，常为饮酒而耽误生意，并且曾经因为酒后驾驶摩托车摔伤。在家人监督下患者开始戒酒，但是停止饮酒后很快出现坐立不安、心情烦躁、浑身出汗、双手震颤、不思饮食、脾气暴躁、砸碎物品等表现，无昏迷、意识障碍、抽搐和大小便失禁。由于在家戒酒效果不佳，于是家属劝其减少饮酒。近3个月来，患者虽然饮酒量减少，但是双手震颤、脾气暴躁、饮食不佳、疲乏无力等症状仍然明显，并且饮酒易醉，酒量明显下降（白酒100～150ml）。超过2小时不饮酒，患者就出现双手震颤，浑身不适。曾在当地综合医院检查，发现血糖偏高，肝功能异常，医生建议其戒酒。但是患者认为可以少喝一点，绝不戒酒。2018年9月13日，患者饮酒后出现头晕、呕吐、周身不适，在家属劝说下来笔者所在医院就诊，门诊以“使用酒精引起的依赖综合征”收入院。

自发病以来，患者自控力差，以饮酒为中心，不能正常工作和生活，社会功能明显受损。否认呕吐咖啡色物和排柏油样便，否认幻觉、妄想、抽搐、大小便失禁，否认既往精神病个人史和家族史。

2. 体格检查

体温36.6℃，脉搏76次/分，呼吸19次/分，血压132/82mmHg。神志清楚，发育正常，营养中等，面色潮红，满身酒气，呈醉酒步态。皮肤、黏膜无黄染，无皮疹、瘀点及瘀斑，浅表淋巴结无肿大。头颅五官外观正常，眼睑正常，巩膜无黄染，双侧瞳孔等大等圆，直径3.0mm，对光反射存在。口唇红润，无牙龈肿胀，无咽喉部充血，双侧扁桃体无肿大。颈软、无抵抗，气管居中，颈静脉充盈，甲状腺无肿大。胸廓外形正常，双肺呼吸音粗，未闻及哮鸣音及干、湿啰音。心率76次/分、律齐，未闻及病理性杂音。腹部平坦，无腹壁静脉曲张，无胃肠蠕动波及肠型。腹软，无压痛、反跳痛，移动性浊音阴性，肠鸣音正常。脊柱和四肢无畸形，身体平衡功能失调，双手震颤明显，动作笨拙，手脚心多汗，双下肢无水肿。生理反射存在。

3. 精神专科检查

患者意识清晰，定向力完整，年貌相符，着装入季，接触被动，查体合作，对答切题，语言通顺连贯；未查及感觉障碍、知觉障碍，未查及思维联想障碍、思维内容障碍及思维逻辑障碍；注意力集中，记忆力减退，远期记忆受损，粗测智力未见受损；表情自然，情绪不稳定，可查及焦虑抑郁情绪，情感反应与周围环境及内心体验相协调；意志减弱，行为较孤僻，不愿与人交往，生活懒散；自知力不完整，知道应戒酒，但是不认为情绪差与喝酒有关系。

4. 辅助检查

血、尿、便常规检查无明显异常。传染病筛查：HCV 抗体、TPPA 抗体、HIV 抗体均阴性。甲状腺功能检查正常。血生化提示 ALT 104U/L、AST 76U/L，血糖 15.7mmol/L。心电图检查正常。腹部 B 超检查：酒精性肝病，泌尿系统未见异常。

尿液依赖物质定性试验：甲基苯丙胺、吗啡、苯二氮䓬类均为阴性。

5. 心理测评

汉密尔顿抑郁量表（HAMD）测评为轻度抑郁；汉密尔顿焦虑量表（HAMA）测评为中度焦虑；酒精戒断症状评估量表（CIWA）测评 12 分，呈中度戒断症状；酒精使用障碍量表测评（AUDIT）提示为明显酒精依赖；简易精神状态评价量表（MMSE 量表）测评提示为中度智力障碍状态。

二、诊断思维过程

1. 诊断与诊断依据

根据 ICD-10 酒精相关的精神病性障碍诊断标准，结合病史、临床表现和辅助检查，临床诊断：①酒精依赖综合征；②酒精性精神和行为障碍（以抑郁性症状为主）；③2 型糖尿病。

诊断标准：①社交性饮酒 15 年，酗酒 2 年余，对饮酒有强烈渴求；②对饮酒行为的开始、结束及饮酒量难以控制；③停止或减少饮酒时出现出汗、震颤、失眠等生理性戒断症状，再次饮酒症状缓解；④饮酒量逐渐增大，一日三餐饮酒，出现耐受状态，必须大量饮酒才能获得先前的感受；⑤明知酗酒对身体有害，仍固执地大量饮酒；⑥患者近 2 年出现明显情绪低落、思维迟缓，有负罪自责感，脾气暴躁，睡眠差，饮食不佳，消瘦；⑦实验室检查显示 ALT 104U/L，AST 76U/L，血糖 15.7mmol/L。

2. 鉴别诊断

与抑郁发作鉴别：患者病史中存在心情烦闷、情绪低落、兴趣丧失、脾气暴躁，精神检查可查及情绪不稳定、焦虑抑郁、意志减弱。汉密尔顿抑郁量表测评提示轻度抑郁；汉密尔顿焦虑量表测评提示中度焦虑。但是患者的情绪变化是在长期大量饮酒的基础上发生，而非原发性情绪低落，故可排除此诊断。

三、治疗过程和结果

1. 药物治疗

入院后进行系统全面的躯体症状、精神状态评估，给予以苯二氮䓬类药物为主的系统脱瘾治疗，缓解躯体症状，改善抑郁焦虑情绪，预防癫痫、谵妄等精神症状，保肝降酶，维持水、电解质平衡，维持血糖在正常水平。

①地西泮控制酒精戒断症状。地西泮替代递减治疗，以 40mg/d 作为起始量口服，逐

步递减至停用。治疗过程中根据病情变化调整减药剂量，速度不宜过快，也不宜长期使用，防止药物依赖。后期给予劳拉西泮 1～2mg 睡前口服，改善睡眠。②给予维生素 B_1 100mg/d，开始采用肌内注射方式给药，后期改为口服。给予复合 B 族维生素、葡萄糖醛酸内酯口服，胞二磷胆碱钠注射液、维生素 B_6 等能量合剂静脉滴注，促进循环代谢，营养神经，降酶护肝。③给予二甲双胍降血糖，0.5g/次、3 次/天口服。④给予艾司西酞普兰改善抑郁情绪，剂量从 10mg/d 开始，逐步加量到 20mg/d。

入院第 1 周，患者病情不稳定，虽然情绪较入院时有所改善，焦虑明显减轻，但抑郁情绪未见明显好转，自我情绪评分为负 6 分。食欲缺乏，睡眠不规律，白天睡眠多，夜间睡眠少，仍有手脚震颤，但较入院前明显减轻。血糖监测仍时有波动。第 2 周开始病情明显好转，患者的精神状态逐渐改善，情绪较入院时明显好转，出汗、手脚震颤明显减轻。食欲好转，有饥饿感。睡眠有所改善，夜间入睡困难得到缓解。血糖较前略平稳，患者愿意配合治疗，情绪评分为负 5 分。患者情绪、自罪观念较前均好转，但仍存在。第 3～4 周患者病情改善明显，精神状态明显改善，自觉心情较前变得轻松，治疗配合度明显提升，对酒精依赖度减弱。饮食和睡眠逐渐改善，血糖平稳，地西泮逐渐减量并停药，无不适反应，情绪评分为 2 分。肝功能复查结果：ALT 78U/L，AST 45U/L。第 5～9 周，患者躯体症状明显改善，能参加康复活动和心理工娱治疗活动。精神状态好，情绪平稳，无烦躁不安，主动与心理医生交流，对酒精依赖和抑郁焦虑情绪的认识明显改善。血糖控制好，接受糖尿病管理。情绪评分达到 3 分。第 9 周末进行临床健康评估后出院。

2. 心理治疗

初诊会谈：入院第 1 天心理医生耐心进行健康宣教，并表示在住院期间医生会陪他一起面对和解决问题，通过共情给予情感上的支持，建立良好的咨访关系，引导其遵从医嘱。

治疗前期：患者酒精依赖导致的躯体不适症状明显且精神状态不佳，前期工作侧重于药物治疗恢复躯体功能，其间心理医生积极与患者保持良好沟通，辅助引导其克服躯体不适带来的负面情绪，增强患者治疗的信心。

治疗中期：患者的躯体不适得到较好的控制，精神状态较前好转，开始进行心理认知治疗，首先对其进行酒精依赖的相关知识科普，增强其戒酒的决心，同时引导其探讨对自身饮酒行为的不良认知并进行纠正。针对患者的抑郁情绪进行 ABC 理性情绪疗法，增强患者的思维弹性及自我调控能力，同时结合信心训练，逐步提高患者的自我效能感，进一步促进患者克服自身的负面认知和建立良好的心理行为模式。

治疗后期：鼓励患者家属参与患者的心理治疗，为患者的出院做准备，通过家庭团体治疗，让家属掌握戒酒和预防复饮的相关知识，做到适时的关心和督促，为患者出院后提供一个安全温馨的环境，从而利于其确立积极向上的生活态度并且消除其康复过程中的不利因素。

3. 专科护理

①密切监测生命体征变化，加强巡视和病情观察，预防合并症发生。②注意患者语言和行为变化，如出现恐怖性幻视，防止其出现攻击行为，必要时给予保护性约束，防止发生意外。③观察药物对酒精戒断症状的控制情况和不良反应，严密观察意识、瞳孔、呼吸

及监测血氧饱和度等，避免过度镇静导致的呼吸抑制。④饮食护理。患者长期饮酒，饮食不规律，存在营养不良，给予高热量、高蛋白、高维生素膳食。⑤改善睡眠。⑥心理护理。关心和尊重患者，建立良好的护患关系，善于倾听，与患者共同探讨抑郁情绪的产生原因和合理调控情绪的方法，教会患者应对生活中各种不良刺激的技巧，摆脱对酒精的精神依赖。⑦安全护理。加强巡视，防止低血糖、高血糖、癫痫和震颤性谵妄的发生；严密观察患者情绪变化，观察用药后效果及不良反应，及时发现并处理安全隐患。⑧健康宣教。为患者讲解酒精的危害和对血糖控制的影响。

四、诊疗体会

1. 酒精依赖的危害

酒精是世界上应用最为广泛的依赖物质。酒精依赖不仅会导致精神依赖，还可导致躯体依赖和相关疾病。酒精依赖最重要的特点是，患者会周期性或持续性地产生对酒精的强烈渴求和强迫性觅酒行为。酒精依赖患者在戒酒阶段常出现烦躁、抑郁、焦虑等负面情绪，初期表现为出汗、失眠、心悸、震颤等戒断症状。如果没有合理的药物治疗及心理干预，患者病情可能会加重甚至死亡。

2. 苯二氮䓬类药物是治疗酒精戒断最常用的药物

以地西泮为例，作为长效苯二氮䓬类药物，可引起中枢神经系统不同部位的抑制，加强γ-氨基丁酸（GABA）抑制性神经递质的作用，用于镇静、催眠、急性酒精戒断、癫痫发作等。地西泮对治疗酒精中毒导致的兴奋状态可以取得良好的镇静效果，因为其在神经元放电的过程中可以抑制中枢神经元的兴奋性。一般临床以 100ml 纯酒精对应 10mg 地西泮为治疗标准。即入院后第 1 天根据饮酒量给予地西泮口服，100ml 纯酒精对应 10mg 地西泮，分 2～3 次口服，再根据戒断症状的缓解情况临时加用地西泮，10mg/次，直至患者烦躁、坐立不安等症状减轻，肢体粗大震颤消失，心率控制在 100 次/分以下，血压控制在 130/90mmHg 以下。治疗中应密切观察呼吸抑制和过度镇静等不良反应。

3. 抗抑郁药物对酒精依赖有较好的疗效

有研究报道，酒精依赖与抑郁有密切的关系，10.58%的酒精依赖者伴有抑郁状态，重度抑郁症患者约占 15%。有研究结果提示，酒精依赖的发病机制与多巴胺有一定的关系，而多巴胺与中枢 5-羟色胺能神经元密切相关。将抑制 5-羟色胺能的药物应用于酒精依赖的治疗，在国内外临床治疗方面已取得较好的疗效，并降低了酒精依赖的复饮率。故本例中给予患者草酸艾司西酞普兰治疗抑郁症状。草酸艾司西酞普兰与其他药物的相互作用总体上较小，尤其是合并其他躯体疾病需要联合用药的患者，对于治疗反应不佳的患者，艾司西酞普兰可加至最高剂量 20mg/d，进一步加量的意义不大，更无须超高剂量应用。

4. 综合治疗才能从根本上解决问题

精神依赖是酒精依赖者复饮的主要因素。有研究证实，有效的心理干预可以减轻患者的负面情绪，从而改善其负面认知，具有预防酒精依赖复发的作用。提高患者对酒精依赖的认识，并督促家属关心和支持患者，为其提供一个无酒温馨的环境，有利于其确立积极向上的生活态度。地西泮联合心理干预治疗酒精依赖伴抑郁障碍研究显示，采用认知行为心理干预及家庭心理干预，并且联合苯二氮䓬类药物对症治疗，可以从根本上改变患者的行为，提高治疗效果。

五、专家点评

酒精依赖与双相情感障碍共病，是指患者同时存在酒精依赖和双相情感障碍，并且符合各自相应的诊断标准。与单一疾病进行比较，共病患者的症状普遍较重、病程较长，因而其社会功能损害更严重，也具有自杀率高和预后较差的临床特征。因此，不能简单地把双相情感障碍的情绪发作看作酒精依赖的一个并发症状，要积极关注药物治疗和心理治疗与康复。

心理治疗采用建立心理疏导机制，正确引导患者遵从医嘱，密切配合治疗，积极进行医患沟通，增强战胜疾病的信心，克服各种负面情绪。鼓励患者家属参与心理建设，让家属掌握戒酒和预防复饮的相关知识，督促患者戒酒。心理医生有必要对患者家属进行咨询，严重者需采用家庭团体治疗的方法，消除患者借酒消愁的不利因素，增强患者戒酒的决心，向其详细介绍长期大量饮酒的危害及相关知识。采用心理防御方式问卷，调查患者心理防御机制存在的缺陷，掌握正确的行为标准，纠正错误认识并明确错误的危害，进而纠正错误观念，培养积极的心理模式，重塑健康的人格。

（张彦坤　章泽栋　王和燕）

参 考 文 献

董佩庆. 2016. 地西泮联合心理干预治疗酒精依赖伴抑郁障碍的临床分析. 心理医生，22（31）：60，61.

段建俊，栗小红. 2014. 应用地西泮联合维思通治疗酒精依赖及酒精所致精神病性障碍的疗效观察. 当代医药论丛，（13）：165，166.

高晓奇，冯芳，刘艳江，等. 2014. 地西泮联合小剂量阿立哌唑治疗酒精依赖患者的疗效观察. 临床合理用药杂志，7（16）：1，2.

黄伟震，农桂元，罗碧丹，等. 2016. 酒精依赖性精神病性障碍共病抑郁症及焦虑症的临床研究. 齐齐哈尔医学院学报，37（8）：1041，1042.

林立，王丽珊. 2016. 地西泮合并奥氮平治疗酒精所致精神和行为障碍的疗效和安全性的研究. 北方药学，13（12）：139-141.

孙健，杨建章，冯纳婷. 2013. 心理干预对酒精依赖患者焦虑抑郁情绪的影响. 中国现代药物应用，7（14）：33，34.

吴学锋. 2016. 地西泮联合心理干预治疗酒精依赖伴抑郁症的临床疗效观察. 中国社区医师，32（9）：100-102.

徐建强，宁夔，李洁，等. 2013. 西酞普兰与西酞普兰联合纳曲酮治疗酒精依赖伴抑郁的对照研究. 中国现代医药杂志，15（4）：36-38.

许学明，汤义平. 2011. 酒精依赖患者复饮的心理社会因素研究. 中国现代医生，49（29）：24，25，63.

张龚，魏红艳，张培文. 2013. 地西泮联合小剂量奥氮平治疗酒精依赖 126 例临床观察. 中国药物依赖性杂志，22（5）：359-362.
张一明. 2015. 小剂量阿立哌唑联合地西泮治疗酒精所致精神病性障碍的临床疗效观察. 中国医药指南，13（19）：91，92.
职晓燕，黄洪勇，王传升，等. 2012. 心理干预对酒精依赖患者负性情绪的影响. 临床心身疾病杂志，18（2）：149-151.

案例 47　酒精依赖急性戒断发作

一、病案介绍

1. 病史

患者男性，35 岁，因“反复过量饮酒 9 年余，全身无力、大汗、发抖 1 天”入院。2010 年起患者因闲时无聊饮酒，每日饮高度白酒约 250ml，持续 1 年多。患者曾自行停止饮酒十几天，但出现心悸、烦躁、大汗、双手震颤等症状，再次饮酒后即缓解。患者自认为不能戒酒，且饮酒量越来越大，逐渐增加至 500ml/d。2013 年患者因患“胰腺炎”“酒精性肝病”“高血压”等约有半年未曾饮酒，自觉身体恢复良好，遂复饮，每日饮酒（35°～39°）约 250ml，持续 3 年。2016 年胰腺炎复发后再次戒酒 3 个月。2017 年患者因家庭矛盾心情烦闷而复饮，每日饮白酒 500ml。患者自反复大量饮酒以来，每日以饮酒为中心，不能正常工作，停止饮酒就会出现焦虑、烦躁，入睡困难。否认昏迷、意识障碍、抽搐和大小便失禁，否认幻觉、妄想和谵妄等精神症状。患者入院前日饮酒 500ml，入院当日未饮酒。入院时患者全身无力、大汗、发抖，以双手震颤明显，呕吐数次，呕吐物为胃内容物，无咖啡色物，无腹痛、腹胀、腹泻。门诊以“酒精依赖综合征”收入院。

患者既往有“胰腺炎”“酒精性肝病”等病史，曾住院治疗，具体诊疗情况不详。6 年前诊断为“高血压”，最高血压 160/108mmHg，未服药治疗。否认肝炎等传染性疾病史，否认精神病和心脑血管疾病史。吸烟史 15 年，20 支/天。其父亲有长期酗酒史，因“肝癌”去世，其余无特殊。

2. 体格检查

体温 36.5°C，脉搏 85 次/分，呼吸 18 次/分，血压 162/106mmHg。神志清楚，精神可，查体合作，发育正常，营养中等。皮肤、黏膜未见皮下出血点及瘀斑，皮肤明显多汗，以额面部和双手明显，浅表淋巴结无肿大。头颅大小正常，无畸形，两侧对称。双眼睑无水肿，结膜无充血，巩膜无黄染，双侧瞳孔等大等圆，直径 3.0mm，对光反射灵敏，眼球无震颤。耳鼻无异常，唇红，伸舌居中，咽部无充血。颈软、无抵抗，未见颈静脉怒张及颈动脉异常搏动，气管居中，甲状腺无肿大，未扪及结节。胸廓对称、无畸形，呼吸活动度正常，双肺呼吸音清，未闻及干、湿啰音，心率 85 次/分、律齐，各瓣膜听诊区未闻及病理性杂音。腹平软，全腹无压痛、反跳痛及肌紧张，肝脾肋下未触及。脊柱、四肢无畸形，活动自如，四肢不自主抖动，双手震颤明显，双下肢无水肿。神经系统检查未引出病理反射。

3. 精神专科检查

患者意识清晰，定向力完整，年貌相符，着装入季，接触被动，查体合作，对答切题，语言连贯；未查及感觉障碍、知觉障碍，未查及思维联想障碍、思维内容障碍及思维逻辑障碍；注意力集中，记忆力减退，远期记忆受损；粗测智力未见受损；表情自然，情绪尚稳定，意志减弱，行为较孤僻，不愿与人交往，生活懒散；自知力不完整。

4. 辅助检查

血常规：白细胞 12.09×10^9/L，中性粒细胞 8.97×10^9/L。尿常规：蛋白质（++），酮体（+++），维生素 C（+++）。肝、肾功能：ALT 127.5U/L，AST 63.8U/L，GGT 165.8U/L，尿酸 513.6μmol/L，CK（肌酸激酶）257.0U/L。传染病筛查：乙肝五项、HCV 抗体、TPPA 抗体、HIV 抗体均阴性。心电图检查正常。腹部 B 超检查：酒精性肝病，泌尿系统未见异常。

尿液依赖物质定性试验：吗啡、甲基苯丙胺、氯胺酮、苯二氮䓬类均为阴性。

5. 心理测评

焦虑自评量表（SAS）测评提示无焦虑；抑郁自评量表（SDS）测评提示无抑郁。

二、诊断思维过程

1. 诊断与诊断依据

根据 ICD-10 疾病诊断标准，结合病史、临床表现和辅助检查，临床诊断：①酒精依赖综合征；②急性酒精戒断综合征；③高血压Ⅱ级。

诊断依据：①大量饮酒史 9 年余，对饮酒有强烈的渴求；②当饮酒被终止或饮用量减少时出现明显的戒断症状；③因饮酒而逐渐忽略其他的兴趣，每日以饮酒为中心；④出现耐受状态，必须大量饮酒才能获得欣快感；⑤虽然曾因饮酒导致胰腺炎和酒精性肝病住院治疗，但是在自觉身体状况好转后又开始饮酒；⑥入院当日未饮酒，出现全身无力、大汗、发抖等明显的不适；⑦既往有高血压病史 6 年，入院时血压 162/106mmHg，尿蛋白质（++）；⑧肝功能显示 ALT 127.5U/L，AST 63.8U/L，GGT 165.8U/L。B 超检查显示酒精性肝病改变。

2. 鉴别诊断

与酒精依赖所致精神病性障碍鉴别：自饮酒以来患者未出现幻觉、妄想等精神病性症状，仅有时出现焦虑、抑郁情绪，不属于精神病性障碍。但是，长期饮酒患者戒酒过程中也可能会出现幻觉、妄想、谵妄等表现，甚至有些患者出现危险行为，此时应考虑诊断酒精依赖所致的精神病性障碍。

三、治疗过程和结果

1. 药物治疗

①入院后给予地西泮控制戒断反应，遵循替代递减原则，采用只减不加、平稳过渡的个性化用药方案，减少患者的情绪波动，缓解并消除急性戒断症状。地西泮初始剂量为40mg/d，分 4 次口服，根据患者戒断症状的控制情况调整剂量，待症状平稳后逐渐开始递减至停药。后期以改善睡眠为主，间断小剂量睡前服用阿普唑仑或艾司唑仑。患者 2 周后开始减药直至停用地西泮，未出现明显戒断不适，患者情绪平稳，精神状态逐渐好转，偶有饮酒渴求感，但不强烈，睡眠明显改善。②积极补充 B 族维生素，预防韦尼克脑病的发生，营养神经和保护肝脏。③患者入院后自感上腹部不适，大便干、量少、呈黑色，无恶心呕吐、腹痛、腹胀、明显头晕和血压变化。由于患者长期大量饮酒，不除外上消化道溃疡出血的可能，故给予奥美拉唑肠溶胶囊口服，进流食，密切观察病情变化。待病情平稳后再预约消化道检查。④入院后口服硝苯地平缓释片，血压平稳，保持在 130～140/85～90mmHg，继续维持治疗。

2. 心理治疗

心理评估：患者的父亲、祖父均有酗酒史。患者与母亲关系一般，与妻子基本没有交流。患者的酗酒行为与原生家庭及现在的家庭关系密切，患者本人性格固执，对自身问题存在认知偏差，自知力不全。

心理干预：首先对患者的酒精依赖问题进行心理分析，全面把握患者的问题行为模式，找到问题焦点，选择合适的治疗切入点进行干预，针对患者情况制定个性化的心理治疗方案，采用认知疗法结合家庭治疗的方法进行心理干预。

心理医生通过个体心理治疗与团体治疗相结合的方式，进行认知行为干预。住院期间患者通过 4 次个体心理治疗和 1 次家庭治疗，对酒精依赖的认知有所改善，能够客观地看待自己的依赖问题和酗酒行为。面对酒精依赖的合理归因，通过自省及自我觉察的方法帮助患者改变固执的性格，结合家庭治疗缓和因饮酒导致的夫妻关系紧张，形成戒酒家庭联盟。结合健康问题的心理干预效果明显，患者由初期的对抗心理治疗，到后来的主动接受干预，并寻求出院后的心理康复治疗，为患者提供可持续的家庭支持。

3. 专科护理

①密切监测生命体征和病情变化，记录血压、尿量和大便情况（颜色、性状、次数），观察面色，询问有无疲乏、心悸、头晕、恶心、呕吐、呕血等消化道失血表现及酒精戒断症状如震颤、谵妄等。②遵医嘱给予治疗药物，执行相关检查并及时送检，发现异常及时报告医生。③饮食护理。嘱患者多饮水以补充大量出汗丢失的体液，给予营养丰富、易消化、富含维生素和纤维素的软质饮食，防止便秘，必要时遵医嘱给予通便药物。④心理护理。关心和尊重患者，以倾听为主，与患者共同探讨改善不良情绪和应对生活中不良事件的方法。⑤健康教育。主要针对患者的既往疾病高血压、酒精性肝病和酒精依赖的危害及酒精依赖对疾病康复的影响进行宣教。

四、诊疗体会

不同的酒精依赖严重程度，其治疗目标也有所不同。对大多数酒精依赖患者而言，最理想的治疗目标是完全戒酒及降低酒精依赖导致的危害。治疗的第一步是减少或者停止饮酒，通过科学治疗控制酒精戒断综合征，第二步为保持酒精戒断操守，为避免复饮而进行的心理行为治疗。

1. 药物治疗

苯二氮䓬类药物（BZD）是目前公认的安全有效的戒酒药物。具体选择哪一种，要综合多方面的因素考虑，包括药物动力学参数、起效时间、依赖潜力及患者的躯体健康和耐受情况等。一般选用中长效苯二氮䓬类药物（如地西泮、劳拉西泮、奥沙西泮），其优点是可更有效地控制惊厥发作，平稳控制戒断反应，停药后反跳症状轻微，滥用的风险也较低，缺点是起效较慢，在某些人群中还可引起过度镇静和呼吸抑制。一般等效剂量换算方法是：地西泮 5mg 相当于劳拉西泮 1mg 或奥沙西泮 15mg。在具体用药方法上，有两种给药方案供参考。一种为固定给药法，即在开始时根据患者的病史及症状表现，决定患者的治疗量及大致治疗时间，然后制定相对固定的给药方案。另一种方法是对症给药方式，即不事先确定给药剂量，而是依据对患者戒断症状的评估（主要是根据 CIWA 量表评分），一旦戒断症状加重，则临时对症给药。临床还可以选择一些其他药物，例如，抗惊厥药物，如丙戊酸钠、卡马西平、苯巴比妥；抗精神病药物，如喹硫平、奥氮平，一般不选用氯丙嗪、氯氮平等传统抗精神病药。此外，巴氯芬原为缓解肌肉痉挛药物，有研究发现其可缓解酒精戒断症状。长期饮酒的患者常会出现低钾、低镁等水、电解质紊乱，以及营养元素的缺乏，这些不利因素均可影响酒精戒断综合征的预后，故临床应积极给予纠正和补充治疗。此外，及时补充 B 族维生素也是治疗急性戒断反应的常规措施之一，可预防韦尼克脑病的发生。有研究表明，尽管维生素 B 不会降低惊厥和谵妄的发生率，但是 B 族维生素的缺乏是韦尼克脑病的主要致病原因，故临床治疗中应积极补充 B 族维生素，尤其是在给予葡萄糖治疗之前，这是因为葡萄糖的代谢会消耗体内所剩不多的维生素 B，从而促发韦尼克脑病。

2. 心理治疗

主要包括心理治疗目标和实施方法。

（1）心理干预有以下几个主要目标：①激发患者的治疗动机，帮助患者认识到酒精滥用对生活造成的消极影响，戒酒治疗带来的积极意义，激发患者的治疗动机。②提高患者的自信心，让其相信自己有能力改变酒精滥用行为，有希望走上康复之路。③提高治疗的依从。帮助患者改变对药物治疗的态度与认知，以及如何应对治疗过程中出现的各种问题，从而提高治疗的依从性及治疗效果。④预防复发的技能训练。许多患者因缺乏应对挫折与压力、自我情绪调节、解决问题等方面的能力而滥用酒精，这些也是后期复发的主要原因。康复期间应该针对患者的饮酒高危情景进行相关应对技能培训，降低复吸的可能性。⑤改善家庭关系。帮助患者制订具体可行的计划，改善家庭关系，争取家庭支持来保持戒断状态。⑥建立社会支持系统。帮助患者建立社会支持网络，使患者具有相对良好的康复环境及氛围，包括酒精依赖者的个案管理、家庭干预、自助互助团队等方式都是通过提供社会支持而帮助患者康复。

（2）心理干预的方法主要包括心理行为治疗及社会干预两大方面。心理行为干预根据不同的理论基础，可分为动机强化治疗、认知行为治疗、预防复发治疗、家庭治疗及多模式综合治疗等。这些心理行为干预可以个体或团体的形式进行。自助与互助集体及后续服务等也是社会干预形式，这些干预方法可以单独或联合其他不同的治疗形式进行，以获得最佳治疗效果，这是酒精滥用相关障碍治疗的重要环节。

五、专家点评

酒精依赖患者长期大量饮酒，身体各器官都会受到一定的损害，故在治疗过程中一方面要重视急性戒断期的治疗，另一方面也不能忽视伴发躯体疾病的治疗，要对患者进行全面的评估，全方位考虑患者的躯体状况并及时进行对症处理，以保障患者平稳渡过急性戒断期。

预防复发是治疗康复领域的重点，也是难点，防复发治疗包括心理社会干预和药物治疗。心理社会干预对于酒精滥用和酒精依赖的治疗是有效的，然而，若对酒精滥用者或酒精依赖者仅仅进行心理社会干预，其复发的概率可达 70%。目前若干种药物被批准用于酒精使用相关障碍的治疗，如盐酸纳曲酮、纳洛酮、纳美芬等。同时，我们也应该认识到，戒酒康复呈螺旋式进程，在康复过程中可能会出现复饮，但是最终是朝着完全戒断的目标前进的。因此，临床更应重视综合性治疗。

（刘晨亮　李奉阳）

参考文献

郝伟，赵敏，李锦，等. 2016. 成瘾医学理论与实践. 北京：人民卫生出版社.

李国栋，朱长才，熊峰，等. 2017. 新型毒品与传统毒品吸食人员社会支持现状对比分析. 中国卫生事业管理，12：950-952.

李静. 2016. 酒精使用相关障碍临床诊疗指南. 北京：人民卫生出版社.

林崇德. 2019. 毒品预防教育心理学的理论创新与实践突破. 赣南师范大学学报，40（2）：120-123.

美国精神医学学会. 2014. 精神病性障碍诊断与统计手册. 第 5 版. 张道龙译. 北京：北京大学出版社.

石爱军，王丽娟，孔燕. 2014. 新型毒品与海洛因依赖者心理健康与应对方式的初探. 中国药物依赖性杂志，23（2）：121-124.

赵敏. 2006. 药物依赖心理治疗的基础技术——动机强化治疗的理论与技术. 中国药物滥用防治杂志，12（6）：311-314.

案例 48　酒精依赖致精神和行为障碍

一、病案介绍

1. 病史

患者男性，45 岁，湖南人，因“习惯性饮酒 13 年，酗酒 17 年伴易怒、多疑、妄想 5

年余”入院。患者自幼受其父亲和爷爷影响，少量尝试饮用白酒。自15岁开始逐步饮酒，从最初的“几口”到用餐时喝白酒1小杯（约25ml）。18岁时增加到每晚饮白酒100ml。其间能够正常读书，只是学习不太用心，成绩一般，脾气温和，与人相处和善。20岁从职业技术学校毕业，在家族餐饮店工作。随着开始工作和生活独立，饮酒量明显增加，饮酒时间也由每晚改为中午和晚上，每餐各饮1杯（35°白酒，约200ml），聚餐时也会多饮一些，均为白酒，饮酒后感觉疲倦，可迅速入睡，未见大吵大闹及其他冲动古怪行为。28岁的时候，酒量逐步增大，每日两餐饮酒，每餐饮酒约300ml，患者的脾气较前明显暴躁，常因小事而大发脾气，其他表现尚可。随着工作节奏的改变，患者的饮酒量和饮酒频次也发生改变，几乎每天上午起床就饮酒，约200ml，中午饮500ml，晚上再饮500ml，均为白酒。家人反复劝阻无效，患者情绪激动，叫家人“不要啰唆，不要多管闲事”。停止饮酒，患者就会出现心悸、烦躁易怒、无精打采、双手明显震颤、周身出汗等症状，饮酒后大部分症状立即缓解。患者的脾气变得越来越暴躁，常因小事谩骂家人和员工，甚至和餐厅客人发生冲突。患者逐渐出现疑神疑鬼的表现，怀疑妻子出轨，怀疑孩子不是亲生的并做亲子鉴定，对妻子进行跟踪；怀疑他人有意占其便宜，不愿意和人交往。餐饮店生意变差，患者压力增加，饮酒量也变得更大。患者起床就饮酒，早中晚三餐累计饮酒量为1500～2000ml，不饮酒时双手震颤更严重，脾气更暴躁，疑心更重。2010年餐饮店停业，2015年与妻子离婚。从2015年开始，患者血压升高，经常伴有头晕头痛，在当地社区卫生中心接受治疗，病情较平稳。自2018年开始，患者饮酒约2000ml/d，为50°白酒，并持续至今。为求系统戒酒治疗，患者儿子与患者哥哥强行带其来院就诊，门诊以“使用酒精引起的依赖综合征”收入院。患者入院前饮50°白酒600ml。

近10年来，患者每日以饮酒为生活中心，不能正常经营饭店，不愿结交朋友。情绪不稳定，脾气暴躁、易冲动，自控力差，自知力不全，睡眠差。无抽搐，无大小便失禁，无幻觉、妄想。否认精神病个人史和家族史。

2. 体格检查

体温36.3°C，脉搏90次/分，呼吸20次/分，血压115/82mmHg。神志清楚，精神可，查体合作，自动体位，醉酒步态，发育正常，营养中等。皮肤、黏膜未见皮下出血点及瘀斑，浅表淋巴结未扪及明显肿大。头颅大小正常，无畸形。眼睑无水肿，结膜无充血，巩膜无黄染，双侧瞳孔等大等圆，直径3.0mm，对光反射灵敏。耳鼻无异常，唇红，伸舌居中，咽部无充血。颈软、无抵抗，未见颈静脉怒张及颈动脉异常搏动，气管居中，甲状腺无肿大，未扪及结节。胸廓对称，无畸形，呼吸动度正常，有酒味，双肺呼吸音清，未闻及干、湿啰音，心率90次/分、律齐，各瓣膜听诊区未闻及病理性杂音。腹平软，全腹无压痛、反跳痛及肌紧张，肝脾肋下未触及。脊柱、四肢无畸形，活动自如，双手震颤明显，双下肢无水肿。神经系统检查未引出病理反射。

3. 精神专科检查

患者意识清晰，定向力完整，年貌相符，着装入季，仪表欠整洁；接触被动，查体合作，对答切题，语言通顺、连贯；未查及感觉障碍和知觉障碍，未查及思维联想障碍和思维逻辑障碍，可查及嫉妒妄想。注意力欠集中，记忆力减退，粗测智力未见受损。表情自然，情绪不稳定，易激惹、烦躁，可查及焦虑抑郁情绪，情感反应与周围环境及内心体验相协调。意志减弱，行为较孤僻，不愿与人交往，生活懒散。自知力不完整，能认识到饮酒的危害，但不认为需要治疗。

4. 辅助检查

血常规检查：Hb 103g/L，其余正常；肝功能检查：ALT 65U/L，AST 58U/L，其余无明显异常；血生化检查正常；腹部 B 超提示酒精性肝病改变；心电图检查正常；胸部 X 线检查未见异常。

5. 心理测评

症状自评量表（SCL-90）测评：提示精神病性、偏执、人际关系敏感、焦虑明显；抑郁症状自评量表（SDS）测评：提示无明显抑郁；焦虑症状自评量表（SAS）测评：提示为中度焦虑状态；酒精依赖性疾病识别测验（AUDIT）：提示明显酒精依赖；自杀意念自评量表无异常。

二、诊断思维过程

1. 诊断与诊断依据

根据 ICD-10 疾病诊断标准，结合病史、临床表现和辅助检查，临床诊断：①酒精依赖综合征；②酒精性精神和行为障碍。

诊断依据：①对饮酒有强烈渴求；②对饮酒行为的开始、结束及饮酒量难以控制；③停止或减少饮酒会出现生理性戒断症状；④因饮酒而逐渐忽略其他的兴趣，每日以饮酒为生活中心；⑤出现耐受状态，必须大量饮酒才能获得先前的效应；⑥固执地饮酒而不顾其明显的危害性后果，如过度饮酒对肝脏的损害、周期性大量饮酒导致的抑郁心境或与饮酒有关的认知功能损害。在过去 1 年的某些时间内体验过或表现出以上至少 3 条，即可诊断；根据病史描述及实验室检查结果（肝功能受损、Hb 轻度下降；B 超示酒精性肝病），患者满足以上 6 条，故可明确诊断为酒精依赖综合征。此外，患者近 5 年出现易怒、多疑、妄想（怀疑妻子有外遇，尾随跟踪；怀疑孩子不是亲生的，亲子鉴定后才罢休），故做出酒精所致精神和行为障碍诊断。

2. 鉴别诊断

与精神分裂症鉴别：患者病史中存在易发脾气，敏感多疑，怀疑妻子有外遇，并跟踪尾随，认为孩子不是亲生的等表现，精神检查可查及嫉妒妄想。但是患者的精神症状是继发于长期大量饮酒之后，与精神活性物质之间有明显的关联性，且患者没有思维联想障碍，故可排除此诊断。

三、治疗过程和结果

1. 药物治疗

入院后进行系统全面的躯体评估、精神状态评估、实验室评估、心理量表评估，制定完善的酒精戒断治疗目标及治疗方案。

给予苯二氮䓬类药物地西泮系统酒精替代治疗，从 60mg/d 开始，逐步递减至停药；后期使用劳拉西泮 1～2mg，改善睡眠；给予复合 B 族维生素口服，维生素 B_1 肌内注射，预防韦尼克脑病的发生；给予葡萄糖醛酸内酯口服及静脉营养支持、护肝治疗；给予丙戊酸钠稳定情绪，从 0.4g/d 调整到 0.8g/d；同时应用小剂量喹硫平 0.1～0.2g/d 改善精神症状。

经过上述治疗，患者第 1 周病情未稳定，饮食、睡眠欠规律，白天睡眠多，夜间睡眠欠佳，血压平稳，仍有双手震颤。患者情绪不稳定，对住院治疗不配合，发脾气骂人，尚未见冲动行为。治疗第 5 天开始逐渐安静。第 2 周病情较前明显好转，饮食、睡眠好，较规律，震颤好转。患者情绪较前好转，较前愿意配合治疗，但较被动。第 3～4 周，患者病情明显好转，饮食、睡眠好，情绪稳定。实验室检查示 Hb 112g/L，ALT 45U/L，AST 42U/L。但患者对酒精的渴求感仍强烈。第 5～6 周，患者躯体状况好转，能在督促下参加部分活动，可以参加个体心理治疗。第 7～8 周，患者躯体状况恢复明显，精神状态好，情绪平稳，主动配合治疗，睡眠明显改善，复查肝肾功能均未见异常。第 10 周出院。

2. 心理治疗

心理评估：本例患者酒精滥用时间较长，精神心理及社会功能受损严重，存在妄想精神症状，自知力不全。前期应以药物治疗为主、心理支持治疗为辅，中后期以动机强化、认知行为干预为主。

心理干预：建立良好的医患关系，提高患者的治疗依从性，激发患者的治疗动机，帮助患者建立治疗的信心，强化治疗动机。心理治疗前期，因患者精神状态尚处于恢复期，认知功能不全，随着患者精神及躯体状况好转，心理治疗及康复治疗持续跟进，心理治疗逐步深入到认知功能治疗。患者表达自己的观点并与心理医生进行探讨，谈及自己对于今后生活的焦虑，导致饮酒量增加，目前的状态不佳，担心自己的养老等现实性问题。后期心理治疗中加入家庭治疗，与患者及家属探讨患者的心理行为问题，分析澄清问题，寻找解决办法。

通过心理干预治疗，患者心理行为问题缓解，对于物质依赖的认知提升，焦虑情绪缓解，家庭关系较前改善。

3. 专科护理

①病情观察。观察患者的精神症状如妄想的性质、出现的频率等，掌握患者的言语、情绪和行为，防止出现冲动、伤人毁物等意外事件。②遵医嘱给予药物治疗，观察苯二氮䓬类药物的治疗效果和不良反应。地西泮应用期间，评估是否有嗜睡、头昏、乏力等症状，防止跌倒。③住院期间加强巡视，备好抢救物品，及早发现和处理酒精戒断症状如震颤、癫痫、谵妄等。④饮食护理和睡眠护理。给予营养丰富、富含 B 族维生素、低盐的饮食。⑤心理护理。住院期间密切关注患者情绪变化，及时发现和处理不良情绪。⑥健康教育。针对酒精依赖对躯体和精神的损害进行健康宣教；告知患者戒酒治疗的方法、药物不良反应及遵医嘱服药的重要性。

4. 其他辅助治疗

针对患者睡眠差、头痛给予经颅磁刺激治疗，坚持治疗 1 个疗程共 15 天，1～2 次/天，治疗前后多喝水；同时嘱患者坚持晚上用中药熏蒸治疗，活血养心，消除疲劳，帮助睡眠；督促患者积极参与八段锦、气功、体操练习。

患者诉胃口差、乏力等，给予艾灸治疗，取足三里、中脘、太冲等穴位，1～2 次/天，艾灸 10～15 分钟/次，5～7 天为 1 个疗程。连续治疗后患者胃口有所改善。根据患者的症状，建议以清淡饮食为主、少量多餐。

5. 治疗结果

患者住院 10 周后好转出院。出院半年随访，患者仍然少量饮酒，平均每晚 100ml，脾气较前明显好转，继续打理餐饮店，生意有所好转；与儿子的关系有一定的改善。

四、诊疗体会

1. 苯二氮䓬类药物可缓解及预防中重度酒精依赖戒断相关症状及并发症

苯二氮䓬类药物可缓解及预防中重度酒精依赖戒断相关症状及并发症，最常用的苯二氮䓬类药物包括劳拉西泮、氯氮䓬、奥沙西泮及地西泮。中重度酒精依赖戒断的常见临床表现包括震颤、多汗、失眠、激越、幻觉、惊厥、谵妄等自主神经功能亢进，甚至可能发生自伤自残现象，病情严重者还可能快速恶化。静脉注射给药有助于快速缓解症状、控制行为及遏制病情恶化。针对大部分存在震颤症状的患者，初始治疗也推荐静脉给药，以确保治疗药物快速起效。地西泮是最常用的静脉注射用苯二氮䓬类药物。对于老年人及肝病患者，地西泮及去甲地西泮的半衰期有所延长，而劳拉西泮和奥沙西泮则无变化。因此，此时若使用地西泮治疗，容易发生持续过度镇静和加重肝损害，应优先选用劳拉西泮和奥沙西泮。

2. 适当的抗精神病药物可治疗精神心理异常的酒精依赖者

对于酒精依赖者普遍存在的敏感多疑、偏执、情绪不稳定等多种精神心理异常表现，可适当采用抗精神病药物治疗。这些药物包括非典型的抗精神病药（喹硫平、奥氮平）、抗焦虑药（丁螺环酮、苯二氮䓬类）、抗抑郁药（帕罗西汀、西酞普兰）和心境稳定剂（丙戊酸钠）等。积极配合心理行为治疗会取得良好的效果。另外，戒酒类药物性厌恶治疗也助于酒精依赖患者摆脱心理、躯体依赖，降低对酒的渴求感，以减少复饮。

3. 心理干预对酒精依赖患者的脱瘾治疗尤为重要

酒精依赖的治疗也要考虑到其人格特点，应以支持、理解、引导为主，避免以强制、蔑视、冷漠等态度对待嗜酒者。常通过以下治疗方法进行干预：①集体心理治疗（戒酒小组治疗）；②加入嗜酒者互戒协会（也称为匿名戒酒会）；③内观疗法；④健康教育，对嗜酒者、家属及可能复饮的人员定期进行酒精依赖相关的知识讲座，引导酒精依赖者脱离酒瘾；⑤家庭心理治疗。

五、专家点评

酒精依赖患者发病前后有其独特的人格特征，这种人格特征对其发病和治疗起着决定性作用。因此，在治疗过程中应了解患者的人格特点，应采取生物-心理-社会医学的整合治疗方案。治疗的基本原则是减小酒精依赖者人格对治疗的影响，并通过综合治疗改变嗜酒导致的病态人格。

有研究结果表明，适当的药物治疗、长期的心理社会支持、开放引导式的心理行为治疗和健康教育对减少酒精依赖患者复饮是有益的。

（张彦坤　张虹冰　钟小营）

参 考 文 献

曹树平译. 1986. 慢性酗酒者的共济失调和小脑萎缩. 国外医学·神经病学分册. 13（6）：321.

陈贵玲. 李宝荣. 酒依赖患者戒酒期间的心理护理. 山东精神医学，2003. 3：186.

方贻儒. 1990. 酒精中毒病因学研究进展. 国外医学·精神病学分册，（1）：17-19.

管国涛，唐济生，薛继芳. 2001. 酒依赖患者人格特征对照研究. 山东精神医学，14（3）：182，183.

郝伟，杨德森，何鸣. 我国饮酒现状、预测及对策. 1995. 中国临床心理学杂志，3（4）：243-248.

胡付生，刘蔚. 2001. 112 例酒依赖患者个性特征分析. 中国行为医学科学，10（6）：608.

刘兆玺，张敬悬，翁正. 1999. 山东省酒依赖流行病学 10 年对比研究. 中国行为医学科学，8（4）：293-295.

沈渔村. 1999. 精神病学. 第 3 版. 北京：人民卫生出版社，527-541.

徐鹤定，王祖承. 2002. 内观疗法治疗酒依赖及随访. 中国药物滥用防治杂志，8（1）：34，35，39.

朱乐信，米国琳，管国涛，等. 2002. 64 例酒依赖病人 MMPI 测试结果分析. 中国全科医学，5（9）：723，724.

案例 49　酒精依赖致头痛、双手震颤

一、病案介绍

1. 病史

患者男性，34 岁，彝族，因“习惯性饮酒 19 年，酗酒 1 年伴头痛、双手震颤”入院。2000 年（15 岁）患者开始在午餐及晚餐时饮用自酿白酒，量约 100ml/次（具体度数不详），酒后未觉不适，能坚持正常劳动和生活，持续十几年。1 年前，患者的酒量明显增大，每日饮 52°白酒约 500ml，且经常晨起空腹饮酒，不进食饭菜，3～4 次/天。酒后兴奋话多，四处与人攀谈，语无伦次，有时表现为冲动、易激惹，经常与人发生争吵。停饮 10 小时左右便会出现心悸、烦躁、坐卧不安、头痛、双手明显震颤等症状，伴有焦虑不安和失眠症状，饮酒后上述症状即可缓解。患者整日想方设法饮酒，嗜酒如命。家人屡次劝阻未果，日常生活受到影响，不能正常参加工作，不愿和他人交往，情绪低落，自控力差。否认幻觉、妄想、躁狂等精神病性症状。无全身抽搐、意识丧失、大小便失禁。患者饮食欠佳，

无恶心呕吐，大小便正常，未排黑色柏油样便，夜眠差。未进行正规诊疗。入院前 4 小时饮 52°白酒 200ml。到院时神志清楚、步态不稳、周身出汗、双手震颤，未诉心悸、呕吐等不适。门诊以“酒精依赖综合征”收入院。

否认精神病个人史和家族史。既往无特殊病史。

2. 体格检查

体温 36.8℃，脉搏 94 次/分，呼吸 21 次/分，血压 130/84mmHg。神志清楚，发育正常，营养中等，面色潮红，颜面出汗，满身酒气，步态欠稳。皮肤、黏膜无黄染、皮疹、瘀点及瘀斑。浅表淋巴结无肿大。头颅五官外观正常。眼睑正常，巩膜无黄染，无结膜苍白，双侧瞳孔等大等圆，直径 3.0mm，对光反射存在。口唇无发绀，口腔黏膜无溃疡，双侧扁桃体无肿大。颈软、无抵抗，气管居中，颈静脉充盈，甲状腺无肿大。双侧胸廓对称，呼吸运动均匀，双肺呼吸音粗，未闻及哮鸣音及干、湿啰音。心率 94 次/分、律齐，未闻及病理性杂音。腹平软，无压痛、反跳痛，无移动性浊音，肠鸣音正常。脊柱和四肢无畸形，身体平衡功能失调，双手震颤明显，动作笨拙，手脚心多汗，双下肢无水肿。生理性神经反射存在，病理反射未引出。

3. 精神专科检查

患者意识清晰，定向力完整，年貌相符，着装入季；接触被动，查体合作，对答切题，语言通顺连贯，未查及感觉障碍和知觉障碍；未查及思维联想障碍、思维内容障碍及思维逻辑障碍；注意力集中，记忆力减退，粗测智力未见受损；表情自然，情绪不稳定，易激惹、烦躁，可查及明显的焦虑抑郁情绪，情感反应与周围环境及内心体验相协调；意志减弱，行为较孤僻，不愿与人交往，生活懒散；能认识到饮酒的危害和需要治疗，但求治欲望不强，自知力尚完整。

4. 辅助检查

血尿常规检查正常。肾功能、电解质、空腹血糖未见明显异常。传染病筛查：乙肝五项、HCV 抗体、TPPA 抗体、HIV 抗体均为阴性。肝功能检查：ALT 76.9U/L，AST 154.2U/L，GGT 333.7U/L，ALB 61.4G/L。血生化：总胆固醇 6.51mmol/L，低密度脂蛋白 5.13mmol/L。腹部 B 超检查：肝脏实质回声明显增强。心电图检查未见异常。

5. 心理测评

汉密尔顿焦虑量表（HAMA）测评：提示无焦虑状态；汉密尔顿抑郁量表（HAMD）测评：提示无抑郁状态。自杀风险评估量表（NGASR）测评：提示低自杀风险。酒精依赖戒断综合征测评表（AWS）评分 12 分，属重度依赖。

二、诊断思维过程

1. 诊断与诊断依据

依据 ICD-10 疾病诊断标准，结合病史、临床表现和辅助检查，临床诊断：酒精依赖综合征。

诊断依据：①患者为青年男性，习惯性饮酒 19 年，酗酒 1 年；②对酒精有强烈的渴求和索要行为；③对酒精滥用行为的开始、结束及饮用量难以控制；④减少或停止饮酒十几小时便会出现心悸、烦躁、头痛、双手震颤、夜间睡眠差等现象，再次饮酒后症状可缓解，严重影响日常生活和工作；⑤耐受性增加，饮用量逐渐增大；⑥因滥用酒精而逐渐丧失原有的兴趣爱好；⑦不顾身体损害及社会危害，固执地酗酒。

2. 鉴别诊断

与抑郁发作鉴别：患者病史中存在心悸、烦躁、坐卧不安、双手震颤、头痛及失眠等表现，精神检查可查及焦虑抑郁情绪及意志减弱。但是患者的情绪改变继发于长期大量饮酒，而非原发性情绪改变，故可排除此诊断。

三、治疗过程和结果

1. 药物治疗

酒精滥用相关障碍的药物治疗根据患者所处的治疗阶段各有侧重。早期治疗主要为急性酒精中毒、急性戒断（包括震颤谵妄及酒精戒断性癫痫样抽搐）、精神病性症状和内科共病症状，在治疗中后期康复治疗阶段主要以防止复饮为主进行干预性治疗。

药物治疗经过：①根据酒精依赖戒断综合征测评表评分 12 分，属于重度依赖，给予地西泮 10mg 肌内注射，每 8 小时 1 次，3 天后改用地西泮 10mg、3 次/天口服替代递减治疗。根据酒精戒断症状控制情况逐渐递减至停药。临床需要注意苯二氮䓬类药物不可长期使用，防止形成依赖。同时，加强巡视，避免过度镇静及跌倒等风险。②长期饮酒的患者常会出现低镁、低钾等电解质紊乱，加上患者长期不规律饮食、食欲差、出汗量大，给予静脉补液维持体内水、电解质平衡。③患者长期大量饮酒，饮食量少，且酒精抑制小肠吸收维生素，导致 B 族维生素缺乏，尤其是维生素 B_1 缺乏，故给予补充维生素 B_1、B_{12}。需要注意静脉补液前一定要足量补充维生素 B_1，因为葡萄糖代谢会消耗维生素 B_1，可能会使症状恶化，诱发韦尼克脑病。待病情逐步平稳后改为片剂口服。④注意监测患者生命体征变化，如若发现心率、血压偏高，给予美托洛尔控制心率及血压。⑤长期饮酒导致肝功能损害，给予联苯双酯滴丸和水飞蓟宾胶囊护肝治疗。

2. 心理治疗

心理评估：本例患者无明显的情绪症状，精神状态良好，但对于酒精戒断治疗动机较弱，不完全认同酒精滥用的危害。

心理干预：患者首要的心理治疗目标应该确定为强化治疗动机，提高治疗依从性。由于本例患者为少数民族，结合其民族文化特点、风俗习惯及方言等情况，心理治疗工作重点放在建立治疗同盟的咨访关系上。通过支持性会谈技术，共情、支持、设身处地理解来访者，增强其对咨询师的信任。会谈中通过回应技术、澄清技术、提问技术、适当面质等技术，引导患者根据现状分析利弊，有效提升患者的治疗动机，提高自我效能感。随着患者身体功能的康复，心理医生以良好的咨访关系为基础，侧重动机强化治疗，辅以认知行为疗法，矫正患者认知偏差，培养合理情绪管理，通过积极心理干预达到治疗目标。

3. 专科护理

①安全护理。入院时患者步态不稳、出汗、双手震颤，护理重点为预防跌倒、坠床，防止外伤。②戒断症状护理。戒断期间加强巡视，密切观察病情，预防并及时发现癫痫和谵妄。③遵医嘱用药，观察药物治疗效果和不良反应，避免过度镇静、跌倒等不良反应。④饮食和睡眠护理。提供富含B族维生素的饮食，预防韦尼克脑病，给予富含钾、蛋白质、维生素和纤维素的饮食；改善睡眠。⑤心理护理。患者为彝族人，护理过程中应尊重其风俗习惯，耐心解答患者疑问，建立良好的护患关系。⑥健康宣教。采用通俗易懂的语言对酒精依赖的危害、并发症的观察和预防、治疗护理、预防复饮的方法进行讲解，辅以视频和讲座等增强健康宣教效果。

患者本次住院共 21 天，经综合治疗后，精神状态良好，戒断症状缓解，双手震颤消失，情绪平稳，睡眠改善，无心悸、烦躁等不适症状。饮食佳、大小便正常。

四、诊疗体会

1. 酒精依赖的危害

酒精是世界上使用最为广泛的精神活性物质。酒精依赖是指反复大量饮酒引起的特殊心理状态，表现为对酒精的渴求和经常需要饮酒的强迫性体验，可连续或间断出现，停止饮酒常出现戒断症状，是饮酒导致对酒精的心理和躯体依赖。

酒精依赖是多病因共同作用的结果，主要包括影响酒精代谢及其在体内吸收的生理因素，心理压力或创伤、抑郁倾向、焦虑等心理因素，以及家庭、酒文化、职业、气候、经济水平等社会环境因素，也是遗传因素与环境因素以一种复杂的方式相互作用下的产物。郝伟等分析了酒精依赖的危险因素，按作用强度依次为：大量饮酒、男性、年龄较大、体力劳动、受教育年限少和吸烟者。长期大量饮酒可导致躯体、心理、社会等多方面的严重损害，其中躯体损害尤以内脏、神经系统损害明显。

酒精是中枢神经系统抑制剂，饮酒后血-脑脊液屏障通透性增高，进入组织的酒精排出体外又非常缓慢，故有不少酒精依赖者可经常处于中毒状态，表现出神经系统受损，如末梢性神经损害、癫痫和小脑病变等，罕见并发症有视神经萎缩、共济失调，长期持续性饮酒可导致痴呆等。因此，对存在意识不清、定向力不完整、既往癫痫发作、大小便失禁等症状的患者应进行头颅 CT 或 MRI 检查，以明确病变。

很多饮酒者长期以饮酒代替进食，且长期饮酒胃肠道对营养物质的吸收能力下降，导致长期缺乏维生素 B_1，这会导致中枢神经系统功能障碍，包括神经末梢麻木和疼痛、肌肉退变等。由于酒精首先进入的是胃肠道，并且随即由肝脏代谢，因此消化系统的损害首当其冲，常导致肝硬化、胰腺炎、胃和食管病变等。故要注意患者的消化道功能及水、电解质变化。

酒精依赖者多伴有人格改变和行为障碍等心理问题。长期饮酒导致人格改变，包括自我中心倾向增强，义务感、责任感、道德感减低，对家庭、工作不关心。部分酒精依赖者伴有明显的焦虑或抑郁状态。酒精依赖的社会损害更加突出，包括酒后意外、暴力事件、家庭破裂等，这也是酒精依赖患者被家属强制性送入医院治疗的主要原因。

2. 酒精依赖的药物治疗

酒精依赖的治疗目标就是完全戒酒，降低酒精依赖的危害。治疗的第一步是通过药物治疗减少或停止饮酒，治疗要点是促使患者接受治疗和控制酒精戒断综合征。临床治疗中应实时观察有无危重症，如急性肝炎、上消化道出血、胰腺炎等，及时发现、及时治疗，保障医疗安全。其次，酒精依赖患者无论是主动或被动停止（或减少）饮酒都会出现酒精戒断症状，这属于临床急重症。轻者焦虑不安、失眠，重者可出现抽搐、谵妄，甚至死亡。对于疑为震颤、谵妄的患者，应采用监护性治疗，密切观察生命体征和戒断症状变化，消除相关危险因素。本例患者入院后，可根据酒精依赖戒断综合征测评表评分，给予地西泮等苯二氮䓬类药物控制戒断症状，用药剂量根据镇静情况及时调整，但是要注意过度镇静、呼吸抑制和药物依赖等不良反应。

酒精依赖者一般在停饮后 6～12 小时出现双手震颤、烦躁、激越不安等；24～72 小时除上述症状外，还可出现幻觉等症状；72 小时后可出现谵妄等症状。这种临床规律提示在前 72 小时苯二氮䓬类药物的使用要足量、足疗程，待急性症状缓解后再逐渐递减。对重型酒精依赖者，药物治疗可维持 2～3 周，但要注意苯二氮䓬类药物依赖的风险。及时补充维生素 B_1、B_{12} 对稳定病情、预防韦尼克脑病等相关并发症非常重要。同时，维持水、电解质平衡，减少合并症也是非常重要的治疗目的。

3. 酒精依赖的认知行为治疗

酒精依赖是一种具有很强的社会性的疾病，它与心理、社会、遗传、环境等多种因素有关。加强康复性心理治疗，保持操守是酒精依赖治疗的重要部分。动机性强化和行为认知疗法是主要治疗手段。有文献报道，认知行为治疗技术是由 Beck 在 20 世纪 60 年代发展的一种心理治疗方法，其着眼点放在患者不合理的认知问题上，通过改变患者自己对人或对事的看法与态度来改变心理问题。由于本例患者为少数民族，其文化特点和地域特色都偏好饮酒，因此长期大量饮酒是当地普遍认可的正常事情，并未意识到此类行为会对身体、心理和家庭造成危害。因此，对本例患者进行积极的认知行为疗法很有必要，帮助其认识到长期大量饮酒的危害性，纠正其错误认知，改变其酒精依赖行为，同时还应培养其处理问题的技巧与方法，保持操守。

五、专家点评

酒精依赖可以被认为是一种慢性高复发性脑病，其治疗与康复是一个包括临床生理治疗、心理行为矫正和长期康复巩固干预的过程。采用单一方法治疗酒精依赖很难获得满意效果，临床常采用综合性的治疗模式，例如，支持性的对症治疗、心理认知行为治疗、防复饮的干预治疗等。后期康复治疗的目标是预防复饮。有资料表明，戒酒后的渴求感可以持续 3 年，50%以上的嗜酒者在戒酒后 1 年内有复饮的可能。

因此，对大多数患者而言，康复巩固治疗要做好以下三点：①淡化对饮酒的渴求，阻断复饮的理由；②努力提高戒酒动机，并保持在较高水平；③帮助患者重新适应不能饮酒的生活模式。

（李　兴　李　娟）

参 考 文 献

李静. 2016. 酒精使用相关障碍临床诊疗指南. 北京：人民卫生出版社.
夏雅俐，杨坤. 2017. 短程心理咨询与督导实录. 北京：北京大学出版社.
杨良. 2015. 药物依赖学：药物滥用控制与毒品成瘾治疗. 北京：人民卫生出版社.
张道龙. 2017. 理解 DSM-5. 北京：北京大学出版社.

案例 50　慢性酒精中毒性精神病性障碍

一、病案介绍

1. 病史

患者男性，41 岁，因“习惯性饮酒 10 年，酗酒 1 年”由家属陪同入院。患者 10 年前受父亲影响开始饮酒，起初为应酬招待，2～3 次/周，白酒 100～250ml 或啤酒 2～3 瓶，饮酒后心情舒畅、兴奋健谈、夜间睡眠好。持续 1 年后饮酒频率增加至 3～5 次/周，白酒增至 250ml 以上才能感到“上头”，才能“有效睡眠 8 小时”，否则感觉“不过瘾”。此后饮酒量和饮酒次数逐渐增加，几乎每晚都要饮白酒 250～400ml。近 1 年因家庭矛盾及工作压力大，患者的饮酒量明显增加，平均饮白酒 500ml/d，一日三餐均要饮酒（酒多饭少），白天工作时几乎啤酒不离手。停止饮酒 7～8 小时就会出现双手震颤，情绪激动时震颤更明显，同时出现心悸、坐立不安、多汗（手脚明显），有时恶心呕吐，不能坚持工作，再次饮酒后约 20 分钟震颤等不适即可消失。半年前曾因饮酒过量跌倒并昏迷，在当地医院诊断为“酒精中毒”，给予输液治疗后好转。家属描述：近 1 年来患者整日找酒喝，喝酒要达到“飘或上头”的程度。夜间上厕所的时候也要喝几口，晨起先要饮酒 100ml 方可出门。患者因从事电焊工作，需饮酒才能操作，否则双手震颤不能工作。患者为买酒经常向父母要钱，家人劝阻时，会勃然大怒，大吵大闹；对家人不关心，不注意个人卫生，衣着不整；脾气暴躁，但无伤人毁物行为。患者有时感到头痛，曾在医院诊断为“高血压”（具体不详），自认为“饮酒可软化血管，不用服药”。患者饮酒量越来越大，对饮酒以外的任何事情都不感兴趣，不愿意接触外人，在家时门窗紧闭，白天也要拉窗帘。自饮酒以来，患者进食少，睡眠差，近 1 年体重下降约 5kg；情绪不稳定，记忆力下降。无昏迷、抽搐、大小便失禁，否认幻觉、妄想等精神病症状。

既往“高血压”病史 1 年，服药不规律，血压控制不稳定。否认精神病个人史和家族史。门诊以“使用酒精引起的依赖综合征”收入院。

2. 体格检查

体温 36.7℃，脉搏 90 次/分，呼吸 20 次/分，血压 160/95mmHg。神志清楚，发育正常，营养中等，自动体位，全身皮肤及黏膜无黄染，浅表淋巴结无肿大。头颅正常，五官端正。双侧瞳孔等大等圆，直径 3.0mm，对光反射灵敏。咽部无充血、溃疡，扁桃体无肿大。颈软、无抵抗，气管居中，甲状腺无肿大。胸廓双侧对称，呼吸运动均匀，双肺呼吸音清，未闻及干、湿啰音。心率 90 次/分、律齐，无杂音。腹平软，无压痛及反跳痛，肝脾肋下未触及，双肾区无叩击痛，肠鸣音正常。脊柱及四肢无畸形，活动正常，双下肢无水肿。神经系统检查：生理反射存在，闭目难立征阳性，指鼻试验阳性，病理反射未引出。

3. 精神专科检查

患者意识清晰，定向力完整，年貌相符，着装入季；接触被动，合作欠佳；对答切题，语言连贯，思维内容不愿暴露；未查及感觉障碍、知觉障碍，未查及思维联想障碍、思维内容障碍及思维逻辑障碍；注意力集中，记忆力减退，远期记忆部分受损，粗测智力未见受损；表情自然，情绪尚稳定；意志减弱，性格孤僻，不愿与人交往，生活懒散；自知力不完整，承认对饮酒有强烈渴求，但对饮酒的危害没有足够的认识。

4. 辅助检查

血尿便常规、电解质、血生化、肝肾功能及心肌酶谱检查未见明显异常，维生素 B_{12} 及同型半胱氨酸检测正常。传染病筛查：乙肝五项、HCV 抗体、TPPA 抗体、HIV 抗体均阴性。心电图、腹部 B 超及胸部 X 线检查均正常。

尿液依赖物质定性试验：吗啡、甲基苯丙胺和苯二氮䓬类均阴性。毛发毒物痕迹检测：吗啡、甲基苯丙胺、氯胺酮均为阴性。

5. 心理测评

酒精中毒量表测评原始分为 28 分，显示明显酒精中毒；社会支持测评量表测评原始分 47 分，显示社会支持程度高；自我控制量表测评原始分 25 分，显示自我控制力较差；症状自评量表测评原始分 168 分，显示心理呈亚健康状态，存在症状的因子：人际关系敏感、抑郁、敌对、偏执。

二、诊断思维过程

1. 诊断与诊断依据

根据 ICD-10 酒精相关的精神病性障碍诊断标准，结合病史、临床表现和辅助检查，临床诊断：①酒精依赖综合征；②慢性酒精中毒性精神病性障碍；③高血压Ⅱ级。

诊断依据：①反复饮酒 10 年，对使用酒精的强烈渴望或冲动感；②每日三餐饮酒，晨起必须饮酒方可工作，对饮酒行为的开始、结束及饮用量难以控制；③停止或减少饮酒时出现震颤、兴奋、坐立不安、情绪低落等戒断症状；④除饮酒以外，对其他事情都不感兴趣，不愿意接触人；⑤出现耐受状态，必须大量饮酒才能获得“上头、飘”的感觉；⑥固执地饮酒而不顾其明显的危害性后果，有酒精中毒治疗经历及饮酒导致的抑郁心境和认知功能损害；⑦长期饮酒出现高血压（入院时 160/95mmHg）；⑧酒精中毒量表测评原始分为 28 分，显示明显酒精中毒；社会支持测评量表测评原始分 47 分，显示社会支持程度高；自我控制量表测评原始分 25 分，显示自我控制力较差。

2. 鉴别诊断

（1）与脑器质性疾病鉴别：长期饮酒导致的韦尼克脑病是酒精所致的严重精神病性障碍，是由于长期饮酒引起慢性中毒后出现的弥漫性皮质性脑萎缩。部分患者在震颤、谵妄之后出现三联征：嗜睡、眼肌麻痹和共济失调。部分患者出现瞳孔反射障碍，也有出现痉挛发作等。本例患者虽然有长期大量饮酒史，也存在震颤、记忆力减退等症状，但患者意识清晰，神经系统检查未见眼肌麻痹和共济失调等体征，暂不支持脑器质性疾病诊断，必要时增加头颅影像学检查，以进一步排除。

（2）与抑郁发作鉴别：患者病史中存在兴趣减少、缺乏上进心、情绪不稳定、记忆力下降等表现。但是患者的情绪变化继发于长期大量饮酒，而非原发性情绪低落，故可排除此诊断。

三、治疗过程和结果

参照《酒精使用相关障碍临床诊疗指南》，采用生物、心理及社会干预在内的综合疗法进行康复治疗，包括：使用苯二氮䓬类药积极控制酒精戒断综合征相关症状；加强输液支持，加速物质代谢，加强对症支持处理，尤其是 B 族维生素的补充；积极开展心理认知行为治疗；经颅磁刺激治疗及其他物理治疗；院外家庭治疗，建立良好的家庭支持体系。

1. 药物治疗

①患者入院后因情绪不稳，威胁家人，不配合治疗，有毁物行为，给予临时保护性约束。同时，给予地西泮肌内注射控制酒精戒断症状，稳定情绪和改善睡眠，治疗前 3 天 10mg/次肌内注射、2 次/天。第 4 天开始改为地西泮片 5～10mg/次口服，并逐日递减至停药。②改善抑郁情绪，给予抗抑郁药艾司西酞普兰 10mg/（次・天）口服，第 2 周递增至 20mg/次口服。③补充 B 族维生素，预防韦尼克脑病。维生素 B_1 注射液 100mg/（次・天）肌内注射，10 天后改为口服。同时给予复合维生素 B，3 片/次、3 次/天口服。④稳定情绪，预防癫痫。给予心境稳定剂丙戊酸钠缓释片 0.5g、1 次/天口服。⑤降压治疗。给予硝苯地平控释片 30mg/（次・天）口服，如果心率过快，临时加用普萘洛尔 20mg 口服。

经过上述系统治疗，患者酒精戒断症状逐渐缓解，震颤、乏力、出汗、失眠、食欲缺乏等症状缓解，睡眠改善，地西泮递减过程顺利，停药后患者未诉明显不适，抑郁症状缓解，情绪明显改善。治疗期间血压稳定，控制在 140/85～90mmHg，心率 80～90 次/分，无头痛、头晕和肢体麻木等表现，食欲增强，大小便正常。

2. 心理治疗

心理评估：通过入院心理测评及首次会谈评估发现，患者的主要问题是人际关系障碍和抑郁情绪。人际关系障碍是酒精依赖人群的共性问题，依据人际关系理论，抑郁症或抑郁情绪同人际关系问题存在高度相关性，因此本例患者心理治疗的重点放在处理人际关系问题上，进而改善情绪问题，选用人际关系疗法作为主要的心理治疗方法。

心理干预：患者在院期间共计接受心理干预 8 次，心理量表评估 2 次，个体咨询 5 次，团体辅导 1 次。经 8 次心理干预后，患者人际关系处理能力明显提升，情绪稳定，在院期间和其他患者活动良好，并主动开放自我，同其他患者沟通女儿学习问题，与患者住院前期沉默不语形成鲜明对比，行为模式明显改善，心理干预取得了一定效果。

患者出院后 2 个月内曾 3 次主动联系心理医生，向心理医生反馈在家情况。

3. 专科护理

①患者为非自愿治疗，由家属强制带入院，入院初期情绪激动，不配合治疗，遵医嘱给予保护性约束，防止冲动、逃跑、伤人毁物和自伤自杀事件的发生；约束期间加强巡视，评估患者意识、情绪、约束部位皮肤、肢体震颤等情况；心理护理。②密切观察生命体征变化，遵医嘱给予降压药物，监测血压变化情况，防止高血压并发症。③酒精戒断期间加强巡视，及早发现惊厥、谵妄等，防止跌倒、坠床等意外事件的发生，保护患者安全。④应用地西泮过程中，严格遵医嘱用药，并观察药物对睡眠的改善作用和药物不良反应，如宿醉效应、头晕、嗜睡、停药反应、呼吸抑制等。⑤健康宣教。主要针对酒精依赖的危害、治疗方法、对高血压的影响等进行健康宣教。

患者住院治疗 30 天，酒精戒断症状控制良好，震颤、乏力、出汗、失眠、食欲缺乏等症状消失，地西泮递减过程顺利，抑郁症状缓解，情绪明显改善，认知度提高，自制力增强。出院前血液生化指标检测均正常。

出院后每个月随访 2 次，患者对酒精危害有所认识，体能恢复正常，家庭关系融洽，继续保持操守。

四、诊疗体会

酒精为亲神经物质，长期饮用可产生慢性中毒，造成神经系统难以逆转的损害，其病理主要表现为神经细胞的炎性改变及变性，严重者出现脑萎缩。除中枢神经外，周围神经同样可受累，并可导致其他脏器的病理改变，进而出现临床症状。

研究显示，酒精对下丘脑-垂体-肾上腺素（HPA）轴的直接作用是强化作用，一次性或长期饮酒都会导致 HPA 轴功能亢进，促进下丘脑释放促肾上腺皮质激素释放激素和垂体后叶加压素，导致血液循环中皮质醇浓度维持在高水平。同时，长期饮酒产生的精神紧张及情绪波动，导致大脑皮质的兴奋与抑制过程失调，促使交感神经兴奋，释放更多的去甲肾上腺素，引起细小动脉收缩，导致血压升高。这两种因素是酒精依赖导致高血压的重要原因。

酒精依赖形成后，在突然停止饮酒或减少饮酒量时会出现躯体不适症状，称之为急性戒断综合征。戒断综合征按照出现的时间和严重程度分为三个阶段：第一阶段，一般发生在酒后 6～12 小时。表现为双手震颤，重者可累及双侧上肢，甚至是躯干，病情严重者还可出现伸舌震颤。除此之外还常见厌食、失眠、烦躁等症状。第二阶段，出现在酒后 24～72 小时，除上述症状外，常出现幻听和妄想，常为辱骂性或迫害性妄想，是饮酒导致冲动行为的直接原因。第三阶段，主要表现为震颤和谵妄，常发生于末次饮酒 72 小时之后，此时患者意识不清，震颤明显并伴有步态不稳，可出现各种生动的幻觉，如看到各种小动物，患者表现为紧张、焦虑、恐惧，记忆力明显受损，部分可出现癫痫样抽搐。有文献记载，一旦发生震颤、谵妄，经治疗者总的死亡率仍可达 10%～15%，未经治疗者则更高。

五、专家点评

酒精依赖者由于长期大量摄入酒精，导致躯体各系统的持续性损害，出现多种内科疾病，而且还可能因为酒后操作发生意外，例如酒后驾驶，酒后协调性运动损伤等。

酒精依赖常与其他精神病性障碍共同存在，例如，焦虑、抑郁、双相情感障碍等，构成所谓的共病。临床上根据共病的种类和严重程度进行病因治疗，同时进行对症治疗，对酒精依赖共患精神病性障碍治疗具有重要意义。患者的情绪问题和精神症状会影响临床治疗的依从性并增加复饮的风险。因此，将酒精依赖治疗和精神病性障碍治疗结合起来，强调一体化治疗，通过药物和社会心理干预达到更好的疗效。抽搐、震颤、谵妄是酒精依赖治疗过程中的严重并发症，临床要高度重视和积极预防。

（张　毅　车向通）

参 考 文 献

将开达. 2005. 精神病学. 北京：人民卫生出版社.

李静. 2017. 酒精使用相关障碍临床诊疗指南. 北京：人民卫生出版社.

马爱群. 2001. 内科学. 北京：人民卫生出版社.

沈渔邨. 2001. 精神病学. 第 5 版. 北京：人民卫生出版社.

唐建武. 2001. 病理学. 北京：人民卫生出版社.

Lovallo WR. 2006. Cortisol secretion patterns in addiction and addiction risk. Int J Psychophysiol，59（3）：195-202.

案例 51　情绪低落与兴奋、冲动毁物交替发作，伴反复大量饮酒

一、案例介绍

1. 病史

患者男性，20 岁，未婚，汉族，个体职业者，因“情绪低落与兴奋、冲动毁物交替发作 1 年余，伴反复大量饮酒”于 2020 年 1 月入院。患者 1 年前无明显诱因出现情绪低落，郁郁寡欢，对任何事情都不感兴趣，对任何人都无话可说，常独自待在房间内，甚至有时不由自主地落泪。反应迟缓，思维变慢，回答问题吃力，甚至不愿意回答。记忆力下降，睡眠欠佳。曾多次去医院诊治，诊断为“抑郁症”，给予草酸艾司西酞普兰、丙戊酸钠、喹硫平等口服（具体剂量欠详）。但患者自认为没有病，故并未按时服药，治疗效果不明显。此后，因情感问题，患者常常表现为兴奋、脾气暴躁、语言增多，自认为能力超群。常因小事谩骂和推搡家人，做事冲动，不顾后果。此后情绪变化无常，并且开始大量饮酒，

想借此缓解情绪。每日饮酒约1000ml，均为高度白酒。酒后脾气更加暴躁，经常冲动毁物，自伤、自残，用手捶打墙壁，用头撞地，家人难以制止，多次报警，强行将其送入医院治疗，具体诊治不详。治疗期间患者因停止饮酒，出现明显的烦躁、心悸、手脚震颤、出汗，有强烈的饮酒渴求感。再次饮酒后上述症状消失。患者因情绪不稳，并且长期饮酒，不能正常参加工作，平时生活懒散、不规律，家庭矛盾明显。10天前，患者上述症状加重，家属遂将其送至笔者所在医院，门诊以“使用酒精引起的依赖综合征”收入院。

自发病以来，患者情绪不稳，精神兴奋和情绪低落交替出现，伴有冲动毁物和自伤、自残行为，以及自杀想法，自知力不完整。饮食可、睡眠不规律，大小便正常。否认吸毒史和药物滥用史。追问家族病史，患者父亲曾有短暂精神病病史，母亲有焦虑病史，但无明确的临床诊断。

2. 体格检查

体温36.5℃，脉搏82次/分，呼吸19次/分，血压120/76mmHg。神志清楚，发育正常，营养良好，自动体位，查体合作。全身皮肤及黏膜无黄染和出血点，浅表淋巴结无肿大。五官端正，双侧对称。双侧瞳孔等大等圆，直径约3.0mm，对光反射灵敏，巩膜无黄染。颈软、无抵抗，气管居中，甲状腺无肿大。胸廓双侧对称，呼吸运动均匀，双肺呼吸音粗，未闻及明显干、湿啰音。心率82次/分、律齐，未闻及明显的病理性杂音。腹平软，无压痛、反跳痛，肝脾肋下未触及。脊柱及四肢无畸形，活动正常，下肢无水肿，四肢皮肤无注射针痕。外生殖器及肛门未查。生理性神经反射存在，病理反射未引出。

3. 精神专科检查

患者意识清晰，接触主动；时间、地点、人物及自我定向力完整；自行步入病房，衣着整洁，年貌相符，查体合作；未引出幻觉、妄想等精神症状；注意力集中，记忆力未见下降，智力正常；表情自然，情绪较低落，偶有激惹表现，可查及抑郁情绪，自我评价低，内心体验差，有自伤自杀念头，情感反应协调；意志减弱，生活懒散，兴趣丧失，病理性意志增强，饮酒欲望强烈；自知力不完整，对自身疾病缺乏认知。

4. 辅助检查

血尿常规检查均正常。心肌酶谱三项及电解质检查均正常。血液生化、肝功能检查：ALT 66.5IU/L、GGT 99IU/L、尿酸465μmol/L，其余未见异常。传染病筛查：乙肝五项、HCV抗体、TPPA抗体、HIV抗体均阴性。心电图检查未见明显异常。胸腹部X线平片未见明显异常。腹部B超检查：肝、胆、脾、胰、双肾未见异常。

尿液依赖性物质检查：吗啡、甲基苯丙胺、氯胺酮均为阴性。

5. 心理测评

入院心理测评，焦虑自评量表（SAS）测评：原始分43分，标准分54分，提示轻度焦虑症状；抑郁自评量表（SDS）测评：原始分58分，标准分72分，提示中度抑郁状态；自杀风险评估量表（NGASR）测评：原始分15分，标准分15分，提示有极高自杀风险。艾森克人格测验（EPQ），外倾性：原始分15分，标准分71分，提示外向状态；神经质：

原始分 18 分，标准分 67 分，提示状态不稳定；精神质：原始分 4 分，标准分 44 分，提示状态正常；效度量表：原始分 10 分，标准分 44 分，提示量表有效。

二、诊断思维过程

1. 诊断与诊断依据

依据 ICD-10 疾病诊断标准，结合病史、临床表现和辅助检查，临床诊断：①使用酒精引起的依赖综合征；②使用酒精引起的精神和行为障碍；③双相情感障碍（抑郁发作）；④酒精依赖和双相情感障碍共病。

诊断依据：①患者对饮酒有强烈的渴求感；②对使用酒精行为的开始、结束及饮用量难以控制；③当停止饮酒或减少饮酒量时会出现烦躁、手脚震颤、出汗等戒断症状，再次饮酒后上述症状消失；④明知饮酒有害，仍固执地饮酒；⑤饮酒后出现冲动毁物，自伤、自残，用手捶打墙壁、用头撞地等行为，因饮酒不能正常工作及生活；⑥存在情绪低落、兴趣丧失及意志减弱等表现，同时存在自我评价低及自伤自杀观念，符合轻度抑郁发作的诊断标准；同时既往有过躁狂发作的表现，故符合双相情感障碍，目前为轻度抑郁的诊断；⑦尿液依赖性物质检查显示吗啡、甲基苯丙胺、氯胺酮均为阴性。

2. 鉴别诊断

主要与海洛因依赖综合征及氯胺酮依赖综合征等其他精神活性物质使用障碍鉴别。

（1）与海洛因依赖综合征鉴别：一般有明确的海洛因滥用史，采用烟吸、烫吸、肌内注射、静脉注射等方式滥用毒品，查体可发现四肢、双三角肌及双臀部等有针刺痕，伴有感染、色素沉着或陈旧性瘢痕；减量或停用会出现打哈欠、流泪、周身肌肉酸痛等明显的戒断症状；复吸是海洛因依赖的重要特征；尿液吗啡试验阳性。故可鉴别。

（2）与氯胺酮依赖综合征鉴别：有明确的鼻吸滥用氯胺酮史，吸食后有明显的致幻感觉；记忆力下降明显，体重下降明显，部分滥用者伴有尿频、尿急、尿痛、下腹部胀痛等尿路症状；长期使用会出现鼻黏膜溃烂、脓血性分泌物、鼻中隔穿孔；停用后，部分患者会出现情绪低落、严重失眠、注意力不集中等；尿液检测氯胺酮为阳性。故可鉴别。

（3）与躁狂发作鉴别：患者有情绪不稳定，易激惹、发脾气，行为冲动，做事不顾后果等兴奋性表现，但是患者既往也存在情绪低落、不和他人交流、兴趣丧失、言语减少、记忆力差、睡眠欠佳等抑郁表现，并与兴奋症状交替出现，故可与之鉴别。

三、治疗过程和结果

1. 药物治疗

给予常规保肝、补充 B 族维生素、支持治疗，针对精神病性症状给予小剂量抗精神病药物。在此基础上，针对酒精戒断症状给予苯二氮䓬类治疗。主要观察和评估患者的烦躁、坐立不安、失眠、双手震颤、出汗等症状的改善情况。根据临床症状逐渐调整药物并维持于低剂量水平。

首选草酸艾司西酞普兰抗抑郁治疗，起始剂量 10mg/d 口服，逐步加量至 20mg/d；给予心境稳定剂丙戊酸钠缓释片口服，0.2g/次、2次/日，逐渐加量至0.4g/次、2次/日；给予小剂量抗精神病药物治疗，富马酸喹硫平0.1g/d，每晚口服；同时给予B族维生素等营养神经治疗，以及保肝治疗；针对酒精戒断反应和焦虑情绪间断给予阿普唑仑、佐匹克隆及艾司唑仑口服。

入院后第1个月，酒精戒断症状得到有效控制，抑郁情绪得到明显改善，激惹、烦躁、失眠等症状明显缓解，患者的情绪逐渐平稳，治疗依从性明显好转，与医护人员的交流和互动增强，为强化心理治疗奠定基础。

患者住院治疗3个月，病情明显好转，酒精戒断症状消失，精神状态好，情绪平稳，未查及阳性精神症状。自知力明显提升，交流互动意识增强，对情绪控制和饮酒行为约束等认知明显增强。饮食、睡眠规律，未使用镇静催眠药物。

出院后继续小剂量西酞普兰维持治疗，强化心理干预治疗。

2. 心理治疗

心理治疗分为三个阶段。

第一阶段（1～30天）：患者入院初期躯体症状不明显，但焦虑、抑郁情绪较重，因此第一阶段以药物治疗为主，心理治疗为辅。早期治疗目标为与患者建立相互信任的咨访关系，收集患者基本信息，了解患者当前需求，达成治疗同盟关系。考虑到患者焦虑、抑郁情绪较重，且存在较高的自杀风险，因此采用冥想放松训练及渐进式肌肉放松训练，缓解患者紧张焦虑情绪。其次，进行经颅磁刺激（高频）治疗，以改善患者抑郁情绪。除此之外，鼓励患者多运动。

第二阶段（31～60天）：此阶段患者焦虑、抑郁情绪较前缓解，身体状况、精神状态尚可，但饮食及睡眠节律紊乱。此阶段咨询目标为：收集和掌握患者的成长史、依赖史及家庭关系等情况，采用认知行为疗法、焦点访谈、动机访谈等方式深入工作。填写损益评价表，引导患者从中了解长期饮酒所带来的短暂好处和长期损失，并鼓励患者能够将损益评价技术运用到之后的生活中。引导患者正确面对消极情绪，并教授其面对不良情绪的应对技巧，引导其掌握自我放松的技巧，改善不良情绪，养成良好的饮食及睡眠习惯，提高睡眠质量。与此同时，鼓励其坚持进行经颅磁刺激治疗及团体生物反馈治疗，组织患者积极参加团体工娱活动，鼓励患者参加运动。

第二阶段心理测评结果显示，抑郁焦虑症状明显改善。焦虑自评量表（SAS）测评提示无焦虑症状。抑郁自评量表（SDS）测评：呈轻度抑郁症状。自杀风险评估量表（NGASR）：呈中度自杀风险。

第三阶段（61天至出院）：患者情绪状态明显好转，但偶有波动，与患者共同分析引发情绪波动的因素，逐步引导患者建立新的应对不良情绪反应机制，并将改善不良情绪的技巧应用于之后的生活中。与此同时，此阶段心理治疗工作重点转向其社会功能的恢复及家庭治疗，鉴于患者年龄偏小，因此在提升患者戒断动机和信心，引导患者掌握避免复饮、情绪管理和生活的技能，提升心理能量的同时，引导其进行出院后规划，树立较为明确的生活目标，培养更多积极健康的兴趣和爱好。

在家庭治疗方面，努力调节家庭内部人际关系，促进彼此思想感情上的互动，能心平气和地交流，做到家人间真正了解、理解和谅解，改善和整合家庭功能，归纳家人的目标，重建家人对于患者的信心，发挥家人的积极作用，为患者的后期康复创造支持性条件。

院后干预：加强患者的院后随访，询问患者情况并给予适当反馈，增加患者的戒断动力，针对仍存在的困惑进行干预。

出院前进行了心理测评，焦虑自评量表（SAS）测评，提示无焦虑症状。抑郁自评量表（SDS）测评，提示无抑郁症状。

3. 专科护理

①安全护理。患者入院诊断为酒精依赖和双相情感障碍（抑郁发作），故加强巡视，患者住院后前 30 天每 15～20 分钟巡视一次病房，严防低血糖、高血糖和震颤性谵妄的发生；后期每 1～2 小时巡视一次病房。并且严防患者饮酒，密切观察患者情绪变化，观察用药后效果及不良反应，及时发现并处理安全隐患。②准确执行医嘱。及时准确采集检验标本和落实各种监测；督促患者按时服药。③睡眠护理。患者有睡眠障碍、抑郁情绪，护理工作中严格落实“四轻”，持续观察患者睡眠质量和情绪变化。④健康宣教。为患者讲解酒精依赖相关知识，以及饮食、运动、服药对于缓解酒精依赖的重要性。⑤心理护理。尊重、关心患者，尤其关注患者饮食、睡眠和情绪变化，日常以关注、鼓励为主，与患者建立信任的护患关系，提高患者的治疗依从性。

四、诊疗体会

患者饮酒量呈逐渐增长趋势，最大量达 1000ml，这是耐受性增加的表现。而在停止饮酒后出现烦躁、心悸、手脚震颤、出汗等症状，渴望饮酒，再次饮酒后上述症状消失，是酒精依赖中最具特征性的症状，即急性戒断症状。以饮酒为中心的生活模式，给患者带来了一系列的损害，包括职业损害、情感问题、躯体伤害等。所以患者符合酒精依赖的诊断标准。

虽然患者以酒精依赖为主要表现，但是追问病史发现患者既往有明显的精神病性障碍症状。主要表现包括：反复多次出现明显的情绪高涨和低落，思维迟缓及奔逸，随意性动机及活动增多，行为轻率，甚至冲动毁物，自伤、自残，用手捶打墙壁、用头撞地等不顾后果的冲动行为。符合躁狂发作、抑郁发作的症状标准。

基于上述病史和临床表现，考虑患者为酒精依赖和情感障碍共病。给予积极的抗精神病治疗和酒精戒断治疗，缓解和消除症状，情绪平稳和依从性增强是获得治疗效果的关键，心理干预治疗是保障治疗效果的重要措施和手段。

五、专家点评

本例系酒精依赖共病情感障碍，表面看似乎是两种不同的疾病，实际有着紧密联系。有研究资料显示，酒精依赖人群中有 50%以上的患者会共病精神病性障碍。共病导致了临床表现错综复杂，给临床诊断带来了诸多困难。因此，临床应该与酒精戒断反应所致的精神症状做鉴别。

酒精依赖共病情感障碍的诊断率约为 27.9%，当酒精使用障碍与抑郁发作共同出现时，临床症状、预后、自杀风险等均发生显著的变化，其预后要比单一疾病差。有资料显示，抑郁症患者的酒精使用障碍阳性家族史是普通人群的 4 倍，而酒精使用障碍者的一级亲属抑郁症患病率是普通人群的2.6倍。另外，二者共病会明显增加其他物质依赖的风险。说明酒精使用与情绪改变有着紧密的联系。本例患者酒精依赖和情绪障碍互为因果，导致明显的躯体损害和社会功能损害。患者通过有效的药物治疗，逐步改善症状，积极的心理干预治疗是改善临床症状和实现精神康复的重要措施和方法。

（张志超 张 磊 范春贺 岳宏涛）

参考文献

郝伟，赵敏，李锦. 2016. 成瘾医学：理论与实践. 北京：人民卫生出版社.

世界卫生组织. 1993. ICD-10精神与行为障碍分类. 北京：人民卫生出版社.

赵敏，郝伟，李静. 2018. 酒精相关障碍的非药物治疗. 中国药物滥用防治杂志，24（2）：63-65.

第六部分

处方药依赖

镇痛类药物依赖

案例 52　氨酚羟考酮滥用致精神行为障碍

一、病案介绍

1. 病史

患者男性，25 岁，大专，自由职业者，未婚，因“反复口服氨酚羟考酮 3 年，伴失眠、情绪低落 1 年”入院。患者自述于 2015 年 2 月因头痛至北京某医院疼痛科进行治疗，排除器质性疾病后，给予氨酚羟考酮 4 片/天止痛治疗，服药后头痛可缓解 6～8 小时。此后，患者自行在药店购买氨酚羟考酮口服，为了增强缓解头痛的效果，逐渐增加服药次数和剂量，连续用药 2 个月后，已达到 40～50 片/天。中断口服氨酚羟考酮 6～8 小时患者即可出现流泪、打哈欠、胸闷、四肢酸痛、全身蚁行感、强烈渴求用药等不适症状，再次服药后不适症状可迅速缓解，并感到身体舒适、心情愉悦，因而反复用药。2015 年 5 月患者在北京某精神病医院治疗并成功戒断，保持操守约 9 个月。2016 年 3 月患者因头痛再次服用氨酚羟考酮，2016 年 10 月患者出现失眠、情绪低落，不愿意接触外人，生活懒散，常无故担心自己或家人遭受无妄之灾，反复发作性心悸、出汗、面色苍白等，无法打理生意。患者曾有因家人阻止其购买氨酚羟考酮而打砸私家车及用头撞墙等行为。2017 年 6～12 月曾在北京某医院 3 次住院治疗，均诊断为“使用阿片类物质引起的精神和行为障碍”，具体治疗不详。患者末周日均用药量为 100 片，末次用药时间为入院前日晚上，服用氨酚羟考酮 13 片，入院时诉周身不适、流泪、打哈欠、全身蚁行感等。门诊以“使用阿片类物质引起的精神和行为障碍”收入院。患者自滥用氨酚羟考酮以来，生活懒散，不能正常工作，情绪不稳，焦虑不安，偶有冲动行为，自知力完整。否认其他药物滥用史，否认昏迷、意识障碍和抽搐，否认精神疾病史。青霉素、头孢类药物过敏。其余既往史、个人史、家族史无特殊。

2. 体格检查

体温 36.3℃，脉搏 79 次/分，呼吸 18 次/分，血压 130/75mmHg。神志清楚，慢性病面容，对答切题，语言清晰。双侧瞳孔等大等圆，直径 3.0mm，对光反射灵敏。双肺呼吸音清，未闻及干、湿啰音。心率 79 次/分、律齐，未闻及明显杂音。腹平软，无压痛及反跳痛，肝、脾肋下未触及，肝、肾区无叩击痛，移动性浊音阴性，肠鸣音正常。双下肢无水肿。四肢皮肤未见静脉针刺痕。生理性神经反射正常，病理反射未引出。

3. 精神专科检查

患者意识清晰，定向力完整，年貌相当，个人卫生可；接触尚可，言谈切题，语速语量适当，语言流畅连贯，交谈中未引出感觉障碍、知觉障碍，未查及思维联想障碍及思维内容障碍；注意力集中，记忆力减退，粗测智力未见明显受损；表情自然，情绪不稳，易激惹，可查及焦虑抑郁情绪，情感反应尚协调；意志减弱，自知力完整。

4. 辅助检查

血尿便常规、血生化、电解质、心电图及B超检查均未见异常。

尿液依赖物质定性试验：吗啡阳性，氯胺酮、甲基苯丙胺均阴性。

5.心理测评

汉密尔顿焦虑量表（HAMA）测评：呈焦虑状态；汉密尔顿抑郁量表（HAMD）测评：呈中度抑郁状态。

二、诊断思维过程

1. 诊断与诊断依据

依据ICD-10疾病诊断标准，结合病史、临床表现和辅助检查，临床诊断：①阿片类物质（氨酚羟考酮）依赖综合征；②使用阿片类物质（氨酚羟考酮）所引起的精神和行为障碍。

诊断依据：①患者为25岁男性，反复口服氨酚羟考酮3年，伴失眠、情绪低落1年；②知道滥用药物对身体有害，但无法控制；③耐受性增加，用药剂量、频率逐渐增加；④停药后出现戒断症状并有强烈的渴求感；⑤伴失眠、情绪低落，不愿意接触外人，生活懒散，常无明显诱因担心自己或家人遭受无妄之灾，反复发作性心悸、出汗、面色苍白等；⑥尿液吗啡定性检测阳性。

2. 鉴别诊断

本例患者需与其他精神活性物质所致依赖综合征、抑郁发作鉴别。

（1）与其他精神活性物质所致依赖综合征鉴别：通过详细了解患者病史，患者有明确的药物滥用史、药物戒断反应、尿液检测吗啡阳性等，可排除其他精神活性物质所致的依赖综合征。

（2）与抑郁发作鉴别：患者病史中存在失眠、情绪低落，不愿意接触外人，生活懒散，常无故担心自己或家人遭受无妄之灾，反复发作性心悸、出汗、面色苍白等表现，精神检查可查及抑郁焦虑情绪，汉密尔顿焦虑量表提示呈焦虑状态；汉密尔顿抑郁量表提示呈中度抑郁状态。但是患者的情绪变化是继发于精神活性物质（氨酚羟考酮）滥用，并非原发性情绪改变，故可鉴别。

三、治疗过程和结果

1. 药物治疗

针对患者氨酚羟考酮滥用剂量较大，戒断症状明显，并且伴有抑郁焦虑症状，依据《阿片类药物依赖治疗指导原则》，给予盐酸美沙酮口服和丁丙诺啡舌下片序贯式脱毒治疗，缓解和消除急性戒断症状；给予罗通定等非阿片类药物缓解和消除稽延性戒断症状，以及抗焦虑、抑郁和改善睡眠等对症治疗；给予复方吡拉西坦脑蛋白水解物和 B 族维生素改善和保护脑功能治疗。

①积极控制戒断症状：给予美沙酮口服液替代递减治疗，首日 50mg，分 2 次口服，戒断症状控制良好，以后遵循先快后慢、只减不加、逐日递减的原则，8 天完成递减；并序贯丁丙诺啡舌下片 3mg 含服，逐日递减至停药。患者偶有头痛、四肢酸痛、失眠等不适症状，给予洛非西定、罗通定、佐匹克隆、阿普唑仑等药物对症治疗。戒断症状消失，疼痛、失眠等稽延性戒断症状缓解，精神状态恢复良好。②抗抑郁、焦虑治疗：给予度洛西汀胶囊 30mg、丁螺环酮片 5mg，3 次/天口服。焦虑抑郁情绪明显缓解，睡眠好转，情绪平稳，依从性明显改善，主动配合治疗，寻求心理医生帮助。

2. 心理治疗

心理评估：患者入院后能够正常交流，治疗依从性尚可，心理评估提示存在焦虑状态及中度抑郁状态；通过心理会谈收集患者的个人成长史、病史、药物滥用史等信息，确立心理治疗的目标。

治疗前期：通过初始访谈，建立医患同盟，评估患者身心状态，了解患者个性特点、心理成长史、药物滥用史，进行物质依赖心理分析和认知心理宣教，建立咨访关系。心理医生表达在住院期间会陪他一起面对和解决问题，通过共情给予患者情感上的支持。通过前期工作，患者与咨询师建立了良好的关系，治疗依从性明显提升。

治疗中期：根据认知行为治疗理论，针对患者药物滥用行为背后的认知进行修正，针对患者的躯体不适感及心瘾采用正念认知疗法，提高患者对自身不适感的觉察度和忍耐度及应对高危情境时的自控能力。通过中期心理干预，患者反映自身不适感有所缓解。

治疗后期：强化并巩固正念认知练习成果，通过中后期的训练，患者的觉察力好，忍耐力、自控力明显提升，患者对于治疗的信念强化，动机提升。出院前指导患者使用音频软件等自助练习，嘱其出院后进行规律训练，心理医生强调自助训练的意义，尤其对于出院后的维持治疗起到关键作用。

出院前汉密尔顿焦虑量表测评提示为轻度焦虑状态；汉密尔顿抑郁量表测评提示呈轻度抑郁状态。出院后 1 个月内进行 3 次随访，患者均反映身体恢复良好，精神心理状态很好。

3. 专科护理

①加强巡视和病情观察，及早发现和处理戒断症状和稽延性症状，减轻患者痛苦。发放药物时看药入口，严防藏药、弃药或一次性大量服药，观察用药效果和药物不良反应。

②睡眠障碍。保证睡眠环境舒适、安静；增加白天户外活动时间；消除失眠的诱因，帮助患者了解自身失眠的主要原因并为其提供解决方法；调整作息。③健康宣教。患者因躯体疼痛而使用氨酚羟考酮，戒断动机较强，但对依赖药物存在不合理认知，故向患者介绍疼痛治疗用药的原则、不合理使用导致的依赖性，介绍氨酚羟考酮的药理作用、长期使用导致的依赖性及危害、科学戒治的方法。

4. 其他辅助治疗

入院首日主管康复医生查房，患者睡眠差、食欲缺乏、烦躁、心悸、胸闷、头痛，舌红、苔黄腻、脉细数，主管康复医生与患者共同制订康复计划。针对患者睡眠差、头痛给予经颅磁刺激治疗，改善脑功能，15 天为 1 个疗程，1～2 次/天，治疗前后多喝水。同时，患者每晚睡前给予中药熏蒸治疗，消除疲劳，改善睡眠；给予足三里、中脘、太冲等穴位的艾灸治疗，改善食欲，调整精神状态，艾灸 10～15 分钟/次，7 天为 1 个疗程。

患者美沙酮及丁丙诺啡治疗效果明显，停药过程顺利，戒断反应控制良好，睡眠质量改善，焦虑症状缓解，未出现发作性心悸、出汗、抽搐等表现。住院 30 天各种不适症状完全消除，精神状态好，情绪平稳，睡眠良好。认知行为明显改善，主动接受个体心理治疗和家庭心理治疗，第 42 天好转出院。后续回访结果良好，患者保持操守，参加正常工作。

四、诊疗体会

本例患者停用氨酚羟考酮后出现流泪、打哈欠、胸闷、恶心、四肢酸痛、全身蚁行感等阿片类精神活性物质戒断症状，伴有明显的失眠、情绪低落，不愿意接触外人，无故担心自己或家人遭受无妄之灾等抑郁症状，以及突发性心悸、出汗、面色苍白等自主神经功能症状等。符合阿片类物质依赖综合征，阿片类物质所致精神和行为障碍之诊断。由于患者氨酚羟考酮使用剂量较大，为防止突然停药导致严重戒断反应，故采取美沙酮、丁丙诺啡舌下片序贯式替代递减治疗，缓解并消除急性戒断症状。给予度洛西汀、丁螺环酮、阿普唑仑在短时间内迅速缓解焦虑抑郁症状，改善睡眠，为心理康复治疗奠定基础。

有研究者对 207 例氨酚羟考酮依赖者进行回顾性分析显示，医源性氨酚羟考酮依赖占 4.8%，非医源性依赖占 95.2%。非医源性依赖人群中≤25 岁的占 37.2%，更趋于年轻化。氨酚羟考酮相关的多药滥用约占 86.2%（145 例）。说明氨酚羟考酮具有一定的依赖性和滥用潜力。羟考酮的戒断症状与吗啡等阿片类物质的戒断症状相似，治疗方法相近。

五、专家点评

羟考酮是盐酸吗啡的衍生物，是从生物碱蒂巴因中提取的半合成阿片受体激动剂，药理作用与吗啡相似，主要通过激动中枢神经系统的阿片μ和κ受体而起作用。激动κ受体能更好地控制内脏痛和神经病理性疼痛，同时减少μ受体引起的便秘、恶心、呕吐等不良反应，降低依赖风险，故临床广泛应用于中重度疼痛的治疗。有研究表明，作为医疗用途的阿片类药物其依赖概率＜3/10 000，而盐酸羟考酮缓释剂依赖的概率更低，但如不规范使用仍可导致依赖。

氨酚羟考酮为羟考酮和对乙酰氨基酚的复合制剂，二者作用机制不同，可产生协同效应，增强镇痛效果，且不良反应相对较少，有助于延长用药周期。国外一项研究显示，氨酚羟考酮镇痛效果优于羟考酮缓释片，且起效较快，可减少治疗相关的不良反应。氨酚羟考酮为非麻醉处方药，患者更容易获得，价格也相对较低。

氨酚羟考酮的戒断症状与阿片类物质戒断症状相似，替代性药物治疗是有效治疗方法之一。需要关注的是，阿片类物质引起的情感性心境障碍也是治疗的重点，尤其在替代性药物停用后，患者的情感性症状会影响心境情绪，也是后期重要的稽延性症状。积极进行抗焦虑、抗抑郁药物治疗和心理治疗有助于症状缓解。

（亓　瑛　李赛民　王和燕）

参 考 文 献

郭永谊，吕维泽，刘增香，等. 2012. 氨酚羟考酮与盐酸羟考酮缓释片在晚期癌痛治疗的药物经济学分析. 中国医院药学杂志，32（1）：45-48.

胡丽，曹秉蓉. 2018. 镇痛药物治疗痛经致药物成瘾患者的护理实践. 中国药物滥用性杂志，27（6）：456-466.

金慧，胡燕，朱燕舞，等. 2019. 不规范使用盐酸羟考酮缓释片致成瘾的诊治体会. 中国现代应用药学，36（15）：1947-1950.

徐杰，孙沛，刘宇，等. 2019. 207 例氨酚羟考酮药物成瘾者临床分析报告. 中国药物依赖性杂志，28（5）：342-345.

赵志强，杨娟妮，郝伟. 2018. 氨酚羟考酮成瘾 1 例. 中国药物滥用防治杂志，24（3）：172，173.

案例 53　丁丙诺啡和纳洛酮联合治疗曲马多依赖综合征

一、病案介绍

1. 病史

患者男性，31 岁，因“反复滥用曲马多 8 年余”入院。患者自述于 2011 年 4 月因朋友影响首次服用盐酸曲马多 3～4 片（50mg/片），虽然服药后出现恶心、头晕等不适症状，但也有明显的心情愉悦感。此后经常服用曲马多片，为获得更好的愉悦、欣快感，服药量和次数逐渐增多，约 10 片/天，分 2 次口服。数月后患者发现减少或停止服用曲马多片 6～8 小时，即可出现心情烦躁、发脾气、周身出冷汗、起鸡皮疙瘩、四肢肌肉疼痛等不适症状，渴求感强烈，再次服药后上述症状迅速缓解。为预防不适症状发生及追求服药后的欣快感，患者开始定时定量服用曲马多片。患者曾吸食 1～2 次冰毒、麻古、K 粉，使用剂量很少（具体不详），因吸食后无欣快感，故未再吸食。目前服用曲马多 18 片/天，分 2 次服用。自从服用曲马多以来，患者生活懒散，注意力不集中，不喜欢参加任何社交活动，为买到药物四处撒谎。患者无高热、昏迷、抽搐、颤抖等表现，无自伤、自残，无情绪高涨或低落表现，否认幻觉、妄想和谵妄等精神病样症状。患者饮食、睡眠尚可，大便干结、小便正常，体力、体重无明显改变。患者入院前自行口服复方曲马多 6 片，无流泪、打哈欠、肌肉酸痛等不适。

患者既往身体健康，否认糖尿病、高血压病史；否认精神病个人史和家族史；否认冶游史；烟龄 3 年，20 支/天；否认饮酒史。

2. 体格检查

体温 36.5℃，脉搏 78 次/分，呼吸 18 次/分，血压 142/90mmHg。发育正常，营养中等，神志清楚，自动体位，查体合作。皮肤、巩膜无黄染，浅表淋巴结无肿大。双侧瞳孔等大等圆，直径 3.0mm，对光反射灵敏。颈软，气管居中，甲状腺无肿大。双肺呼吸音清，未闻及干、湿啰音。心率 78 次/分、律齐，未闻及病理性杂音。腹平软，无压痛及反跳痛，无腹胀，肝脾无肿大。脊柱、四肢无畸形，活动自如，双下肢无水肿。生理性神经反射存在，病理反射未引出。

3. 精神专科检查

患者意识清晰，定向力完整，接触被动，对答尚切题，未查及幻觉、妄想症状，思维连贯，注意力尚集中，情绪稳定，情感协调，记忆力有所下降，生活能自理，自知力完整。

4. 辅助检查

血尿常规检查正常。空腹血糖、电解质、心肌酶谱检查均正常。传染病筛查：HCV 抗体阳性，乙肝五项、TPPA 抗体、HIV 抗体均阴性。肝功能检查：AST 55.5U/L。肾功能检查：尿酸 443μmol/L。患者拒绝做胸部 X 线检查。心电图检查正常。

尿液依赖物质定性试验：吗啡、美沙酮、甲基苯丙胺、氯胺酮均为阴性。

5. 心理测评

患者拒绝进行心理测评。

二、诊断思维过程

1. 诊断与诊断依据

依据 ICD-10 疾病诊断标准，结合病史、临床表现和辅助检查，临床诊断：①使用镇痛药物（盐酸曲马多）依赖综合征；②丙型病毒性肝炎。

诊断依据：①患者为青年男性，反复滥用曲马多 8 年余；②停止服用曲马多后出现周身出汗、起鸡皮疙瘩、四肢肌肉疼痛及烦躁不安等戒断症状，再次使用后上述症状迅速缓解；③明知滥用曲马多有害，但仍反复使用，且不能控制使用剂量、频率及使用时间；④HCV 抗体阳性，AST 55.5U/L。

2. 鉴别诊断

本例患者需要与甲基苯丙胺依赖综合征、其他精神活性物质所致精神病性障碍鉴别。甲基苯丙胺依赖综合征患者有明确的甲基苯丙胺类物质滥用史，尿液甲基苯丙胺定性检测阳性。精神活性物质所致精神病性障碍有明显的幻听、幻觉，易激惹、兴奋精神症状，社会功能明显受损，自知力缺失。本例患者均不具有这些特征，故可以鉴别。

三、治疗过程和结果

治疗原则：患者每日曲马多用量约 18 片，身体状况尚好，未见明显的并发症，故采用丁丙诺啡舌下片+盐酸纳洛酮冲击疗法脱毒治疗。同时辅助洛非西定、罗通定等非阿片类药物治疗，缓解和消除稽延性戒断症状。结合生物反馈及经颅磁刺激等物理治疗促进脑功能康复等。心理治疗是重要的治疗手段之一，其中认知行为治疗是提高治疗依从性和保持操守的主要方法。

1. 药物治疗

患者入院后进行全面的体格检查，未提前给予镇痛镇静治疗。待出现戒断症状后给予丁丙诺啡舌下片 4mg 含服，观察 1 小时后根据戒断症状控制情况可增加 2～4mg，原则上第 1 天总剂量不超过 12mg。第 2 天以第 1 天剂量为基数继续调整丁丙诺啡至合适剂量，以控制戒断症状为标准。维持平稳 1 天后，次日丁丙诺啡开始递减；患者丁丙诺啡含服后无明显不适症状，同时给予小剂量纳洛酮静脉滴注（0.4mg）联合冲击疗法脱毒治疗。此后，丁丙诺啡每日递减至停用，纳洛酮保持每日静脉滴注，待丁丙诺啡停药后继续使用 1～2 天，直至戒断症状逐渐消失。后期辅以盐酸洛非西定片、罗通定片缓解肌肉疼痛等稽延性戒断症状。给予曲唑酮片改善焦虑抑郁情绪。患者偶有失眠，给予口服阿普唑仑或右佐匹克隆。

患者住院第 3 周，完全停用镇静、止痛药物，一般状态好，无戒断症状，情绪平稳，主动康复治疗意识明显提高，积极寻求心理医生帮助。

2. 心理治疗

患者在院共计治疗 21 天，接受心理评估 2 次，个体心理咨询 4 次，团体心理辅导 2 次。本例患者有以下特点：①患者本次入院治疗是完全自愿行为，非家属强制。②患者本次入院治疗动机有四个方面。长期用药经济负担大，期望减轻负担；身体健康程度明显不如以前，期望得到改善；孩子逐渐长大，想给孩子做个好榜样；期望戒掉止痛药，回归健康生活。③患者曾多次自戒曲马多，最长戒断 2 个月，但均失败，患者因此对治疗效果存在疑虑，担心能否彻底戒掉。④患者生活懒散，无心工作，存在明显的社交回避行为，且个人信用较差。

基于上述资料，心理医生计划应用动机访谈（MI）和认知行为治疗（CBT）理论对其进行心理干预。另外，因患者拒绝进行心理量表测评，所以主要以心理医生访谈评估为准。访谈评估中发现患者在面临困惑时存在轻微焦虑症状。经与患者沟通，在院心理治疗主要以处理社交回避问题为主（患者是生意人，社交对患者很关键），如果时间充足会讨论情绪控制问题。经 6 次心理干预后，患者社交回避问题明显改善。在团体心理辅导中患者能够主动询问他人信息并帮助其他患者处理困惑。出院前心理评估发现患者依然存在焦虑情绪，但焦虑程度较之前已经明显减轻。

3. 专科护理

①生命体征监测。患者入院时血压 142/90mmHg，应密切监测，发现异常及时告知医生。②戒断症状的观察和护理。曲马多戒断期间可能发生惊厥，护士加强巡视和健康宣教，防止跌倒或坠床等意外事件的发生。③便秘护理。鼓励患者多饮水，进食富含纤维素的水果和蔬菜；增加白天活动量，减少卧床时间。④传染病护理。患者 HCV 抗体阳性，加强标准预防，防止交叉感染。⑤评估和增强戒断动机。患者自愿住院治疗，戒断动机较强，针对曲马多的依赖性、危害及科学的戒断方法进行健康宣教。患者希望承担家庭责任，与患者配偶进行沟通，加强家庭支持，增强出院后戒断动机。

4. 其他辅助治疗

通过中医药治疗缓解消除稽延性戒断症状，改善情绪和睡眠。例如，中频治疗仪理疗可使肌肉放松，减轻疼痛；中药足疗可改善睡眠、消除疲劳、增强抵抗力；推拿可疏通经络、活血散结、消除肌肉紧张及疼痛不适；经颅磁刺激、生物反馈仪治疗等可改善睡眠障碍，促进脑功能康复。

四、诊疗体会

纳洛酮是一种阿片受体拮抗剂，没有激动剂的作用。当身体没有外源性阿片受体激动剂作用时，纳洛酮不显示药物拮抗效应。如果存在阿片类药物，纳洛酮可以阻止或逆转其作用。

丁丙诺啡是阿片μ受体的部分激动剂，与中枢阿片μ受体有很高的亲和性，可产生镇痛作用，控制戒断症状和抑制渴求作用。同样原理，丁丙诺啡也可与其他激动剂竞争性结合阿片μ受体，例如，美沙酮、海洛因和吗啡，从而起到替代治疗作用，控制阿片类物质的戒断反应。丁丙诺啡的阿片受体激动剂作用小于阿片受体完全激动剂，与阿片受体完全激动剂（如海洛因、吗啡或美沙酮）相比，丁丙诺啡产生的躯体依赖性也较低。同样，丁丙诺啡的拮抗剂效应也可能使阿片类依赖者产生催促戒断症状。

丁丙诺啡舌下含服 5～10 分钟即可充分吸收，起效快。对呼吸抑制具有“顶限效应”，顶限效应决定了丁丙诺啡在意外和过量使用后不至于出现严重的呼吸抑制和危及生命，表现为安全性高。而纳洛酮是阿片受体完全拮抗剂，对μ受体同样具有较强的亲和力，对丁丙诺啡又形成“挤兑”竞争作用。最终纳洛酮通过浓度（靶点数量）优势竞争性占据阿片受体的靶位，阻断阿片类物质激动效应。同时，拮抗效应刺激脑内内啡肽分泌，使患者大脑中枢内源性阿片类物质生成达到新的平衡，从而缩短戒断期，加强康复效果。因此，这两种药物是很好的配伍药物。

五、专家点评

曲马多是非阿片类中枢强效镇痛药，可与阿片受体结合，对μ受体有中等强度的亲和力。曲马多滥用有致欣快作用，耐受性不断增大，具有依赖性，其戒断症状与阿片类戒断症状类似。治疗上使用阿片类药物均能有效控制戒断症状。此例患者服用曲马多的剂量为 18 片/天，选择丁丙诺啡+纳洛酮联合治疗，丁丙诺啡舌下片可以有效控制戒断症状，纳洛酮迅速补充拮抗效应，促进激动剂的解离和排泄，缓解和消除戒断反应与稽延性戒断症状，抑制对药物的渴求感。此外，还可以直接序贯盐酸纳曲酮，进行防复发维持治疗。

（李　静　程雨来　康宁惠）

参考文献

陈银萍，王文甫，裴渝，等. 2017. 美沙酮、丁丙诺啡和纳洛酮联合治疗美沙酮依赖综合征的可行性及疗效评价. 中国药物滥用防治杂志，23（4）：211-213.

杜新忠. 2014. 实用戒毒医学. 第2版. 北京：人民卫生出版社.

郝伟，赵敏，李锦. 2016. 成瘾医学：理论与实践. 北京：人民卫生出版社.

王文甫，陈银萍，陈敏，等. 2019. 33例曲马多依赖住院患者资料分析. 中国药物滥用防治杂志，25（1）：21-23.

案例54　医源性地佐辛滥用

一、病案介绍

1. 病史

患者女性，27岁，护士，因“反复静脉注射地佐辛注射液1年”入院。患者系手术室护士，从2017年8月开始，因痛经而静脉注射地佐辛5mg，使用后疼痛明显缓解，偶有头晕、恶心不适，未呕吐，半小时后不适症状消退，自感心情舒畅，工作轻松，上班精力充沛，下班做家务、照看孩子不知疲倦。为保持这种状态，患者经常静脉注射地佐辛10mg/d，分2次注射，痛经期间加量，可达25mg/d。由于患者在手术室工作，药物获取比较方便，持续使用5个月。2018年2月患者因左脚踝部外伤感染，局部疼痛明显，遂加大用药剂量，最高使用剂量100mg/d，分4～6次静脉注射，持续约1个月之久。外伤恢复后曾想停用地佐辛，但停药8小时左右便会出现关节疼痛、烦躁、多汗、坐卧不宁、严重失眠等症状，明显影响工作。患者意识到可能对地佐辛形成依赖，遂刻意控制用量，并延长用药间隔，由每4小时静脉注射5mg改为每6小时静脉注射5mg。2018年7月，因工作劳累及应对业务考试，患者再次增加地佐辛用量并且维持在50mg/d。入院前2小时再次静脉注射10mg。患者自使用地佐辛以来，情绪不稳定，生活兴趣减少，担心被人发现，担心不能戒断，常陷于自责和无助状态，严重影响工作及家庭生活。患者无寒战、发热，无昏迷、抽搐、意识障碍和大小便失禁，无自杀及自残想法。因减少用量后常有胃部不适，食欲缺乏，逐渐消瘦。入院时已出现关节疼痛、烦躁不安、出汗等戒断症状。

患者既往“慢性胃炎”病史5年，未做系统治疗，2015年曾行“人流术”，其余无特殊。嗜烟，烟龄5年，20支/天。家族中无精神病病史。

2. 体格检查

体温 36.6℃，脉搏 108 次/分，呼吸 20 次/分，血压 103/82mmHg。发育正常，营养中等，神志清楚，自动体位，查体合作。皮肤、巩膜无黄染，浅表淋巴结无肿大。双侧瞳孔等大等圆，直径 3.5mm，对光反射灵敏。颈软，气管居中，甲状腺无肿大。双肺呼吸音清，未闻及干、湿啰音。心率 108 次/分、律齐，未闻及病理性杂音。腹平软，无腹胀、压痛及反跳痛，肝脾无肿大。脊柱、四肢无畸形，活动自如，肢体无震颤，脊柱无畸形，无关节红肿、压痛，双上肢可见新旧针刺痕，双下肢无水肿。生理性神经反射存在，病理反射未引出。

3. 精神专科检查

患者意识清晰，精神尚可，表情焦虑，定向力完整，接触主动，衣着整齐，年貌相符；情绪焦虑，反复询问医生能不能彻底戒断，既有自责，也显得无助，内心体验及情感反应与周围环境协调；未引出幻觉、妄想症状，无感知觉综合障碍；语速正常，思维连贯；意志减弱，烦躁易怒，行为冲动，自制力差；注意力集中，记忆力、反应力、智力正常，自知力完整。

4. 辅助检查

血尿常规、肝肾功能、电解质、心肌酶、血糖、血脂检查均正常；传染病筛查无异常；心电图示窦性心动过速（110 次/分）；胸部 X 线检查无异常。

尿液依赖物质定性试验：甲基苯丙胺、吗啡、氯胺酮均为阴性。

5. 心理测评

症状自评量表（SCL-90）测评：原始分 232 分，整体状态不佳。其中抑郁原始分 33 分，焦虑原始分 27 分，均显示存在症状。为进一步确定测评结果，复测贝克焦虑量表（BAI）、贝克抑郁问卷-13（BDI-13），得分分别为 30 分和 13 分，为中度焦虑和中度抑郁，与 SCL-90 测评结果相符。真我探索测试问卷（YSQ-L3）中被镇压、自我牺牲、寻求赞同三个维度异常。综合量表测评结果，初步提示本例患者可能存在焦虑倾向、抑郁倾向和心理创伤。

二、诊断思维过程

1. 诊断和诊断依据

根据 ICD-10 疾病诊断标准，结合病史、临床表现和辅助检查，临床诊断：使用阿片类药物（地佐辛）依赖综合征。

诊断依据：①患者为青年女性，反复静脉注射地佐辛 1 年；②使用药物后自感心情舒畅、工作轻松、上班精力充沛、不知疲倦，为保持这种感觉，增加使用剂量和次数；③曾想自行停用地佐辛，停药后出现关节疼痛、烦躁、多汗、坐卧不宁、严重失眠等症状，再次使用后可减轻或消除症状；④对药物滥用行为难以控制，多次自戒均未成功；⑤使用地佐辛后原来的兴趣爱好减少，常有焦虑不安和自责情绪，影响了工作和家庭生活；⑥精神专科检查显示表情焦虑，反复询问医生能不能彻底戒断，既有自责，也显得无助。

2. 鉴别诊断

（1）与海洛因依赖综合征鉴别：两者均有关节疼痛、烦躁不安、多汗等戒断症状，但海洛因依赖者有明确的滥用海洛因史，临床戒断症状比地佐辛戒断症状明显，且尿液吗啡试验阳性。本例患者有明确的地佐辛使用史，尿液吗啡试验阴性，可资鉴别。

（2）与曲马多依赖综合征鉴别：两者戒断症状相似，且尿液吗啡试验为阴性，仅凭临床观察的确难以区分，但患者一般都有明确的口服滥用曲马多病史，两者可资鉴别。

（3）与类风湿关节炎鉴别：两者都有关节疼痛症状，但类风湿关节炎表现为关节肿痛且伴有关节触痛及压痛，此为最早出现、也是患者最敏感的体征，此外常有晨僵、关节畸形等典型的临床体征。类风湿关节炎患者实验室检测可见抗链球菌溶血素 O（ASO）阳性、类风湿因子（RF）阳性；70%的类风湿患者免疫球蛋白检测可以出现 IgM 异常，IgG 多为阳性；X 线平片可发现软组织肿胀、关节间隙变窄、关节周围骨质疏松等改变，可与其鉴别。

三、治疗过程和结果

本例患者为阿片类药物（地佐辛注射液）依赖，首先考虑按《阿片类物质使用相关障碍临床诊疗指南》进行脱瘾治疗，采用生物、心理及社会干预在内的综合治疗方法，包括药物治疗和非药物治疗，治疗目标是使患者维持物质戒断，促成生理、心理和社会功能的全面康复。治疗方案：①使用阿片类戒断药物进行替代递减治疗；②加强输液支持，加速物质代谢，加强对症处理；③积极开展心理认知行为治疗；④经颅磁刺激治疗及其他物理治疗；⑤院外家庭治疗，建立良好的家庭支持体系。

1. 药物治疗

入院后给予丁丙诺啡舌下片含服控制戒断反应，初始剂量为 2mg，根据戒断症状控制情况增加药物剂量。晚上睡前再次含服 2mg。患者夜眠可，无明显不适。次日保持前日相同剂量含服，戒断症状控制较好，无明显不适。第 3 天开始逐渐递减至停药。同时给予曲马多、罗通定等对症处理，缓解疼痛等戒断症状。给予曲唑酮片 100mg/d 和丁螺环酮片 15mg/d 口服抗焦虑、改善心境。患者戒断症状消失，睡眠明显改善，食欲好，无腹痛，大小便正常。

2. 心理治疗

心理评估：心理治疗师同患者访谈后结合心理量表测评结果，发现患者存在抑郁症状和心理创伤事件，创伤事件是患者反复滥用地佐辛的主要心理原因。心理创伤来源于儿时缺少身边人的关注和爱，而且存在明显的被不公平对待的事件，患者为此感到很伤心，而且将身边人很少关注自己归因于自己不优秀、缺点多，物质滥用也是想获得家人对自己的关注。

心理干预：本例患者在院期间完成个体心理咨询 5 次，参加团体心理辅导 1 次。为使患者早日康复，心理治疗师同患者制订了系统的心理咨询计划。经过 1 个疗程的心理治疗，患者的抑郁情绪得到缓解，面对压力性事件，学会调整心态，积极面对。

心理医生运用认知行为疗法，针对患者的归因偏差进行调整，患者也逐步意识到自己的优势，客观评价自己和他人，在院期间还主动联系家人及同事，改变了之前社交被动的局面，患者反馈能够感受到他人的关心，对自己也能够客观地认知，心理干预效果明显。

3. 专科护理

患者职业为护士且有多年工作经验，通过同行交流的方式拉近医患关系，尊重患者的选择，和患者共同探讨治疗和护理方案。针对患者的焦虑和担忧，向患者介绍既往戒断地佐辛的成功案例，减轻其心理压力和对治疗效果的担忧。患者承担多个角色，存在角色负荷过重表现，经与其配偶沟通，提出由其分担部分家务，减轻患者负担，关心体贴患者，增强患者戒断的信心。

患者住院治疗 15 天，出院时关节疼痛症状不明显，无烦躁不安、出汗等不适症状，夜间睡眠可，病情好转后出院，继续口服曲唑酮观察治疗，门诊随诊。出院后多次随访，患者已完全戒断，身体恢复正常，已回到工作岗位。

四、诊疗体会

现代医学把疼痛作为继体温、脉搏、呼吸、血压后的第五大生命体征，并日益得到重视，尤其是术后慢性疼痛性疾病及癌症患者，对疼痛患者给予合适的镇痛治疗，可以使患者的生活质量和生存质量显著提高。但是，镇痛剂的不规范使用也是造成滥用的隐患。

阿片类药物是医学疼痛治疗中最为经典的镇痛药物，通过激动阿片μ受体而发挥作用，其优点是镇痛作用强，但不良反应较多，反复使用易形成依赖。副作用主要包括：呼吸抑制、胃肠蠕动减弱、恶心呕吐、药物依赖等；激动κ受体会产生脊髓性镇痛、镇静和轻度脊髓抑制；激动 δ 受体，可以使平滑肌张力增高。

1. 地佐辛的作用机制

地佐辛是合成的阿片类药物，高脂溶性。因地佐辛的分子结构与喷他佐辛类似，过去认为其与喷他佐辛一样为κ受体激动药。最新研究证实，地佐辛是部分μ受体激动剂、κ受体拮抗剂，还发现地佐辛可以通过结合去甲肾上腺素和 5-羟色胺转运体而抑制其再吸收，达到良好的镇痛作用。同时，可以显著降低术后血液中前列腺素 F、白细胞介素-1、白细胞介素-6 等炎症介质的水平，消除神经痛觉过敏，从不同的机制产生止痛效果。对μ受体只有部分激动作用，不会产生典型的μ受体依赖症状。有时还可以产生κ受体拮抗效应而表现出部分阻断作用，可使胃肠道平滑肌松弛，减少恶心呕吐的发生率，具有较少的不良反应。

地佐辛肌内注射 10mg 与吗啡肌内注射 10mg 产生类似强度的镇痛作用，其镇痛起效时间与吗啡相似（静脉注射 15 分钟内，肌内注射 30 分钟内），作用时间与吗啡相当（3～6 小时）。地佐辛还具有以下特点：①具有类似吗啡的阿片效应，但引起的呼吸抑制作用较吗啡轻，且有顶限效应（0.3～0.4mg/kg 时呼吸抑制效应最大）；②治疗剂量的地佐辛对心脏功能与血压无明显影响；③地佐辛对胃肠道的影响小，在长期使用中较少引起便秘；④地佐辛滥用倾向低于吗啡，WHO 未将其列入管制药品，国内已将地佐辛列为二类精神药品。目前，地佐辛在国内临床广泛应用于术后镇痛、复合应用于全麻诱导和维持、区域麻醉辅助、超前镇痛、癌性镇痛等领域。

2. 地佐辛的依赖性

有研究发现，静脉注射地佐辛能够产生愉悦感。Zacny 等指出，地佐辛能使受试者产生欣快感。虽然有文献认为地佐辛的滥用倾向低于吗啡，不会导致明显的依赖。但是，吗啡等阿片类物质的依赖机制主要是激活μ受体，而地佐辛同样具有μ受体部分激动作用，所以依赖性小不等于没有依赖性。查阅相关文献发现有依赖案例陆续报道。

另外，有文献报道了下面的案例：患有抑郁症的医生因服用帕罗西汀疗效差，而自行使用地佐辛注射液后感觉抑郁情绪缓解，此后反复使用导致依赖。这可能与地佐辛可抑制5-羟色胺重吸收、抑制去甲肾上腺素再摄取有关。此外，地佐辛与氟西汀、舍曲林及阿米替林等抗抑郁药有共同的作用位点，从而缓解抑郁情绪。这种反应性奖赏系统使患者对该药产生心理渴求，是形成依赖的重要原因。

本例患者是医院手术室护士，因痛经使用地佐辛后疼痛缓解，心情舒畅，自感工作轻松，上班精力充沛，下班做家务、照看孩子不知疲倦，正性强化作用下，反复使用，遂致依赖。

3. 地佐辛依赖的治疗

阿片类物质依赖是一种慢性复发性脑部疾病，是生物、心理及社会因素综合作用的结果。因此，应采用生物、心理及社会干预在内的综合治疗，包括药物治疗和非药物治疗。心理干预治疗包括行为治疗、认知-行为治疗、动机强化治疗、社区强化治疗、人际关系治疗及家庭治疗等。

针对本例患者耐受性差的特点，制定了丁丙诺啡替代递减治疗方案，很好地控制了急性戒断症状，并顺利完成递减停药，收到了很好的治疗效果。

五、专家点评

地佐辛依赖的心理干预很重要。本例患者除药物依赖外，还伴随抑郁倾向、焦虑倾向。为增强患者的治疗动机，应用动机强化访谈技术进行心理干预非常重要。通过规范治疗，患者的抑郁情绪明显缓解，提高了物质依赖治疗效果。

关于地佐辛滥用造成依赖的预防问题，首先是加强药品管理，切断地佐辛的易获得渠道，杜绝滥用行为。其次是加强科普知识宣传教育，提高处方药的规范使用和合理治疗，避免滥用。

（宋新辉　张小波　车向通）

参考文献

谢克亮，王国林. 2018. 见微知著：漫谈阿片类镇痛药物——地佐辛. 广东医学. 39（1）：10-12.

徐建国，黄宇光，邓小明，等. 2018. 地佐辛术后镇痛专家建议. 临床麻醉学杂志，34（7）：712-715.

张朝巍，王迎虎，谭建强. 2015. 地佐辛的临床应用进展. 天津药学，27（1）：63-66.

张锐敏，张瑞岭，赵敏，等. 2017. 阿片类物质使用相关障碍治疗指导原则（二）. 中国药物滥用防治杂志，23（2）：66-69.

赵荣江，牛雅娟，杨可冰，等. 2015. 地佐辛注射液依赖一例. 中华精神科杂志，48（5）：319.

朱华，邵建屏，练慧斌，等. 2014. 地佐辛注射液致依赖性 1 例. 药学与临床研究，3：285.

Cie A，Sienkiewicz-Szapka E，Kostyra E，et al. 2015. μ-opioid receptor gene（OPRM1） polymorphism in patients with breast cancer. Tumour Biol，36（6）：4655-4660.

Jones CM，Campopiano M，Baldwin G，et al.2015. National and state treatment need and capacity for opioid agonist medication-assisted treatment. Am J Public Health，105（8）：e55-e63.

Liu R，Huang XP，Yeliseev A，et al. 2014. Novel molecular targets of dezocine and their clinical implications. Anesthesiology，120（3）：714-723.

Picker MJ.1997. Discriminative stimulus effects of the mixed-opioid agonist/antagonist dezocine：cross-substitution by mu and delta opioid agonists. J Pharmacol Exp Ther，283（3）：1009-1017.

Wilson JM，Cohen RI，Kezer EA，et al. 1995. Single-and multiple-dose pharmacokinetics of dezocine in patients with acute or chronic pain. J Clin Pharmacol，35（4）：398-403.

Zacny JP，Lichtor JL，De Wit H.1992. Subjective，behavioral，and physiologic responses to intravenous dezocine in healthy volunteers. Anesth Analg，74（4）：523-530.

案例 55　戒断海洛因致地芬诺酯依赖

一、病案介绍

1. 病史

患者男性，33 岁，贵州人，因“反复烫吸海洛因 4 年余，口服复方地芬诺酯片 3 年”于 2018 年 11 月入院。患者自述于 2011 年 2 月受朋友影响首次烫吸海洛因，只吸食几口就出现恶心、呕吐、嗜睡等症状，同时感到全身、放松。此后间断烫吸约 2 个月，不适感消失，欣快、舒适感明显。曾想停止吸食，但中断吸食 6～8 小时即可出现流泪、恶心、呕吐、打哈欠、忽冷忽热、周身肌肉酸痛等戒断症状，再次吸食海洛因后不适症状迅速缓解。为避免出现不适症状和体验欣快感，患者每日定时吸食海洛因，并不惜一切代价寻找海洛因。2014 年 3 月每日吸食海洛因已达 1g/d（600 元/g）。由于经济压力大、工作困难等原因，患者多次想戒断海洛因但均未成功。2015 年 10 月患者偶然听说服用“小白片”（地芬诺酯片）能够戒断海洛因，便开始服用，15 片/天。刚开始确实能够止瘾，剂量稍大些还会产生欣快感。故患者服用剂量逐渐增大，2016 年 8 月逐渐加至 60～70 片/天，分 3～4

次服用。患者未出现海洛因戒断症状，睡眠尚好，食欲一般，小便正常，大便秘结，基本可以正常参加活动和工作。连续服药 1 年后，患者自认为已经戒除海洛因，可以停用地芬诺酯。但是，减少地芬诺酯用量后患者即出现打哈欠、流泪、忽冷忽热、周身肌肉酸痛、解水样便等症状，再次大剂量口服地芬诺酯后上述症状迅速缓解，因而不得不继续服用。患者否认合并滥用其他精神活性物质，无昏迷、意识障碍、抽搐、癫痫发作等。近半个月来患者再次主动减少地芬诺酯片用量，随即出现每日水样便 10 余次，遂来笔者所在医院就诊，门诊以“使用阿片类物质所致依赖综合征”收入院。患者末周地芬诺酯片用量 60 片/天（分 2～3 次服用），入院前服用 20 片。

患者否认高血压、糖尿病等病史，否认肝炎、结核等传染病病史，否认精神病个人史和家族史。有吸烟史约 8 年，20 支/天，无饮酒嗜好。

2. 体格检查

体温 36.8℃，脉搏 89 次/分，呼吸 19 次/分，血压 105/64mmHg。神志清楚，情绪低落，面色晦暗，对答切题，语言清晰。口唇轻度发绀，巩膜无黄染，结膜红润，双侧瞳孔等大等圆，直径 3.5mm，对光反射灵敏。呼吸平稳，双肺呼吸音清，未闻及干、湿啰音。心率 89 次/分、律齐，心脏瓣膜区未闻及明显杂音。腹平软，无压痛及反跳痛，肝脾肋下未触及，肝、肾区无叩击痛，叩诊无移动性浊音，肠鸣音减弱。四肢、关节活动度正常，四肢肌力Ⅳ级，双下肢无水肿，未见静脉针刺痕。神经系统检查：感知觉正常，生理反射正常，病理反射未引出。

3. 精神专科检查

患者意识清晰，接触交谈主动，性格偏内向，衣着整齐；注意力集中，思维连贯；暂未引出幻觉，无感觉及知觉障碍，无明显思维逻辑障碍；时间、地点、人物定向力完整，自知力正常；情绪平淡，内心体验及情感反应与周围环境协调；智力正常，记忆力下降；意志略有减退，对毒品自我控制力差；无明显冲动及伤人行为。

4. 辅助检查

血尿常规、肾功能、血生化、心肌酶三项检查均正常。肝功能检查：ALT 85.2U/L，AST 50.2U/L。电解质：钾 2.9mmol/L，钠 120.3mmol/L，氯 95.7mmol/L，钙 0.95mmol/L。传染病筛查：乙肝五项、HCV 抗体、TPPA 抗体、HIV 抗体均阴性。心电图检查：窦性心律，T 波低平，Q-T 间期延长。腹部 B 超检查：肝、胆、脾、胰、双肾未见明显异常。

尿液依赖物质定性试验：吗啡阳性，甲基苯丙胺、氯胺酮阴性。

5. 心理测评

入院后，症状自评量表（SCL-90）测评，显示患者在躯体化、睡眠、人际关系方面存在问题，抑郁、强迫、敌对、恐怖、精神病性等方面异常不明显。复测汉密尔顿焦虑量表（HAMA）和汉密尔顿抑郁量表（HAMD），结果显示患者存在焦虑倾向。

二、诊断思维过程

1. 诊断与诊断依据

依据 ICD-10 疾病诊断标准，结合病史、临床表现和辅助检查，临床诊断：①阿片类物质（地芬诺酯、海洛因）依赖综合征；②低钾血症。

诊断依据：①有明确的海洛因吸食史 4 年余，为戒断海洛因大剂量服用复方地芬诺酯；②为追求欣快感，服用的地芬诺酯剂量逐渐增大，减量或停用即可出现明显的戒断症状，再次服用后症状缓解；③明知药物滥用对自己有害，但无法控制，有强烈的渴求感，多次想戒断均失败；④社会功能明显受损；⑤四肢肌力Ⅳ级，肠鸣音减弱；⑥血钾 2.9mmol/L，血钠 120.3mmol/L，心电图检查示窦性心律，T 波低平，Q-T 间期延长；⑦尿液吗啡定性试验阳性。

2. 鉴别诊断

（1）与其他精神活性物质滥用鉴别：患者有明确的吸食海洛因病史，以及为戒断海洛因而口服复方地芬诺酯多年，否认冰毒、大麻等精神活性物质滥用史，故可以鉴别。

（2）与曲马多滥用鉴别：复方地芬诺酯片与曲马多都是具有镇痛作用的处方药，长期不规范使用易导致依赖，停用会出现戒断症状，例如，流泪、打哈欠、忽冷忽热、周身肌肉酸痛等。但服用地芬诺酯尿液吗啡检测呈阳性，服用曲马多尿液吗啡检测呈阴性。并且患者明确知道所滥用药品名称和性状，因此临床不难鉴别。

三、治疗过程和结果

根据《阿片类物质使用相关障碍临床诊疗指南》，患者入院后采用中西医结合疗法，以缓解和消除急性戒断症状，通过中医中药和物理治疗缓解后期稽延性戒断症状，促进胃肠功能恢复，改善精神症状。加强心理认知行为干预治疗，强化治疗动机，进行高危场景的危机干预训练。

1. 药物治疗和辅助治疗

①采用丁丙诺啡舌下片替代递减治疗缓解地芬诺酯停药后的急性戒断症状。首日丁丙诺啡舌下片 4mg 含服，根据戒断症状控制情况逐渐增加剂量，首日剂量一般不超过 12mg，次日以首日总量为基础进行含服，以戒断症状完全控制为最佳状态，然后再逐日递减至停药。本例患者 8 天完成丁丙诺啡的递减，但仍有关节酸痛、心悸失眠、焦虑不安、腹部不适、大便次数增加等戒断症状。给予罗通定 90mg、济泰片 1.2g 和洛非西定片 0.2mg，3 次/天口服。②针对大便稀溏、次数增加，给予蒙脱石散 3.0g、3 次/天口服。患者入院前有明显腹泻，血钾偏低，故给予补液、补钾纠正电解质紊乱。给予小剂量氯化钾注射液静脉滴注、大剂量氯化钾制剂口服等对症治疗。入院第 3 天复测血钾为 3.8mmol/L，随后继续氯化钾缓释片口服 3 天，血钾浓度保持正常。③给予米氮平片 30mg 口服，抗焦虑抑郁和改善睡眠；补充 B 族维生素等营养神经；给予经颅磁刺激治疗等，促进脑功能恢复。④辅以中医中药调理脾胃、养血补脑、镇静安神。

患者住院 21 天，地芬诺酯完全戒断停药，戒断症状消失，疼痛、焦虑、失眠等稽延性戒断症状明显缓解。腹泻症状缓解，不再服用止泻药物。患者精神状态好，情绪平稳，睡眠改善，停用镇静催眠药。经过心理治疗，患者的心理状态明显改善，对药物滥用导致的依赖有了新的认识，主动配合治疗，寻求心理医生的帮助，身体恢复良好。出院后连续 2 个月进行多次随访，患者反映病情平稳，保持操守，无异常。

2. 心理治疗

入院第 1 天心理医生进行健康宣教，并向患者表达在住院期间会陪他一起面对和解决问题，通过共情给予患者情感上的支持，建立良好的咨访关系。患者表示会积极配合治疗。

治疗前期，患者入院后前 3 天精神一般，能够进行正常交流，在良好的咨访关系基础上收集个人成长史、病史，并进行心理测评，了解患者当前的心理状况，共同挖掘其药物依赖背后的动机，同时正向强化其戒断动机。

治疗中期，针对患者的各类躯体不适感及心瘾进行正念认知疗法的练习，提高患者对自身不适感的觉察度和忍耐度，以及应对高危情境时的自控能力。在练习的中后期患者反映自身的不适感有所缓解。

治疗后期，强化并巩固患者的练习成果，由于患者因工作原因需提前出院，遂嘱其出院后多加练习。

出院后 1 个月内进行了 3 次随访，患者反映身体恢复良好，除了因工作导致的睡眠不规律外，其余并无大碍。

3. 专科护理

①安全护理。患者入院后生化检查示血钾 2.9mmol/L、血钙 0.95mmol/L、血氯 95.7mmol/L，结合患者肌力减退的表现，住院后给予补钾治疗。护士加强巡视，及时发现血钾异常引起的症状与体征，加强安全管理。②准确执行医嘱。及时准确采集检验标本，按时准确测量血压；发放口服药物时看药入口；严格落实输液操作规范和输液巡视制度，确保氯化钾安全静脉滴注。③饮食护理。为患者提供低脂、低钠、高钾、易消化饮食，督促患者进餐，严密观察，确保进餐安全，持续观察患者肌力恢复情况。④睡眠护理。患者入院前作息时间颠倒，护士指导并督促患者规律作息，持续观察患者睡眠质量。⑤个人卫生管理。落实晨晚间护理，督促患者落实个人卫生，满足患者少与其他患者接触的要求。⑥心理护理。尊重、关心患者，及时发现患者生理不适及情绪波动，做到倾听、同理、接纳，为患者提供最佳住院治疗环境。⑦健康宣教。以多种形式为患者讲解滥用药品的危害，帮助患者远离毒品。

四、诊疗体会

1. 复方地芬诺酯的药理作用

复方地芬诺酯是一种非特异性止泻药物，主要成分是地芬诺酯和阿托品。地芬诺酯又名苯乙哌啶，故又称复方苯乙哌啶。地芬诺酯是人工合成的哌替啶衍生物，属于阿片类物质，作用于阿片μ受体，对中枢神经系统产生镇静、镇痛作用。作用于肠壁阿片受体，可提高胃肠道平滑肌的张力，起到收敛、止泻作用。地芬诺酯激动阿片μ受体，可产生欣快感，极易导致依赖。

2. 复方地芬诺酯可导致依赖

本例患者为戒断海洛因依赖而滥用地芬诺酯并最终形成新的依赖。这种滥用现象并非个案，应引起高度重视。部分患者使用大剂量的地芬诺酯替代海洛因后缺乏科学的治疗手段，导致另一种阿片类物质（药物）的依赖。复方地芬诺酯的急性戒断症状与一般阿片类物质的戒断症状相似，但是表现出的腹痛、腹泻等胃肠道反应更为明显，严重者可导致水、电解质紊乱，甚至代谢性中毒。因此，临床治疗应该注意纠正水、电解质紊乱，加强营养支持治疗。

3. 积极的心理治疗在防复发方面可发挥一定的作用

正念防复发训练是国内外物质依赖治疗公认的有效方法之一。Bowen 等研究报道，2006 年对监禁中的物质依赖者开展为期 15 个月的内观禅修训练，首次探讨了正念冥想对依赖行为的干预疗效。结果显示，正念冥想可以有效减少个体对各种依赖物质的使用。而后，2009 年 Bowen 等开展随机对照观察实验，对 168 名完成院内脱毒的依赖者进行为期 8 周的心理干预。结果显示，正念防复发疗法较对照组可以有效降低依赖者的渴求程度，并在后续研究中进一步证实了正念防复发疗法较传统干预手段的防复发效果更持久。

五、专家点评

复方地芬诺酯依赖的表现与其他阿片类物质依赖的表现相似，但依赖性呈中等强度。诊断主要依据药物滥用史和临床表现，有条件的专业机构应开展复方地芬诺酯的实验室检测，为诊断提供更可靠的依据。地芬诺酯依赖可应用美沙酮、丁丙诺啡、可乐定等进行戒断治疗，但是戒断治疗后复发的风险仍然很高。大部分患者在抗焦虑药物的帮助下，逐渐减少地芬诺酯的剂量，最后达到较小剂量的替代维持治疗。由于药物的耐受性必然会导致用量增加，甚至转而使用其他阿片类物质，造成更大的危害，所以有效的戒断治疗是最终的选择。

（彭雄军　苟忠科　杨小飞）

参 考 文 献

黄威巍，徐荣海. 2005. 海洛因依赖者自我戒毒行为调查分析. 中国药物滥用防治杂志，11（5）：284-286.

姜佐宁，万文鹏. 1992. 药物滥用临床治疗・检测・管理.北京：科学出版社，31-31.

金有豫.2001. 药理学. 第 5 版.北京：人民卫生出版社，130，131.

李钧. 2007. 可致依赖性药物及其管理. 北京：化学工业出版社，267-269.

陶燃，李邦合. 2005. 地芬诺酯依赖 2 例临床报告. 中国药物依赖性杂志，14（6）：447.

案例 56　止泻药滥用致地芬诺酯依赖

一、病案介绍

1. 病史

患者男性，34 岁，已婚，维吾尔族，职员，因“大量口服地芬诺酯片及不能停药 9 年余”入院。2009 年，患者不明原因出现慢性腹泻，5～6 次/天稀薄便，持续时间 1 年多。患者偶尔自行在药店购买阿莫西林胶囊、氟哌酸胶囊治疗，未到医院接受系统检查和治疗，症状时轻时重。2010 年在朋友的介绍下口服地芬诺酯止泻，4 片/次。服用后患者腹泻症状明显好转，甚至偶有大便干结。服药期间精力充沛，忘掉烦恼，饥饿感增强，体重增加，但性欲较前减退；持续口服 2 个月，先前的舒适感消失，偶有轻度腹泻，患者开始增大剂量至 7～8 片/天，以达到先前的舒适感。持续半年后，患者想停用地芬诺酯，发现停药 24 小时即可出现头痛、腹痛、腹泻、心情烦躁、流涕、起鸡皮疙瘩、忽冷忽热、见阳光后打喷嚏、四肢酸痛、失眠等明显的不适症状。在朋友的介绍下口服曲马多 4 片，以上症状逐渐缓解。此后继续口服曲马多 1 个多月，4 片/天。因为服用曲马多后的舒适感不如先前，患者再次选择口服地芬诺酯，15 片/天，持续服用 2 个月余。曾多次尝试自行戒断均未成功。2013 年，患者在当地美沙酮门诊开始美沙酮递减替代治疗 5 个月余，初始用量 15mg，逐渐递减至 2～3mg/d，因工作出差中断美沙酮 1 天，患者出现明显的头痛、腰痛、腹痛、心情烦躁、乏力、流涕、起鸡皮疙瘩、忽冷忽热、打喷嚏、四肢酸痛、失眠等明显的戒断症状。为此，患者再次口服地芬诺酯 10 片后上述症状逐渐缓解。此后，患者为缓解腹泻症状和追求舒适感，逐渐加大地芬诺酯服用剂量，最大剂量 40 片/天。因大便干结严重（10～15 日排便 1 次），以及听说地芬诺酯滥用致死案例等而感到恐惧，患者开始逐渐减量，现口服剂量 30 片/天，分 3 次口服。入院前 6 天患者再次自戒失败，遂来院治疗。

患者自从大剂量口服地芬诺酯以来，性格明显改变，不愿意交流，生活懒散，虽然可以工作，但是工作状态差。无昏迷、抽搐、幻觉等精神异常症状。饮食尚好，小便正常，大便干结。患者曾在 2011 年检出“肺结核”，已治愈。否认肝炎、艾滋病等病史；否认高血压、糖尿病、心脏病等慢性病病史。

2. 体格检查

体温 36.6℃，脉搏 109 次/分，呼吸 19 次/分，血压 137/77mmHg。神志清楚，查体合作，皮肤、巩膜无黄染，双侧瞳孔等大等圆，直径 3.0mm，对光反射灵敏。颈软、无抵抗，气管居中。双肺呼吸音清，未闻及干、湿啰音。心率 109 次/分、律齐。腹平软，全腹无压痛及反跳痛，肝脾无肿大。脊柱、四肢无畸形，活动自如，双下肢无水肿，未见静脉针刺痕。生理性神经反射存在，病理反射未引出。

3. 精神专科检查

患者意识清晰，定向力完整，接触主动，步入病房，仪表整洁，年貌相符，对答切题；未引出幻觉、妄想等精神病性症状，未引出其他思维联想障碍和思维内容障碍；注意力集中，粗测记忆力、智力未见异常，情绪稳定，意志减弱，生活懒散、病理性意志增强，自知力完整。

4. 辅助检查

血尿常规检查正常，血生化、肝肾功能及心肌酶三项检查均未发现异常。心电图提示：窦性心动过速，心率 109 次/分。腹部 B 超检查：肝、胆、脾、胰、双肾未见明显异常。

尿液依赖物质定性试验：吗啡、甲基苯丙胺、氯胺酮、大麻、摇头丸均阴性。

二、诊断思维过程

1. 诊断与诊断依据

依据 ICD-10 疾病诊断标准，结合病史、临床表现和辅助检查，临床诊断：使用阿片类物质（地芬诺酯）依赖综合征。

诊断依据：①因治疗腹泻而滥用地芬诺酯多年，为戒断地芬诺酯而服用曲马多和美沙酮约半年，后期为追求舒适感再次服用地芬诺酯。患者阿片类药物滥用 9 年余。②停用或减少剂量就会出现头痛、腹痛、心情烦躁、流涕、起鸡皮疙瘩、忽冷忽热、见阳光后打喷嚏、四肢酸痛、失眠等明显的戒断反应，再次服用同类药物后戒断症状缓解。③对地芬诺酯有明显的渴求感。④滥用药物后生活懒散，工作状态差，性格明显改变。⑤尿液检测吗啡、甲基苯丙胺、氯胺酮、大麻、摇头丸均阴性。

2. 鉴别诊断

（1）与曲马多依赖综合征鉴别：患者有明确的曲马多滥用病史 1 个多月，4 片/天，服用后可缓解疼痛症状，但是患者没有良好的舒适体验感，故再次服用地芬诺酯。停用后没有出现更多的不适症状和对曲马多的渴求感。因此，可排除曲马多依赖。

（2）与海洛因依赖综合征鉴别：地芬诺酯和海洛因都属于阿片类物质，其依赖性和戒断症状相似，尤其是大剂量地芬诺酯滥用后的症状。本例患者没有海洛因滥用史，故可以鉴别。

三、治疗过程和结果

1. 药物治疗和康复治疗

入院后给予中西医结合治疗控制和缓解戒断症状，通过中药和物理治疗缓解和消除稽延性戒断症状。鉴于患者的依从性和后期戒断症状，临床上给予济泰片和洛非西定片口服，控制停药后的戒断症状，同时辅以罗通定口服，缓解和消除后期失眠和关节酸痛等稽延性戒断症状，改善睡眠。患者治疗过程顺利，停用地芬诺酯后的戒断症状控制得较好，疼痛和失眠症状缓解并消失。后期增加以益肾阳血、安神补脑和调理脾胃为主的中医中药治疗获得显著效果，患者的腹泻症状明显改善和缓解，没有服用止泻药物。

患者住院 15 天，完成阿片类药物戒断治疗。后期稽延性戒断症状康复治疗顺利，疼痛症状缓解明显，失眠和入睡困难也有明显改善，出院后需要进一步行消化系统康复治疗。

积极配合中医药康复治疗，减轻和缓解急慢性戒断症状，减少依赖性药物的使用。本例患者精神状态一般，食欲缺乏，睡眠差，易惊醒，全身肌肉关节酸痛，双下肢特别明显，给予益肾阳血、安神补脑中药汤剂调理，同时配合舒经活络的物理治疗，例如，夹脊穴、内关、合谷、心俞、肾俞、阳陵泉、膈俞等穴位的针刺治疗，以及经颅磁刺激治疗等。

2. 心理治疗

患者为治疗腹泻而长期滥用地芬诺酯并形成依赖，曾多次戒治均未成功，并感受到比较严重的躯体症状等，因此对患者进行心理治疗非常必要。由于患者的住院时间相对较短，因此设定的心理干预主要目标是认知行为治疗。

前期以支持性心理治疗为主，提高治疗依从性，配合临床用药以缓解精神症状，完善相关的心理精神量表测评；中期治疗以心理教育及认知行为的纠正为主，以认知模型为依据，引导患者正确认识地芬诺酯导致躯体依赖的原理及危害，同时鼓励患者积极参与团体治疗活动和相关的工娱康复活动，运用动机式访谈技术，强化患者的戒断动机；治疗后期，巩固患者在治疗期间习得的认知行为自助技术，以及针对可能引起复发的情境给出预防和应对措施，建议患者和家属学习正面沟通方法以重新建立良好的家庭支持系统和康复环境。

3. 专科护理

①基础护理。调整作息，规律饮食，改善便秘，提高睡眠质量。②遵医嘱给药，观察药物对稽延性戒断症状的作用效果和不良反应。③心理护理。患者为维吾尔族，应关心和尊重患者的文化习俗，提供适宜的护理。④健康宣教。患者对依赖药物认知度较低，采用通俗易懂的语言对地芬诺酯、美沙酮、曲马多等处方药的治疗作用、依赖性、遵医嘱用药的重要性及科学的戒断方法等进行健康宣教。

四、诊疗体会

复方地芬诺酯是一种常用的非特异性止泻药物，主要成分是地芬诺酯和阿托品。地芬诺酯是人工合成的哌替啶衍生物，是一种阿片类物质。地芬诺酯对中枢神经系统产生镇静、镇痛作用；作用于肠壁阿片受体，可提高胃肠道平滑肌的张力，起到收敛、止泻作用；同时可以激动阿片μ受体，产生欣快感。本案例中，患者滥用复方地芬诺酯的主要原因是缓解慢性腹泻症状，由于治疗方法不科学，导致滥用剂量越来越大、次数越来越多，多次自行戒断均未成功，对戒断产生恐惧心理。

治疗上，与其他阿片类药物依赖相似，主要是积极控制戒断症状。但是，本例患者既往有长期腹泻症状，戒断会出现严重的腹泻等胃肠道反应，甚至可致严重水、电解质紊乱。因此，在控制戒断症状的同时应注意胃肠道症状的治疗。

五、专家点评

复方地芬诺酯片依赖表现与其他阿片类物质依赖表现相似，依赖性呈中等强度。复方地芬诺酯片是常用的止泻药，不规范使用或非医疗目的使用都会形成依赖，因此科学规范使用是预防药物依赖的重要措施。

（彭雄军　张保利　康玉华）

参 考 文 献

黄威巍，徐荣海. 2005. 海洛因依赖者自我戒毒行为调查分析. 中国药物滥用防治杂志，11（5）：284-286.
姜佐宁，万文鹏. 1992. 药物滥用临床治疗・检测・管理. 北京：科学出版社，31.
金有豫. 2001. 药理学. 第 5 版. 北京：人民卫生出版社.
李钧. 2007. 可致依赖性药物及其管理. 北京：化学工业出版社.
陶燃，李邦合. 2005. 地芬诺酯依赖 2 例临床报告. 中国药物依赖性杂志，14（6）：447.

案例 57　美沙酮滥用伴焦虑抑郁

一、病案介绍

1. 病史

患者男性，37 岁，已婚，企业经营者，温州人，因“服用美沙酮 5 年，伴抑郁、焦虑 1 年”于 2019 年 4 月 27 日入院。患者自述 2002 年因好奇烫吸海洛因并逐渐形成依赖，2006 年改为静脉注射海洛因。2014 年 8 月为戒断海洛因开始口服盐酸美沙酮 80～100mg/d。3 个月后，患者想停用盐酸美沙酮，但停药 18～24 小时即可出现流泪、打哈欠、忽冷忽热、周身肌肉酸痛等不适症状，并且心情烦躁、严重失眠，有强烈的渴求感，再次口服美沙酮后上述症状迅速缓解。几年来，患者以美沙酮维持为主，经常混合吸食海洛因。曾多次在强制戒毒所和自愿戒毒医院治疗均未成功。否认使用其他合成类毒品及精神活性物质。自服用美沙酮以来，患者饮食不佳、严重失眠，常感疲乏，大便秘结，自我控制力差，容易冲动、发脾气。无幻觉、妄想等精神症状，无自伤、伤人行为，无昏迷、意识障碍、抽搐。2018 年 3 月开始，患者出现明显情绪低落，不愿意说话，不愿意参加社交活动，兴趣缺乏，经常无故担心家人及自己的身体健康，担心生意上合作的弟弟会突然撤资。近几个月患者有意减少美沙酮用量至 30～40mg/d。为彻底戒断，遂来笔者所在医院就诊。

2. 体格检查

体温36.9℃，脉搏102次/分，呼吸23次/分，血压120/90mmHg。发育正常，神志清楚，精神委靡，营养中等，慢性病容，自动步入病房，对答切题，查体合作。皮肤、黏膜无皮疹、黄染及出血点，浅表淋巴结无肿大。头颅无畸形，面色晦暗。双眼结膜无充血、水肿，巩膜无黄染，双侧瞳孔等大等圆，直径3.5mm，对光反射存在。口唇无发绀，颈软、无抵抗，无颈静脉怒张，气管居中，甲状腺无肿大。胸廓双侧对称，呼吸运动均匀，两肺呼吸音清，未闻及干、湿啰音。心率102次/分、律齐，心音稍低钝，各瓣膜听诊区未闻及杂音。腹部平坦，无腹壁静脉曲张，全腹无压痛和反跳痛，肝脾肋下未触及。脊柱和四肢对称、无畸形，肌力正常，未见静脉针刺痕，双下肢无水肿。

3. 精神专科检查

患者情绪低落，注意力不集中，记忆力下降；情感易诱发，稳定性差；意志减弱，对生活和工作没有信心；未引出幻听、幻视及其他感知觉综合障碍。其余未见明显异常。

4. 辅助检查

血尿常规检查正常。血生化、电解质、肾功能、心肌酶检查均正常。传染病筛查：HCV抗体阳性，TPPA抗体、HIV抗体阴性。肝功能：ALT 134U/L，AST 78U/L，GGT 69U/L。心电图检查正常，腹部B超检查未见明显异常。

尿液依赖性物质定性试验：美沙酮阳性，吗啡、甲基苯丙胺、氯胺酮均为阴性。

5. 心理测评

焦虑自评量表（SAS）测评：58分，提示轻度焦虑；抑郁自评量表（SDS）测评：71分，提示中度抑郁。出院前再次测评，结果显示无焦虑，轻度抑郁。

二、诊断思维过程

1. 诊断与诊断依据

依据ICD-10疾病诊断标准，结合病史、临床表现和辅助检查，临床诊断：①使用阿片类物质（美沙酮）依赖综合征；②抑郁症（中度）；③丙型病毒性肝炎。

诊断依据：①患者海洛因滥用史12年，为戒断海洛因服用美沙酮5年；②对美沙酮有明显的躯体依赖症状，停用美沙酮18～24小时即可出现流泪、打哈欠、忽冷忽热、周身肌肉酸痛等戒断症状，再次服用后不适症状缓解；③患者丧失原有的兴趣爱好，无法正常工作和生活；④出现情绪低落、兴趣缺乏及严重失眠等；⑤经常无故担心家人及自己的身体健康，担心生意上的合作者会突然撤资；⑥未引出幻听、幻视及其他感知觉综合障碍；⑦尿液吗啡、甲基苯丙胺、氯胺酮检测均为阴性，美沙酮为阳性；⑧丙型肝炎病毒抗体阳性。

2. 鉴别诊断

临床需要与曲马多、氨酚羟考酮、海洛因及含有可待因的止咳药滥用鉴别；抑郁症需与原发性心境障碍、精神分裂症鉴别。

（1）与曲马多依赖综合征鉴别：盐酸美沙酮与曲马多都是强效止痛药，长期不规范使用容易形成依赖，停用或减量都会出现流泪、打哈欠、忽冷忽热、周身肌肉酸痛等戒断症状。但患者滥用物质种类明确，尿液美沙酮定性检测阳性，所以鉴别不难。如果患者拒绝提供病史或怀疑患者所提供病史的真实性，可以进行毛发毒品痕迹检测。

（2）与海洛因依赖综合征鉴别：盐酸美沙酮与海洛因均属阿片类物质，其药理特征和戒断症状相同。但是，海洛因的使用方式是烫吸或者静脉注射，尿液吗啡检测为阳性，美沙酮滥用者尿液吗啡检测为阴性，因此从滥用方式、尿液毒理检测等可以鉴别。

（3）与止咳药依赖综合征鉴别：盐酸美沙酮与含有可待因的止咳药的服药方式和急性戒断症状相同或相似，但药理特性略有区别，止咳药以镇咳作用为主。含有可待因的止咳药尿液吗啡检测为阳性，口服盐酸美沙酮患者尿液吗啡检测阴性，故可以鉴别。如果患者拒绝提供病史或怀疑患者所提供病史的真实性，可以采取毛发毒品痕迹快速检测加以鉴别。

（4）与原发性心境障碍鉴别：脑器质性疾病、躯体疾病、某些药物和精神活性物质等均可引起继发性心境障碍。继发性心境障碍有明确的器质性疾病、某些药物或精神活性物质使用史，体格检查有阳性体征，实验室检查有相应指标的改变；继发性心境障碍可出现意识障碍、遗忘综合征及智力障碍。原发性心境障碍除谵妄性躁狂发作外，无意识障碍、记忆障碍及智力障碍。继发性心境障碍的症状随原发疾病病情的消长而波动，原发疾病好转，或在有关药物停用后，情感症状相应好转或消失。继发性心境障碍既往无心境障碍发作史，而后者可有类似的发作史。

（5）继发性心境障碍与精神分裂症鉴别：心境障碍以心境高涨或低落为原发症状，精神病性症状是继发的精神分裂症以思维障碍为原发症状，而情感症状是继发的；心境障碍患者的思维、情感和意志行为等精神活动是协调的，而精神分裂症患者的精神活动是不协调的；心境障碍呈间歇性病程，间歇期基本正常；精神分裂症多数呈发作进展或持续进展病程，缓解期常有残留精神症状或人格改变。

三、治疗过程和结果

参照《阿片类物质使用相关障碍临床诊疗指南》，采用生物、心理及社会干预在内的综合治疗。治疗目标是使患者维持物质戒断，促成生理、心理和社会功能的全面康复。

治疗方案：①使用戒断阿片类药物进行序贯式替代递减治疗；②加强支持对症处理，促进物质代谢；③积极开展心理认知行为治疗；④采用经颅磁刺激治疗及其他物理治疗；⑤积极拓展家庭治疗，建立家庭治疗联盟和支持体系。

1. 药物治疗

入院后维持美沙酮 40mg/d 治疗 1 天后开始剂量递减，在美沙酮 10mg/d 时停药，改为丁丙诺啡舌下片替代递减治疗。给药时机是停用美沙酮后患者出现戒断症状时，此时再开始含服丁丙诺啡舌下片。起始剂量为 4mg，观察戒断症状，控制不完全时分两次增加丁丙诺啡至 10mg。患者无明显不适症状，次日继续维持 10mg 含服。然后逐渐递减至停药，7 天后完成递减停药并增加罗通定、洛非西定等非阿片类药物缓解稽延性症状。戒断症状控制完全，四肢、腰背酸痛症状很快缓解并消失。针对患者的情绪低落、焦虑抑郁症状，入院后给予度洛西汀 30mg、阿普唑仑片 0.8mg 治疗。给予联苯双酯滴丸、B 族维生素等护肝降酶治疗。偶有入睡困难时，口服佐匹克隆片辅助睡眠。

2. 心理治疗

因患者伴有抑郁和焦虑症状，入院前期心理医生对患者进行了抑郁和焦虑自评量表测评，结果显示患者存在轻度焦虑和中度抑郁倾向。参考量表结果，心理医生邀约患者进行访谈，访谈过程中发现患者除物质依赖问题外，当前还存在自制力差、易冲动、兴趣缺乏等问题。此外，通过访谈，心理医生还发现患者焦虑与易冲动的性格有关，兴趣缺乏和抑郁情绪有关，物质依赖是导致抑郁的主要原因。

基于首次访谈所获取的资料，心理医生同患者协商并确定如下心理干预方案：①在院期间围绕物质依赖问题、自制力问题开展 15 次心理咨询；②每次咨询患者本人需完成心理医生布置的“家庭作业”；③出院前患者需配合心理医生完成出院前心理评估。治疗前期以建立关系为主，通过摄入性访谈收集患者资料，了解患者吸毒病史、对美沙酮的认知及复吸的原因。治疗中期以缓解躯体不适、支持性访谈为主，重点处理自制力差等问题。治疗后期，主要运用动机强化理论来强化患者的治疗动机，以此引导患者合理规划出院后生活，重新建立良好的人际支撑系统，最终达到淡化心瘾的目的。患者在院期间经系统药物治疗和心理治疗后，出院前期复测焦虑和抑郁量表，结果显示已正常。

3. 专科护理

①患者入院时情绪不稳，自制力差，易冲动，密切观察其情绪和行为变化，防止冲动、毁物、自伤及伤人等意外事件的发生。②严格检查随身物品，防止毒品带入病区。③及早发现戒断症状，报告医生及时处理，防止诱发不良情绪和冲动行为，减轻患者痛苦。④发放口服药时，做到服药到口，防止藏药后一次性大量服用。⑤基础护理。规范作息，培养良好的卫生习惯，改善便秘和睡眠。⑥心理护理。缓解和改善焦虑抑郁情绪。⑦传染病护理。个人物品专人专用，防止交叉感染。

4. 其他辅助治疗

患者入院后第 1 周主管康复医生查房，患者表现为失眠、精神疲倦、食欲缺乏等症状，舌淡、苔黄腻、脉濡。为改善睡眠，康复医生给予经颅磁刺激及脑功能康复治疗；配合耳豆压穴治疗，取神门及心、脾的耳穴反应区；给予中药藏红花沐足熏蒸治疗；鼓励并督促患者积极参与八段锦、气功、体操练习。

患者住院 1 个月，稽延性戒断症状逐渐消失，精神状态好，睡眠明显改善，情绪平稳，抑郁症状明显缓解，主动寻求心理医生帮助，制订出院后康复计划。出院前心理测评：焦虑自评量表测评 50 分，提示轻度焦虑；抑郁自评量表测评 53 分，提示轻度抑郁。出院 1 周后回访，患者情况稳定，保持操守，开始恢复工作。

四、诊疗体会

美沙酮维持治疗（MMT）是针对海洛因等阿片类药物依赖者的一种替代性疗法，同时也是控制海洛因滥用及降低艾滋病、肝炎等传染性疾病的有效措施，是目前我国主要戒毒方法之一。随着我国社区美沙酮维持门诊治疗的逐渐增多，产生了一系列社会心理问题。鲁文兴等对 340 例美沙酮维持治疗患者的调查研究显示，伴有焦虑症状者占 35.9%，抑郁症状者占 66.85%。刘建波等研究显示，127 例美沙酮维持治疗的海洛因滥用者中抑郁症状阳性率高达 91.3%。研究者认为，患者的焦虑抑郁情绪与文化程度、年龄、社会支持等因素有关。故建议在进行美沙酮替代治疗时应关注患者的心理问题，加强心理疏导，重视家庭和社区支持，有利于患者保持情绪稳定，提高治疗依从性，延长操守保持时间，降低脱失率和复吸率，提高治疗效果。

本例患者使用美沙酮口服液最初是为了戒断海洛因，服用一段时间后出现了抑郁情绪、焦虑状态，这可能与长期大剂量服用美沙酮有关。治疗中应用丁丙诺啡舌下片序贯式替代递减治疗，有效控制急性戒断症状和缓解后期稽延性症状，使之平稳过渡，增强患者的自信心和治疗依从性。全程性的心理沟通和疏导，以及家庭和社会支持治疗对缓解焦虑抑郁情绪、保持操守具有重要作用。

五、专家点评

盐酸美沙酮（简称美沙酮）为阿片μ受体激动剂，具有与吗啡相似的强效镇痛作用，大剂量使用可产生呼吸抑制、缩瞳、镇静等毒副作用。美沙酮口服吸收良好，服药后 30 分钟起效，4 小时血药浓度达高峰，作用持续 24～36 小时。与吗啡相比较，具有作用时间较长、不易产生耐受性、药物依赖性低的特点，是目前替代吗啡的主要麻醉性镇痛药。在治疗过程中要关注患者伴随的焦虑抑郁症状，在控制美沙酮戒断症状和稽延性症状的同时，积极开展抗焦虑抑郁的药物治疗及心理治疗，努力提高治疗效果。

（李赛民　王和燕　章泽栋）

参 考 文 献

孔晓岚，赖文红. 2014. 美沙酮维持治疗人群心理障碍的治疗方法. 预防医学情报杂志，30（1）：68，72.

李君，李晨虎. 2017. 美沙酮维持治疗患者心理状况调查及相关因素分析. 中国药物滥用防治杂志，23（4）：219-221，233.

刘建波，地力夏提. 亚合甫. 2006. 海洛因成瘾者焦虑、抑郁情绪与艾滋病高危行为的关系. 中国行为医学科学，15（11）：1001，1002.

刘晓滨，宋志彬. 2006. 拉莫三嗪对海洛因依赖者抑郁及焦虑障碍的治疗作用. 中国行为医学科学，15：831.

杨莉. 2017. 美沙酮维持治疗门诊患者抑郁、焦虑和失眠症状的诱发原因分析. 航空航天医学杂志，28（6）：669，670.

周静芳. 2015. 预见性护理模式对美沙酮维持治疗患者抑郁情绪的干预效果. 心理医生，21（12）：213，214.

案例 58　美沙酮依赖伴抑郁、焦虑和性功能障碍

一、病案介绍

1. 病史

患者男性，42 岁，因“反复使用海洛因 10 年，口服美沙酮 10 年，要求戒断美沙酮”于 2019 年 9 月 16 日入院。患者于 1998 年 11 月在朋友引诱下开始吸食海洛因，吸食后有头晕、恶心等不适症状，同时伴有欣快、舒适感。以后吸食剂量不断加大，约 1.0g/d。吸食后欣快愉悦、身体舒适，减量或停用半天则会出现流涕、全身疼痛、失眠、焦虑等严重的不适症状，再次吸食海洛因后不适症状即可消失。为追求更好的感觉和减少使用剂量，患者在烫吸海洛因 1 年后改为静脉注射，4～5 次/天，海洛因使用剂量为 2.0g/d。随着时间延长，注射海洛因后的舒适感越来越弱，经常出现周身不适、睡眠困难、心悸气短、食欲缺乏、大便秘结，性功能明显降低，并且因为不能正常工作而经常大发脾气。曾经多次在家自戒或到医院戒毒治疗均未成功，对药物的渴求感特别强烈。2009 年开始美沙酮替代海洛因门诊维持治疗，美沙酮口服剂量最大 90mg/d，以后逐渐减量至 35mg/d。服用美沙酮期间，能坚持每天上班，未再使用海洛因。但性功能一直没有改善。曾多次尝试戒断美沙酮，但每次美沙酮减量至 30mg/d 时，就出现周身不适、关节痛、皮下蚁咬感、严重失眠等戒断症状。自海洛因滥用以来无昏迷、抽搐、大小便失禁，记忆力下降明显，性功能下降明显，处于性无能状态，体质变差，社会活动能力减弱。

2019 年 5 月开始，患者为寻求戒断美沙酮曾到国内多家戒毒医疗机构治疗。用丁丙诺啡舌下片替代递减美沙酮治疗 1 个月，美沙酮停止服用，但每日需要 0.4mg 以上的丁丙诺啡舌下片维持治疗，否则会出现焦虑不安、下肢疼痛等难以忍受的症状。患者在门诊治疗半个月，症状持续不缓解，出现入睡困难、易醒、心情烦躁、情绪低落、生活无望等表现，7 月初，患者再次入院治疗。入院后行丁丙诺啡+纳洛酮冲击疗法治疗 3 天，过程顺利，患者停用丁丙诺啡含片 1 周后出院。门诊口服阿普唑仑 0.4mg/次改善睡眠。但是，患者仍有全身乏力、下肢疼痛、严重失眠等症状，加上社区美沙酮维持治疗门诊就在家附近，故仅保持操守 10 天，患者又开始服用美沙酮。美沙酮从 20～30mg/d 迅速增加到 85mg/d，服用后上述症状立即消失。但是情绪仍然低落，整天愁眉苦脸，忧心忡忡，担心美沙酮戒不掉，甚至有自杀的想法；夜间伴有明显的尿频、尿急，无尿痛、尿不尽。在当地医院检查诊治，除发现前列腺轻度肿大外，未发现异常，认为还是因为吸毒导致的症状。故此，患者再次下决心来笔者所在医院治疗。

患者有慢性丙肝病史 10 年，未进行系统治疗；已婚，育有 1 子 1 女。吸烟 20 年，20 支/天。父母两系三代无精神病病史，无糖尿病、高血压病史。

2. 体格检查

体温 36.6℃，脉搏 78 次/分，呼吸 20 次/分，血压 128/80mmHg。神志清楚，精神状态

尚好，慢性病容，营养中等。全身皮肤、巩膜无黄染，浅表淋巴结无肿大。双侧瞳孔等大等圆，直径 3.0mm，对光反射灵敏。头颈部、心、肺、腹部、脊椎、四肢未见异常，未见明显注射针痕。生理性神经反射存在，病理反射未引出。

3. 精神专科检查

患者意识清晰，定向力完整，交谈合作；未查出感觉障碍，无幻觉、妄想等精神症状；注意力能集中，自知力完整；有抑郁、焦虑情绪。

4. 辅助检查

血尿常规检查正常。肝功能、肾功能、电解质检查未见异常。传染病筛查：HCV 抗体阳性，TPPA 抗体、HIV 抗体阴性。心电图检查正常。腹部 B 超检查显示肝、脾正常，双肾和膀胱未见异常，前列腺表面光滑、轻度肿大。

尿液依赖物质定性试验：美沙酮阳性，吗啡、甲基苯丙胺、氯胺酮均为阴性。

5. 心理测评

焦虑自评量表（SAS）测评：大于 60 分，呈中度焦虑症状；抑郁自评量表（SDS）测评：大于 73 分，呈重度抑郁症状。

二、诊断思维过程

1. 诊断与诊断依据

根据 ICD-10 疾病诊断标准，结合病史、临床表现和辅助检查，临床诊断：①使用阿片类物质（美沙酮）依赖综合征；②阿片类物质（美沙酮）所致抑郁障碍；③阿片类物质（美沙酮）所致焦虑障碍；④阿片类物质（美沙酮）所致性功能障碍；⑤丙型病毒性肝炎。

诊断依据：①烫吸和静脉注射海洛因 10 年，在美沙酮门诊维持治疗 10 年，阿片类药物使用 20 年；②海洛因滥用由间断性使用转变为规律性使用，由小剂量向大剂量转变，使用方式上也是由烫吸改为静脉注射，体现出耐受性不断增加的过程；③减量和停药后出现明显的流涕、全身疼痛、失眠、焦虑等戒断症状和难以忍受的躯体症状，重新用药后症状立即缓解和消失，表现出明显的药物依赖性；④脱毒治疗后仍然伴有明显的焦虑抑郁、顽固性失眠、周身疼痛、性欲下降和性功能障碍等症状，以及强烈的心理渴求感；⑤伴随焦虑和抑郁情绪，以及心境低落和自杀念头等严重心理障碍；⑥心理测评显示中度焦虑症状和重度抑郁症状；⑦尿液毒物定性检查显示美沙酮阳性；⑧免疫学检测丙型肝炎病毒抗体阳性。

2. 鉴别诊断

患者在滥用海洛因和服用美沙酮期间，均单一使用相应的药物，除抽烟外，未使用其他任何精神活性物质，故无须与其他精神活性物质滥用鉴别。其焦虑、抑郁症状都是在服美沙酮期间和戒断美沙酮初期出现，以前没有抑郁和焦虑病史，目前仍考虑其焦虑、抑郁症状是美沙酮所致，暂不考虑与抑郁症、焦虑症共病的诊断。若这些症状随美沙酮的戒除而消失，即可证实该诊断。

患者青年时代性功能正常，随着海洛因滥用时间延长，性功能下降越来越明显，甚至性无能。在多家医院检查未见生殖系统器质性改变，故可以排除器质性性功能障碍。

三、治疗过程和结果

1. 药物治疗

（1）减停美沙酮：以患者入院时每天服用的美沙酮量（35mg）为起始量，每天减少5mg，同时给予洛非西定、罗通定和小剂量镇静类药物口服，减轻戒断症状，保证减停美沙酮能平稳进行。

（2）丁丙诺啡舌下片加纳洛酮治疗：在美沙酮降至5～10mg/d以下时，改用丁丙诺啡舌下片含服治疗，丁丙诺啡起始剂量为4mg、2次/天，每次用药30分钟后使用盐酸纳洛酮0.4mg静脉滴注。丁丙诺啡每天减少1mg至停药，纳洛酮用量不变。当丁丙诺啡递减停药后继续延长使用纳洛酮1天，如果有轻度不适症状可以加用小剂量镇静药。

（3）抗抑郁、焦虑治疗：患者入院后给予帕罗西汀40mg/d、阿普唑仑0.4mg/d抗抑郁、焦虑治疗。阿普唑仑使用不超过2周，帕罗西汀在出院后继续服用2个月。

患者美沙酮减量和逐渐停药过程顺利，未出现明显的戒断症状，情绪稳定。美沙酮逐渐递减至5mg/d时，改用丁丙诺啡舌下片加盐酸纳洛酮冲击治疗。丁丙诺啡每天递减1mg，纳洛酮用量不变。在丁丙诺啡递减停药后延长纳洛酮催促治疗1天，并接续盐酸纳曲酮50mg/d口服，连续服药3天，患者仍自觉心悸、胸闷、四肢乏力、失眠等不适症状，故停用纳曲酮。经抗焦虑、抑郁药物治疗后，患者的焦虑症状基本消失，抑郁症状明显缓解。

患者完成丁丙诺啡舌下片加纳洛酮冲击治疗10天后出院，自觉症状明显改善，一般状况好，食欲尚可，失眠和肢体酸痛症状基本缓解和消失。患者戒断成功，自信心明显增强。

加强对患者出院后第1个月的回访，保持每周两次以上的交流沟通。患者自觉症状明显缓解和改善，肢体酸痛感明显减轻，基本不使用镇静催眠药即可入睡，食欲好，体重增加明显，情绪好，性功能明显好转，偶有早泄。患者积极准备恢复正常工作。

2. 心理治疗

心理评估与诊断：患者有海洛因和美沙酮依赖20年的病史。多次戒毒治疗未成功，对能否戒除毒瘾信心不足。同时，患者由于家庭的原因戒毒愿望特别强烈，因此加重了患者的焦虑和抑郁情绪，而焦虑、抑郁症状也可以导致或加重阳痿、早泄等性功能障碍。入院初期的焦虑自评量表和抑郁自评量表测评结果均支持临床诊断，提示有中度焦虑倾向和有重度抑郁倾向。患者的焦虑和抑郁症状在情绪不稳、记忆力下降、严重睡眠、性功能下降等多方面都有明显的表现。

患者的性功能问题和睡眠问题可能与长期使用海洛因和美沙酮有关，为阿片类物质引起的躯体症状，故暂不纳入心理治疗范围。但是，阿片受体激动剂对男性性腺轴有显著影响的药理作用需要向患者进行科普讲解，形成治疗共识，从而提高治疗依从性。因此，院内心理治疗以努力缓解患者焦虑、抑郁症状为重点。

心理干预计划与进程：患者入院后，心理医生主动邀约患者，并告知心理干预工作的计划及内容。患者表示愿意尝试不同种类的心理干预，如团体工娱活动和个体心理咨询。首次接触时发现患者的逻辑思维能力较好，故计划首先采用认知行为疗法，另外引用部分积极心理学方法进行日常干预。第 2 次接触时同患者协商个体咨询安排。由于患者曾是军人，在执行力方面较好，在院期间严格遵守时间接受个体咨询，多次咨询后患者焦虑和抑郁症状明显缓解。出院前复测焦虑自评量表和抑郁自评量表，结果显示焦虑和抑郁症状已经缓解。

3. 专科护理

①重点做好心理护理。建立良好的护患关系，共同探讨焦虑抑郁的原因并进行分析（戒断失败、长期使用美沙酮、伴随疾病等均可导致抑郁），由于患者戒断动机较强，对治疗和护理工作配合度较高，故护理人员鼓励患者参与住院期间护理计划的制订，提高其依从性和主动性。②安全护理。关注患者心理动态和行为改变，防止发生自残自杀等不良事件。③调整饮食结构，营养均衡，适量运动，改善睡眠和便秘，调节情绪。④海洛因滥用、吸烟、抑郁情绪等均可影响肝脏功能，加重原有肝脏损害，对患者进行健康宣教。⑤患者丙型肝炎病毒抗体阳性，故告知患者及其家属应采取相应的隔离措施，防止传染。⑥护理人员严格执行标准预防和无菌操作，防止交叉感染。

四、诊疗体会

1. 关于难治性美沙酮依赖综合征

戒治美沙酮依赖要比戒治海洛因依赖困难，这是患者本人及戒毒科临床医务人员的共识。丁丙诺啡联合纳洛酮的冲击疗法对难治性阿片类物质依赖综合征有明显效果，并且在临床实践中取得了比较好的效果。一般情况下，重度海洛因依赖者经过美沙酮、丁丙诺啡和纳洛酮联合治疗都可在 2～3 周内完成脱毒戒断治疗，成功率比较高。成功的标准是，治疗结束后患者不用任何阿片类药物，也不用曲马多等药物，没有明显的戒断症状。本例患者下决心寻求戒断美沙酮已有半年多，先后在 3 家戒毒医院应用不同的方法治疗，均未成功。也接受过两次丁丙诺啡和纳洛酮联合冲击治疗，治疗后期仍然存在一定的稽延性戒断症状，从其治疗难度看，冠以难治性美沙酮依赖综合征是名副其实的。

2. 本例患者成功戒断美沙酮依赖的要素分析

本例患者虽然后期仍有轻微稽延性戒断症状，但对治疗效果还是比较满意的。其成功因素有以下几点：

（1）坚定的戒毒决心和毅力。患者曾经是军人，对年轻时误入歧途很后悔，戒毒决心比较强烈。在服药美沙酮 10 年间，未使用过一次海洛因。随着年龄的增长，逐渐认识到服用美沙酮也会给工作和生活带来极大不便，以及长期服用美沙酮所致的便秘、性功能障碍等给生活带来的困惑。尤其是伴随子女长大，做父亲的责任感是患者下定决心的重要因素。因此，即便戒断后期有身体不适症状，患者仍然坚持控制自己，保持操守，为动机强化治疗奠定了基础。

（2）丁丙诺啡联合纳洛酮冲击疗法是能够停用包括丁丙诺啡在内的阿片类药物的重要手段，盐酸纳洛酮是关键药物。半激动半拮抗药理特性的丁丙诺啡可以替换与阿片受体结合的美沙酮，纳洛酮可以增加拮抗效应。同时，还可以刺激内源性阿片肽的释放，对抗疼痛，缓解情绪，消除失眠，以达到治疗目的。

（3）抗焦虑、抑郁治疗。患者入院时伴有严重的抑郁和焦虑症状，入院后给予帕罗西汀、阿普唑仑抗焦虑、抑郁治疗，消除了焦虑症状，减轻了抑郁症状，为其戒除美沙酮做好了铺垫。同时，积极的心理治疗是缓解和消除焦虑抑郁症状及缓解性功能障碍的重要方法。

3. 充分认识美沙酮依赖者的治疗难度

美沙酮维持治疗的时间越长，要求戒断美沙酮依赖的患者越多；随着服药时间的延长，戒除美沙酮依赖的难度也会越来越大。本案例应用纳洛酮冲击疗法治疗难治性美沙酮依赖获得成功，为今后临床治疗提供了宝贵的经验，值得进一步探索和研究。

五、专家点评

在阿片类物质依赖的脱毒治疗方面，戒除美沙酮依赖比较困难。这些患者的病程较长，经历过多种治疗方法，反复戒断、反复使用是其重要特点，顽固的稽延性戒断症状是复吸的主要原因之一，长期药物滥用导致心理行为异常是依赖治疗的最大障碍。本案例介绍的成功治疗方法，从临床特点、伴随症状、治疗方法、成功原因等多角度进行客观分析，为今后临床应用提供了宝贵经验。

海洛因和美沙酮的化学结构基本相同，基本药理作用一致，同为阿片受体激动剂，对男性性腺轴有相同的影响，都作用于下丘脑和垂体，通过抑制黄体生成素和促甲状腺激素的释放降低血中睾酮浓度，进而表现为男性性功能障碍、精液量减少、精子活动度下降。美沙酮维持治疗的目的和性功能障碍是一个矛盾的统一体，如果想达到好的美沙酮维持治疗效果，就需要使用足量的美沙酮。但是，较大剂量的美沙酮维持又会引起男性性功能障碍，从而导致患者生活质量和美沙酮维持治疗的依从性下降。因此，临床上要针对患者的不同情况和需求，选择不同的美沙酮维持剂量，减少不良反应。

（王文甫　张静威　李　静）

参考文献

陈银萍，王文甫，裴渝，等. 2017. 美沙酮、丁丙诺啡加纳洛酮联合治疗美沙酮依赖综合征的可行性及疗效评价——附 21 例美沙酮依赖脱毒的临床分析. 中国药物滥用防治杂志，23（4）：211-213.

王文甫，单飞豹，刘国阳，等. 2005. 纳曲酮冲击疗法治疗海洛因依赖快速进入抗复吸的临床研究. 中国药物滥用防治杂志，11（4）：193-197.

王文甫，单飞豹，刘国阳，等. 2008. 纳洛酮冲击疗法超快速脱毒的临床研究. 中国药物滥用防治杂志，14（4）：189-192.

王文甫，邬志美，刘国阳，等. 2008. 丁丙诺啡减轻纳洛酮冲击疗法不良反应的研究. 中国现代医生杂志，46（32）：27-29.

王文甫，邬志美，刘国阳，等. 2009. 丁丙诺啡、纳洛酮注射液超快速脱毒的临床研究. 医学临床研究，26（2）：292-296.

王文甫，邬志美，杨梅，等. 2010. 海洛因依赖者清晰状态下快速脱毒的临床研究. 中国药物滥用防治杂志，17（1）：13-17.

王文甫. 2008. 阿片类依赖快速脱毒治疗的评价. 中国药物滥用防治杂志，14（2）：99-101.

案例 59 哌替啶依赖致焦虑抑郁

一、病案介绍

1. 病史

患者男性，44 岁，因“反复肌内注射哌替啶 4 年余”于 2018 年 3 月 4 日住院。2014 年患者因“肾结石、肾绞痛”在当地医院就诊治疗，给予哌替啶 100mg 肌内注射，疼痛立刻缓解，并有发热、头晕，但同时有放松感。此后，患者每次肾绞痛发作均使用哌替啶 100mg 肌内注射治疗，连用 3～5 天，哌替啶剂量也逐渐增加至 400mg/d，使用后感到发热、头晕，但内心平静，有放松感。患者逐渐对哌替啶产生依赖，每日寻找各种理由要求注射治疗。中断用药或减少药物剂量 12 小时以上即可感到周身不适，表现为心悸、出汗、烦躁、坐立不安等，再次使用哌替啶注射液后，上述症状立即缓解。自 2016 年开始，患者感到对药物的依赖明显加重，经常出现情绪低落、愁眉苦脸、无精打采，与家人经常吵架，不愿意与人交流，工作拖拉。患者为戒断哌替啶依赖多次到戒毒医院住院治疗（具体治疗不详），症状好转出院。出院后最长操守保持约 1 周，多数情况是即刻寻找哌替啶注射。半年前，患者行“体外碎石术”，术后肾结石排出，未再出现肾绞痛症状。但是，患者仍以躯体不适为由四处觅药。患者末周使用哌替啶注射液 400mg/d，分 2 次肌内注射。2018 年 3 月 3 日，患者为戒断药物依赖再次来院，入院前注射哌替啶 200mg。自药物滥用以来，患者精神状态一般，睡眠欠佳，易醒、难入睡，烦躁、易发脾气，食欲较差，小便正常，经常大便秘结，无昏迷、抽搐，无呼吸困难。

2014 年在当地医院腹部 B 超检查提示“双肾结石，直径最大约 0.4cm”，诊断为“双肾结石”，给予对症治疗。2017 年 9 月行“双肾体外碎石术”。个人史、家族史无特殊。

2. 体格检查

体温 36.6℃，脉搏 77 次/分，呼吸 20 次/分，血压 120/76mmHg。神志清楚，双侧瞳孔等大等圆，对光反射正常，巩膜无黄染，口唇无发绀。胸腹查体未见异常。双上肢三角肌区域可见散在针刺痕，有压痛，无明显红肿及渗出物。脊柱、四肢无畸形，活动正常。

生理性神经反射存在，病理反射未引出。

3. 精神专科检查

患者意识清晰，衣着适时，年貌相符，满脸愁容，双眉紧蹙，接触可，对答切题；未引出幻觉、妄想等精神症状；情绪欠稳定，易发脾气，焦虑，过度关注躯体不适，常有坐立不安、手心出汗；兴趣缺乏，不愿与人沟通；意志减弱，自知力存在，社会功能部分受损。

4. 辅助检查

血尿便三大常规检查正常；生化、免疫和电解质检查均正常；心电图、腹部 B 超检查未见异常。

尿液依赖物质定性试验：吗啡阳性，甲基苯丙胺、氯胺酮阴性。

5. 心理测评

患者入院初期，抑郁自评量表（SDS）测评：标准分 72 分，呈中度抑郁；焦虑自评量表（SAS）测评：标准分 64 分，呈中度焦虑。症状自评量表（SCL-90）测评：躯体化（标准分 2.75 分）、焦虑（标准分 2.8 分）、敌对（标准分 3.33 分）、睡眠及饮食（标准分 3 分）均存在症状或异常。

二、诊断思维过程

1. 诊断与鉴别诊断

依据 ICD-10 疾病诊断标准，结合病史、临床表现和辅助检查，临床诊断：①使用阿片类物质（哌替啶）依赖综合征；②阿片类物质（哌替啶）滥用致焦虑抑郁障碍；③肾结石。

诊断依据：①滥用哌替啶 4 年余，药物依赖诱因明确，药物耐受性逐渐增加；②对依赖药物滥用行为的开始、结束及剂量难以控制；③减少或中断使用依赖药物即出现心悸、出汗、烦躁、坐立不安、打哈欠、流泪、起鸡皮疙瘩等不适症状，再次使用后，上述症状即可缓解；④对依赖药物有强烈的渴求感和强迫性觅药行为；⑤因药物滥用逐渐出现易发脾气、情绪低落、愁眉苦脸、焦虑、兴趣缺乏、不愿与人沟通、意志减弱，日常生活和工作受到影响；⑥局部检查可见双上肢三角肌区域有散在注射针痕，有压痛、无红肿；⑦尿液检测吗啡阳性。

2. 鉴别诊断

依据 ICD-10 疾病诊断标准，主要与海洛因、含有可待因的止咳药等精神活性物质滥用鉴别。这几种物质的大部分戒断症状相同或相似，例如，都会出现流泪、打哈欠、忽冷忽热、周身肌肉酸痛等戒断症状，尿液吗啡检测均为阳性。但根据滥用物质性状、来源、滥用方式等可鉴别。

三、治疗过程和结果

依据《阿片类物质使用相关障碍临床诊疗指南》，采用美沙酮或丁丙诺啡舌下片进行替代递减治疗。这是阿片类药物依赖脱瘾治疗的两种经典药物。可以根据患者的病情制定10天或21天的个性化脱毒治疗方案。21天美沙酮替代递减法的优点是替代递减时间充足，戒断症状较轻，给药方便，患者容易接受等。但新的研究表明，盐酸丁丙诺啡特殊的药理特性更适合用于阿片类药物依赖的替代治疗和脱瘾治疗，并能抑制阿片类依赖者使用阿片类药物和抑制强化作用。本例患者使用哌替啶的时间较长、剂量中等，规律性肌内注射，体重约70kg，故首选丁丙诺啡舌下片替代递减治疗。根据临床治疗情况调整用药剂量，逐渐递减至停药，后期辅以洛非西定、罗通定等药物对症治疗。同时，给予抗焦虑和抗抑郁药物治疗，缓解焦虑抑郁症状和失眠等稽延性戒断症状。辅以物理治疗、中医治疗及心理治疗，不断强化戒断动机，进行毒品危害知识宣教，加强认知行为矫正训练等，有助于保持操守，康复后回归社会。

1. 药物治疗

入院后患者出现较明显的戒断症状，首次给予丁丙诺啡舌下片剂量为4mg，观察患者的急性戒断症状控制情况，逐渐增加2～4mg，直至戒断症状控制，首日剂量不超过12mg。本例患者首日丁丙诺啡剂量为6mg，维持治疗2天后开始逐日递减，第6天丁丙诺啡减至0.5mg时开始增加洛非西定片、罗通定、高乌甲素片等辅助性对症治疗，第8天完成丁丙诺啡停药，患者病情平稳，无急性戒断症状，焦虑症状明显缓解。患者入院后给予口服丁螺环酮、B族维生素等药物，睡眠改善，情绪平稳，对药物依赖的认知程度和治疗依从性明显提升。

2. 心理治疗

由于患者在院治疗时间有限，故心理治疗主要为帮助患者适应治疗环境、建立咨询关系、开展治疗访谈和家庭治疗。①采用SAS、SDS、SCL-90三种心理量表对患者进行测评，了解和分析患者的焦虑、抑郁情绪；②充分利用患者家属陪护机会开展每日心理陪护治疗。针对本例患者主要采取认知行为疗法，帮助患者及家属（妻子）识别双方在互动过程中的自动化思维、核心信念及这些思维和信念对关系的影响，并评估这些影响与药物依赖之间的相关性。虽然只有3次心理治疗，但是患者与家属的关系有明显改善，并与咨询师商定出院后的家庭心理治疗。

3. 专科护理

①基础护理。根据患者喜好给予营养丰富的饮食，改善食欲；鼓励患者增加白天活动量，多饮水，改善便秘，必要时遵医嘱使用开塞露；改善睡眠，提高睡眠质量。②观察稽延性戒断症状和药物不良反应。③评估患者皮肤、黏膜有无红肿、压痛及硬结，上肢三角肌给予热敷，减轻疼痛，注射给药时尽量选择臀部肌肉。④疼痛评估。评估患者疼痛的部位和程度。⑤心理护理。指导患者采用放松技术、转移注意力等减轻戒断症状、疼痛、失眠等导致的焦虑抑郁情绪。⑥健康教育。患者戒断动机较强，但对药物依赖性认知缺乏，

从哌替啶的药理作用、依赖机制、治疗等方面进行宣教。

患者住院 15 天后出院，完全停用阿片类药物，睡眠明显改善，情绪平稳，未见明显焦虑、抑郁表现，急性戒断症状消失，稽延性戒断症状不明显，患者及家属对药物依赖的认知明显提升。

四、诊疗体会

1. 哌替啶的药理作用

哌替啶为人工合成的阿片受体激动剂，属于苯基哌啶衍生物，是一种临床应用的合成镇痛药，其作用和机制与吗啡相似，临床应用与吗啡也相同，具有明显的镇痛、镇静、催吐和抑制呼吸作用。因此，哌替啶和吗啡一样，也极易产生依赖性，滥用会严重危害健康。

2. 哌替啶滥用致精神病性障碍的治疗

临床治疗多采用阿片类药物替代递减疗法，如美沙酮等阿片受体激动剂、丁丙诺啡舌下片等阿片受体部分激动剂等；或采用洛非西定、可乐定等α_2-肾上腺受体激动剂；并根据患者躯体症状或精神症状合理使用抗焦虑、抑郁药物。需要注意的是，阿片类依赖者普遍存在焦虑和抑郁症状，治疗躯体症状的同时要注意焦虑抑郁症状的治疗，还应注重心理康复和行为矫正，这对于保持操守具有重要意义。

3. 科学使用和规范管理是防止药物依赖的重要环节

吗啡、哌替啶、美沙酮、二氢埃托啡、芬太尼、丁丙诺啡等阿片类药物具有很强的临床镇痛效果，使用不当可形成依赖，对本例患者由于“肾结石、肾绞痛”注射哌替啶导致的药物依赖要引以为戒。产生药物依赖后，患者常采取欺骗、伪装、诈病等手段觅药，临床医生对患者的病症要有准确的判断和鉴别，避免加重患者对药物的依赖。

五、专家点评

目前哌替啶已成为临床应用最广的人工合成的麻醉性镇痛药，在临床工作中，为预防发生与本例类似的药物依赖，临床医生在使用哌替啶时应充分认识该药的依赖性及依赖后所造成的危害。对于伴有躯体疼痛症状的疾病，应着眼于病因治疗，哌替啶的使用应从严掌握，使用时宜配合其他止痛方式，小剂量、间断性给药；同时，临床医生在治疗病因明确、以疼痛为突出表现的患者时，应详细询问患者既往此类药物的使用情况。而且，结合生物-心理-社会医学模式，临床还应加强对患者进行心理疏导和健康宣教，帮助患者提高对负性事件（如手术、疼痛等）的应对能力。

（宋新辉　李　兴　李　娟）

参考文献

曹天忠，李洪涛. 2004. 美沙酮与氯硝西泮治疗哌替啶依赖疗效分析. 辽宁医学杂志，18（6）：324，325.

潘文，米国琳，朱乐信. 2002. 可乐定治疗哌替啶依赖 18 例临床分析. 山东精神医学，15（4）：232，233.
蒲东华，韦彤，赫川. 1993. 自愿戒毒中哌替啶依赖 10 例分析. 云南医药，（4）：233.
闫黎明，张佰金，江开达. 1998. 医源性因素所致哌替啶依赖临床分析. 健康心理学，（2）：80，81.
杨黎华，牛何兰. 2009. 阿片类毒品、麻醉品的毒理药理分析及滥用的防止. 云南警官学院学报，（1）：44-48.

案例 60　曲马多滥用伴低钙血症

一、病案介绍

1. 病史

患者男性，28 岁，自由职业者，因“反复服用曲马多片 3 年，伴精神病性障碍 1 年”于 2018 年 6 月入院。2013 年 2 月患者在朋友的影响下首次烫吸海洛因 0.1～0.2g，吸食后有恶心、呕吐、嗜睡等表现。此后断续烫吸 2～3 次后出现欣快、舒适感，为追求这种感觉连续吸食海洛因 2 个月余，3～4 次/天。患者曾经想停止吸食海洛因，但是中断吸食 6～8 小时即出现流泪、恶心、呕吐、打哈欠、忽冷忽热、周身肌肉酸痛等明显不适症状，再次吸食后上述症状迅速缓解。为了追求更好的感觉，患者于 2014 年 3 月开始加大海洛因使用剂量，约 1.0g/d（600 元/g），分 3～4 次烫吸。患者曾经多次尝试自行戒毒和在戒毒医院治疗，但均未成功，戒断后出现周身肌肉酸痛、心悸、烦躁、严重睡眠障碍等症状。2015 年 5 月，患者逐渐停用海洛因并开始口服曲马多，4 片/次（200mg）、2～3 次/天。连续服用曲马多没有疼痛和失眠症状，而且感觉精神状态良好。有一次朋友聚会时听说多吃一些药片可以“上头”，此后患者开始加大曲马多服用剂量，30～40 片/天（1500～2000mg），3～4 个月后逐渐增至 50～60 片/天，分 2～3 次服用。连续服用 1 年，自觉心情愉悦、身体舒适、睡眠良好。曾经想停用曲马多，但停用 6～8 小时即出现流泪、打哈欠、忽冷忽热、周身肌肉酸痛等不适症状。几年来，患者曾多次自行戒断或减药，但均未成功。近 2 个月来，患者将曲马多减量至 24 片/天，分 2～3 次口服。患者开始频繁出现四肢痉挛、关节强直、肌肉剧烈疼痛等不适症状，持续时间 2～3 分钟，强行按压可以缓解，但肌肉酸痛明显，其间未出现晕厥、意识丧失、呼吸困难、大小便失禁等，无牙关紧闭、口吐白沫等表现。2018 年 6 月，患者在家人劝说下来笔者所在医院就诊，门诊以“曲马多依赖综合征”收入院。自从服用曲马多以来，患者记忆力下降明显，兴趣丧失，疲倦乏力，情绪不稳，自制力差，焦虑、烦躁不安。否认出现幻觉、妄想等精神症状。

患者否认既往有高血压、糖尿病、精神疾病等病史，否认脑外伤史和动物抓咬史。吸烟史 8 年，20 支/天，无饮酒嗜好。

2. 体格检查

体温 36.7℃，脉搏 85 次/分，呼吸 19 次/分，血压 125/74mmHg。神志清楚，精神状态差，面色晦暗，对答切题。双侧瞳孔等大等圆，直径 3.0mm，对光反射灵敏。呼吸平稳，双肺呼吸音清，未闻及干、湿啰音。心率 85 次/分、律齐，心脏瓣膜区未闻及明显杂音。腹平软，无压痛及反跳痛，肝脾肋下未触及。四肢无畸形，关节活动度正常，双下肢无水肿，未见静脉针刺痕。神经系统检查：感知觉正常，生理反射正常，病理反射未引出。

3. 精神专科检查

患者意识清晰，由家属陪同入院，接触交谈欠主动，性格偏内向，情绪低落，注意力不集中，焦躁不安；思维连贯，未引出幻觉、妄想等精神症状，无明显思维逻辑障碍；时间、地点、人物定向力完整，自知力完整，内心体验及情感反应与周围环境协调；智力正常，记忆力严重下降；意志略有减退，对毒品自我控制力差；无明显冲动及伤人行为。

4. 辅助检查

血尿常规、肾功能检查正常；肝功能：ALT 105.2U/L，AST 225.2U/L，GGT 125.1U/L；尿酸 521μmol/L，血清游离钙 0.93mmol/L。心电图检查正常；腹部 B 超检查提示肝、胆、脾、胰、双肾未见明显异常。

尿液依赖物质定性试验：吗啡阳性，甲基苯丙胺、氯胺酮阴性。

5. 心理测评

入院后心理量表测评结果显示：贝克抑郁自评量表（BDI-13）标准分 22 分，提示重度抑郁症状；社会支持测评量表标准分 19 分，提示社会支持程度低；症状自评量表（SCL-90）测评结果总评标准分 3.08 分，提示状态不佳，其中躯体化（2.67 分）、强迫（2.9 分）、人际关系敏感（3.44 分）、抑郁（3.69 分）、焦虑（3.0 分）、敌对（2.33 分）、恐怖（2.86 分）、偏执（2.83 分）、精神病性（2.7 分）、睡眠及饮食（4.14 分），提示以上各项均存在异常。

二、诊断思维过程

1. 诊断与诊断依据

根据 ICD-10 疾病诊断标准，结合病史、临床表现和辅助检查，临床诊断：①使用镇痛药物（曲马多）依赖综合征；②多药滥用；③低钙血症。

诊断依据：①反复滥用海洛因 2 年余，为戒断海洛因而开始服用曲马多 3 年，为追求舒适感使用剂量越来越大，对曲马多有强烈的渴求感及耐受性；②曲马多停用或减量后即出现周身肌肉酸痛、流泪、打哈欠、心情烦躁、失眠等明显的不适症状，再次服用后上述症状很快消失；③明知长期大剂量服用曲马多对身体有害，但不能摆脱使用欲望，曾多次进行戒断治疗均失败；④药物滥用以来，性格明显改变，兴趣丧失，社会功能严重受损；⑤近 2 个月频繁出现四肢痉挛，持续时间较短，无昏迷、意识丧失，无呕吐，血清钙明显低于正常值（0.93mmol/L）；⑥否认其他精神活性物质滥用史；⑦尿液吗啡检测阳性。

2. 鉴别诊断

（1）与海洛因滥用鉴别：曲马多与海洛因的戒断症状相同或相似，例如，都会出现流泪、打哈欠、忽冷忽热、周身肌肉酸痛等戒断症状，尿液吗啡检测均为阳性。但从滥用物质性状、来源、滥用方式等可鉴别。海洛因的滥用方式为烟吸、烫吸、肌内注射或静脉注射等，曲马多的滥用方式为口服。

（2）与含有可待因的止咳药滥用鉴别：曲马多与含有可待因的止咳药的戒断症状相同或相似，例如，均会出现流泪、打哈欠、忽冷忽热、周身肌肉酸痛等戒断症状，尿液吗啡检测均为阳性。但从药品的性状、患者所述滥用物质可以鉴别。毛发检测可以用来进行相关精神活性物质的鉴别。

（3）与癫痫发作鉴别：患者只限于四肢抽搐，时间短暂，可以缓解，无意识丧失、昏迷，无牙关紧闭和口吐白沫等，故可以鉴别。

三、治疗过程和结果

1. 药物治疗

患者入院后给予中西医结合治疗控制戒断症状，缓解焦虑抑郁情绪，补充钙剂缓解和消除四肢痉挛症状。丁丙诺啡舌下片起始剂量 12mg/d，含服，1 周内完成梯度递减，缓解急性戒断症状；洛非西定 0.2mg/次、3 次/天口服，控制稽延性戒断症状；唑吡坦片 20mg/次、多塞平片 50mg/次、3 次/天口服，抗焦虑抑郁和镇静；液体钙软胶囊 2.4g/次口服，葡萄糖酸钙注射液 2.0g/次静脉滴注，纠正低钙血症。

入院后，在监测血钙浓度的同时，给予小剂量葡萄糖酸钙注射液静脉滴注，同时口服葡萄糖酸钙制剂，入院第 3 天监测血钙浓度为 2.02mmol/L，随后只口服液体钙，血钙浓度保持正常。

2. 心理治疗

本例患者为海洛因和曲马多两种物质滥用，为戒断海洛因而使用曲马多并形成依赖，由于其躯体症状严重，多次戒断均未成功，其自信心受到挫折。因此，心理干预以动机强化和正念防复吸为主。设定的心理干预主要目标包括：①提高住院期间治疗的依从性；②强化戒断动机；③提供支持性心理治疗。

首先，提高住院治疗的依从性。心理医生通过个体心理访谈建立医患关系，增加患者对医生的信任感，减少治疗阻抗。采取工娱治疗的方式帮助其改善情绪，当其情绪有所改善时，再以此进行动机强化，增强治疗效果。

其次，通过日常心理陪护、个案访谈等方式，运用动机访谈技术，强化患者的戒断动机。

最后，为患者提供支持性心理治疗。物质依赖是慢性复发性脑部疾病，具有反复发作的特点。反复发作的病程，会对患者的戒断信心及动力有所影响，因此在院期间对患者进行必要的物质依赖知识宣讲，例如，物质依赖的发病特征，院后康复的基本规律等，提前做好预防性认知干预，帮助其出院后的康复及社会功能恢复。

3. 专科护理

护理评估：患者自吸食海洛因后，食欲欠佳，日常饮食不规律，失眠；近 2 个月来频繁出现四肢痉挛；辅助检查显示肝功能异常、低血钙、高尿酸血症；患者用曲马多替代海洛因以缓解症状，存在认知缺乏。

针对以上情况制定的护理措施：①遵医嘱给药，改善曲马多戒断症状和低钙血症，静脉滴注葡萄糖酸钙期间，严密观察局部皮肤情况及其他不良反应。②饮食护理。鼓励其规律及合理饮食，改善营养，提供适合患者口味的饮食，改善食欲；根据临床表现和辅助检查，提供高钙、低磷、低嘌呤饮食；鼓励患者多饮水，改善高尿酸血症。③入院初期，加强巡视，观察和评估患者有无四肢痉挛症状。④睡眠护理。患者入院前作息时间颠倒，入院后陌生环境、焦虑情绪、戒断和稽延性症状等可导致失眠，故积极指导并督促患者规律作息，教会患者改善睡眠的方法，提高睡眠质量。⑤健康教育。患者用曲马多戒断海洛因并形成依赖，存在明显的认知缺乏，故对患者进行曲马多和海洛因异同点、依赖性及危害性宣教，使其了解药物与毒品的区别，以及戒断毒品的科学方法；对低钙血症的病因、发病机制、临床表现等进行健康教育，教会患者对自身症状进行评估。

4. 其他辅助治疗

由于长期药物滥用导致生理功能受损，生活不规律导致营养状态欠佳和低钙血症，积极配合中医药康复治疗，给予中药汤剂调理的同时增加舒经活络的物理治疗，减轻和缓解急慢性戒断症状，减少依赖性药物的使用，改善饮食状况，促进机体康复。治疗后期，增加八段锦练习，增强体质。

四、诊疗体会

曲马多为非阿片类中枢性镇痛药，与阿片受体亲和力较弱，主要作用于中枢神经系统与疼痛相关的特异性受体，无致平滑肌痉挛和明显呼吸抑制作用，镇痛作用可维持 4～6 小时，具有一定的耐药性和依赖性。

1. 曲马多使用不当可导致依赖

本例患者因自戒海洛因而开始口服曲马多，4 片/次（200mg）、2～3 次/天，海洛因戒断症状得到控制后，为追求舒适感不断加大曲马多服用剂量，1500～2000mg/d。曲马多停用或减量 6～8 小时即出现流泪、打哈欠、忽冷忽热、周身肌肉酸痛等戒断症状。说明曲马多具有一定的致欣快性和依赖性，需要在专业人员指导下使用，否则会出现药物滥用和依赖。本案例在戒断海洛因的同时导致了处方药曲马多滥用依赖。

2. 曲马多和海洛因滥用可导致低钙血症

近 2 个月曲马多减量后患者出现反复四肢痉挛症状，无意识障碍、昏迷，无呕吐，持续时间短暂，可自行缓解。实验室检查结果显示血清钙明显低于正常值。因此，考虑是低血钙导致的痉挛。

引起低钙血症的主要原因有两个：一是长期大剂量使用曲马多、海洛因会导致假性醛固酮增多，引起水、电解质代谢紊乱。二是长期药物滥用导致生活饮食不规律，各类营养素摄入不足，导致低钙血症。当血液中的钙或镁处于低水平时，会直接影响神经末梢及肌肉的兴奋性，导致肌肉痉挛，甚至引起心律失常等。

3. 认知行为干预是防复吸的重要手段

患者有戒毒愿望，但如何保持戒断效果、预防复吸是康复期的重要工作。以正念为基础的认知行为干预是防复吸技术的理论基础。

正念干预主要从 3 个心理层面对物质依赖者的复吸渴求行为进行预防：①觉知能力。物质依赖者对此时此刻的想法、情绪和躯体等的觉察可以使其更好地识别渴求及高危情境中自身的反应，从而有意识地选择更合理的方式解决自身问题。②注意控制能力。帮助物质依赖者从行动思维模式转向存在思维模式，将注意力维持在当下的感受和体验，提高依赖者的执行控制力，减少自动化的觅药行为。③接纳态度。开放地接纳当下所有体验，减少依赖者的负性情绪，接纳不适症状，更好地管理自我。

五、专家点评

海洛因依赖和曲马多依赖是一种慢性、复发性脑部疾病，长期滥用会造成大脑受损、人格改变和社会功能受损。依赖者一定要到医疗机构接受规范治疗，切不可自我戒治或接受偏方治疗。否则不仅会增加医疗风险，还会因用药不当出现新的药物滥用依赖。本案例就是为戒断海洛因造成的曲马多滥用依赖。

（杜凤香　彭雄军　药忠科　杨小飞）

参 考 文 献

高璐，王嘉林，谢秀娟. 2017. 液相色谱电喷雾串联质谱同时测定复方甘草片中吗啡与磷酸可待因. 中国药师，20（3）：482-484.

王华. 2008. NMDA 受体拮抗剂治疗药物依赖的研究进展. 中国依赖性杂志，17（1）：6-11.

案例 61　曲马多依赖致癫痫大发作

一、病案介绍

1. 病史

患者男性，24 岁，广东梅州人，因“反复滥用盐酸曲马多 3 年伴癫痫发作”于 2017 年 5 月 13 日入院。患者自述于 2011 年 1 月在同学影响下口服“联邦止咳药”，初始时 1 瓶/天（120ml/瓶），服后略感头晕，但很快感到身体轻松、精力充沛，可以熬夜玩游戏而不困倦。半年后增加至 2～3 瓶/天，2014 年初每天高达 5 瓶。曾尝试在家自戒，但停服止咳药8小时左右即可出现心悸、烦躁、大汗、腹泻、肌肉酸痛等不适症状，再次口服止咳药30分钟后上述不适症状立即缓解，自知止咳药依赖。2014年2月，患者自行口服曲马多替代止咳药，4片/次（50mg/片）、3～4次/天。停止服用止咳药身体无明显不适。1周以后停用曲马多半天左右即出现心悸、烦躁、疲乏无力、关节酸痛、皮肤瘙痒、骨骼虫爬感、睡眠差等不适症状，再次服用2～3片曲马多后不适症状很快缓解，在此基础上再增加曲马多5～6片，就会感到身体轻松、欣快、注意力集中、话语增多，与喝止咳药的感觉相似。由于患者家里开诊所，获取药物比较方便，为追求欣快感曲马多用量逐渐增加。近1年来，患者口服曲马多50～60片/天，分4次口服。2016年2月曾一次顿服30片，服用后不久突然倒地抽搐、口吐白沫、意识不清，1～2分钟后恢复清醒。急送当地医院检查，门诊未发现明显异常，怀疑"癫痫发作"，未做特殊处理。患者近1个月口服曲马多40片/天。2017年5月13日，患者在家人陪同下来笔者所在医院治疗，入院前4小时一次性口服曲马多20片。入院时患者精神状态尚好，无流泪、打哈欠、出汗等明显戒断反应。在门诊接诊完毕去办理住院手续时，患者突然倒地、意识不清、呼之不应、牙关紧闭、口吐白沫、全身抽搐、小便失禁，初步诊断"癫痫大发作"。门诊医生立即施行抢救，掐人中、防咬舌，保持呼吸道通畅，防止呕吐物吸入，缓慢静脉注射地西泮10mg，患者抽搐持续约2分钟，清醒后对跌倒抽搐过程不能回忆。

患者既往无食物、药物过敏史，无头颅外伤史，无发热、寒战表现。烟龄5年，20支/天，否认冶游史。无精神病家族史。

2. 体格检查

体温36.8℃，脉搏100次/分，呼吸19次/分，血压130/80mmHg。神志清楚，发育正常，营养状况中等。皮肤、黏膜无黄染，无皮疹、出血点，左胸部文有龙形刺青。浅表淋巴结未触及。头颅正常，未见伤痕。巩膜无黄染，双侧瞳孔等大等圆，直径3.0mm，对光反射灵敏。颈软、无抵抗，气管居中，颈静脉无怒张。呼吸平稳，两侧呼吸运动对称，呼吸音清，未闻及哮鸣音及干、湿啰音。心率100次/分、律齐，无心脏杂音。腹平坦，无压痛和反跳痛，肝脾肋下未触及。脊柱和四肢无畸形，双下肢无水肿。生理性神经反射存在，病理反射未引出，脑膜刺激征阴性。

3. 精神专科检查

患者注意力集中，语速正常，思维连贯；未引出幻觉、妄想症状；无感觉及知觉障碍；近期记忆下降，反应能力较前慢，智力正常，自知力完整；意志减弱，烦躁易怒，行为冲动，自制力差。

4. 辅助检查

血尿常规检查正常；血生化、电解质检查正常。传染病筛查：乙肝五项、HCV抗体、TPPA抗体、HIV抗体均阴性。尿酸530μmol/L，肌酸激酶212U/L。心电图、腹部B超检查均未见异常。

尿液依赖物质定性试验：甲基苯丙胺、吗啡、氯胺酮均阴性。

5. 心理测评

患者拒绝进行心理测评。

二、诊断思维过程

1. 诊断与诊断依据

根据 ICD-10 疾病诊断标准，结合病史、临床表现和辅助检查，临床诊断：①使用镇痛药物（盐酸曲马多）依赖综合征；②多药滥用（止咳药、盐酸曲马多）；③继发性癫痫。

诊断依据：①患者有明确的反复滥用止咳药和盐酸曲马多共计 6 年的病史；②为追求欣快感和防止出现戒断症状服用剂量逐渐增大；③停用后出现心悸、烦躁、大汗、腹泻、肌肉酸痛、疲乏无力、皮肤瘙痒、骨骼虫爬感、睡眠差等不适症状，再次服用后不适症状立即缓解；④曾出现突然倒地、呼之不应、肢体抽搐、口吐白沫、意识丧失（癫痫发作），清醒后对抽搐症状无记忆，入院时再次癫痫大发作。

2. 鉴别诊断

患者是曲马多依赖诱发癫痫大发作，出现短暂意识障碍和抽搐，需要与海洛因、冰毒等精神活性物质滥用鉴别，以及与晕厥、癔症性抽搐、短暂性脑缺血发作等鉴别。

（1）与其他精神活性物质滥用鉴别：患者为戒断止咳药依赖而服用盐酸曲马多片。患者否认海洛因、冰毒等其他精神活性物质滥用史，无相关精神病性障碍表现，尿液毒理检测均为阴性结果，故可以鉴别。

（2）与晕厥鉴别：晕厥也是短暂的意识障碍，有时伴有短暂的上肢阵挛，需要和各种失神发作鉴别。血管抑制性晕厥前，患者大多有情感刺激或疼痛刺激史；静脉回流减少引起的晕厥多在持久站立、脱水、出血或排尿、咳嗽时出现；直立性低血压晕厥多在突然起立时发生；心源性晕厥多在用力或奔跑时出现。多数晕厥在发病前先有头晕、胸闷、黑矇等症状，而失神发作是突然发生，意识和体力的恢复也相对缓慢。本例患者有明确的药物服用史，且癫痫发作与药物服用有相关性，故可与之鉴别。

（3）与癔症性抽搐鉴别：癔症性抽搐常由精神刺激引起，发病比较缓慢，常有气闭、眩晕等表现，发作时意识清晰，有叫喊、哭笑、演说等行为，发作时表现为四肢强直或挣扎乱动，击打自己或他人，握拳时拇指在拳外。发作时面色正常或潮红，瞳孔正常。发作可因暗示而好转、终止或延长，一般能回忆发作的前后经过。脑电图多为正常。部分精神运动性发作的癫痫患者，尤其是慢性患者，大多具有不同程度的精神异常，包括情感反应。因此，发现癔症表现并不能排除癫痫。如果有精神运动性发作的依据，仍需进一步检查。本例患者有明确的药物服用史，且癫痫发作与药物服用有相关性，故可与之鉴别。

（4）与短暂性脑缺血发作（TIA）鉴别：TIA 是指颈动脉或椎-基底动脉系统一过性供血不足，导致供血区的局灶性神经功能障碍，出现相应的症状及体征。一般症状在 5 分钟内即达高峰，一次发作常持续 5～20 分钟，最长不超过 24 小时，可反复发作。TIA 多见于老年人，常有动脉硬化、高血压、冠心病、糖尿病等危险因素，症状持续数分钟至数小时不等，症状多局限于一侧肢体、面部等，可反复发作。体检可见眼底呈动脉硬化征象，脑电图检查多正常，头颅 CT 正常，少数可有腔隙性梗死。而癫痫发作可见于各年龄段，除老年人继发于脑血管病的癫痫外，前述的危险因素在癫痫患者中并不突出，癫痫发作持续的时间多为数分钟，极少超过半小时。局灶性癫痫的症状开始为一个上肢而后扩展到全身，发作后体检一般无异常，脑电图可发现局限性异常脑波或痫样波。本例患者有明确的药物服用史，且癫痫发作与药物服用有相关性，故可与之鉴别。

三、治疗过程和结果

参照《阿片类物质使用相关障碍临床诊疗指南》，采用生物、心理及社会干预综合治疗，包括非药物治疗和药物治疗，治疗目标是使患者维持物质戒断，促成生理、心理和社会功能的全面康复。

治疗方案：①使用阿片类戒断药物进行替代递减治疗；②加强输液支持，加速物质代谢；③积极开展心理认知行为治疗；④配合经颅磁刺激及其他物理治疗；⑤积极拓展家庭治疗，建立家庭治疗联盟和支持体系。

1. 药物治疗

因患者服用盐酸曲马多的时间较长、剂量较大，伴有癫痫大发作，并且多次自戒均因无法忍受戒断症状而再次服用曲马多，故采用美沙酮口服液、丁丙诺啡舌下片序贯替代递减治疗方案。

第 1 天给予美沙酮 30mg/次口服，根据患者的戒断症状控制情况调整药物剂量。给予丙戊酸钠缓释片 0.2g/次、2 次/天口服，预防癫痫发作。患者入院后经治疗无不适，美沙酮 50mg/d 过渡 2 天，按照每天 20%～30%的剂量逐渐递减。当美沙酮减量至 5mg/d 时停用，停用美沙酮第 2 天患者微感不适时立即给予丁丙诺啡舌下片 4mg 含服，不适症状很快缓解。第 2 天维持剂量，然后逐日递减 1mg、0.5mg 至停药，停用丁丙诺啡前增加罗通定片 90mg/次、3 次/天口服，缓解关节肌肉疼痛。给予地西泮或佐匹克隆片口服，改善睡眠和焦虑症状。

患者住院 21 天，戒断症状完全消失，关节肌肉疼痛明显缓解，睡眠改善，精神状态好，食欲正常。停药 1 周后顺利出院。出院后随访 6 个月，患者病情平稳，保持操守，已恢复正常工作，未再出现癫痫样发作。

2. 心理治疗

患者拒绝进行心理咨询与治疗。

3. 专科护理

①癫痫大发作护理。患者入院时突然出现癫痫大发作，将包有纱布的压舌板放于患者上下磨牙之间，以防舌咬伤和舌后坠堵塞呼吸道；将患者头偏向一侧，松开衣领和腰带，保持呼吸道通畅，防止分泌物过多造成呼吸道阻塞或吸入性肺炎；移除周围危险物品，防止碰伤；抽搐期间避免用力按压，防止骨折；大发作后给予营养丰富的饮食，补充体力。②患者行美沙酮口服液、丁丙诺啡舌下片序贯替代递减治疗，减少戒断症状，预防癫痫发作。同时注意美沙酮与镇静药物联合使用的不良反应。③健康教育。针对曲马多滥用的危

害和依赖性，以及曲马多滥用与癫痫大发作的关系等进行健康宣教，提高患者的治疗依从性和保持操守。

四、诊疗体会

1. 关于曲马多的致癫痫机制

有文献报道，曲马多依赖者有 21.2%的概率（7 例/33 例）出现癫痫大发作。导致癫痫大发作的机制可能与曲马多抑制突触后膜对 5-羟色胺的再摄取，从而使突触间隙 5-羟色胺水平升高有关。

2. 曲马多滥用导致癫痫大发作可能与曲马多滥用剂量有关

有研究者指出，曲马多滥用导致癫痫大发作与曲马多滥用剂量有关，导致癫痫大发作的常见剂量是 500～1000mg；当每次用量≥100mg，在多次用药后，或在一次服用量超过当时常用量的 1/3 时，出现不良反应的可能性更大；首次癫痫发作的时间与用药时间的长短无关，停用曲马多后癫痫可以消失。文献还指出，如果同时应用选择性 5-羟色胺再摄取抑制药（如舍曲林等）、三环类抗抑郁药、神经安定类药物（如氟哌啶等）、抗精神紊乱药等，癫痫发作的危险性将增加 2～6 倍。吸食毒品和酗酒者合并应用曲马多后更易发生癫痫。

3. 癫痫的救治与注意事项

癫痫的救治与注意事项包括：①立即将患者侧卧，防止呕吐物吸入气管，用附近的软性物（如衣物，扭成麻花状），塞入患者上下齿之间，防止舌咬伤。适当制动，防止自伤，解开衣领和裤带，保持呼吸道通畅，必要时吸氧。②在最短的时间内终止癫痫发作。按压和针刺人中、合谷等穴位，静脉注射或肌内注射地西泮、苯妥英钠等抗癫痫药物，必要时可合并使用地塞米松、甘露醇等。如果癫痫呈持续性发作或呼吸抑制明显，应做好气管插管和人工呼吸的准备。③对于合并苯二氮䓬类药物依赖者，应做好同类药物替代递减治疗，预防或减少癫痫发作。④脱瘾治疗过程中避免与降低癫痫发作阈值的药物如 5-羟色胺再摄取抑制药、三环类抗抑郁药、抗精神紊乱药、神经安定类药物合用。⑤合并使用氟哌利多、恩丹司琼、格雷司琼时应警惕可能出现的药物相互作用。⑥酗酒、颅脑损伤、有癫痫史、意识障碍、休克、呼吸异常的曲马多依赖者易出现癫痫发作，应提高警惕。

五、专家点评

（1）诊断要迅速、明确。本例患者曲马多药滥用史明确，曲马多依赖综合征的诊断不难，难的是入院时突然出现癫痫大发作时的诊断及鉴别诊断，因既往曾有一次类似发作，因而出现上述情况时，医生迅速做出癫痫大发作的诊断，并做了相应处理，未出现意外伤害。

（2）脱瘾治疗用药要平稳。曲马多戒断与其他阿片类药物戒断症状相似，应做到完全控制好戒断症状，有序平稳递减停药，否则患者的治疗依从性会变差。本例患者采用美沙酮、丁丙诺啡序贯递减治疗方案，整个脱瘾过程相对平稳，患者治疗依从性好。

（3）其他辅助治疗要兼顾。要强调的是，在治疗的后期应该加强以心理治疗为主的防复吸治疗。对于多次复吸的患者也可以选择阿片受体拮抗剂（如盐酸纳曲酮）维持治疗。

（杜凤香　张小波）

参考文献

韩萍. 2012. 剖析盐酸曲马多. 首都医药，8：42-44.

刘志民，张开镐. 2007. 曲马多的药理学特点及其依赖性调研. 药物不良反应杂志，9（2）：117-120.

施红辉，李荣文，蔡燕强. 2009. 毒品成瘾矫治概论. 北京：科学出版社.

王冬欣，张志涛. 2019. 曲马多致癫痫发作 1 例. 药物流行病学杂志，28（1）：67，68.

王维治. 2004. 神经病学. 北京：人民卫生出版社.

王文甫，陈银萍，陈敏，等. 2019. 33 例曲马多依赖住院患者资料分析. 中国药物滥用防治杂志，25（1）：21，22，30.

Boostani R，Derakhshan S. 2012. Tramadol induced seizure：a 3- year study. Caspian J Intern Med，3（3）：484-487.

Boyd IW. 2005. Tramadol and seizures. Med J Aust，182（11）：595，596.

案例 62　外伤性骨折镇痛致丁丙诺啡依赖

一、病案介绍

1. 病史

患者男性，50 岁，四川成都人，已婚，无业，初中文化，因“反复滥用丁丙诺啡舌下片 8 年伴失眠 2 年”于 2018 年 12 月 26 日入院。患者于 8 年前，因车祸伤致“左胫腓骨骨折”，术后为止痛遵医嘱含服丁丙诺啡舌下片 0.5mg/次、2 次/天，服药后疼痛缓解。约 1 个月后，患者感觉止痛效果比以前减弱，遂自行加大剂量和用药次数，1.0mg/次、3 次/天，止痛效果明显改善，身体舒适，心情愉快。服药 3 个月后，患者尝试停药，但是每次中断使用丁丙诺啡舌下片 6～8 小时即出现流泪、打哈欠、忽冷忽热、全身肌肉酸痛（双下肢为甚）等症状，再次含服丁丙诺啡舌下片 1.0mg 后上述症状即可缓解。为避免出现不适症状，患者以上述剂量维持用药。随后患者逐渐出现止痛效果不如以前，遂缩短用药间隔。同时患者出现生活不规律，晚上不睡觉，白天不起床，生活目标转移为四处觅药及追求服药后的感受，生活懒散，兴趣减少。2 年前，患者为缓解失眠症状每晚睡前口服艾司唑仑片 2.0mg，丁丙诺啡舌下片使用情况同前。服药 3 个月后，患者曾尝试停用艾司唑仑，但停用后即可出现烦躁、心悸，整夜难以入睡，次日无精打采、全身乏力，停药 2 天即无法坚持。此后，患者保持丁丙诺啡舌下片 1.0mg/次、3 次/天含服，艾司唑仑片 2.0mg 睡前口服。入院前 8 小时患者再次含服丁丙诺啡 1.0mg。来院时患者意识清晰、步态平稳，诉肩背部和双下肢肌肉疼痛较明显，无其他不适。

自患病以来，患者饮食一般，睡眠不好，精神状态不佳，注意力不集中，怕冷怕热，未出现晕厥、抽搐、意识丧失、大小便失禁等。否认高血压、冠心病病史，否认精神病病史。8 年前因车祸致“左胫腓骨骨折”，经手术治疗后目前已痊愈，其余无特殊。吸烟史 25 年，20 支/天，无饮酒嗜好。家族史无特殊。

2. 体格检查

体温 36.7℃，脉搏 99 次/分，呼吸 18 次/分，血压 130/78mmHg。神志清楚，精神一般，面色晦暗，对答切题，语言清晰。巩膜无黄染，双侧瞳孔略大等圆，直径 4.0mm，对光反射灵敏。双肺呼吸音清，未闻及干、湿啰音。心率 99 次/分、律齐，心脏瓣膜区未闻及病理性杂音。腹平软，无压痛及反跳痛，肝脾肋下未触及，肝、肾区无叩击痛，叩诊移动性浊音阴性，肠鸣音正常。四肢活动正常，肌力、肌张力正常，关节无肿痛。左下肢可见手术瘢痕，关节活动度正常，双下肢无水肿。神经系统检查：感知觉正常，病理反射未引出。

3. 精神专科检查

患者意识清晰，衣着整齐，年貌相符，接触可，对答切题；注意力集中，未引出幻觉及感知觉综合障碍，无思维形式及联想障碍；情绪稳定，内心体验及情感反应与周围环境协调；智力正常，记忆力下降；意志减弱，自我控制力差；自知力正常；社会功能部分受损。

4. 辅助检查

血尿常规、肾功能及心肌酶检查未发现异常。肝功能检查：ALT 45.2U/L，AST 54.2U/L，总蛋白 83.7g/L。尿酸 595.0μmol/L。血清游离钙 0.85mmol/L。心电图正常。腹部 B 超检查：肝、胆、脾、胰、双肾未见明显异常。

尿液依赖物质定性试验：吗啡、甲基苯丙胺、氯胺酮均阴性。

5. 心理测评

入院后，症状自评量表（SCL-90）测评，结果显示患者躯体化、睡眠、人际关系存在异常；抑郁、强迫、敌对、恐怖、精神病性等无异常。汉密尔顿焦虑量表测评：标准分 15 分，呈焦虑状态；汉密尔顿抑郁量表测评：标准分 5 分，无抑郁。

二、诊断思维过程

1. 诊断与诊断依据

根据 ICD-10 疾病诊断标准，结合病史、临床表现和辅助检查，临床诊断：①使用阿片类物质（丁丙诺啡舌下片）依赖综合征；②使用镇静催眠药（艾司唑仑片）依赖综合征；③多药滥用；④高尿酸血症；⑤左小腿陈旧性外伤性骨折（术后）。

诊断依据：①患者为中年男性，病程长，起病有明显诱因。为达止痛目的及获得愉悦感丁丙诺啡使用剂量逐渐增大，持续 8 年之久。②为缓解失眠症状每晚口服艾司唑仑片 2mg，持续 2 年。③停用丁丙诺啡舌下片 6～8 小时即出现流泪、打哈欠、忽冷忽热、关节肌肉酸痛（以双下肢为甚）等戒断症状。停用艾司唑仑后，烦躁、心悸，整夜难以入睡，次日无精打采、全身乏力，再次服用丁丙诺啡和艾司唑仑后症状可缓解。④曾多次尝试自戒，均因难以忍受戒断症状而放弃。⑤因长期使用药物，患者生活懒散，每日以如何买到丁丙诺啡含片和艾司唑仑片为生活中心。⑥左下肢可见手术瘢痕。⑦血清尿酸 595.0μmol/L。

2. 鉴别诊断

（1）与其他阿片类物质滥用鉴别：丁丙诺啡舌下片与海洛因、曲马多和氨酚羟考酮等其他镇痛药物相似，都具有药物依赖特点及停药后的戒断症状。但是，根据患者所提供的依赖物质种类和滥用方式等不难鉴别，尿液吗啡毒理检测可以明确诊断。

（2）与甲基苯丙胺滥用鉴别：该类患者有明确的甲基苯丙胺滥用史，主要吸食方式为冰壶烫吸，吸食后短时间内精力充沛、思维敏捷、异常兴奋，长期大量吸食可引起幻觉、嫉妒妄想、关系妄想、被害妄想、情绪低落等精神症状，尿液甲基苯丙胺毒理试验为阳性，一般比较容易鉴别。

三、治疗过程和结果

1. 药物治疗

患者入院时距末次使用丁丙诺啡舌下片已 8 小时，并出现腰背部及双下肢肌肉酸痛明显，伴阵发性心悸、出汗等症状，双侧瞳孔略大等圆，直径约 4.0mm，对光反射存在，血压和心电图未见明显异常。故给予洛非西定片及济泰片口服控制急性戒断症状；给予盐酸曲马多片 100mg/次、4 次/天口服，根据病情逐渐递减至停药；针对艾司唑仑依赖给予地西泮替代递减至停药，改善睡眠，舒缓情绪，预防抽搐。

2. 心理治疗

经心理量表测评和心理医生访谈评估获知，患者当下除药物依赖问题外还存在焦虑和失眠问题。考虑到患者年龄及主诉需求，心理医生和患者共同制定心理干预方案，形成治疗联盟。住院前期主要以临床药物治疗为主，辅以动机强化的心理干预，提高治疗依从性。治疗全程注意缓解焦虑，改善睡眠。预防由于睡眠问题未能缓解导致患者终止心理咨询。患者在住院约 1 周后，由于睡眠得到明显改善，增加了治疗的信心和依从性。为了缓解焦虑，心理医生引入音乐治疗，效果尚可。动机强化和认知治疗为减药停药提供了很好的帮助。临近出院前，心理医生为患者推荐正念疗法。出院后 1 周心理医生随访，患者称仍有入睡困难，但可以不服用镇静催眠药物，情绪平稳，保持操守。

3. 专科护理

①低钙血症、高尿酸血症护理。询问患者既往有无手足抽搐史；告知患者活动过程中出现肢端麻木、手足抽搐时，要注意安全，防止跌倒、坠床；高钙低磷、低嘌呤饮食，多饮水，促进尿酸排泄。②疼痛护理。加强疼痛评估，观察疼痛的部位、性质及持续时间，疼痛对患者饮食、睡眠、活动及情绪的影响，并及时告知医生；遵医嘱给予止痛药物并评估对疼痛的治疗效果。③评估苯二氮䓬类药物对睡眠的改善效果和不良反应，如

头晕、嗜睡、恶心呕吐等。④心理护理，减轻焦虑。⑤健康宣教。针对丁丙诺啡、艾司唑仑等镇静催眠药的依赖性和不良反应进行健康宣教，告知患者减轻疼痛的方法及合理用药的重要性。

4. 其他辅助治疗

由于长期药物滥用导致生理功能受损，生活不规律导致营养状态欠佳，可辅助中医药康复治疗，减轻或缓解急慢性戒断症状。患者精神状态一般，食欲低下，睡眠差，易惊醒，全身肌肉关节酸痛，以双下肢明显，舌淡苔白脉细，给予中药汤剂调理的同时增加舒经活络的物理治疗。中医辨证施治，给予镇静安神中药汤剂。同时，取夹脊穴、内关、合谷、心俞、肾俞、阳陵泉、膈俞等穴位进行针刺治疗，改善症状。患者体能恢复后，增加八段锦等练习，加强身体锻炼，提高身体素质。

患者因工作原因，住院 15 天出院。丁丙诺啡和艾司唑仑等止痛镇静药物完成递减并停药，稽延性戒断症状不明显，精神状态可，睡眠明显改善，偶有阵发性双膝关节疼痛，程度能耐受，夜间睡眠改善，能持续 4～5 小时，次日无乏力、疲倦等，未诉其他特殊不适。出院后 1 个月内进行 3 次随访，患者都反映身体恢复良好，除了因工作原因导致的睡眠不规律，其余无大碍。

四、诊疗体会

1. 丁丙诺啡的药理作用

丁丙诺啡是蒂巴因的衍生物，是阿片受体半激动剂、半拮抗剂。它对阿片μ受体亲和力强，有激动作用；与阿片受体结合牢固，解离缓慢；对κ受体有拮抗作用。这些药理特性决定了它具有持续时间较长的镇痛作用，其镇痛强度中等偏上。因此，丁丙诺啡可用于各类手术后镇痛，以及癌症镇痛。丁丙诺啡与其他μ受体激动剂相比，依赖性和滥用潜力相对较低，呼吸抑制作用较弱，具有“顶限效应”，不随用药剂量的增加而加强，有较高的安全性；临床常用于海洛因、美沙酮等阿片类物质戒断治疗。

2. 丁丙诺啡滥用依赖的防治

本例患者属于不规范使用镇痛剂导致的药物依赖。虽然丁丙诺啡滥用时间较长，但剂量不大。所以治疗前期应用曲马多替代递减，以及非阿片类药物治疗，缓解急性戒断症状。中后期针对患者的各类躯体不适感及心瘾进行正念认知行为疗法，提高患者对自身不适感的觉察度和忍耐度，以及对高危情境的自控能力。主要从以下 3 个心理层面对依赖者的复吸行为进行预防：①觉知能力。依赖者对此时此刻的想法、情绪和躯体等的觉察可以使其更好地识别渴求及高危情境中自身的反应，从而有意识地选择更合理的方式解决自身问题。②注意控制能力。帮助依赖者从行动思维模式转向存在思维模式，将注意力维持在当下的感受和体验，提高依赖者的执行控制力，减少自动觅药行为。③接纳态度。开放地接纳当下所有体验，减少依赖者的负性情绪，接纳不适症状，更好地管理自我，减少对依赖相关线索的反应。

五、专家点评

丁丙诺啡的药理特性特殊，是临床常用的止痛药物。虽然丁丙诺啡的依赖性相对较低，但长期不规范使用仍然会导致躯体和精神依赖性，其戒断症状与其他阿片类物质依赖的表现相似，主要表现为睡眠障碍、肌肉关节疼痛、焦虑抑郁等症状。因此，我国已将丁丙诺啡纳入第一类精神药品管理，应关注医源性药物依赖。近些年来，国内外研究的丁丙诺啡与纳洛酮复合制剂，为预防丁丙诺啡等阿片类物质滥用提供了新的治疗方法。

（彭雄军　李　娟　杨小飞）

参考文献

冯云，马聪玲，朱军. 2013. 丁丙诺啡片致高血压危象 1 例. 中国医院用药评价与分析，13（3）：287.
杨良. 2015. 药物依赖学：药物滥用控制与毒品成瘾治疗. 北京：人民卫生出版社.

案例 63　吸入式哌替啶滥用伴双下肢肌萎缩

一、病案介绍

1. 病史

患者女性，44 岁，高中学历，已婚，无业，张家口人，因“反复滥用哌替啶注射液 26 年余”入院。1994 年初（18 岁），因受朋友影响首次开始静脉注射哌替啶，1 支/次（2ml）、1 次/天。注射后出现飘飘欲仙的感觉，精神好，睡眠佳。由于黑市可以购买到（30 元/支），此后连续滥用 10 天。患者曾因用药不方便而断药 12 小时，随即出现烦躁、心悸、情绪激动、流泪、打哈欠、寒战、多汗、四肢酸痛等不适症状，再次注射哌替啶后上述不适症状即刻缓解。为追求欣快感和防止出现不适症状，患者的用药剂量逐渐增大至 2～3 次/天、3～4 支/次，最高用量 15 支/天。患者无昏迷、呕吐、抽搐，曾经多次自愿戒毒，但由于环境影响和心瘾大而复吸。由于长期静脉注射哌替啶，患者四肢血管损害严重，难以找到可注射血管，2014 年开始使用雾化吸入方式滥用哌替啶，即把哌替啶注射液 2～3 支放入容器中加热，吸入其蒸气，3～4 次/天（黑市购买 50 元/支）。患者认为哌替啶雾化吸入和注射使用的体验差不多，只是“上头”速度稍微慢一点，感觉后劲没那么大。几年来患者一直维持雾化吸入方式滥用哌替啶。入院前 5 小时患者再次雾化吸入哌替啶 3 支，入院时未出现戒断症状，但对哌替啶有明显的渴求感。门诊以“阿片类物质依赖综合征”收入院。自使用哌替啶以来，患者不能正常工作和生活，每天忙于购买和使用药物，爱好丧失，不愿意接触外人，情绪不稳，易发脾气，睡眠较差。

2016 年患者在人工引产术后出现双下肢肌无力和肌萎缩，小腿外侧无感觉。以后下肢肌萎缩逐渐加重，不能抬腿，不能行走，髋关节活动受限，以左腿明显，依靠轮椅辅助代步。曾在多家医院检查，包括行 CT、MRI 等检查，均未明确诊断。曾尝试多种方法治疗，效果不佳，目前双下肢肌无力，呈不完全瘫痪状态。

2. 体格检查

体温 36.4℃，脉搏 78 次/分，呼吸 20 次/分，血压 123/78mmHg。神志清楚，查体合作，对答切题。皮肤、黏膜无黄染、出血点，浅表淋巴结无肿大。双侧瞳孔等大等圆，直径 3.0mm，对光反射灵敏。五官端正，口唇轻度发绀。颈软、无抵抗，气管居中，甲状腺无肿大。胸廓正常，双侧对称，呼吸运动均匀，双肺叩诊呈清音，双肺呼吸音清，未闻及干、湿啰音。心率 78 次/分、律齐，未闻及病理性杂音。腹平软，无压痛及反跳痛，肝脾无肿大，肝肾区无叩击痛，肠鸣音 5 次/分。脊柱、双上肢无畸形，活动正常。双下肢等长，活动受限，双下肢肌萎缩、僵硬，以左下肢明显，左髋关节内收外展活动受限，臀大肌和股四头肌萎缩。双膝关节僵硬，自主活动受限，被动活动尚可。四肢静脉血管未见新鲜针刺痕。神经系统检查：左下肢肌力Ⅲ级，右下肢肌力Ⅳ级，浅感觉迟钝，痛觉减弱。双膝反射、跟腱反射均未引出。病理反射克氏征、布氏征、巴氏征均为阴性。

3. 精神专科检查

患者意识清晰，定向力完整，接触主动合作，轮椅辅助入病房，仪表整洁，年貌相符，语量、语速正常，语调适中，对答切题；未引出妄想、思维松弛、思维破裂、思维中断、思维云集等精神症状，未引出病理性象征性思维、语词新作、逻辑倒错性思维、诡辩性思维等症状，未引出持续言语、刻板言语、重复言语、模仿言语等症状；注意力集中，粗测记忆力、智力均未见异常；病理性意志增强，哌替啶渴求强烈，自知力不完整。

4. 辅助检查

血尿常规、肝肾功能检查未见明显异常。AST/ALT 比值 1.8。尿酸 438μmol/L。传染病筛查：HCV 抗体阳性，乙肝五项、TPPA 抗体、HIV 抗体均阴性。心电图正常。B 超检查：肝、胆、脾、胰未见异常；双下肢股动、静脉血流正常，未见血管狭窄和动静脉瘘。

尿液依赖物质定性试验：吗啡阳性，甲基苯丙胺、氯胺酮、大麻均为阴性。

5. 心理测评

抑郁自评量表（SDS）测评：原始分 28 分，标准分 35 分，提示无抑郁；焦虑自评量表（SAS）测评：原始分 28 分，标准分 35 分，提示无焦虑；自杀风险评估量表（NGASR）测评：≤5 分，提示自杀意念较低。

二、诊断思维过程

1. 诊断与诊断依据

依据 ICD-10 疾病诊断标准，结合病史、临床表现和辅助检查，临床诊断：①使用阿片类物质（哌替啶）引起的依赖综合征；②脊髓运动神经元病？③丙型病毒性肝炎；④高尿酸血症。

诊断依据：①患者为中年女性，有明确的哌替啶反复滥用病史 26 年余；②开始为静脉注射方式滥用哌替啶，有明显的欣快感，为维持欣快感使用剂量不断增加；③停止或减少使用会出现心情烦躁、情绪激动、心悸、流泪、打哈欠、寒战多汗、四肢酸痛等不适症状，再次注射哌替啶后上述不适症状即刻缓解；④由于长期静脉注射哌替啶，四肢血管损害严重，难以找到可注射血管，2014 年开始雾化吸入哌替啶；⑤自知力不完整，承认滥用药物，渴求感强烈，自制力差；⑥明知药物滥用有害健康，但仍继续使用，行为无法控制；⑦严重影响生活和社会活动；⑧尿液检测吗啡阳性；⑨2016 年开始出现双下肢肌萎缩、关节僵硬，以左下肢明显，左髋关节内收外展活动受限，臀大肌和股四头肌萎缩，双膝关节僵硬，自主活动受限，被动活动尚可，左下肢肌力Ⅲ级，右下肢肌力Ⅳ级，浅感觉迟钝，痛觉弱；⑩双膝反射、跟腱反射均未引出，病理反射未引出；⑪HCV 抗体阳性；⑫尿酸 438μmol/L；⑬四肢静脉血管未见新鲜针刺痕，双腹股沟血管超声检查未见明显异常。

2. 鉴别诊断

虽然患者药物滥用病史较长，但是长期专注于滥用哌替啶一种精神活性物质，否认其他精神活性物质滥用史，无明显的情绪高涨发作表现。无脑器质性疾病、精神分裂症、双相情感障碍、心境障碍等表现。同时，需要与以下疾病鉴别。

（1）与海洛因依赖综合征鉴别：两者均为阿片类物质，戒断症状相同，尿液检测都可出现吗啡阳性。本例患者有明确的哌替啶滥用史，否认海洛因滥用，故可鉴别。

（2）与原发性肌萎缩鉴别：原发性肌萎缩是一种自身免疫性疾病，与神经性肌萎缩和营养不良性肌萎缩有本质的区别。

（3）与脊神经损伤鉴别：患者 4 年前突然出现进行性双下肢肌无力和肌萎缩，以左侧明显。左侧下肢肌力Ⅲ级，右侧下肢肌力Ⅳ级，不能独立行走，需轮椅辅助前行。浅感觉迟钝，无大小便失禁。CT 和 MRI 检查未见脊髓占位性病变和椎间盘突出压迫病变。虽然不支持占位性病变，但不除外脊髓神经病变所致肌无力和肌萎缩可能。

三、治疗过程和结果

1. 药物治疗

以患者使用哌替啶剂量推算，首选丁丙诺啡舌下片替代递减治疗，但由于患者曾自行服用丁丙诺啡未获得满意的效果，故强烈拒绝使用丁丙诺啡治疗方案。遂改为美沙酮序贯替代递减治疗，美沙酮起始剂量为 50mg/d，戒断症状控制良好，情绪平稳，睡眠尚好，维持 2 天后逐步递减至 5mg/d 时接续丁丙诺啡舌下片 4mg/d，逐渐递减至停药；辅以济泰片 0.8mg/次、洛非西定 0.2mg/次，2 次/天口服，缓解和消除后期稽延性症状。针对患者觅药行为和焦虑及抑郁情绪，给予艾司西酞普兰 5mg/d、丁螺环酮 15mg/d 口服；给予多酶片 600mg/次、3 次/天助消化；给予吡拉西坦和复合维生素营养脑神经和促进脑功能恢复。

2. 心理治疗

入院后进行心理量表测评，虽然分值正常，但心理医生在访谈过程中发现患者存在较明显的人际关系敏感、抑郁和焦虑症状。结合患者有 26 年的药物滥用史，心理医生初步设定认知行为治疗为首选治疗方法，对抑郁焦虑症状和人际关系问题进行干预。治疗流程包括：通过支持性访谈收集相关信息及资料，建立良好的咨询关系；围绕缓解和消除急性戒断症状治疗，给予更多的心理支持和帮助，消除恐惧焦虑情绪，使之平稳减药，完成戒断阿片类药物的目的；尝试建构支持性资源，形成家庭和社会的支持氛围，以替代现有的物质滥用行为；结合双下肢肌萎缩，开展戒断动机强化治疗。

在院期间开展 2 次人际关系模拟访谈；运用认知行为疗法对其物质滥用认知偏差进行纠正；促进患者的自我觉察、反思和纠错意识的转变，以及康复自信心的提升。结合患者多年的戒毒挫败经历进行 2 次科普辅导，强化自控力的培养，对复吸危机场景的应对给予指导。借助患者心理认知的提升时机，心理医生与患者及家属开展了 4 次家庭治疗，并对出院后生活规划进行沟通和指导。通过在院期间的系统心理干预治疗，患者的焦虑抑郁情绪明显缓解，情绪平稳，对康复治疗有了明确的目标，达到预期治疗目的。

3. 专科护理

①安全护理。患者入院时无明显的戒断反应，但是焦虑情绪明显。护士加强巡视，关注患者的冲动、毁物、自伤、伤人行为。患者双下肢肌萎缩，行动不便，故加强护理，防止跌伤或坠床。患者心理渴求强烈，故加强环境防护，严防毒品流入。②准确执行医嘱。及时准确采集检验标本和落实各种监测；杜绝藏药行为，护士发放药品必须看药入口，认真严密观察用药后反应。③睡眠护理。患者夜间睡眠差，护理工作中严格落实“四轻”。持续观察患者睡眠质量。④个人卫生管理。患者双下肢活动不便，虽能生活自理，但需要协助。督促患者规律作息，养成健康的生活习惯。⑤心理护理。患者病史较长，对治疗效果很期待，加强沟通，增进了解，提高患者治疗依从性，让患者感受到医护人员的关爱和信任。

4. 其他辅助治疗

患者双下肢肌肉萎缩，肌无力症状明显，病因不详。住院期间给予中医中药康复治疗和肢体的推拿按摩物理治疗，促进局部血液循环，强化双下肢肌肉功能锻炼。通过治疗，患者双下肢症状明显改善，疼痛减轻，浅感觉明显恢复，肌力改善，可以行走一定的距离。

患者住院 30 天，完全停用阿片类药物和镇痛药物，稽延性戒断症不明显，精神状态好，情绪平稳，抑郁焦虑情绪缓解，主动意识增强。腰部及腿部不适仍存在，双下肢肌无力明显改善，能自行走路 500m。仍有睡眠困难，但较前明显好转。出院后继续维持一段时间的济泰片和洛非西定小剂量治疗，辅助睡眠和缓解后期症状。出院后 1 周回访，患者情况平稳，无明显不适，情绪稳定，保持操守，主动寻求医生帮助。

四、治疗体会

1. 哌替啶的药理作用

哌替啶又名度冷丁，是一种应用广泛的合成类镇痛药，也是阿片受体激动剂，作用与吗啡类似。其镇痛作用是吗啡的 1/（8～10），持续时间 2～4 小时，仅有轻微的镇咳作用。

哌替啶口服和注射均易吸收，口服时约有50%经肝脏代谢。因此，口服药效是注射药效的50%。口服和肌内注射后1～2小时血药浓度达到峰值，40%～60%与血浆蛋白结合，半衰期为3.2小时，主要在肝脏代谢为哌替啶酸和去甲哌替啶，而后以结合和非结合形式由尿液排出。

2. 长期使用哌替啶具有耐受性和依赖性，应高度关注

患者由于长期静脉注射哌替啶，四肢血管损害严重，难以找到可注射血管，2014年开始通过雾化吸入方式滥用哌替啶，即把哌替啶注射液2～3支放入容器中加热，吸入其蒸气。这是一种比较少见的滥用方式，是通过气溶胶把哌替啶吸入，经过气道吸收而在大脑发挥作用。由于蒸气吸入过程中会有一部分药物损失，并且通过肺循环的吸收过程也会造成血药浓度达峰时间的延迟。因此，患者感到雾化吸入哌替啶的“上头”时间会稍迟一点，感觉后劲没那么大。但是，肺循环的血流阻力小、血压低，肺血容量大，而且变动范围大，药物经肺泡毛细血管吸收后进入左心房，通过主动脉和颈动脉直接循环到脑部，达到刺激效应。

3. 哌替啶滥用引起的双下肢功能障碍可能与神经炎或髓鞘病变有关

患者于2016年引产术后出现双下肢肌无力和肌萎缩、关节僵硬、浅感觉障碍、不能行走等症状，以左下肢症状明显，左髋关节内收外展活动受限。既往在外院做的CT、MRI检查均未见明显的脊髓病变和椎间盘病变。入院后的双腹股沟血管超声检查未见明显血管异常。以上影像学检查有助于鉴别脊髓占位性病变或压迫性神经损害。患者在经过1个月的中医康复治疗后，自觉双下肢肌力和感觉都有所恢复，可以独立行走约500m，感觉和痛觉都比以前明显。因此，引起双下肢肌无力的原因不清。如果经过治疗其症状有所好转，更倾向于神经炎或髓鞘病变的可能。由于治疗时间有限，需要进一步观察。

4. 多药联用的序贯式替代递减治疗效果明显

患者长达26年药物滥用史，并伴有双下肢肌无力、肌萎缩，临床脱毒康复治疗采用了“美沙酮+丁丙诺啡舌下含片+洛非西定”的序贯式替代递减疗法。平稳地完成阿片类药物的递减，戒断症状消失，稽延性戒断症状缓解。通过治疗，患者的抑郁焦虑症状也明显缓解，睡眠得到改善。

5. 心理治疗作用显著

通过认知行为疗法对其物质滥用认知偏差进行纠正，以及辅导其对觅药行为的干预，促进患者的自我觉察、反思和纠错意识的转变，以及康复自信心的提升，对戒毒康复治疗有了新的认知和体验。

五、专家点评

这是一例典型的阿片类物质哌替啶注射液依赖案例，滥用方式极特别。病史长达26年，合并双下肢肌无力和肌萎缩。本例患者无论是躯体症状的治疗，还是抑郁、焦虑、渴求等心理症状的治疗，都获得了很好的临床效果。美沙酮+丁丙诺非+洛非西定序贯式替代

递减治疗是有效的治疗方案，停药后加强心理疏导及采用物理疗法帮助患者顺利完成了治疗过程。

（冯　涛　彭雄军　许琳琳）

参考文献

毛丽萍，柳国斌. 2017. 治疗哌替啶依赖的脉管炎患者 1 例. 光明中医，32（13）：1952-1954.

苏韵，汤平. 2013. 哌替啶分析方法进展. 公共安全中的化学问题研究进展（第三卷）：综述与知识介绍，159-162.

案例 64　复方曲马多依赖致意识丧失和全身性抽搐发作

一、病案介绍

1. 病史

患者男性，31 岁，汉族，未婚，初中文化，自由职业，因“反复大量口服复方曲马多 2 年，间断全身性抽搐发作 1 年余”于 2020 年 4 月入院。患者自述 2018 年元月，在朋友引诱下开始间断口服复方曲马多 2 片，服用后感到欣快、精力充沛，可以熬夜玩电脑。因此，逐渐变成连续服药，2 次/天、2 片/次。连续使用 2 个月后，每当停用 12 小时即感全身不适、关节酸痛、心悸、出汗、心情烦躁等，再次服用后上述症状即可缓解。为达到原先的感受及避免发生停药后的不适症状，曲马多使用剂量逐步加大，最高达 36 片/天、7～12 片/次。每当一次性口服 8 片以上，服用后约 2 小时，患者便出现意识不清、呼之不应、牙关紧闭、口吐白沫、双眼上翻、颈项强直、手足抽搐，每次持续 3～5 分钟，发作期间无大小便失禁，自行清醒后对此前发的生事情不能回忆，每月可发生类似症状 3～4 次。曾在当地医院检查，当时隐瞒曲马多使用病史，医院拟诊为“既往脑外伤后引起癫痫”，给予“丙戊酸钠片口服”治疗，患者服用 2 天后自行停药，并继续服用复方曲马多，用量同前。半年以后，患者逐渐出现情绪低落，脾气暴躁，做事缺乏耐心，喜欢独处，对社交活动缺乏兴趣，生活懒散，个人卫生及形象变差，每天以觅药为生活中心，无法正常生活和工作。虽然对服用曲马多的危害有一定的认识，也曾尝试停用曲马多，但是未服药时“总感觉缺点什么，什么事情都做不下去”，最长坚持 2 天后便因躯体不适再次服药。近 3 个月，患者的抽搐症状频繁发作，表现基本同前，每月可达 10 次，清醒后感到头痛、头晕、四肢乏力，对当时发生的情况不能回忆。末周服用复方曲马多剂量为 36 片/天、7～12 片/次，有时伴有胃部不适，恶心、呕吐。患者入院前 2.5 小时服用复方曲马多 8 片，门诊就医过程中出现意识不清、四肢抽搐、呼之不应、牙关紧闭、双眼上翻、颈项强直等表现，无大小便失禁。门诊医生立即给予吸氧，静脉注射地西泮 10mg，持续约 2 分钟后好转。

2006 年患者曾因“脑外伤致昏迷 24 小时”，脑外伤导致右前臂无力及感觉丧失，当时进行高压氧治疗（具体病情及诊断不能回忆），现在仍遗留右手无名指及小指感觉异常。2012年（23岁）曾间断吸食K粉4次（具体用量不详），每次吸食后兴奋，出现幻听，停用3～5天后上述症状自行消失，无尿频、尿痛等表现，此后不再吸食。近1年来，患者精神委靡、情绪低落、脾气暴躁、睡眠差、梦多易醒、食欲下降，体重下降约5kg，大小便正常。否认幻觉、妄想、躁狂等精神症状。

2. 体格检查

体温36.8℃，脉搏100次/分，呼吸20次/分，血压130/80mmHg。神志清楚，发育正常，营养中等，自动体位，全身皮肤、黏膜无黄染，浅表淋巴结无肿大。头颅正常，五官端正，双侧瞳孔等大等圆，直径3.0mm，对光反射灵敏。鼻腔及外耳道无分泌物，咽部无充血，扁桃体无肿大，颈软、无抵抗，气管居中，甲状腺无肿大。胸廓对称，双肺呼吸运动正常，触觉语颤正常，叩诊呈清音，双肺呼吸音清，未闻及干、湿啰音。心率100次/分、律齐，未闻及病理性杂音。腹平软，无压痛及反跳痛，肝肋下未触及，双肾区无叩击痛，肠鸣音正常。右手无名指及小指痛温觉消失，触觉存在，活动度正常，双下肢无水肿。生殖器及肛门未查。神经生理检查：膝反射存在，病理反射未引出。

3. 精神专科检查

患者意识清晰，情绪低落，衣着整洁，年貌相符；时间、地点、人物定向力完整；接触交谈主动，无感觉、知觉障碍；语速慢，思维迟缓，思维内容简单；注意力不集中，问话对答反应可，对答切题；未见注意增强、狭窄、固定及随境转移；近期记忆下降；一般常识可，计算力、理解力正常；意志减弱，自知力存在。

4. 辅助检查

血常规：白细胞10.70×10^9/L，中性粒细胞6.22×10^9/L，血红蛋白137g/L，血小板273×10^9/L。尿常规正常。血生化、电解质均正常。肝功能：ALT 19.9U/L，AST 24.3U/L，总胆红素3.87μmol/L，直接胆红素2.20μmol/L，间接胆红素1.67μmol/L，总蛋白57.6g/L，白蛋白39.0g/L，碱性磷酸酶68.6U/L，GGT 25.2U/L。肾功能：尿酸618.7μmol/L，尿素4.77mmol/L，肌酐90.9μmol/L。肌酸激酶890.8U/L，其余未见明显异常。传染病筛查：乙肝五项、HCV抗体、HIV抗体均阴性。心电图检查未见异常。腹部B超提示胆囊结石。心脏彩超未见异常。胸部X线检查未见明显异常。脑部MRI：左侧顶叶软化灶。脑地形图：清醒安静闭目状态基本节律为中电位α波节律及较多量短阵中电位δ波活动和中电位θ波，以左侧颞叶显著，波及前额叶。调幅调节不良，HV慢波更多。

尿液依赖物质定性试验：曲马多阳性，吗啡、甲基苯丙胺、氯胺酮均为阴性。

5. 心理测评

心理医生两次尝试进行心理量表测评，均因患者对量表内容不理解，需要心理医生解释而未能完成。

二、诊断思维过程

1. 诊断与诊断依据

根据 ICD-10 疾病诊断标准，结合病史、临床表现和辅助检查，临床诊断：①使用镇痛药物（复方曲马多）依赖综合征；②使用镇痛药物所致精神和行为障碍（抑郁状态）；③药源性癫痫（复方曲马多）；④陈旧性脑损伤后遗症。

诊断依据：①患者为青年男性，反复大量口服曲马多 2 年；②为追求欣快感反复服用曲马多，并不断增加服用剂量和频次；③减量或停用会出现明显的不适症状，再次用药后症状缓解；④对曲马多滥用造成的危害有认识，但仍然坚持服用，对其滥用行为难以控制；⑤服用曲马多后逐渐丧失了原先的兴趣爱好，社交活动减少，情绪低落，无法正常工作和生活；⑥服用曲马多后出现全身抽搐等癫痫症状，多次发作，且与服用剂量有明显的量效关系；⑦14 年前有明确的脑外伤史，并出现昏迷等症状，右手无名指及小指痛温觉障碍；⑧MRI 可见左侧顶叶软化灶，脑地形图可见异常脑电波；⑨尿液依赖物质定性试验显示曲马多阳性，吗啡、甲基苯丙胺、氯胺酮均为阴性。

2. 鉴别诊断

（1）与原发性癫痫和外伤性癫痫鉴别：原发性癫痫一般脑部无明显的器质性病变和代谢疾病，与遗传有关，癫痫发作无明显特质性因素。而本例患者癫痫发作与口服曲马多的剂量和时间有明显的因果关系和量效关系，故不支持原发性癫痫诊断。另外，患者虽然既往有明确的脑外伤史和昏迷表现，MRI 可见左侧顶叶有软化灶，但是抽搐等症状发生在滥用曲马多依赖后，并且有明显的剂量关系和发作时间的规律性，脑外伤病史 14 年之久，故其癫痫发作可能是药物滥用所致。

（2）与心境障碍性抑郁症鉴别：本例患者以比较明显的心境低落为主要临床特征，未见情绪高涨和低落交替的临床表现。患者的情绪低落等情感表现皆出现于使用曲马多及戒断期间，考虑为依赖综合征表现。

三、治疗过程和结果

1. 药物治疗

基于患者复方曲马多滥用 36 片/天，伴有癫痫频繁发作，故采用美沙酮替代递减治疗。复方曲马多内含盐酸曲马多 50mg 及安络小皮伞菌提取物 100mg，以最高滥用剂量的 50%、18 片曲马多等效换算美沙酮约 50mg，故美沙酮起始剂量为 40mg/d，逐渐递减至停药。为防止戒断诱发抽搐，美沙酮后期递减缓慢，增加洛非西定 0.2mg/次、2 次/天口服，2 周完成药物递减。为防止癫痫发作，丙戊酸钠缓释片 0.5g 逐渐增加至 1.0g/d（以 15mg/kg 计算），待病情平稳后再逐渐减量。入院治疗 2 周后复查肝功能：ALT 488.9U/L，AST 272.7U/L，GGT 398.4U/L。故提前减量，给予口服联苯双酯等保肝对症治疗。入院 4 周后肝功能基本恢复正常，ALT 41.9U/L，AST 18.3U/L，总胆红素正常，GGT 181.4U/L。

给予口服米氮平 15mg/晚，并逐渐增加至 30mg，改善睡眠，缓解抑郁情绪；给予唑吡坦、B 族维生素等营养脑神经。

经过 6 周停药脱毒治疗，患者一般状况好，停用各种镇痛药物，情绪平稳，精神状态恢复，睡眠明显改善，未发生癫痫和四肢抽搐等小发作症状。治疗依从性明显提高，认知程度明显改善，主动寻求心理医生的支持。

2. 心理治疗

本例患者因长期滥用曲马多伴癫痫发作来院治疗，经心理医生访谈发现，患者存在以下三个主要心理问题：①过分担忧。担心医护人员认为自己是精神病，为此经常和心理医生澄清自己真的不是精神病。②性困惑。很想结婚生子，但担心自己早泄会影响婚姻及生育，为此经常服用人参和枸杞等，但效果不明显。③求治动机稍弱。生活无规划，对滥用药物问题认识并不深刻，本次入院时对医护人员说是因身体原因来寻求戒断，但同其他患者讲述的是因用药后体验不到原先的欣快感才来寻求戒断。

针对以上三个问题，心理医生进行了 9 次系统干预。在干预过程中，了解到一些患者的成长经历。患者在家中是次子，上有一哥哥，已婚。平时联系较少，也无大矛盾。患者初中辍学，学厨师多年，在杭州断断续续工作近 10 年，曾自己开过饭店，但效益不好。与父母关系尚可，受家庭文化因素影响比较迷信。患者认为自己当前药物依赖和前几年“被骗”都与家庭的“欠债”有关系，并且深信不疑。进一步了解获知，患者小时候，其姑父在帮助建造房屋后因醉驾车祸去世，其父母内心愧疚，认为所有责任都在自家，亏欠姑姑家太多，一直存在“还债”的想法。患者也深受这种理念的影响，自从曲马多滥用形成依赖后该想法进一步加重，也经常陷入感情纠结状态，情绪低落。尤其本次住院期间恰逢表妹结婚，未能参加婚礼弥补“欠债”，深感遗憾。另外，由于滥用药物花费较大，反复向朋友借钱，导致信誉较差，曾多次被朋友拒绝，甚至有人直接说其“脑子有病”。通过沟通发现，此类拒绝性事件可能是患者担心被看作“精神病”的根源。通过认知干预治疗后，患者的担忧情绪明显缓解，失眠好转。针对“早泄”问题的困扰，心理医生通过生理知识科普舒缓患者的焦虑紧张情绪，并引导其进行中医康复治疗。

心理医生通过认知行为干预，改善其强迫性心理观念，强化依赖疾病的科学认知和治疗动机。伴随精神症状的缓解，心理疏导效果明显，患者的焦虑抑郁情绪明显缓解，并且在出院前主动与心理医生讨论保持戒断的措施和今后发展规划，明确表示对停止药物滥用有信心。

3. 专科护理

（1）癫痫护理：将开口器、压舌板和急救药品备于床旁。注意发作类型、持续时间、发作频率、伴随症状和体征，并记录。

（2）用药护理：①发放药物要做到“送药到手，看服到口、咽下再走”，必要时还要检查患者两腮及舌下，既能保障有效服药，还能避免患者有意漏服、少服或一次性大量吞服而发生意外。②住院期间护士向患者及其家属进行用药知识教育，确保患者与家属能够真正认识到坚持服药对于精神康复的重要性。③及时观察药物效果及用药不良反应。

（3）饮食护理：①患者陪护在院时，嘱其严密观察患者的进食状况，防止意外的发生。②患者陪护离院后，护士协助患者订餐，陪同进食。

（4）睡眠护理：①限制患者白天睡眠时间，鼓励其积极参加活动，养成良好的睡眠习惯，睡前避免玩游戏、观看惊险刺激的小说和影视剧等，避免饮浓茶、咖啡等兴奋性饮料。②护理工作中严格落实“四轻”，持续观察患者的睡眠质量。

（5）安全护理：①患者入院时在门诊因癫痫发作抢救一次，护士加强巡视，发作时做好急救工作。责任护士积极做好入院宣教，并告知家属观察内容和护理要点。②巡视时重点观察患者是否有兴奋躁动、异常行为及突然的情绪变化。交接班、巡视时检查病房设施摆放的位置，夜间睡眠时检查床旁物品，及时清除安全隐患。

（6）心理护理：①建立信任关系，了解患者的情感经历，并鼓励其积极面对相关问题。②患者对餐饮比较感兴趣，也曾自己创业，鼓励患者出院后可尝试发展自己的爱好。

四、诊疗体会

1. 曲马多长期服用可产生耐受性和依赖性，应引起重视

盐酸曲马多是一种非吗啡类中枢性强效镇痛药，作用于阿片μ受体及去甲肾上腺素和5-羟色胺系统。抑制去甲肾上腺素和5-羟色胺的再摄取，导致神经递质功能紊乱，从而引起抑郁表现。有研究报道，中脑边缘系统和前额叶5-羟色胺功能亢进可能与精神病性症状有关。曲马多的精神方面不良反应包括癫痫发作、认知功能损害、人格缺陷、思维混乱、幻觉、睡眠障碍等。幻觉多出现在戒断后，导致的情感障碍和妄想症状偶有报到。与其他镇痛药物一样，曲马多长期服用可产生耐受性和依赖性，停用会出现明显的戒断症状。

2. 曲马多滥用可导致癫痫大发作，须高度关注

这是一个比较典型的曲马多依赖案例，不仅表现在药物的耐受、依赖方面，还伴有心境障碍和癫痫大发作等不良反应。由于患者 14 年前有明确的脑外伤病史，伴有右前臂尺神经损伤和无名指、小指知觉障碍，头颅 MRI 检查显示左顶叶脑软化灶，脑地形图也显示癫痫征象。因此，要鉴别本例患者癫痫发作是脑外伤所致，还是曲马多滥用的不良反应。有资料显示，脑外伤所致癫痫多发生在外伤后 2～3 年，MRI 检查多有脑萎缩、囊肿形成或软化灶等表现。而本例患者每次癫痫发作均与服用曲马多有明显的关联性，多发生在服药后 2 个多小时。脑外伤后的 12 年间未出现癫痫发作，而是曲马多滥用后出现癫痫大发作，故考虑曲马多所致癫痫大发作可能。患者入院后行替代递减治疗，曲马多完全停用，住院 6 周未发生癫痫性抽搐，因此治疗性诊断支持曲马多所致癫痫。

3. 治疗中丙戊酸类药物可致急性肝损害，应警惕

药物性肝损害是指药物或其代谢产物引起的肝损害，是最常见和最严重的药物不良反应（ADR）之一。重者可致急性肝衰竭（ALF）甚至死亡。有报道，抗癫痫药所致肝损害较少见，但在所有抗癫痫药物引发的肝损害中，丙戊酸钠占首位，药物的直接肝毒性往往与剂量相关，丙戊酸类药物可致急性肝损害。本例患者在服用丙戊酸钠后 ALT 和 AST 明显升高，减量和停用后恢复正常，说明丙戊酸钠有造成肝损害的可能。因此，临床应慎重选择用药人群，既往有肝脏疾病史者、儿童、老人要慎用，使用过程中要密切监测肝功能；加强患者及家属用药安全教育，一旦发生疑似肝损害症状，要及时就医，尽可能避免出现致死性结局。

五、专家点评

关于药源性癫痫问题，首先应该排除其他疾病引起癫痫的可能。曲马多依赖导致癫痫发作的发病率约为 21.2%。有学者研究认为，曲马多导致癫痫的机制可能与抑制突触后膜对 5-羟色胺的再摄取致突触间隙 5-羟色胺水平升高有关。因此，曲马多滥用可能会增加强化效应及精神依赖潜力。

有研究报告指出，曲马多依赖者出现癫痫样发作具有如下特点：①多以癫痫样大发作表现，即全身强直阵挛发作；②在发作之前可无任何先兆，既往无癫痫发作史及癫痫家族史；③与曲马多滥用量可能有关，曲马多导致癫痫样发作的常见剂量为 500～1000mg，每次用量≥100mg，在多次用药后，或服用量超过常用量 1/3 时出现不良反应的可能性更大；④首次癫痫样发作的时间不依赖于用药时间的长短；⑤停用曲马多及经过治疗后未再出现类似发作；⑥如果同时应用选择性 5-羟色胺再摄取抑制药（如舍曲林等）、三环类抗抑郁药、神经安定类药物（如氟哌啶等）、抗精神病药物等，其可能增加癫痫发作的危险；⑦曲马多合并其他物质滥用者更易出现癫痫样发作，例如，吸毒和酗酒者应用曲马多后更易发生癫痫。

综上所述，本例患者具有曲马多依赖所致的癫痫样发作的特点，因此诊断成立。同时也提醒大众，发生疾病时要科学治疗、安全用药，从而减少药物不良反应。

（张　毅　车向通　张嫣媛）

参考文献

林小明. 2010. 曲马多不良反应概述. 中国药业，19（21）：85.

刘亚云，汪桂亮，汤云，等. 2020. 颅脑外伤术后早期癫痫护理体会. 当代护士，27（14）：43.

孙纪军，王学峰. 2006. 抗癫痫药物引起的肝损伤. 中华神经科杂志，39（1）：66-68.

谭秀丽，辛凤. 2015. 曲马多依赖导致精神病性障碍 1 例. 临床精神医学杂志，25（4）：233.

王华. 2008. NMDA 受体拮抗剂治疗药物依赖的研究进展. 中国依赖性杂志，17（1）：6-11.

王建平，侯颖. 2012，34 例曲马多依赖者的临床特点分析. 中国民康医学，24（13）：1570.

王文甫，陈银萍，陈敏，等. 2019. 33 例曲马多依赖住院患者资料分析. 中国药物滥用防治杂志，25（4）：21.

张浩然，刘志民. 2014. 曲马多药物滥用现状及其管理. 中国药物依赖性杂志，23（3）：170.

周群，程良道. 2011. 静脉注射曲马多致癫痫样惊厥. 临床麻醉学杂志，27（4）：389.

镇静催眠类药物依赖

案例 65　酒石酸唑吡坦依赖 20 年

一、病案介绍

1. 病史

患者男性，49 岁，硕士，离异，上海人，因“反复大量滥用思诺思（酒石酸唑吡坦）20 年余，伴易激惹 1 个月”入院。患者自述于 20 年前因心情不好导致失眠，开始睡前口服酒石酸唑吡坦 2～3 片（10mg/片），服药后可维持睡眠 5 小时，次日起床精神可，无疲倦、乏力、宿醉等现象，此后持续使用并维持上述剂量。约半年后感到睡眠质量较前下降，表现为间断睡眠，醒后难以入睡，患者遂自行加大酒石酸唑吡坦用量至 5～10 片/晚，能保持 5～6 小时睡眠。每当减少用量或中断使用酒石酸唑吡坦，次日晨起便出现坐立不安、烦躁、心悸、双手颤抖等不适症状，如立即口服酒石酸唑吡坦 2～5 片上述症状即可缓解，且服药后无头晕和睡意，不影响白天工作。此后患者一直维持每晚睡前口服酒石酸唑吡坦，且用量逐步增大，最高剂量为 40 片/天。患者自知对酒石酸唑吡坦有依赖，每当家中储备的酒石酸唑吡坦即将用完时就会感到恐慌，担心无药时会出现不适，或不能入睡。患者曾多次自行减量或尝试换药，如换用地西泮、米氮平、曲唑酮、西酞普兰等，均因睡眠质量欠佳，效果无之前的好，或担心换药后副作用大等原因而失败。因长期使用酒石酸唑吡坦，患者自觉记忆力、操作能力等明显下降，兴趣爱好明显减少，每天忙碌于更换医院购买药品，社交和娱乐等活动明显减少。近 1 个月来，患者每日服用酒石酸唑吡坦 30 片，并出现明显的情绪不稳、心情烦躁、易激惹、发脾气、睡眠差等表现，与家人关系不佳，认为家人不理解自己，对母亲的关心产生反感。长期服药后患者工作能力下降，并多次四处借钱买药。此次在家人陪同下自愿来院就诊。患者自服用酒石酸唑吡坦以来，食欲可，睡眠差，大小便正常，否认服药以来出现昏迷、意识障碍和抽搐等，否认有幻觉、妄想和谵妄等精神症状。

患者既往体健，对磺胺类药物过敏。吸烟史 10 年，7～8 支/天，无酗酒史及冶游史，否认精神病个人史和家族史。

2. 体格检查

体温 36.6℃，脉搏 90 次/分，呼吸 18 次/分，血压 132/91mmHg。神志清楚，发育正常，营养良好，自动体位，全身皮肤、黏膜及巩膜无黄染，浅表淋巴结无肿大。头颅五官外观正常，双侧瞳孔等大等圆，直径 3.0mm，对光反射灵敏。鼻腔及外耳道无分泌物，咽部无充血。颈软，气管居中，甲状腺无肿大。胸廓对称，双肺呼吸运动正常，呼吸音清，未闻及干、湿啰音。心前区无隆起，心率 90 次/分、律齐，未闻及病理性杂音。腹平软，无压痛及反跳痛，肝脾肋下未触及，双肾区无叩击痛，肠鸣音正常。脊柱及四肢无畸形，活动正常，双下肢无水肿。神经系统检查：膝反射存在，病理反射未引出。

3. 精神专科检查

患者意识清晰，定向力完整，慢性病容，接触交谈主动，对答切题；未引出幻觉、妄想等精神症状；情绪不稳，易激惹，烦躁易怒，行为冲动，自制力差；兴趣爱好减少，记忆力、操作能力较前下降，计算力、理解力无异常；意志减弱，自知力完整，社会功能受损。

4. 辅助检查

血尿常规、血生化、电解质检查均正常。肝功能检查：AST/ALT 0.7，尿酸 583.5μmol/L。传染病筛查：乙肝五项、HCV 抗体、TPPA 抗体、HIV 抗体均阴性。心电图、腹部 B 超和胸部 X 线片检查未见异常。

尿液成瘾物质定性试验：吗啡、甲基苯丙胺、氯胺酮均为阴性。

二、诊断思维过程

1. 诊断与诊断依据

根据 ICD-10 疾病诊断标准，结合病史、临床表现和辅助检查，临床诊断：①镇静剂或催眠剂（酒石酸唑吡坦）依赖综合征；②高尿酸血症。

诊断依据：①因失眠反复大量口服酒石酸唑吡坦 20 年余；②对酒石酸唑吡坦滥用明显形成耐受性，需要增加使用剂量或频率才能维持睡眠；③中断使用 5 小时即出现心悸、烦躁、震颤及睡眠障碍等戒断症状，再次使用后可减轻或消除戒断症状；④停用或减少酒石酸唑吡坦用量后有明显的心境障碍；⑤尿液依赖物质定性试验：吗啡、甲基苯丙胺、氯胺酮均为阴性；⑥尿酸 583.5μmol/L。

2. 鉴别诊断

（1）与盐酸曲马多、氨酚羟考酮等镇痛药物依赖鉴别：患者无盐酸曲马多、氨酚羟考酮等镇痛药物滥用史，无明显镇痛药物急性戒断症状和心理渴求感，尿液吗啡检测阴性，故可鉴别。

（2）与可待因止咳药依赖综合征鉴别：可待因止咳药依赖以年轻人居多，有明确的可待因止咳药滥用史，以及服用后的兴奋、舒适感，尿液吗啡试验均为阳性，故可鉴别。

三、治疗过程和结果

1. 药物治疗

给予小剂量盐酸喹硫平改善情绪及睡眠，初始剂量 50mg/次、1 次/天口服，观察 3 天后逐渐增加剂量至 200mg/d，患者情绪逐渐平稳，维持治疗 2 周后递减至停药，病程中情绪未见明显波动，情感适切，配合治疗；入院初期给予劳拉西泮 5～10mg/d 进行替代递减治疗，缓解酒石酸唑吡坦戒断症状，同时辅以稳定情绪、抗焦虑和改善睡眠的药物，2 周内完成递减至停药，该阶段患者无特殊不适，未见抽搐发作；口服吡拉西坦片、复合维生素 B 营养神经和改善大脑功能。

2. 心理治疗

入院时患者与人接触和交流时注意力难以保持，有烦躁易怒、行为冲动、自制力差等表现。患者为得到药物经常与家人发生争吵，生活自理能力欠缺。早期患者由于身体原因较少出病房，参与心理活动较少，故主要以支持性心理治疗为主，提高治疗依从性，配合临床用药，完善相关的心理精神量表测评。

治疗中期，伴随抗焦虑、镇静等药物效果显现，患者情绪逐渐平稳，参与心理活动增加，因此逐渐转向以心理教育及认知行为纠正为主的心理康复。以认知模型为依据引导患者正确认识唑吡坦的药理作用和依赖性，鼓励患者积极参与团体治疗活动和相关的工娱康复活动，辅助其合理安排日常生活作息，配合运动锻炼使身心放松，学习冥想松弛技术以应对偶发事件引起的焦虑不安情绪。

治疗后期，主要是巩固患者在治疗期间习得的认知行为自助技术，以及针对可能复发的情景模拟干预训练，建议患者和家属学习相关正面沟通的方法以重新建立良好的家庭支持系统和康复环境。

出院前心理测评：汉密尔顿焦虑量表（HAMA）测评 5 分，提示无焦虑症状；汉密尔顿抑郁量表（HAMD）测评 4 分，提示无抑郁症状；简明精神病评定量表（BPRS）得分 28 分，提示无精神病症状。

3. 专科护理

①尊重患者，给予关心和支持，建立良好的护患关系，与患者共同探讨不良情绪和失眠的原因及应对措施；②观察酒石酸唑吡坦替代递减期间的戒断症状，及时发现并处理，减轻痛苦；③患者文化程度较高，对药物的作用机制比较了解，鼓励患者参与护理计划的制订，为其提供治疗的专业知识。

四、诊疗体会

1. 酒石酸唑吡坦可产生耐受性和依赖性

酒石酸唑吡坦是新一代非苯二氮䓬类安眠药，属于咪唑吡啶类化合物，选择性ω_1-受体激动剂，主要用于镇静催眠，无肌肉松弛和抗癫痫作用，其不改变睡眠结构，血药浓度上升和下降均较快，是比较理想的治疗失眠的药物。金永寿研究发现，酒石酸唑吡坦具有催眠特性，可使入睡时间缩短，睡眠期增加，睡眠质量提高，且对次日活动无影响。并且在对短期或 6 个月长期使用该药后的停药观察中未发现反跳或撤药现象，长期用药未出现耐受性，认为无潜在的药物依赖性。但是，本例患者服用剂量迅速增加，并维持大剂量使用，停药或减量后出现烦躁易怒、行为冲动、自制力差等表现，耐受性增强，形成依赖性，符合 ICD-10 中关于镇静剂与安眠剂使用依赖综合征诊断。

2. 镇静催眠药应科学规范使用

失眠是临床常见的神经症状，是大脑兴奋与抑制出现紊乱所导致。慢性失眠者通常应用各种镇静剂来解决睡眠问题。镇静剂的快速催眠作用给失眠者带来了极大的方便，而随着安眠药尤其是苯二氮䓬类药物如地西泮等的广泛应用，这些精神类药物的依赖性问题也越来越突出。患者（甚至部分医务人员）对这类药物的使用缺乏深刻的了解，导致镇静催眠药的滥用，甚至带来药物依赖等严重问题。故临床上镇静剂和兴奋剂一样，具有非常突出的依赖性，也一样需要戒断治疗。目前，镇静催眠药滥用和依赖已成为严重的社会问题之一。慢性失眠者往往为原有或伴发各类神经症患者，失眠导致了原有神经症的加重。

3. 综合治疗非常重要

目前尚无减轻唑吡坦心理渴求的药物，亦无特异的抗复吸治疗药物。临床上对唑吡坦戒断症状主要是对症治疗，如给予镇静催眠类药物、抗焦虑药、抗抑郁药等；同时辅以支持性治疗，补充水、电解质，加强营养等。如果伴有精神病性症状，可使用抗精神病药物治疗。心理治疗包括动机式晤谈、十二步治疗法、加强运动等。

近年来，经颅磁刺激（rTMS）技术在临床得到了应用，经颅磁刺激治疗一种无痛、无创的绿色治疗方法。磁信号可以无衰减地透过颅骨而刺激大脑神经，通过不同频率的连续、可调、重复刺激作用，调节大脑兴奋与抑制的平衡，进而调节睡眠。临床研究显示，经颅磁刺激对失眠及焦虑抑郁等神经症有良好的疗效，并在临床精神病、神经疾病及康复领域获得越来越多的认可。中医中药治疗也是重要的方法，中药穴位贴敷治疗失眠症在临床上应用得比较多，效果较好，可显著改善睡眠质量。

五、专家点评

多数患者开始应用镇静催眠类药物是为了缓解失眠或焦虑，但失眠只是一个症状而非一种疾病，如果不去寻找失眠的原因，并采取针对性的措施，而只是采用头痛医头、脚痛医脚的办法，很容易导致药物滥用。按照镇静催眠药的应用原则，一般连续用药不超过 3～4 周，否则容易出现疗效下降或产生依赖；如果无法停药，可以另选一种作用机制不同的催眠药交替使用。但是大部分患者并没有严格遵守这一原则，很少有连续用药不超过 4 周者，有的甚至一种药物连续应用多年，这也反映出对这类药物的监管不严。同时，应引起注意的是，使用镇静催眠药治疗失眠时，患者的主观感觉良好，其主观改善的程度常常超过客观的改善，加之对其危害性认识不够，导致该类物质依赖现象越来越普遍。因此，在加强监管的同时，一定要加强宣传教育，如有失眠、焦虑等情况要及早就医，在医生指导下规范用药。

（彭雄军　张　毅　许琳琳　车向通）

参 考 文 献

金永寿. 2000. 镇静催眠药思诺思（续一）. 国外医药·合成药·生化药制剂分册，21（3）：192.

王树阳，于振剑，张英杰，等. 1999. 思诺思治疗睡眠障碍的临床研究. 四川精神卫生，12（2）：117，118.

案例 66　镇静催眠药咪达唑仑依赖伴谵妄状态

一、病案介绍

1. 病史

患者女性，51 岁，西安人，因“反复大量口服咪达唑仑 7 年余，伴用药后精神恍惚、言行紊乱 1 个月”入院。7 年前，患者因为儿子“沾染毒品”多次戒毒失败而懊恼不已，经常出现心情烦躁、发脾气、入睡困难、易醒等表现。在当地社区医院就诊后服用马来酸咪达唑仑片，患者睡前口服 1～2 片（7.5mg/片），很快入睡，失眠等症状缓解。连续服用 1 周后，患者认为病情改善，遂自行停药，停药后心情不悦、烦躁不安、不能入睡等不适症状再次出现，再次服用咪达唑仑后睡眠好转。患者曾多次尝试自行停药均未成功，为了避免再次出现停药后的烦躁、失眠等不适症状，患者维持睡前服用咪达唑仑片 2 年余。此后，患者即便服用咪达唑仑片，也经常出现失眠、易醒，睡眠质量也不如以前。随后，患者自行加大口服剂量至 30 片/天，分 3 次口服。7 年来，患者依靠咪达唑仑片维持夜间睡眠。曾多次自我减药或停药均未成功。最长停药时间约 1 周，后因情绪低落、心情烦躁、严重失眠而不得不再次服药。近 1 个月来，患者口服咪达唑仑 30～40 片/天，分 3 次口服，服用后不但不能入睡，反而出现精神恍惚、言语增多、多疑多虑、手足不自主活动，无震颤、幻觉、妄想等症状，清醒时对其表现没有任何记忆。无昏迷、抽搐，无恶心、呕吐，无大小便失禁。2018 年 9 月在家人劝说下来笔者所在医院就诊，门诊以“使用镇静催眠类药物（咪达唑仑）引起的依赖综合征”收入院。患者无低热、盗汗、咳嗽、咳痰、咯血等症状。患者既往体健。嗜烟，烟龄 10 年，10 支/天。无酗酒史，否认性病、冶游史。

2. 体格检查

体温 36.1℃，脉搏 68 次/分，呼吸 18 次/分，血压 110/80mmHg。一般状态尚好，神志清楚，精神欠佳，查体合作。发育正常，营养中等，全身皮肤、黏膜无皮疹、黄染及出血点，浅表淋巴结未触及。头颅大小正常，无畸形。双侧瞳孔等大等圆，直径 3.5mm，对光反射灵敏。颈软、无抵抗，气管居中，甲状腺无肿大。胸廓双侧对称、无畸形，双肺呼吸音清，未闻及干、湿啰音。心率 68 次/分、律齐，未闻及病理性杂音。腹平软，无压痛及反跳痛，肝脾肋下未触及。四肢活动自如，无畸形，双下肢无水肿。生理性神经反射存在，病理反射未引出。

3. 精神专科检查

患者意识清晰，精神欠佳，表情较自然，仪表得体，衣着整洁，年貌相符；时间、空间、地点、人物及自我定向力完整；接触主动，查体合作；未查及明显感知觉障碍，认知过程正常，未引出幻视、幻听等幻觉症状；语速适中，思维连贯，无明显关系妄想、被害妄想、物理影响妄想及嫉妒妄想等症状；自知力存在；情感反应正常，诱发性、稳定性正常；内心体验及情感反应与周围环境协调，无明显冲动及伤人行为；注意力集中，智力正常，计算力及理解力正常，意志减退，对生活、工作不感兴趣。

4. 辅助检查

血尿常规检查正常；血生化、肝肾功能检查均正常。传染病筛查：乙肝五项、HCV 抗体、TPPA 抗体、HIV 抗体均阴性。腹部 B 超检查：肝脾未见异常。心电图检查：窦性心律，非特异性 T 波异常，边缘心电图。胸部 X 线检查：左肺上叶陈旧性结核钙化灶。

尿液依赖物质定性试验：苯二氮䓬类阳性，吗啡、甲基苯丙胺均为阴性。

5. 心理测评

抑郁自评量表（SDS）测评：标准分 79 分，呈重度抑郁状态；焦虑自评量表（SAS）测评：标准分 76 分，呈重度焦虑状态。

二、诊断思维过程

1. 诊断及诊断依据

依据 ICD-10 疾病诊断标准，结合病史、临床表现和辅助检查，临床诊断：①使用镇静催眠类药物（咪达唑仑）引起的依赖综合征；②镇静剂或催眠剂依赖伴有谵妄状态；③陈旧性肺结核（左肺上叶）。

诊断依据：①反复大量口服咪达唑仑 7 年余，对咪达唑仑有强烈的渴求感及耐受性；②停止口服咪达唑仑后即出现心情烦躁、情绪低落、严重失眠等不适症状，再次口服后症状缓解；③明知滥用咪达唑仑对身体有害，仍继续使用，曾多次想停用或减少用量但均未成功；④近 1 个月咪达唑仑用量 30～40 片/天，患者出现精神恍惚、言语增多、多疑多虑、手足不自主活动等，清醒时对其表现没有记忆；⑤记忆力明显下降，兴趣爱好丧失；⑥尿液检测苯二氮䓬类阳性；⑦胸部 X 线检查示左肺上叶陈旧性结核钙化灶。

2. 鉴别诊断

（1）与盐酸曲马多、氨酚羟考酮等镇痛药物依赖鉴别：患者无盐酸曲马多、氨酚羟考酮等镇痛药物滥用史，无明显镇痛药物急性戒断症状和心理渴求感，尿液吗啡检测阴性，故可鉴别。

（2）与酒精、甲基苯丙胺等其他精神活性物质所致精神病性障碍鉴别：患者无酗酒和甲基苯丙胺等其他精神活性物质滥用史，无明显精神病性障碍症状，尿液甲基苯丙胺检测阴性。

（3）与活动性肺结核鉴别：患者无低热、盗汗、咳嗽、咳痰、咯血等结核中毒症状，胸部 X 线检查可见左肺上叶钙化灶，故可与活动性肺结核鉴别。

三、治疗过程和结果

1. 药物治疗

患者咪达唑仑依赖诊断明确，临床以长效苯二氮䓬类药物替代短效苯二氮䓬类药物的治疗原则进行替代递减治疗。给予氯硝西泮2～4mg/d、2次/天口服；给予抗抑郁剂米氮平15mg/d、1次/天口服，同时具有镇静、改善睡眠的作用；给予心境稳定剂丙戊酸钠缓释片0.2g/次、2次/天口服，促进情绪稳定，预防戒断抽搐发作；给予艾地苯醌片和谷维素营养脑神经治疗。

患者入院12天，病情平稳，睡眠明显改善，无头痛、头晕，无恶心、呕吐，神志清楚，精神状态好，情绪平稳，食欲好，大小便正常。第2周逐渐减少氯硝西泮口服剂量，4周内完成氯硝西泮递减，患者情绪稳定，精神状态好，睡眠明显改善。

2. 专科护理

①加强基础护理，为患者创造一个舒适安静的睡眠环境。②制定合理、适宜的作息时间，避免白天卧床，夜间21：00～22：00督促患者上床休息。③监督患者避免服药兴奋性饮料，进食刺激性食物，忌饱食。④加强巡视，防止摔倒、坠床。

3. 心理治疗

心理评估：患者因失眠服用咪达唑仑而导致药物依赖，失眠的心因是“儿子染毒”。患者长达7年的药物滥用及多次尝试自戒均未成功，是产生焦虑抑郁的重要原因，也是心理治疗阻抗最明显的因素。

心理干预：建立患者可接受的咨询方式是治疗的第一步。通过个体支持性心理治疗为主的方式，提高患者对药物滥用危害的认识，打破患者“自己年龄大了，无须心理治疗”遮掩式的心理阻抗，开展以纠正认知偏差为目标的心理辅导。同时抓住患者与儿子一起住院的机会，利用其纠结心态，适时介入家庭治疗。与患者共同剖析戒断药物与戒断毒品的共性与差异，强调母子共同戒药（戒毒）的正性强化效应；商讨戒药（戒毒）后亲子关系的处理方式，释放多年来压抑的情绪，缓解焦虑、抑郁症状。

患者的心理干预效果明显，出院时心理测评：抑郁自评量表（SDS）测评，标准分62分，呈轻度抑郁状态；焦虑自评量表（SAS）测评，标准分67分，呈中度焦虑状态。患者情绪状态较入院前明显改善。

同时，辅以经络导平物理治疗，促进血液循环；给予经颅磁刺激治疗，改善脑功能。

经药物规范治疗、经颅磁刺激等物理治疗、心理治疗，以及中药汤剂调理治疗，4周后患者出院，完全停用镇静催眠药物，睡眠明显改善，无头痛、头晕，无恶心、呕吐，神志清楚，精神状态好，无抽搐，情绪平稳，食欲好，大小便正常。焦虑、抑郁症状明显缓解，对康复治疗充满希望。米氮平继续维持治疗3个月再行评估。出院后每个月回访2次，连续随访3个月，患者情绪稳定，睡眠良好，工作和生活恢复正常。

四、治疗体会

马来酸咪达唑仑是一种短效的苯二氮䓬类中枢抑制药，口服后吸收迅速而完全，首过效应明显，达峰时间 0.5～1.5 小时，人体绝对生物利用度为 40%，易透过血脑屏障，血浆蛋白结合率 96%～98%，可透过胎盘屏障进入胎儿血液循环，乳汁中可少量排出，几乎全部在肝脏代谢和肾脏排出。临床主要用于治疗癫痫和惊厥，对各型癫痫均有效，尤其对小发作和肌阵挛发作疗效好；可用于治疗焦虑状态和失眠，对舞蹈症亦有效。

氯硝西泮与其他苯二氮䓬类中枢神经抑制药作用类似，具有抗焦虑、催眠及中枢性肌肉松弛作用。由于氯硝西泮可加速神经细胞的氯离子内流，使细胞超极化，导致神经细胞兴奋性降低。同时，它还对谷氨酸脱羧酶有一定的作用，因而具有广谱抗癫痫作用。与丙戊酸钠合用可有效预防咪达唑仑停药引起的抽搐和癫痫发作。氯硝西泮的抗惊厥作用是地西泮及硝西泮的 5 倍。

因此，镇静催眠药物依赖的治疗原则为：应用长效同类的催眠药物替代短效催眠药物，用非依赖性药物替代依赖性药物。

五、专家点评

这是一例典型的镇静催眠药物依赖案例，患者有一定的生活事件刺激，在没有规范使用苯二氮䓬类药物的情况下，最终导致滥用依赖。值得关注的是患者的临床表现、诊断及治疗等。

患者因生活事件的影响，出现明显的心情烦躁、易发脾气、入睡困难、易醒等表现，因此应考虑焦虑障碍、应激障碍的诊断。诚然，使用苯二氮䓬类药物可以明显改善焦虑等临床症状，但鉴于药物的易依赖性，临床需指导患者规范使用相关药物，一般使用不超过 2～3 周，轻症患者可间断使用。同时，在治疗过程中，有必要使用其他抗焦虑药物如丁螺环酮等治疗，或是加用抗抑郁剂，在住院治疗的过程中也是如此。

在患者大剂量使用咪达唑仑后，出现明显的精神状态改变，如精神恍惚、言语增多、多疑多虑、手足不自主活动等，应考虑药物中毒的可能性。药物中毒的发生与剂量密切相关，常导致意识水平或其他心理、生理功能和反应的紊乱。随着时间推移，症状会逐步减轻，最终消失。需要注意的是，有时中毒症状不一定反映药物的原有药理作用，如抑制性药物中毒可能出现激越或者活动过多的症状，反之亦然。

关于临床治疗方面，镇静催眠类药物的戒断症状处理主要有两种：在门诊治疗、单一用药及单一治疗剂量的患者，可采取逐渐减量的方法；大剂量使用的患者，可以采取药物替代递减治疗的方法，此时，应注意镇静催眠类药物的等效减量。同时，加强辅助性药物的应用，如抗抑郁剂、抗惊厥剂、非苯二氮䓬类抗焦虑药（如丁螺环酮）、普萘洛尔等。而心理干预，如心理支持、认知行为治疗等也是不可或缺的。

无论是经颅磁刺激治疗、认知行为疗法还是药物治疗，最终只要能够使患者症状缓解、带来临床获益，就是好的治疗方法。目前来看，多元化的治疗措施，效果始终比单一疗法好。

（杨　媛　王　华　高　琴）

参 考 文 献

冯燕，宋晓玲，叶雷萍. 2019. 马来酸咪达唑仑片在阿尔茨海默病伴睡眠障碍治疗中的临床效果. 中国老年学杂志，39（6）：1381-1383.

文晏，杨辉. 2018. 马来酸咪达唑仑片联合富马酸喹硫平治疗老年痴呆并发睡眠障碍临床观察. 河北医学，24（9）：1467-1471.

许宝贵，冯丽娜，刘姜慧. 2014. 135 例苯二氮䓬类药物依赖 5 年后的随访. 中国民康学，26（23）：84，85，105.

叶增杰，梁木子，高颖怡，等. 2018. 苯二氮䓬类药物依赖的诊治进展. 医学与哲学（B），39（2）：65-68.

Tong YB，Zeng P，Zhang TP，et al.2019.The transcription factor E4BP4 regulates the expression and activity of CYP3a11 in mice. Biochemical Pharmacology，163.

案例 67　镇静催眠药佐匹克隆依赖

一、病案介绍

1. 病史

患者男性，26 岁，未婚，因“反复滥用佐匹克隆片 1 年余”于 2019 年 3 月 13 日由家人陪同入院。患者于 2017 年 8 月起，受朋友教唆开始服用佐匹克隆片（7.5mg/片），初期剂量为 3～6 片/次、1～2 次/天，患者自述服药后头晕，大脑一片空白，所有烦恼都消失了，感到很轻松。为追求上述感觉，半年内剂量逐渐增加至 30 片/天，分 2～3 次口服，最大滥用量达 60 片/天。一旦停止服用 1～2 天则出现情绪低落、烦躁、胸闷、手抖、失眠等不适症状并有强烈渴求感，但无抽搐，再次服用佐匹克隆后上述症状可迅速缓解。患者自滥用佐匹克隆以来，性格孤僻，经常独自一人，不愿与人交往；暴躁易怒，经常为小事暴跳如雷，和父母关系恶化；平静时又自责和内疚，表示要悔改。患者曾在 2018 年 3 月鼻吸 K 粉 1 次、烫吸冰毒 1 次，因担心形成依赖，均未再吸食。末周口服佐匹克隆 30 片/天，末次使用时间是 2019 年 3 月 10 日。

患者自服用佐匹克隆以来，情绪低落、生活懒散、食欲一般、入睡困难，无昏迷、呕吐、抽搐、幻觉和妄想症状，无自伤、自残行为，大便干结，小便正常，近 1 年体重无明显改变。有吸烟史 10 年，20 支/天，无饮酒嗜好。否认精神疾病、高血压病史。个人史、家族史等无特殊。

2. 体格检查

体温 36.6℃，脉搏 63 次/分，呼吸 19 次/分，血压 128/69mmHg。发育正常，营养中等，神志清楚，对答切题，查体合作。全身皮肤、黏膜无黄染、出血点，全身浅表淋巴结无肿大。头颅正常，结膜无充血，眼球活动自如，巩膜无黄染，双侧瞳孔等大等圆，直径 3.0mm，对光反射灵敏。颈软、无抵抗，无颈静脉怒张。胸廓双侧对称，呼吸运动均匀，双肺呼吸音清，未闻及干、湿啰音及哮鸣音。心率 63 次/分、律齐，未闻及病理性杂音。腹平软，无压痛及反跳痛，肝、脾、肾未触及。外阴及肛门未查。脊柱、四肢发育正常，下肢无水肿，肌力及肌张力正常。生理性神经反射存在，病理反射未引出。

3. 精神专科检查

患者意识清晰，定向力完整，年貌相符，着装入季；接触被动，查体合作，对答切题，语言连贯；未查及感觉障碍、知觉障碍，未查及思维联想障碍、思维内容障碍及思维逻辑障碍；注意力集中，记忆力减退，粗测智力未见受损；表情自然，情绪不稳定，易激惹、烦躁；可查及焦虑、抑郁情绪；情感反应正常，与周围环境及内心体验相协调；意志减弱，性格较孤僻，生活懒散；自知力完整。

4. 辅助检查

血尿便常规检查均正常。肝功能检查：ALT 82U/L，AST 86U/L，ALP 225U/L。传染病筛查：HCV 抗体、TPPA 抗体、HIV 抗体均阴性。心电图正常。腹部 B 超检查：肝、胆、脾、胰、肾未见明显异常。

尿液依赖物质定性试验：吗啡、甲基苯丙胺、氯胺酮、四氢大麻酚均为阴性。

5. 心理测评

汉密尔顿焦虑量表测评：标准分 15 分，提示为焦虑状态；汉密尔顿抑郁量表测评：标准分 5 分，提示为正常状态。

二、诊断思维过程

1. 诊断与诊断依据

根据 ICD-10 疾病诊断标准，结合病史、临床表现和辅助检查，临床诊断：使用镇静药物（佐匹克隆）所致依赖综合征。

诊断依据：①患者为 26 岁男性，反复滥用佐匹克隆片 1 年余；②患者知道滥用药物对身体有害，但无法控制，有强烈的渴求感；③耐受性增加，用药剂量、频率逐渐增加；④停药后出现戒断症状；⑤滥用后出现生活懒散、情绪低落、孤僻、不愿与人交往、易怒、入睡困难；⑥汉密尔顿焦虑量表测评标准分 15 分，提示为焦虑状态。

2. 鉴别诊断

本例患者须与其他精神活性物质所致依赖综合征、双相情感障碍等鉴别。

（1）与其他精神活性物质所致依赖综合征鉴别：患者有明确的药物滥用史及药物戒断反应，结合尿液检测结果等，可排除其他精神活性物质所致的依赖综合征。

（2）与双相情感障碍鉴别：患者病史中有情绪低落、烦躁、焦虑、易怒，经常自责和内疚等表现，但是无持久的心境低落及高涨表现，患者情绪改变继发于服药及出现戒断反应后，不是原发性情绪改变，故可与双相情感障碍鉴别。

三、治疗过程和结果

1. 药物治疗

依据《苯二氮䓬类药物临床使用专家共识》的治疗指导原则，制订个体化、足疗程的综合性治疗计划，重视心理行为治疗，以及共患的精神、躯体障碍治疗，达到停止药物滥用、消除戒断症状、改善精神状态和睡眠的目的。

入院第 1 周给予低剂量奥氮平 5～10mg/d、丙戊酸钠缓释片 0.5～1.0g/d，稳定情绪、控制冲动；给予米氮平片 30mg/d，抗焦虑、改善睡眠；给予地西泮片短期小剂量替代递减治疗，缓解戒断症状、预防抽搐；给予对症治疗及支持治疗、物理康复治疗；积极开展心理动机治疗，加强认知行为干预，提高患者的治疗依从性。

第 2 周患者情绪逐渐好转，室内活动增多，与医务人员交流逐渐增多，但仍有烦躁不安、焦虑等症状。在药物治疗的同时加强心理治疗及理疗，完成地西泮递减。

第 3 周患者情绪平稳，接触交谈主动，能与病友及家人良好沟通，脸上能看到笑容，烦躁不安、焦虑等症状明显缓解，能主动配合治疗，积极参加各项活动，与人交往正常，睡眠可。第 6 周复查血常规、血生化，结果未见异常，心电图复查未见异常。

第 8 周逐渐停用奥氮平、丙戊酸钠缓释片。患者精神状态好，睡眠基本正常，情绪平稳，无焦虑抑郁表现。

2. 心理治疗

治疗初期：患者入院时紧张敏感，懒言少语。前期接触较为被动，治疗以建立关系为主，加强日常慰问与关心，提升患者的治疗依从性，以利于下一步治疗。

治疗中期：患者表现出焦虑不安等情绪，治疗以缓解焦虑情绪、提高情绪控制能力、促进人际关系为主。心理治疗师运用摄入性会谈技巧，收集患者病史、个人成长史等资料的同时进一步建立关系；采用艺术治疗包括曼陀罗绘画治疗、音乐治疗等，帮助患者表达释放情绪，学习调节情绪；鼓励患者参加团体康复活动，促进形成良性人际互动。患者在此阶段情绪控制能力、人际交往能力均有所提升。

治疗后期：患者情绪平稳，人际交往能力提升，治疗以增强戒毒动机和探讨防复发计划为主。患者逐步认识到毒品对自己和家庭都带来了巨大的伤害，治疗动机增强。咨询师与患者一起探讨物质滥用的损益，结合动机式晤谈增强患者的治疗动机，同时与患者探讨高危情境应对，探讨生活目标等，促进患者回归家庭及社会。

3. 专科护理

①评估病情，及早发现和处理戒断症状，避免由此引发的躯体不适和焦虑情绪。②基础护理。嘱患者多饮水，多进食富含纤维素的水果和蔬菜，白天鼓励患者多运动，促进胃肠蠕动，改善便秘；提供舒适、安静的环境，睡前避免浓茶、咖啡等饮料摄入，鼓励患者参加团体活动，减少白天睡眠和卧床时间，夜间巡视病房注意“四轻”，改善夜间睡眠质量。③用药护理。给药要做到“送药到手，看服到口，咽下再走”，必要时还要检查患者两腮及舌下，确保有效服药，避免有意漏服、少服或一次性大量吞服而发

生意外；观察药物作用效果及不良反应。④心理护理。患者紧张敏感、懒言少语，护士应接纳和关心患者，建立良好的护患关系，在此基础上与患者探讨不良情绪的原因及应对方法。⑤健康教育。患者对K粉、冰毒的依赖性认知良好，有较强的防御动机，而对佐匹克隆的依赖性缺乏认知，主要从药物的作用机制、依赖性、科学戒断等方面进行健康教育。

4. 其他辅助治疗

患者入院后第1周主管康复医生查房，患者表现出睡眠不规律、精神疲倦、食欲缺乏等症状，舌淡、少苔、脉濡。针对患者的睡眠症状康复医生制定的康复治疗方案：给予经颅磁刺激治疗，同时配合耳豆压穴治疗，取神门、心、脾的耳穴反应区，镇定安神，改善睡眠。坚持治疗1个疗程（15天）。同时，督促患者积极参与八段锦、气功和体操练习。患者自述小腿酸痛、坐立不安，给予中药定向药透治疗、藏红花沐足熏蒸治疗，养心安神、活血止痛。

患者住院治疗过程顺利，治疗6周后情绪平稳，无明显焦虑、紧张等不适，逐渐完成药物的递减直至停药。继续康复至第9周出院。出院后继续服用米氮平30mg，每晚一次，抗抑郁焦虑及调节睡眠。出院后多次回访，患者情况良好，身体无不适，保持操守。

四、诊疗体会

佐匹克隆片属非苯二氮䓬类第三代快速镇静催眠药，在脑部与苯二氮䓬受体的配基结合，结合方式不同于苯二氮䓬类药物，作用于睡眠慢波期的第3、4期（深度慢波期），具有类似苯二氮䓬类的镇静、抗焦虑、肌肉松弛和抗惊厥作用。自1985年佐匹克隆开始应用于临床起，其滥用和依赖倾向一直是争论的话题。一些研究指出其风险低，但同时，在不同的国家，有越来越多的滥用、依赖和戒断并发症的个案报道。20世纪80～90年代早期的资料显示，佐匹克隆对人无明确的致依赖性和戒断反应，对鼠的实验也显示类似的结果，但对猴的研究却发现，静脉注射佐匹克隆能导致自我给药行为。自20世纪90年代末，尽管案例对照研究多显示佐匹克隆的副作用、依赖性和反跳性均极低，但陆续而零星地有佐匹克隆依赖的案例报告，并有人开始质疑其潜在的滥用与依赖风险。有学者应用美国联机医学文献分析和检索系统，就1966～2002年的资料进行了系统性的回顾研究，发现共有22例被确诊为佐匹克隆滥用或依赖的案例。直至2007年，德国柏林的一项调查显示，在158名接受美沙酮维持治疗的阿片类物质依赖者中有37人（23%）存在佐匹克隆使用障碍。同年，中国香港的一项回顾性研究也报告了在某物质滥用诊所就诊的872例患者中，有87例存在佐匹克隆滥用，其中62.1%是依赖者，进一步提示佐匹克隆的依赖性不容忽视。

本例患者的症状符合佐匹克隆依赖的临床表现，给予长效苯二氮䓬类药物地西泮控制其停药后的戒断反应，并逐渐缓慢递减直至最后停药完成替代治疗；给予米氮平和奥氮平改善睡眠和焦虑抑郁情绪。同时，辅以心理行为治疗、中医理疗等，最终取得了良好的疗效。

五、专家点评

佐匹克隆镇静、催眠效果良好，但长期滥用具有较强的依赖性，已引起社会各界的高度重视。对佐匹克隆依赖者应采取个体化、综合性治疗措施，重视心理行为治疗；积极治疗共患的精神、躯体障碍。应保证充足的治疗时间，建议 2 个月以上。

对于本例佐匹克隆依赖者的药物治疗，主要是通过给予地西泮替代递减逐渐减轻躯体依赖性，并在治疗过程中加强戒断症状的监护和处理，针对其出现的抑郁、焦虑情绪，精神症状及失眠，给予相应的抗精神病药物和抗抑郁药物治疗。佐匹克隆依赖者戒断症状相对较轻，一般予抗焦虑及对症治疗后戒断症状能较快缓解。在对症处理躯体症状的同时，应加强心理治疗，包括行为治疗、家庭治疗等，只有解决了心理问题，才能使疗效得到保证。

（宋新辉　庄松源　张虹冰　刘羚钰）

参考文献

Aranko K，Henriksson M，Hublin C，et al. 1991. Misuse of zopiclone and convulsions during withdrawal. Pharmacopsychiatry，24：138-140.

Dorian P，Sellers EM，Kaplan H，et al. 1983. Evaluation of zopielone physical dependence liability in normal volunteers. Pharmacology，27：228-234.

Hajak G，Muller WE，Wittchen HU，et al. 2003. Abuse and dependence potential for the non-benzodiazepine hypnotics zolpidem and zopiclone：a review of case reports and epidemiological data. Addiction，98：1371-1378.

Pallavicini J，Acevedo X. 1997. Zopiclone dependence：report of one case. Rev Med Chil，125：336-340.

镇咳类药物依赖

案例 68　止咳药滥用伴高血压和低钾血症

一、病案介绍

1. 病史

患者男性，33 岁，因“反复口服止咳药 6 年余伴头晕 20 天，双腿乏力 5 天”于 2018 年 3 月 16 日入院。自述于 2011 年 8 月因朋友影响首次口服“联邦止咳药”，初时 1 瓶/次（120ml/瓶），服后无特殊不适。其后约 1 次/周、1 瓶/次，约半年后 1 瓶/天，服用后感到精力充沛、全身放松。中断 8～10 小时即可出现打哈欠、忽冷忽热、周身肌肉酸痛等不适症状，再次服用后上述症状可迅速缓解。2012 年 7 月以后，止咳药用量及频次逐渐增加，约 180ml/d，最高 600ml/d。2016 年 5 月因药物监管，患者改喝复方甘草口服液（100ml/瓶），150～1100ml/d，服用后和止咳药产生的感觉差不多。如停止服用 10 小时，患者就会出现腹泻、出冷汗、咳嗽等不适症状，再次服用后上述症状缓解。近 2 年来，患者兴趣丧失，不愿工作，也不愿出门。明知服止咳药对身体有害，也常常自责后悔，想停服，但一遇到挫折，又控制不住服用复方甘草口服液。2018 年 2 月 24 日患者无诱因出现明显头晕、步态不稳，2 天后就诊于当地医院，测量发现血压 160/100mmHg，头颅 CT 检查提示两侧基底节区多发性梗死灶，其他检查无异常，门诊诊断为“高血压”，具体治疗不详。在门诊治疗期间，患者仍偷偷服用止咳药。5 天前患者感到双腿乏力，走路易跌倒，且逐渐加重，遂就诊于笔者所在医院。末次服用时间为 2018 年 3 月 16 日 10：20，口服约 200ml，末周服用复方甘草口服液 900ml/d。入院时患者诉头晕不明显，但双腿明显乏力，需人扶持行走，未诉流泪、腹泻等不适。患者自使用止咳药以来，不能正常工作、生活及参加社交活动，自知力不完整，饮食欠佳，睡眠可，大小便正常。

患者吸烟 10 年，每日 20 支。个人史、家族史无特殊。

2. 体格检查

体温 36.3℃，脉搏 82 次/分，呼吸 18 次/分，血压 173/118mmHg。神志清楚，发育正常，营养中等，步态不稳，扶行入院。五官端正，口唇轻度发绀。胸廓双侧对称，双肺呼吸音清，未闻及干、湿啰音。心音正常，心率 83 次/分、律齐。腹平坦，无腹胀，无压痛，肝脾肋下未触及。四肢未见针刺痕，双下肢无水肿。双下肢肌力Ⅳ级，肌张力无明显异常。神经系统检查：生理反射、双膝腱反射活跃，跟腱反射正常；病理反射未引出。

3. 精神专科检查

患者意识清晰，精神尚可，步态不稳，扶行入院，接触主动，衣着整齐，年貌相符；无感觉、知觉障碍；语速正常，思维连贯；未引出幻觉、妄想等症状；情绪略焦虑，内心体验及情感反应与周围环境协调；意志减弱，烦躁易怒，行为冲动，自制力差；注意力集中，记忆力下降，反应迟缓，定向力完整，智力正常；自知力不完整。

4. 辅助检查

血尿便常规检查正常。肝功能检查：总胆红素 22.36μmol/L，直接胆红素 8.78μmol/L，GGT 1378.5U/L。肾功能正常。电解质检查：钾 2.95mmol/L。心电图检查：窦性心律、T 波低平、U 波改变。头颅 CT 检查：两侧基底节区多发性梗死灶（外院 2018 年 2 月 26 日）。

尿液依赖物质定性试验：吗啡阳性，甲基苯丙胺、氯胺酮均阴性。

5. 心理测评

抑郁自评量表（SDS）测评原始分 45 分，标准分 56 分，提示轻度抑郁状态；焦虑自评量表（SAS）测评原始分 39 分，标准分 45 分，提示无焦虑状态。

二、诊断思维过程

1. 诊断与诊断依据

根据 ICD-10 疾病诊断标准，结合病史、临床表现和辅助检查，临床诊断：①使用阿片类物质（复方甘草口服液）引起的依赖综合征；②继发性高血压Ⅲ级，很高危；③低钾血症；④脑梗死。

诊断依据：①患者为青年男性，反复口服止咳药（联邦止咳药、复方甘草口服液）6 年余伴头晕 20 天，双腿乏力 5 天；②有使用止咳药耐受性表现，需要增加使用药物剂量和频率，才能达到原先的效果；③有明显的戒断症状，停药后出现腹泻、出冷汗、咳嗽等不适，再次服用后上述症状缓解；④明知滥用的危害但仍然坚持使用，对药物滥用的行为难以控制；⑤药物滥用后逐渐丧失原有的兴趣爱好，无法正常工作和生活；⑥不能行走，双下肢肌力Ⅳ级，膝腱反射活跃；⑦头颅 CT 检查显示两侧基底节区多发性梗死灶，尿液吗啡试验阳性，电解质血钾 2.95mmol/L，肝功能检查显示总胆红素 22.36μmol/L、直接胆红素 8.78μmol/L、GGT 1378.5U/L，心电图显示窦性心律、T 波低平、U 波改变。

2. 鉴别诊断

本例患者因尿液试验吗啡阳性，需要与海洛因依赖综合征鉴别，头晕、双腿乏力、步态不稳需与吉雷-巴兰综合征鉴别。

（1）与海洛因依赖综合征鉴别：海洛因依赖者有明确的海洛因滥用病史，戒断症状相对较重，如静脉使用，查体可发现注射针痕。本例患者无海洛因滥用史。

（2）与吉雷-巴兰综合征鉴别：急性进行性吉雷-巴兰综合征临床表现为进行性上升性对称性麻痹、四肢软瘫及不同程度的感觉障碍、腱反射减弱或消失。常见诱因有空肠弯曲菌感染、病毒（巨细胞病毒、EB 病毒）感染、手术或创伤等。通常在数天至 2 周内病情发展至高峰，病情危重者在 1～2 天内迅速加重，出现四肢完全性瘫，呼吸肌和吞咽肌麻痹，呼吸困难，吞咽障碍，危及生命。本例患者有明确的止咳药滥用史，高血压、低血钾症状，CT 检查示两侧基底节区多发性梗死灶，可资鉴别。

三、治疗过程和结果

本例患者为阿片类药物依赖，首先要考虑阿片类物质脱瘾治疗，采用包括生物、心理及社会干预在内的综合治疗，治疗目标是使患者维持物质戒断，促成生理、心理和社会功能的全面康复。治疗方案：①使用阿片类药物进行替代递减治疗；②输液支持，加速物质代谢，支持对症处理；③积极开展心理认知行为治疗；④给予经颅磁刺激及其他物理治疗；⑤心理干预；⑥躯体疾病的对症治疗。

1. 药物治疗

根据患者药物滥用情况，入院后选用丁丙诺啡舌下片控制戒断症状，进行替代递减治疗，给予丁丙诺啡舌下片 2mg 含服，戒断症状完全控制。第 2 天即滴定至有效剂量，随即进行规律性递减。患者伴有继发性高血压和低钾血症，需进行降压和补钾治疗。给予硝苯地平缓释片 20mg、2 次/天口服；给予氯化钾口服液 10ml、3 次/天口服；给予葡萄糖醛酸内酯片口服，护肝降酶，静脉滴注能量合剂等对症支持治疗。经上述药物治疗，患者未诉流泪、腹泻等不适，头晕症状缓解，双腿乏力逐日减轻，血压逐步稳定在 130～150/82～95mmHg，住院第 10 天，丁丙诺啡舌下片停用。患者无特殊不适，双腿乏力基本消失，行走自如，步态较稳。

住院第 15 天，复查血钾正常、心电图正常、GGT 468U/L，患者精神状态好，四肢活动正常，肌力恢复正常，病情好转，遂予出院。嘱其院外保持操守，继续服用降压药物、护肝药物巩固治疗。2 个月后第 1 次回访，患者未再服用甘草口服液，血压正常，未再服用降压药物，未出现双腿乏力现象；6 个月后第 2 次回访，患者恢复良好。

2. 心理治疗

心理评估：患者性格较孤僻，长期人际关系不良，入院时情绪抑郁，故心理治疗设定以理性情绪行为疗法作为本次心理治疗的主要方法。

治疗初期：运用心理会谈技巧，快速与患者建立良好的治疗同盟关系，提升治疗依从性，形成正性移情关系。心理医生同患者协商心理干预目标，协助其提升人际关系处理能力，帮助其尽快脱离抑郁状态，摆脱长期以来形成的、逃避面对物质依赖的心理，以及纠正处理不良情绪的行为模式。

治疗后期：在良好的医患同盟关系下，患者逐步学会应对情绪和建立理性的认知结构，住院期间，经多次心理干预，患者尝试走出先前的问题行为模式，可以与其他在院患者及医护人员良好互动，抑郁状态明显改善，心理干预目标基本达成。

3. 专科护理

①高血压护理。密切监测生命体征，加强对头晕、下肢乏力等症状的评估，告知患者变换体位不宜过快，防止血压波动导致的并发症；遵医嘱给予降压药物。②低钾血症护理。评估双下肢肌力和肌张力，加强基础护理和安全管理，早期以卧床休息为主，预防跌倒或坠床；心电监护，备好急救物品，及时发现低钾导致的心律失常和心输出量减少引起的低血压、面色苍白、呼吸困难等症状；评估大小便情况，记录出入量，预防腹胀、便秘和尿潴留；补钾前询问尿量，口服补钾后评估有无恶心、呕吐等消化道刺激症状，最好是饭后补钾，也可配合服用果汁、牛奶以改善口感；观察补钾后的治疗效果和不良反应，动态观察并记录双下肢肌力；补钾过程中防止低钙血症导致的手足抽搐等；遵医嘱做好血生化和心电图检查，监测补钾效果，及时向医生汇报结果。③饮食护理。给予清淡、易消化、低盐、低脂、高蛋白饮食，多吃富含钾钙镁的食物。④心理护理。患者应对压力和挫折的能力较差，与患者共同探讨应对策略，增强抗压能力，改善抑郁情绪。⑤健康教育。对止咳药和复方甘草口服溶液作用机制、依赖性、不良反应（低钾和高血压）及治疗护理进行健康宣教，增强患者对治疗护理的依从性和戒断动机；出院后规律饮食，按时作息，遵医嘱服药维持治疗，定期复查。

四、诊疗体会

1. 复方甘草口服液的依赖性

复方甘草合剂又名复方甘草口服液，是治疗咳嗽的常用药，但是由于其中含有有毒成分酒石酸锑钾，国家食品药品监督管理总局在 2004 年 7 月 1 日要求禁用该成分，该药更名为复方甘草口服液。复方甘草口服液组分为：每 10ml 中含甘草流浸膏 1.2ml、复方樟脑酊 1.8ml、甘油 1.2ml、愈创木酚甘油醚 0.05g、浓氨溶液适量，而复方樟脑酊其组分为每 1ml 含樟脑 3mg、阿片酊 0.05ml、苯甲酸 5mg、八角茴香油 0.003ml。

虽然复方甘草口服液中的阿片酊（主要为吗啡）含量低，但有研究表明，在使用较敏感的躯体依赖性评价模型催促戒断试验时，在较大的剂量下，仍可观察到催促戒断症状，表明复方甘草口服溶液仍具有产生躯体依赖性的潜力。临床亦观察到长期服用复方甘草口服液可造成药物耐受与依赖，停药或减量后出现戒断症状。临床发现，大量或长期服用包括复方甘草口服液在内的所有含阿片类甘草制剂均可引起依赖。有研究对 70 例服用复方甘草口服液出现不良反应的案例进行分析，14 例因长期大量饮用（20.0%）出现依赖性，其中 1 例患者从 5 岁开始服用该药长达 10 年。由此可见，依赖性与药物的大剂量使用和使用时间有一定的关系。本案例即是反复大剂量服用复方甘草口服液致依赖的典型案例，因此应注意避免长期、大量使用含阿片类甘草制剂，以免形成药物依赖。

2. 甘草制剂易诱发低血钾、高血压

临床发现，大量或长期服用包括复方甘草口服液在内的所有含甘草制剂均可引起假性醛固酮增多症，出现低血钾及高血压等不良反应。

（1）诱发低血钾：甘草制剂含有甘草流浸膏，甘草流浸膏的主要成分为甘草酸，其在

体内水解成苷元即甘草次酸，发挥多种药理作用。首先，甘草次酸能抑制 11β-羟基类固醇脱氢酶Ⅱ的活性，增加血中氢化可的松的水平，发挥盐皮质激素样作用，影响水盐代谢，导致低钾血症。其次，甘草酸与甘草次酸的化学结构与皮质激素相似，其本身也可与盐皮质激素受体结合，促进钠的重吸收和钾的排泄，从而导致低钾血症。再次，甘草酸还可增强其他糖皮质激素的作用，从而达到保钠排钾的作用。

血清钾的降低可引起周期性瘫痪，多由饱餐、劳累等情况下诱发，一般均在夜间睡眠后或清晨起床时突发肢体麻木、不能动，部分患者还有肢体疼痛、感觉异常、嗜睡、口渴、多汗、少尿等前驱症状，严重者出现肢体瘫痪，近端重于远端，下肢重于上肢，瘫痪发作时肌张力降低，腱反射降低或消失，极严重者可发生呼吸肌麻痹、心动过速、室性期前收缩、阿-斯综合征，甚至室颤致死。临床上如能及时发现、及时处理，则低钾血症的预后良好，严重的低钾血症如发生迅速或处理不及时则可危及生命。服用甘草类制剂引发低钾血症甚至低钾性周期性瘫痪的报道并不少见。

低血钾可导致钠钾泵功能障碍，细胞外钙离子进入细胞内，细胞内游离钙离子浓度升高，钙超载激活细胞内蛋白酶引起肌细胞和肌纤维坏死，有害成分释放到细胞外液和血液，从而引起肌肉痉挛、缺血性坏死甚至横纹肌溶解。有文献报道了数例因使用甘草酸苷制剂产生低血钾和横纹肌溶解的案例，此外，也有患者由于连续使用 10 天甘草锌出现上述症状的报道。

（2）引起高血压：临床发现，甘草次酸与人体肾上腺皮质产生的醛固酮有类似作用，除了诱发低血钾外，还因使人体尿量减少，体内水钠潴留，减弱利尿剂的利尿效果，引起高血压，甚至诱发高血压危象，严重者可致死。

另外有研究表明，樟脑的代谢产物具有明显的强心、呼吸兴奋和升压作用。

3. 甘草类制剂诱发假性醛固酮增多症的病理机制

假性醛固酮增多症的特征有高血压、低钾血症、肾小管功能障碍、低血浆肾素、水肿、肌病引起的肌肉酸痛或麻木等。

甘草次酸化学结构与皮质酮相似，具有去氧皮质酮样作用。甘草次酸本身与盐皮质激素受体结合可引起醛固酮样作用，引发假性醛固酮增多症，促进水钠潴留，排钾增多，从而引起血钾降低、血压升高及水肿等症状。有学者认为甘草次酸与受体的亲和力显著低于醛固酮。在正常情况下，11β-羟基类固醇脱氢酶Ⅱ型（11β-HSD2）能将细胞质中皮质醇降解成与皮质醇激素受体亲和力低的可的松，从而防止细胞内存在大量皮质醇，进而防止皮质醇受体被过度激活。甘草酸和甘草次酸对 11β-HSD2 均有抑制作用。因此，甘草酸和甘草次酸通过抑制肾小管细胞中的 11β-HSD2，使肾小管上皮细胞中的皮质醇积聚，延长皮质醇受体被激活的时间，最终导致假性醛固酮增多症。

有研究认为，甘草次酸的代谢产物 3-单葡萄糖醛酸-甘草次酸（3MGA）能进入肾小管上皮细胞抑制 11β-HSD2，而甘草次酸不能进入肾小管上皮细胞，不能抑制细胞内的 11β-HSD2，因此通过抑制 11β-HSD2 造成假性醛固酮增多症的主要原因是甘草次酸的代谢产物 3MGA，而非甘草次酸。

4. 甘草类制剂诱发低血钾、高血压的防治

研究发现，在不停用甘草类制剂的情况下，大量补钾也无法提高血清中钾离子的浓度，即便迅速停药也不能立即恢复，因此在临床治疗时，除了停用甘草类制剂外，还需要配合使用抗醛固酮制剂和钾制剂加快恢复。

使用甘草类制剂时应注意以下几项：①注意把握好甘草的适应证，避免由于甘草的滥用而引起一系列不良反应。若有糖尿病、高血压、精神疾病、心力衰竭等病史，为防止患者病情加重，处方中应注明禁用甘草类药物。对于有醛固酮增多症、肌无力或低钾血症的患者，处方中应注明含甘草量在 5g 以上的药品禁止使用。②在临床使用甘草制剂时，应注意监测电解质和血压，避免长疗程应用，以减少不良反应。有临床统计表明，服用复方甘草口服溶液的患者出现低血钾症状，使用时间均在 7 天以上，提示长期使用时必须监测血钾水平，及时补钾。③对低钾血症住院患者，建议常规检查肌损伤标志物，了解肌肉损伤情况，并动态观察肌红蛋白及磷酸肌酸激酶浓度变化，及时发现并正确处理低钾血症，以防止横纹肌溶解症等并发症。④甘草类制剂导致上述不良反应往往也只限于较长时间大剂量使用的患者，且与个体差异有关，一般高龄、贫血、甘草类药物依赖人群发生率较高，物质依赖治疗医生应提高警惕，加强防治。

五、专家点评

甘草类制剂有可能引发低血钾、高血压等不良反应，尤其在较长时间大剂量使用的患者且存在个体易感特质时更易出现，常见相关案例报道，甘草类制剂依赖临床更易见于相关药物依赖者。对该类药物依赖伴低血钾、高血压等并发症的治疗，首先是按阿片类物质使用相关障碍治疗指导原则进行脱瘾治疗，戒断药物依赖；其次要加强补钾、降压的药物治疗；再次，在治疗过程中还要加强戒断症状的监护和处理，如针对患者出现的肝功能异常、腹泻等躯体症状，给予相应的内科药物处理，针对其出现的抑郁、焦虑情绪、失眠及精神症状，给予相应的精神科药物处理；最后，要重视心理治疗，持续存在的心理渴求及其导致的复发是药物依赖治疗中的核心问题。心理治疗主要是以认知疗法、行为矫正、感恩教育和社会支持为基础，采取个体心理治疗、家庭心理治疗与团体心理治疗相结合的心理干预形式。

（谢　明　张小波　王　琰）

参 考 文 献

丁旭锦. 2003. 棕色合剂成瘾 3 例报告. 实用中医药杂志，19（4）：217.
冯云，马聪玲，朱军. 2013. 复方甘草片致高血压危象 1 例. 中国医药用药评价与分析，13（3）：287.
黄红萍，于阗. 2017. 复方甘草酸苷治疗肝功能异常引起低钾的病例分析. 海峡药学，29（8）：244，245.
李丹，陈金和. 2007. 新复方甘草口服液身体依赖性研究. 医药导报，26（11）：1278，1279.
李印肖，王宪玲，张新卿. 2010. 甘草锌引起横纹肌溶解 1 例. 临床荟萃，25（1）：11.
刘然. 2009. 甘草及甘草制剂引起的假性醛固酮增多症及防治. 药物不良反应杂志，11（6）：416-419.
马聪，巢家硕，马佩杰. 2018. 复方甘草合剂致药品不良反应 70 例文献分析. 中国医院用药评价与分析，

18（4）：568-571.

秦英芳. 1999. 口服复方甘草合剂致过敏反应 1 例. 齐鲁护理杂志，5（5）：57.

苏文凌，杨洋，苗芳，等. 2015. 复方甘草片致低钾血症 2 例. 中国医院药学杂志，35（15）：1439，1440.

王风. 2003. 复方甘草合剂致严重头痛和眩晕. 药物不良反应杂志，5（5）：348.

武媛媛，顾坤，高茜茜，等. 2018. 甘草类制剂不良反应及其机制研究进展. 药物评价研究，41（7）：1363-1368.

Armanini D，Calò L，Semplicini A. 2003. Pseudohyperaldosteronism：pathogenetic mechanisms. Crit Rev Clin Lab Sci，40（3）：295-335.

FareseJr FR，Biglieri EG，Shackleton CH，et al. 1991. Licorice-induced hypermineralocorticoidism. N Engl J Med，325（17）：1223-1227.

Makino T. 2014. 3-monoglucuronylglycyrrhetinic acid is a possible marker compound related to licorice-induced pseudoaldosteronism. Biol Pharm Bull，37（6）：898-902.

案例 69　复方甘草片滥用伴高血压和低钾血症

一、病案介绍

1. 病史

患者男性，25 岁，自由职业者，未婚，因“反复口服复方甘草片 4 年余”于 2018 年 8 月入院。患者自述于 2014 年 3 月因感冒咳嗽首次口服复方甘草片，遵医嘱服用 4～5 片/次、3～4 次/天。服用后咳嗽症状缓解，自觉轻松舒适，无胸闷、气短、气喘，睡眠良好。服用半个月后，自觉药效减弱，偶有咳嗽、头痛、胸闷、周身不适。故开始自行加量，4 个月后服药剂量逐渐加大至 40～50 片/天，分 2～3 次服用。1 年后服药剂量继续增加而不能停药，停用复方甘草片 6～8 小时即可出现流泪、打哈欠、起鸡皮疙瘩、忽冷忽热、周身肌肉酸痛、睡眠困难、易醒等症状，停用复方甘草片 1 天左右就会出现腹痛、腹泻，水样便。为缓解躯体不适症状，患者再次服用复方甘草片，服药后上述症状迅速缓解。为追求舒适愉悦感，甘草片最大剂量增至 300～400 片/天。患者意识到形成依赖了，曾多次在家自戒，均因难以忍受躯体戒断症状而再次服用甘草片。近 1 年来，患者自觉精神状态不好，工作不思进取，生活懒散，“每日都在思考如何买到甘草片，有时为买到药经常撒谎”；作息时间颠倒，睡眠不规律，疲倦乏力，食欲差，经常便秘，4～5 天大便一次；情绪不稳定，易怒、经常发脾气，自制力差，不愿交朋友。患者否认发生过抽搐、昏迷和大小便失禁，否认出现幻觉、妄想等精神病性障碍症状，无自伤、伤人行为。为配合治疗，患者 2 周前开始自行减少甘草片服用剂量，末周服用约 100 片/天，分 2～3 次口服。近日，患者自觉周身不适、疲惫乏力、四肢酸软、双下肢乏力明显，但可以活动，自觉畏寒，有时打哈欠、起鸡皮疙瘩，睡眠较差，入睡困难、易醒，食欲差，不思饮食，无头痛、头晕，无恶心、呕吐，无腹痛、腹胀，大小便正常。患者入院前 2 小时口服复方甘草片 100 片，入院时未见明显不适症状。

否认合并滥用其他精神活性物质和相关药物。1 年前在医院检查发现血压偏高，但是未在意，也没有进行系统诊断与检查。否认糖尿病等慢性病病史，否认肝炎、结核等传染病病史。吸烟史 10 年，20 支/天，无饮酒嗜好。

2. 体格检查

体温 36.9℃，脉搏 109 次/分，呼吸 18 次/分，血压 170/124mmHg。神志清楚，精神状态差，面色晦暗，对答切题，语言清晰。双侧瞳孔等大等圆，直径 3.5mm，对光反射灵敏。呼吸平稳，双肺呼吸音清，未闻及干、湿啰音。心率 109 次/分、律齐，心脏瓣膜区未闻及明显杂音。腹平软，无压痛及反跳痛，肝脾肋下未触及，肝肾区无叩击痛，叩诊移动性浊音阴性，肠鸣音正常。四肢等长，关节活动度正常，双下肢无水肿，未见静脉针刺痕。双上肢肌力Ⅴ级，以双手握力和前臂肌力下降为主。双下肢肌力Ⅳ级，抬腿对抗肌力明显下降，屈膝正常，感知觉正常。双下肢神经生理检查：膝反射和踝反射正常，感知觉正常，病理反射未引出。

3. 精神专科检查

患者意识清晰，自愿入院，接触交谈主动，性格偏内向，衣着整齐；注意力集中，思维连贯；暂未引出幻觉，无感觉及知觉障碍；无明显思维逻辑障碍，时间、地点、人物定向力完整，自知力正常；情绪平稳，内心体验及情感反应与周围环境协调；智力正常，记忆力下降；意志略有减退，对毒品自我控制力差；无明显冲动及伤人行为。

4. 辅助检查

血尿常规、肝功能、肾功能及心肌酶谱检查均正常。血钾 2.32mmol/L，血钙 1.05mmol/L，血氯 95.7mmol/L。心电图检查：窦性心律，T 波低平，Q-T 间期延长。腹部 B 超检查：肝、胆、脾、胰、双肾未见明显异常。

尿液依赖物质定性试验：吗啡阳性，甲基苯丙胺、氯胺酮阴性。

5. 心理测评

症状自评量表（SCL-90）测评显示患者在躯体化、睡眠、人际关系方面存在异常，焦虑、抑郁、强迫、敌对、恐怖、精神病性等方面未见异常。复测汉密尔顿焦虑量表和汉密尔顿抑郁量表显示患者不存在焦虑、抑郁倾向。

二、诊断思维过程

1. 诊断和诊断依据

根据 ICD-10 疾病诊断标准，结合病史、临床表现和辅助检查，临床诊断：①使用阿片类物质（复方甘草片）依赖综合征；②高血压Ⅲ级；③低钾血症。

诊断依据：①因感冒咳嗽首次口服复方甘草片，此后逐渐增大服药量，为追求舒适感最大剂量可达 300～400 片/天，持续 4 年余。②停用复方甘草片 6～8 小时即可出现流泪、打哈欠、忽冷忽热、关节肌肉酸痛、睡眠困难，以及停药后出现腹泻、水样便等戒断症状。再次口服复方甘草片后上述症状可迅速缓解。③曾多次在家自戒，均因难以忍受躯体戒断症状而再次服用甘草片。④近 1 年来，自觉精神状态不好，工作不思进取，生活懒散，“每日都在思考如何买到甘草片，有时为买到药经常撒谎”。作息时间颠倒，睡眠不规律，容易疲倦，食欲差，经常便秘。⑤情绪不稳定，易怒、经常发脾气，自制力差，不愿交朋友。否认出现幻觉、妄想等精神病性障碍症状，无自伤、伤人行为。⑥1 年前曾发现血压高，未做特殊检查和治疗。入院时血压 170/124mmHg。⑦近日，减少甘草片用量后出现周身不适、疲惫乏力、四肢酸软、双下肢明显疲乏无力，但可以活动。双上肢肌力Ⅴ级，以双手握力和前臂肌力下降为主。双下肢肌力Ⅳ级，抬腿对抗肌力明显下降。⑧实验室检查，尿液检测吗啡阳性，甲基苯丙胺、氯胺酮阴性；血钾 2.32mmol/L，血钙 1.05mmol/L，血氯 95.7mmol/L，心肌酶谱正常；心电图检查提示窦性心律，T 波低平，Q-T 间期延长。

2. 鉴别诊断

（1）与阿片类镇痛药物依赖鉴别：例如，与吗啡、海洛因依赖，盐酸曲马多、氨酚羟考酮片等镇痛药物依赖，止咳药复方可待因等依赖鉴别。虽然上述药物都具有相似的药物依赖过程及停药后出现的阿片类戒断症状，但是使用的依赖物质种类和滥用方式有明显不同。阿片类物质的尿液吗啡试验阳性，曲马多和羟考酮单纯使用者的尿液检测可以是阴性。

（2）是原发性高血压还是药物滥用引起的继发性高血压，需要进一步检查和进行治疗性观察。患者 25 岁，1 年前发现血压高，但未做特殊检查和治疗，入院血压 170/124mmHg，心肌酶谱检查正常。心电图虽有异常改变，但是不能除外低钾血症的影响。本例患者需要进行心脏超声检查和螺旋 CT 扫描检查，观察心脏结构改变。

（3）患者血钾明显低（2.32mmol/L），双下肢肌力明显下降，心电图呈窦性心律，T 波低平，Q-T 间期延长。患者低钾血症诊断成立。患者未使用利尿剂和肌松药物，无严重的恶心呕吐和禁食症状，无腰骶部外伤和疼痛表现，故考虑长期大剂量服用复方甘草片导致代谢性低钾血症的可能。

（4）双下肢肌无力需与脊髓炎、脊髓外伤、脊髓压迫症等疾病鉴别：患者无发热、大小便失禁，未见明显的感知觉障碍，肌无力呈不完全性肌力减退，补钾治疗后症状逐渐缓解，可以完全恢复正常状态。CT/MRI 等检查可以作为重要鉴别依据，腰穿脑脊液检查是重要的诊断手段。

三、治疗过程和结果

治疗原则：①停止依赖物质使用，通过长效、低依赖药物对症治疗，消除急性戒断症状；②注重康复治疗，缓解和消除稽延性戒断症状；③进行 3 个月以上的防复吸维持治疗；④加强心理康复治疗，从认知行为治疗、合理情绪治疗等入手，提升患者的治疗依从性；⑤心脑血管等合并症和并发症的治疗，包括高血压和低血钾等的治疗；⑥物理治疗，包括多参数生物反馈仪治疗及经颅磁刺激治疗。以上治疗方法应遵循个体化、综合性治疗原则。

1. 药物治疗和物理治疗

入院后密切监测血压等生命体征变化，检测血钾变化。给予缬沙坦、美托洛尔降血压治疗，同时口服螺内酯保钾利尿，入院第 6 天血压降至 140/90mmHg。停用螺内酯，增加洛非西定片口服，既能减轻和缓解稽延性戒断症状，同时又具有降压作用。给予小剂量氯化钾注射液静脉滴注和氯化钾缓释剂口服，纠正低血钾。入院第 3 天血钾恢复至 3.8mmol/L，氯化钾缓释片继续口服，血钾浓度保持正常。入院第 5 天双下肢肌力逐渐恢复正常，行走自如。1 周后复查心电图，T 波低平，Q-T 间期正常；电解质检查提示血清钾、钙恢复至正常水平。

给予盐酸丁丙诺啡舌下片含服 6～8mg/d，迅速缓解和消除急性戒断症状，2 天后逐渐递减至停药。治疗第 5 天增加唑吡坦片和中药济泰片，有效改善睡眠障碍和后期稽延性戒掉症状。患者住院治疗 3 周后出院，戒断症状消失，血压平稳，血钾恢复正常。

中医康复治疗，由于长期药物滥用导致生理功能受损，生活不规律导致营养状态欠佳，电解质紊乱导致低血钾。积极配合中医药康复治疗，减轻和缓解急慢性戒断症状，减少依赖性药物的使用。本例患者精神状态欠佳，食欲下降，睡眠差，易惊醒，全身肌肉关节酸痛，双下肢肌无力，舌淡、苔白、脉细，给予中药汤剂调理的同时增加舒经活络的物理治疗，同时，取夹脊穴、内关、合谷、心俞、肾俞、阳陵泉、膈俞等穴位针刺治疗，以及给予经颅磁刺激治疗等，患者肌肉酸痛等症状明显缓解，双下肢肌力恢复正常。治疗后期，增加八段锦练习，加强身体锻炼，提高身体素质。

2. 心理治疗

药物滥用依赖者通常戒断动机较强，例如本案例中甘草片滥用者的戒断动机比较强烈。另外，药物依赖者最初使用药物的原因多为解决躯体疾病，因此，躯体化问题表现相对突出，临床治疗中配合心理干预更为重要。本例患者主要采用认知行为干预疗法、动机性访谈技术、正念技术。心理治疗主要分为两个阶段：

第一阶段：急性戒断期，入院第 1～2 周。此阶段患者在停用甘草片后会出现戒断反应，伴随睡眠问题，本阶段在与患者建立咨访关系的基础上，在患者治疗 1 周后逐步开始辅以呼吸放松训练、正念技术，从而帮助患者改善睡眠。呼吸放松训练 1 次/天，持续 2 周；正念技术隔日一次，持续 2 周，并根据患者的具体情况做相应的调整。急性戒断期在团体心理干预层面以参与工娱活动为主，可根据患者的身体情况选择性地参与。由于患者高血压、低血钾等躯体化症状比较明显，应避免高强度工娱活动，可以适当参与唱歌、音乐赏析、书法等放松性工娱活动，主要目的是帮助患者舒缓情绪、愉悦身心、转移注意力。

第二阶段：心理干预期，入院第 3～4 周。此阶段患者急性戒断症状缓解，身体状态有所恢复，可适当介入心理干预，本阶段主要采取个体心理干预、团体心理干预。

个体心理干预结合患者的实际情况，例如，患者对药物依赖机制的认知甚少，有一定的戒断动机，以及对未来再次使用甘草片的担心等。主要通过以下三个层面开展心理工作：

（1）运用认知行为治疗技术，普及甘草片的药理作用、依赖机制知识，进行临床案例分享等，使患者对甘草片依赖有科学的认识，知道为什么会形成依赖、物质依赖治疗是如何帮助患者解决问题，从而减轻患者对甘草片依赖的担心，增加戒断的信心。

（2）运用动机性访谈治疗技术，强化戒断动机，与患者探讨成瘾治疗大致需要经历的过程，现在的治疗已经进行到哪一步了，物质依赖治疗在哪些层面可以帮助患者更好地戒断甘草片，哪些层面需要患者自己做出努力，帮助患者做好解决问题的心理准备。

（3）出院前与患者探讨出院后规划，协商防复发治疗方案。防复发方案主要包括以下几个方面：出院后生活及工作基本安排和规划；出院后高危情境应对策略；出院后可调动心理资源有哪些，哪些人可以为患者提供帮助；特殊情况的应对处理方案；结合患者的兴趣爱好给出相应的规划。

团体层面，高危情境演练可增强患者的体验感，帮助患者了解危险因子，在今后的生活中能更好地应对高危情境。同时鼓励患者参与改善人际关系的相关团体心理辅导，帮助其更好地恢复社会功能。

3. 专科护理

①密切监测生命体征和病情变化。患者入院时血压高，血钾和血钙较低，护理措施如下：密切监测血压、心率变化，告知患者以卧床休息为主，变换体位时动作宜慢，出现头痛头晕、心悸等症状应及时告知医护人员；遵医嘱给予降压药物和补钾制剂；加强巡视和症状评估，主动询问患者有无四肢发麻、手足抽搐等低钙症状，评估四肢肌力恢复情况，防止低钙性抽搐、低钾所致肢体无力导致的跌倒或外伤。②饮食护理。患者长期食欲差、便秘、易疲乏，根据患者喜好提供饮食，改善食欲，鼓励患者多饮水，给予低盐、高钾、高钙和高纤维素饮食，增加蛋白质摄入，提高机体活动耐力。③睡眠护理。调整生活作息，减少白天睡眠时间，根据疾病恢复情况逐渐增加活动量。④心理护理。教会患者识别不良情绪和应对方法，保持情绪稳定。⑤健康教育。患者对复方甘草片的认知缺乏，主要从复方甘草片的药理作用、依赖机制及对血压、血钾、血钙的影响及其他不良后果方面进行健康教育，改善认知，增强治疗动机。

四、诊疗体会

1. 复方甘草片的药理作用

复方甘草片包括甘草浸膏、八角茴香油、樟脑、阿片酚等成分。制剂中的阿片成分能够抑制咳嗽反射中枢，起到镇咳作用。同时，阿片类物质又具有较强的镇痛作用和依赖性。长时间大剂量使用甘草片会导致阿片类物质依赖，造成躯体依赖及精神依赖，与阿片药物依赖过程相似，减量或停用会造成急性阿片戒断症状。复方甘草片是一种有效的镇咳药物，正常剂量是安全有效的，规范使用不会造成药物依赖。及时告知患者药物的副作用也是预防药物滥用的重要环节。

2. 复方甘草片不当使用可引起低血钾和高血压

复方甘草片含甘草浸膏粉，甘草主要成分甘草甜素在水解后得到甘草次酸，其化学结构与皮质酮相似，与盐皮质激素受体结合可呈现出醛固酮、脱氧皮质酮、皮质醇、糖皮质激素等作用。从而直接影响水、电解质代谢，导致机体内水钠潴留，排钾增多，引起低血症钾和高血压。有研究报道，每日服用甘草 50g，连续服用 2 周就能导致高血压。本例患者发生的低血钾和高血压与长期大剂量服用复方甘草片有直接关系。

3. 认知行为干预是治疗复方甘草片等药物依赖的重要手段

本案例为处方药不正当使用所致的药物依赖，患者的戒断动机比较强，对其进行健康教育和药物依赖知识宣讲有助于提升患者的治疗依从性，认知行为干预有助于保持操守，防止复发。

以正念为基础的防复吸认知行为干预技术应从以下三个心理层面进行：①感知能力。患者对高危情境和心理渴求的感知能力，对此时此刻的情绪、想法、躯体症状等有正确的认识和反应，从而有意识地选择更合理的方式解决问题。②控制能力。帮助患者提高自我控制力，减少冲动性觅药行为。③平和心态。开放地接纳当下所有的体验，减少负性情绪，接受和理解不适症状，逐渐增加自我控制力，减少物质依赖冲动反应，形成常态化的自我约束管理。

五、专家点评

不规范的处方药使用是导致药物依赖的主要因素。医患充分交流是正确的方法和渠道，临床医生和药剂师介绍说明药物的使用方法和不良反应是减少药物滥用的前提。患者规范使用具有依赖性的药物，是减少药物依赖的重要方法。

物质依赖是一种反复发作性疾病，需要在专业医生指导下进行医疗干预，包括临床脱毒戒瘾治疗和心理干预治疗。积极的行为治疗是预防复发的重要措施之一。应用阿片受体拮抗剂（盐酸纳曲酮）维持治疗也是预防复发的方法之一。

（李赛民　章泽栋　王和燕　钟小营）

参考文献

冯云，马聪玲，朱军. 2013. 复方甘草片致高血压危象 1 例. 中国医院用药评价与分析，13（3）：100.

付晓，吴云波. 2018. 复方甘草片致低钾血症 1 例. 武警医学，29（12）：1163.

高璐，王嘉林，谢秀娟. 2017. 液相色谱电喷雾串联质谱同时测定复方甘草片中吗啡与磷酸可待因. 中国药师，20（3）：482-484.

李翠敏. 2011. 复方甘草片的不良反应及预防对策. 中国城乡企业卫生，26（1）：116，117.

张靓颖. 施菁青. 杜江. 2018. 正念干预防复吸及相关影像学研究. 上海交通大学学报（医学版）. 38（8）：973-978.

案例 70　右美沙芬滥用伴焦虑抑郁情绪

一、病案介绍

1. 病史

患者男性，18 岁，自由职业，因“间断口服右美沙芬片 3 年余，情绪不稳、记忆力下降半年”于 2019 年 4 月自行入院。2016 年 3 月的一次聚会上，患者在朋友的引诱下首次服用右美沙芬片。服用后有轻度头晕，伴有欣快、轻松愉悦感，无恶心、呕吐，无昏迷、抽搐。此后间隔 1～2 天服用一次右美沙芬片（10mg/片），24 片/次，服用后出现欣快、愉悦、头晕、情绪高涨、精力充沛等表现。使用 1～2 个月后患者停止服用右美沙芬片 8 小时即可出现精神委靡、情绪不稳、烦躁不安、周身乏力、食欲缺乏、失眠等不适症状，再次服用后上述症状即刻缓解。为追求欣快感和防止出现停药后的不适症状，患者加大服用剂量，30 片/次。2018 年 8 月患者被母亲发现口服右美沙芬片，经教育也认识到长期服用右美沙芬片的危害，曾多次在家自戒，最长保持戒断操守 2 个月余，均因为戒断后出现失眠、烦躁不安、情绪不稳及心理渴求感强烈等而再次服用。近 1 个月来，患者平均每日口服右美沙芬 48 片，分 2 次服用。入院前 4 小时口服右美沙芬 24 片（10mg/片），入院时未出现戒断症状。近半年来患者精神状态差、记忆力下降明显、情绪不稳、容易发脾气、睡眠欠佳、食欲缺乏、体重减轻、大小便正常。每日为购买药品而苦恼，个人生活变得马虎随便，兴趣丧失，无法正常工作。

患者否认肝炎、结核等传染病病史，否认高血压、糖尿病、冠心病等慢性病病史。初中毕业后从事美容美发工作，平素人际关系一般。吸烟 3 年，20 支/天，无饮酒史。无重大精神创伤史。未婚，父母离异多年，否认家族中有遗传性疾病及精神病病史。

2. 体格检查

体温 36.6℃，脉搏 86 次/分，呼吸 20 次/分，血压 118/76mmHg。神志清楚，精神较差，体形偏瘦，营养一般，步入病房。全身皮肤、黏膜无皮疹、黄染及出血点。巩膜无黄染，双侧瞳孔等大等圆，直径 2.5mm，对光反射灵敏。头颅及五官未见异常。颈软、无抵抗，甲状腺无肿大。心肺未见异常。腹平坦、质软，无压痛。四肢活动自如、无畸形。生理性神经反射存在，病理反射未引出。

3. 精神专科检查

患者意识清晰，年貌相当，衣着整齐，步入病房；时间、地点、人物及自我定向力完整；接触主动，查体合作；语量、语速适中，对答切题，思维连贯；未引出幻觉、妄想及感知觉综合障碍症状；注意力集中，记忆力下降，粗测智力未见明显受损；表情自然，情绪低落，稳定性差，易激惹；情感反应协调；意志减弱，生活懒散，兴趣下降；知道滥用药物的危害，有求治心，自知力完整。

4. 辅助检查

血尿常规检查正常；肝功能：AST/ALT 1.8；肾功能：尿酸 435μmol/L，尿素 7.54mmol/L；血糖 5.8mmol/L；传染病筛查：HCV 抗体、TPPA 抗体、HIV 抗体均阴性。心电图检查正常。胸部 X 线片检查未见异常。腹部 B 超检查提示肝、胆、脾、胰、双肾未见异常。

尿液依赖物质定性试验：吗啡、苯二氮䓬类、甲基苯丙胺、大麻、可卡因均阴性。

5. 心理测评

抑郁自评量表（SDS）测评：标准分 43 分，提示无抑郁状态；焦虑自评量表（SAS）

测评：标准分 42 分，提示无焦虑状态。

二、诊断思维过程

1. 诊断和诊断依据

依据 ICD-10 疾病诊断标准，结合病史、临床表现和辅助检查，临床诊断：使用其他精神活性物质（右美沙芬）引起的依赖综合征。

诊断依据：①大剂量间断口服右美沙芬片 3 年余，伴情绪不稳、记忆力下降半年。②服药后有明显的愉悦、欣快感，停药或减量即出现精神委靡、情绪不稳、烦躁不安、周身乏力、食欲缺乏等不适症状，再次口服右美沙芬后时上述不适症状即刻缓解。③为追求欣快感及避免停药出现不适症状逐渐加大口服剂量，明知药物对身体的危害，仍不能控制服药行为。④以服用右美沙芬为生活的中心，生活懒散，爱好缺失，社交活动减少，记忆力下降，情绪稍低落，饮食、睡眠差，严重影响家庭生活及工作。⑤神经精神症状和体格检查未见异常，排除精神分裂症等精神病性障碍疾病；四肢关节活动自如，无红肿及疼痛，排除类风湿关节炎等免疫性疾病。

2. 鉴别诊断

依据 ICD-10 疾病诊断标准，排除抑郁发作及甲基苯丙胺、酒精等精神活性物质和脑器质性疾病所致精神病性障碍。

（1）与抑郁发作鉴别：患者病史中有情绪不稳、烦躁不安、周身乏力、记忆力下降明显、睡眠欠佳、食欲缺乏、体重减轻等表现，精神专科检查可查及情绪低落。但是患者上述表现是继发于长期滥用精神活性物质（右美沙芬）后，而非原发性情绪改变，故可排除抑郁发作。

（2）与阿片类药物依赖鉴别：本例患者无吗啡等镇痛药物滥用史，打哈欠、流泪、周身关节酸痛等戒断症状不明显，尿液吗啡检测阴性，可与阿片类药物依赖鉴别。

（3）与甲基苯丙胺、酒精等其他精神活性物质滥用所致精神病性障碍鉴别：本例患者无甲基苯丙胺、酒精等精神活性物质滥用史，无精神亢奋、彻夜不眠，无幻视、幻听等幻觉异常症状。尿液甲基苯丙胺检测阴性，可与之鉴别。

三、治疗过程和结果

1. 药物治疗

针对患者情绪不稳、记忆力下降、睡眠障碍等症状，给予劳拉西泮 2mg/次、2 次/天口服，改善睡眠；给予丁螺环酮 5mg/次、3 次/天口服，改善焦虑情绪；给予吡拉西坦脑蛋白水解物 3 片/次、2 次/天口服，营养脑神经。

患者住院治疗 30 天，治疗过程顺利，稽延性戒断症状消失，精神状态逐渐好转，情绪稳定。

2. 心理治疗

心理评估：患者入院第 1 周躯体症状明显，以药物治疗为主，心理治疗为辅。首先通过支持性访谈和摄入性访谈方式建立咨询关系，良好的治疗同盟关系提高了患者的治疗依从性。患者年龄偏小，采用认知行为疗法效果较佳。在良好治疗同盟关系基础上，进行认知调整，提高患者对药物滥用危险的认知，建立防复发意识。

治疗过程：入院后进行 3 次支持性访谈，讨论患者初接触药物时的心理状态，对其经历表示理解共情的同时，通过摄入性访谈，引导患者反思。患者在人际关系方面的认知偏差明显，心理医生采用认知疗法并通过“留作业”的方式开展治疗。对药物滥用的原因做分析，调整患者对药物依赖的认知。有效的个体心理治疗，收到了良好的治疗效果，达到了心理干预的目的。

3. 专科护理

①基础护理。规律作息，改善食欲，增加营养，改善睡眠。患者周身无力，应预防跌倒。②物质依赖专科护理。观察戒断症状，及时发现并处理；了解和掌握患者精神状况，及时发现幻觉、妄想等症状；遵医嘱给予抗精神病药物和情绪稳定剂，观察药物治疗效果和不良反应。③心理护理。评估患者成长发育史，本例患者处于青少年期，父母离异，缺少家庭温暖和家庭教育，过早步入社会，心理发育尚未成熟，辨别能力不足，好奇心强，朋友诱惑及不良情绪等多方面原因导致患者形成物质依赖。关心患者，建立良好的护患关系，与患者共同探讨人生目标，培养健康的审美情趣，养成良好的生活习惯；识别不良情绪，合理排解；慎重交友，识别危险情境，拒绝诱惑。④健康宣教。对右美沙芬依赖的机制、危害及科学戒断进行宣教，提高认知，增强戒毒动机。

4. 其他辅助治疗

患者在院期间给予经络导平治疗、中药透皮治疗、经颅磁刺激治疗、推拿按摩，以减轻戒断症状，改善微循环，促进脑功能恢复，改善睡眠和降低对毒品的心理渴求。

患者住院治疗 30 天出院。急性戒断症状和稽延性症状完全消失，精神状态好，情绪平稳，睡眠正常，达到治疗效果评估要求。出院后第 1～3 周连续回访，患者病情平稳，保持操守，已开始正常工作。

四、诊疗体会

1. 右美沙芬的药理作用

右美沙芬为中枢性镇咳药，是吗啡类左吗喃甲基醚的右旋异构体，通过抑制延髓咳嗽中枢而发挥中枢性镇咳作用，具有较强的临床镇咳效果。

2. 右美沙芬不当使用的危害

大剂量服用右美沙芬会出现致幻性中毒症状，例如，头晕、头痛、欣快、愉悦、精神恍惚等症状；长期使用会出现依赖性症状；停用会出现戒断症状，例如，精神委靡、情绪不稳、烦躁不安、周身乏力、食欲缺乏、记忆力下降、嗜睡等不适症状；同时，会导致心理行为退缩性变化，影响社会功能。

本例患者长期大剂量口服右美沙芬（48 片/天）后出现欣快、愉悦、头晕、情绪激动、精神恍惚等症状；停用或减少口服右美沙芬后出现情绪不稳、烦躁不安、乏力、食欲缺乏、失眠等不适症状，以及较强烈的觅药行为。充分说明右美沙芬长期不规范使用会形成耐受性和依赖性。

3. 右美沙芬滥用的治疗

右美沙芬长期滥用同样会导致包括幻觉在内的精神病性障碍症状，这些症状与滥用剂量和时间呈正相关。认知功能损害是物质依赖性疾病的一种重要精神症状，积极有效的抗精神病治疗能够有效消除戒断症状和改善患者生活品质。奥氮平是一种良好的抗精神病药物，在缓解精神症状、认知功能改善方面发挥了重要作用。临床上配合心理辅导和行为矫正治疗，提升康复治疗效果和社会回归能力。

随着社会的进步，青少年面临的诱惑日益增多，而这个年龄群体应对困难的能力不足，从而导致药物滥用甚至多药滥用现象逐年增多。本案例提供了此类依赖诊断、药物治疗及心理疏导等多方面的经验。本案例也提示，应加大宣传教育力度，积极防止药物滥用带来的身体和社会危害。

五、专家点评

2005 年，美国 FDA 针对右美沙芬的滥用情况发出警告。该药按临床治疗剂量正确使用是安全的，一次服用剂量超过 120mg 或 2mg/kg（为治疗剂量的 5～10 倍）就会产生类似于苯环利定的致幻效果。国外已经有青少年因服用粉状右美沙芬胶囊而致死的报道。相关的药物依赖性研究也发现，大剂量右美沙芬可以导致中枢神经系统抑制，产生与哌替啶类似的迷幻效果。也有关于儿童大剂量服用右美沙芬后出现共济失调、眼球震颤和意识障碍的报道。

右美沙芬滥用不仅有躯体依赖症状和精神依赖症状，同时还有右美沙芬所致致幻性精神症状，临床上要加强对病情的评估，采取抗精神病药物治疗的同时加强心理干预治疗，注意培养患者良好的行为习惯，鼓励患者增加社会生活体验，促进身心康复，帮助患者回归社会。

（张向红　王　华　魏　鑫）

参考文献

马振玉，毕崇波，孙红立，等. 2014. 奥氮平配合行为矫正治疗及综合康复模式治疗救助精神分裂症患者的对照研究. 医药前沿，(32)：62，63.

明永武，王洵. 2015. 心理行为疗法对康复期精神分裂症患者抑郁情绪的影响. 山西医药杂志，44（7）：804，805.

逄立艳，梁伟，王秀娟. 2010. 右美沙芬的滥用及合理使用. 中国药物依赖性杂志，19（3）：233-235.

朱倩芸，皮峻峰. 2012. 奥氮平对精神分裂症患者生活质量的影响. 医药导报，31（3）：334-336.

案例 71　止咳药反复滥用致精神病性障碍

一、病案介绍

1. 病史

患者男性，28 岁，离异，因“反复滥用止咳药 14 年余，敏感多疑 2 年”于 2018 年 11 月 19 日由家人陪同入院。患者于 2004 年 8 月因年少无知及好奇心而开始口服止咳药（磷酸可待因），早期每次口服约 50ml，服用后感到轻松、心情好、精力充沛。后来由 1 次/天增加到 2 次/天，服用后感到轻松、愉悦、无忧无虑，为保持这种感觉每天按时服用止咳药。3 个月后，患者中断口服止咳药约 12 小时即可出现烦躁、流泪、打哈欠、起鸡皮疙瘩、肌肉关节疼痛、虫咬感，渴求感极其强烈，再次服用后上述症状可迅速缓解。为保持愉悦、欣快感和满足心理渴求，患者服用剂量逐渐增大，最大剂量可达 480ml/d。2013～2015 年，患者为追求更强烈的感觉，偶尔合并使用少量冰毒、K 粉、摇头丸、大麻等物质。近 2 年来，患者变得敏感多疑，尤其在服用止咳药量大时会出现“怀疑有人跟踪自己、想要谋害自己”“怀疑妻子有外遇，对自己不忠”等。曾在广州多家戒毒医院治疗（具体用药不详），每次住院 4～6 天就大吵大闹要求出院，出院后立即服用止咳药。由于每天专注于服用止咳药，无法坚持学习，初中毕业后就停止学业。患者生活作息紊乱，饮食、睡眠不规律，容易疲倦，下肢乏力，情绪不稳定，容易冲动，自制力差。末周止咳药用量为 240ml/d。患者无意识障碍，无抽搐，无恶心呕吐，无大小便失禁。

患者既往有慢性乙型肝炎病史，未进行系统治疗。吸烟史 10 年，20 支/天，无饮酒嗜好。24 岁结婚，育有 1 子 1 女，离异半年，子女体健。

2. 体格检查

体温 36.6℃，脉搏 78 次/分，呼吸 20 次/分，血压 120/80mmHg。发育正常，营养中等，神志清楚，精神委靡，全身皮肤、黏膜无黄染、出血点。浅表淋巴结未扪及。口唇轻度发绀。双侧瞳孔等大等圆，直径 3.5mm，对光反射灵敏。双肺呼吸音粗，未闻及哮鸣音及啰音。心率 78 次/分、律齐，未闻及病理性杂音。腹软，无压痛、反跳痛，肝脾肋下未触及，肠鸣音正常。脊柱和四肢无畸形，关节活动度正常，四肢肌力正常，双下肢无水肿。外生殖器未查。生理性神经反射存在，病理反射未引出。

3. 精神专科检查

患者意识清晰，定向力完整，注意力欠集中，接触交谈被动，对答切题，表情淡漠，沉默寡言，郁郁寡欢；敏感多疑，可引出被害妄想和关系妄想症状；否认有持续的情绪高涨或情绪低落；生活懒散，性格孤僻，不愿与人交流，常居家闭门；意志减弱，自制力较差，睡眠困难；记忆力减退，自知力部分缺失；否认有自杀想法。

4. 辅助检查

血、尿、便三大常规检查正常，血液生化、电解质、肝功能检查均正常。传染病筛查：HBsAg 阳性，HCV 抗体、TPPA 抗体、HIV 抗体均阴性。心电图检查正常。腹部 B 超检查：肝、胆、脾、胰未见异常。

尿液依赖物质定性试验：吗啡阳性，甲基苯丙胺、氯胺酮均为阴性。

5. 心理测评

抑郁自评量表测评：标准分 68 分，呈中度抑郁状态。焦虑自评量表测评：标准分 64 分，呈中度焦虑状态。

二、诊断思维过程

1. 诊断与诊断依据

根据 ICD-10 疾病诊断标准，结合病史、临床表现和辅助检查，临床诊断：①阿片类物质（磷酸可待因）依赖综合征；②精神活性物质所致精神病性障碍；③慢性乙型病毒性肝炎。

诊断依据：①反复滥用止咳药病史 14 年余；②为追求欣快、舒适感服用剂量逐渐增大，耐受性不断增加；③停用后出现明显的戒断症状，再次服用后症状缓解；④敏感多疑 2 年，有被害妄想和关系妄想症状；⑤专注于服用止咳药，无法坚持学习，初中毕业后就停止学业；⑥生活作息紊乱，睡眠不规律，容易疲倦，下肢乏力，情绪不稳定，容易冲动；⑦实验室检查提示 HBsAg 阳性。

2. 鉴别诊断

患者有明确的止咳药滥用病史，持续时间较长。虽然三四年前有冰毒、K 粉等滥用现象，但都是短暂使用，本次入院时尿液毒理定性试验均为阴性，故不支持苯丙胺类和氯胺酮等精神活性物质所致精神病性障碍。

（1）与海洛因依赖综合征鉴别：两者尿液吗啡试验均可以为阳性，但海洛因依赖综合征患者需有明确的烫吸或静脉注射滥用病史，临床躯体戒断症状更为明显，海洛因注射用药者可见注射针痕。一般海洛因依赖者很少出现精神病性障碍症状，除非伴有精神分裂症共病患者，故可以鉴别。

（2）与精神分裂症鉴别：患者既往无明显的精神病性障碍症状，无精神病病史和精神病家族史。止咳药滥用 14 年之久，近 2 年来出现敏感多疑症状，且症状与服用止咳药剂量多少有关，服用剂量大时症状明显。患者的精神症状是继发于使用精神活性物质之后，而非原发性症状，故可与精神分裂症鉴别。

三、治疗过程和结果

治疗原则：患者 14 岁开始滥用止咳药，生理和心理均受到损害，所以临床以个体化综合性治疗为主，包括药物治疗、心理治疗和行为矫正。药物治疗，积极缓解躯体戒断症状；重视心理治疗和认知行为治疗，提高患者的治疗依从性，保证足够的治疗时间；缓解和消除精神病性障碍症状。治疗方案：①给予曲马多片、罗通定片等对症治疗，以缓解躯体戒断症状；②给予奥氮平等抗精神病治疗，缓解并消除精神病性障碍症状；③给予丙戊酸钠稳定情绪，控制冲动；④积极开展认知行为心理治疗；⑤给予经颅磁刺激等物理治疗，改善脑功能；⑥积极开展家庭心理治疗和社会干预治疗，形成督导机制，促进保持操守。

1. 药物治疗

入院后给予曲马多片 300mg/d 口服，逐日递减 50mg，直至停药。给予罗通定缓解肌肉关节疼痛，改善睡眠；首次给予奥氮平 5mg/d，逐步递增，第 3 天增至 15mg/d，根据精神症状控制情况维持治疗和逐步递减；给予帕罗西汀片口服改善抑郁状态；给予丙戊酸钠缓释片口服促进情绪稳定。入院第 1 周，肌肉关节疼痛等急性戒断症状基本缓解，睡眠明显改善。第 2 周抑郁情绪逐渐好转，参加工娱活动逐渐增多，与医生交谈明显改善，睡眠时间和质量明显转好。第 3～6 周，患者情绪平稳，主动配合治疗，积极参加心理访谈，多疑和妄想症状逐渐消失。第 7～8 周，奥氮平片逐渐减量至 5mg/d，帕罗西汀片继续维持治疗，复查血常规、血生化未见异常，复查心电图未见异常。第 9 周带药出院，门诊随诊。

2. 心理治疗

本例患者因反复滥用止咳药致精神病性障碍来笔者所在医院治疗。结合患者自述和家属表述，入院初期心理医生利用抑郁自评量表和焦虑自评量表对其进行评估，发现患者存在中度抑郁和焦虑，同时还存在精神症状（被害妄想）、抑郁、焦虑和人际问题。根据临床症状和治疗计划制订心理干预计划如下：入院前 2 周以临床医生处理患者精神症状为主，心理医生在此期间以陪伴和了解患者既往生活经历为主，并据此建立良好的咨访关系。患者住院治疗 2 周后精神症状缓解，心理医生与患者协商制订了心理干预计划，并将物质依赖问题、人际问题、生涯问题一并纳入干预计划。

患者在院期间共进行心理干预 15 次，心理医生应用认知理论相关知识开展工作。通过 15 次心理干预，患者理清了应用止咳药和自我价值感缺失的关系，分析长期滥用止咳药的原因。患者进行了反省，并表示出接受治疗的决心，承诺出院后会择业工作。出院前患者复测心理量表，结果显示抑郁缓解（标准分 56 分），焦虑改变不明显。

3. 专科护理

①密切评估幻觉、妄想等精神症状，了解妄想的类型、内容和性质，必要时采取安全防范措施。②评估戒断症状，及早发现并报告医生，防止戒断症状诱发或加重患者不良情绪和精神症状。③遵医嘱给药，观察药物作用效果和不良反应。④基础护理。根据患者喜好提供饮食，改善食欲；提供安静舒适的环境，避免或减少诱发幻觉、妄想等精神病症状，改善睡眠。⑤心理护理。接纳、尊重和陪伴患者，鼓励患者说出焦虑抑郁的原因，教给其接受和应对不良情绪的方法。⑥传染病护理。注意休息，适量运动，避免劳累；个人用品专人专用，防止交叉感染。⑦健康教育。患者对依赖物质缺乏认知，接受能力有限，采用通俗易懂的语言对止咳药、冰毒等物质滥用的违法性和依赖性、治疗方法、预后及慢性乙型肝炎的治疗和护理进行健康宣教。

4. 其他辅助治疗

入院后，根据患者出现的疲劳、烦躁，全身肌肉酸痛，食欲、睡眠差，舌淡、苔黄腻、脉细数等表现，主管康复医生制订康复治疗计划。针对患者的精神症状给予经颅磁刺激治疗（15 天，2 次/天）。运用中医药方法舒经活络，消除疲劳、改善睡眠。督促患者参与八段锦、气功、体操练习，增强体质。通过积极的辅助治疗，稽延性戒断症状明显改善，精神状态好转。

患者住院治疗 9 周出院，止咳药戒断症状完全消失，情绪平稳，睡眠改善，精神症状消失，奥氮平减药顺利。出院时奥氮平 5mg/d，出院后门诊随诊。患者出院后迅速找到工作，并能完成工作任务。奥氮平停药顺利，无幻觉、妄想症状，睡眠尚好，继续保持操守。

四、诊疗体会

1. 可待因止咳药不当使用会产生耐药性和依赖性

可待因止咳药又名复方磷酸可待因口服液。可待因是一种天然阿片类生物碱，具有镇咳、镇痛和镇静作用。止咳药中可待因含量较低，正常临床治疗剂量一般不会形成依赖。但是，大量使用可使机体血药浓度增高，产生一定的欣快感。与其他阿片类药物一样，长期使用会产生耐药性和依赖性，表现为精神依赖和躯体依赖。突然减量或停用都会出现明显的戒断症状。

2. 可待因止咳药长期滥用可导致低血钾、骨质疏松和精神病性障碍等表现

长期滥用可待因止咳药可导致类醛固酮激素增加，以及细胞膜离子通道功能紊乱，表现为低钾血症、骨质疏松、叶酸缺乏和精神病性障碍等症状。由于可待因对中脑和延髓呼吸中枢的直接抑制作用，过量使用或与其他精神活性物质联合使用可产生瞳孔收缩、嗜睡、昏迷、意识丧失等中毒症状，甚至导致呼吸抑制而死亡。虽然本例患者未出现明显的低血钾症状，但是表现出的肌肉疼痛症状重且持续时间长，说明可待因止咳药对细胞钾离子和钙离子具有重要的影响。

3. 可待因止咳药是处方药中重要的滥用药物之一

有国外文献报道，美国有超过 6.5%的大学生曾经滥用过含止咳药的混合饮品，例如止咳药与酒的混合，或止咳药与其他饮料的混合。目前，国内尚未有关研究报告，但是针对广东大学生和中学生的相关流行病学调查显示，止咳药和合成毒品是当前两种主要滥用物质。高雪等调查显示，广东中学生中约有 4%的人曾经有过非医疗目的使用处方药或非处方药，其中可待因止咳药是重要的滥用药物之一。

五、专家点评

20 世纪 90 年代末，我国部分地区出现以青少年为主要群体的止咳药滥用现象。2015 年 5 月国家食品药品监督管理总局将磷酸可待因口服液列为第二类精神药品管理，加强药品监督管理。

磷酸可待因属阿片类受体弱激动剂，镇咳效果良好，但长期滥用具有一定的依赖性，应引起高度重视。目前，对可待因止咳药依赖者主要采取对症治疗，通过输液促进可待因的排泄，补充能量合剂，促进神经细胞代谢。同时，要关注伴随的抑郁和焦虑症状、精神症状及睡眠障碍问题。由于止咳药滥用人群以青少年为主，积极的认知行为心理干预治疗对克服精神活性物质滥用、保持操守具有重要意义。

（谢　明　余泽海　肖洪滨）

参考文献

高雪，卢次勇，邓剑雄，等. 2015. 家庭因素及个人认知对中学生非医疗目的用药的影响研究. 中国药物滥用防治杂志，21（6）：315-318.

王达平，徐健雄，袁源香，等. 2008. 38 例复方磷酸可待因溶液依赖临床特征分析. 中国药物滥用防治杂志，14（5）：251-253.

闫赋琴，李霞，曹军平. 2015. 阿片类止咳糖浆的安全使用预警. 中国临床药理学杂志，31（8）：652-656.

姚晓欣，钟田飞，夏希，等. 2014. 广州市大学生新型毒品滥用情况及影响因素. 中国公共卫生，30（8）：1038-1041.

原云风. 1999. 止咳药水的滥用与防治. 中国药物滥用防治杂志，18（1）：40，41.

Blanch B，Buckley NA，Mellish L，et al. 2015. Harmonizing post-market surveillance of prescription drug misuse：a systematic review of observational studies using routinely collected data（2000-2013）. Drug Saf，38（6）：553-564.

Hou HF，Yin SG，Jia SW，et al. 2011. Decreased striatal dopamine transporters in codeine-containing cough syrup abusers. Drug Alcohol Depend，118：148-151.

第七部分

多 药 滥 用

案例 72 冰毒与 K 粉联用致精神病性障碍

一、病案介绍

1. 病史

患者男性，22 岁，因“反复滥用冰毒（甲基苯丙胺）10 年，合并滥用 K 粉（氯胺酮）3 年，自感被议论、言行紊乱 1 年”入院。10 年前，患者就读初中期间，受朋友影响开始吸食冰毒，具体剂量不详，使用后感到精力充沛，彻夜不睡觉，上网玩游戏，持续约 1 天后自觉疲倦、乏力、睡眠增加。此后患者与朋友一起多次吸食，平均 2～3 次/周，表现基本同前，未出现幻觉、妄想症状，并在中断吸食或减少冰毒用量后出现心悸、烦躁易怒、坐立不安等不适症状，再次使用冰毒后上述症状即可缓解。并且逐渐出现生活作息紊乱，因夜间长时间玩游戏导致白天上课打瞌睡，学习成绩下降。7 年前，患者在朋友影响下，使用冰毒期间合并吸食 K 粉，2 次/周、0.2g/次，采用鼻吸，吸食后感觉身心放松。连续使用 K 粉约半年后患者出现鼻痒、流清涕等症状，在当地诊所诊断为“鼻炎、鼻中隔穿孔”，具体治疗不详；同时，出现小便次数增多，每日约十几次，每次小便量不多，伴有尿急、尿痛，未经正规诊治。患者曾在大量吸食冰毒和 K 粉后，出现凭空看见人影和一些虚幻场景现象。夜眠差，睡不着时便在房间内转圈，或反复洗澡等。上述症状在停用毒品 3～5 天后可自行消失。患者间断吸食 K 粉 3 年多，感觉 K 粉对身体危害较大而自行停用，随后尿频、尿急、尿痛症状逐渐消失。患者曾到医院行“鼻中隔修复手术”，术后鼻痒、流涕症状消失。此后患者仍间断吸食冰毒，但频次有所减少，约 1 次/月，多在与朋友聚会时吸食，日常生活未受到明显影响。1 年前，患者因生活受到挫折，开始将冰毒吸食频次增加至 0.5g/次、1 次/天，吸食后精力旺盛、兴奋话多。随后患者经常出现说话内容散漫；看到周围邻居说话时，总会认为是在说自己的坏话，曾多次找人理论，甚至攻击他人；认为家里被人安装了监视器，手机被人监控，并四处搜寻相关证据等。患者情绪激动，常为小事发脾气、骂人、摔东西；生活懒散，不注意个人卫生，房间凌乱，衣着不整；作息不规律，白天睡觉，晚上长时间上网玩游戏，日常生活受到明显影响。遂由家人陪同来笔者所在医院就诊。

自患病以来，患者饮食、睡眠不规律，精神状态差，大小便正常。否认昏迷、意识障碍、抽搐、大小便失禁，否认精神病个人史和家族史。

2. 体格检查

体温 36.8℃，脉搏 78 次/分，呼吸 17 次/分，血压 130/80mmHg。神志清楚，面色晦暗，神态紧张，营养中等，步入病房，查体合作。全身皮肤、巩膜无黄染，浅表淋巴结未扪及。双侧瞳孔等大等圆，直径 3.0mm，对光反射灵敏。鼻外形正常，鼻中隔右偏，无鼻窦压痛；口唇无发绀。颈软，气管居中，甲状腺无肿大。双肺呼吸音清，未闻及干、湿啰音。心率

78 次/分、律齐，未闻及病理性杂音。腹平软，无压痛及反跳痛，肝脾无肿大。脊柱、四肢无畸形，活动自如，双下肢无水肿。生理性神经反射存在，病理反射未引出。

3. 精神专科检查

患者意识清晰，年貌相符，衣着不整；接触被动，语速正常，问答欠切题；暂未引出幻听、幻视等幻觉症状；思维散漫，说话内容缺乏逻辑性；存在关系妄想、被害妄想、物理影响妄想；情绪不稳，易激惹；意志减弱，情感淡漠；注意力不集中；智力正常，记忆力下降；无自知力，否认自己有病，拒绝治疗；社会功能严重受损。

4. 辅助检查

血尿常规检查正常。血生化、血脂、肝肾功能、电解质、血糖、心肌酶谱检查均正常。传染病筛查：乙肝五项、HCV 抗体、TPPA 抗体、HIV 抗体均阴性。心电图正常。

尿液依赖物质定性试验：甲基苯丙胺阳性，氯胺酮、吗啡、苯二氮䓬类均为阴性。

5. 心理测评

患者入院后心理医生对其进行简明精神病评定量表、汉密尔顿焦虑量表和汉密尔顿抑郁量表测评。其测评结果如下：精神量表得分 18 分，提示有精神症状；焦虑量表得分 23 分，提示有焦虑症状；抑郁量表得分 17 分，提示可能有抑郁症状。

二、诊断思维过程

1. 诊断与诊断依据

依据 ICD-10 疾病诊断标准，结合病史、临床表现和辅助检查，临床诊断：①使用多种精神活性物质所致精神病性障碍；②使用苯丙胺类（冰毒）依赖综合征；③使用致幻剂（氯胺酮）依赖综合征。

诊断依据：①有明确的冰毒和 K 粉等精神活性物质滥用史；②使用剂量逐渐增大，吸食后出现话多、不睡等精神亢奋表现；③停用后出现心悸、烦躁易怒、坐立不安等不适症状，再次吸食后症状缓解；④吸食 K 粉后曾出现鼻痒、流清涕等症状，在当地诊所诊断为“鼻炎、鼻中隔穿孔”，出现尿频、尿急、尿痛症状；⑤曾在大量吸食冰毒和 K 粉后，出现凭空看见人影和一些虚幻场景现象；⑥夜眠差，睡不着时便在房间内转圈，或反复洗澡；⑦频繁吸食冰毒后容易激动、睡眠减少，说话内容散漫，怀疑他人说自己坏话，甚至攻击他人，怀疑家中被人安装了监视器，手机被人监控等；⑧自知力缺失，社会功能严重受损；⑨尿液检测甲基苯丙胺阳性。

2. 鉴别诊断

排除精神活性物质诱发的其他精神病性障碍及脑器质性疾病和躯体疾病所致的精神病性障碍。

（1）与脑器质性疾病及躯体疾病所致的精神病性障碍鉴别：躯体疾病与精神症状在时间上密切联系，根据病变部位不同，会出现相应的症状和体征，可据此加以鉴别。体格检查、实验室检查及影像学检查有助于鉴别。

（2）与精神分裂症鉴别：药物和精神活性物质依赖者有精神活性物质滥用史，幻觉、妄想等症状与精神活性物质的使用在时间和剂量等方面具有一定的相关性，可以在治疗中观察精神症状的转归，并加以鉴别。

（3）与其他依赖物质所致的精神病性障碍或其他药物急性中毒鉴别：兴奋剂滥用者中多药滥用现象很常见，急性中毒一般在使用精神活性物质后短时间内出现，根据用药史、滥用药物的种类和剂量及实验室检测结果可加以鉴别。

三、治疗过程和结果

1. 药物治疗

入院后完善相关辅助检查，完成三级查房明确诊断，酸化尿液，促进有害物质的排泄。针对精神病性障碍症状选用利培酮治疗，起始剂量 1mg/d，口服，每隔 3 天增加一次剂量，逐渐递增至 4mg/d，患者精神症状逐渐缓解并消失，平稳维持治疗 2 周，根据临床症状评估逐渐减量至停药；用药期间患者出现四肢肌张力增高，给予安坦 2mg/次、2 次/天口服，预防和控制锥体外系症状；给予丙戊酸钠缓释片稳定情绪，同时可增强抗精神病药物疗效；给予吡拉西坦、脑蛋白水解物和 B 族维生素等营养神经；给予中药归脾丸健脾益气，养心安神。

2. 心理治疗

患者因滥用冰毒和 K 粉致精神病性障碍来笔者所在医院治疗，入院初期心理量表测评和心理医生评估发现，患者精神病性症状较明显，前期采取以心理陪伴为主的沟通式交流，待经过药物治疗精神症状缓解后再开展心理治疗。患者住院约 1 周精神症状缓解，心理医生与患者积极沟通后共同制订心理治疗计划，患者表示愿意配合。

患者共计住院 42 天，接受心理治疗 12 次，含 9 次心理咨询、3 次团体辅导。针对咨询期间发现的患者自律性稍差、人际关系矛盾突出等问题，心理医生从个人行为习惯入手，梳理患者人际关系，剖析毒品滥用期间客观影响因素和患者自身主观存在的问题，通过认知行为干预技术进行辅导和场景模拟式的干预演示，以及通过“作业式”物质依赖知识宣教，提高了患者对毒品危害的认识，增强了戒治信心和治疗依从性。在精神症状完全缓解后，患者的生活起居变得规律，睡眠明显改善，能主动寻求心理医生的支持和帮助。

3. 专科护理

①精神症状护理。评估患者幻视、幻听等精神症状出现的概率，必要时由专人护理，防止出现冲动毁物、伤人或自伤等意外事件。②遵医嘱给予抗精神病药物，观察药物对精神症状的改善效果及不良反应。③戒断症状护理。及早发现并处理戒断症状，减轻患者痛苦。④精神症状消失后，调整作息，鼓励患者参加团体活动，增加白天运动量，同时进行健康教育。

经过综合治疗，患者精神病性症状消失，情绪稳定，睡眠明显改善，作息规律，自知力逐步恢复，治疗依从性明显提高，对毒品危害有了一定的认识，对毒品戒断意识明显增强。

四、诊疗体会

1. K 粉与冰毒混合使用的协同效应危害更大

K 粉（氯胺酮）是一种外科麻醉剂。其药理特点是可抑制丘脑-新皮质系统，选择性地阻断痛觉。同时，又对大脑边缘系统有兴奋作用，产生意识和感觉分离状态，故产生幻觉的可能。而冰毒（甲基苯丙胺）是儿茶酚胺的间接激动剂，主要作用是促进神经末梢内多巴胺（DA）和去甲肾上腺素（NE）的释放，并阻止其重吸收，大剂量时还可抑制单胺氧化酶的活性，长期使用可出现偏执型精神分裂症样表现。研究发现，当两者混合使用时，患者思维障碍、敌对猜疑因子分均高于单独使用 K 粉或冰毒组患者，提示两者混合使用时患者症状更为严重，这可能与多种有害物质混合使用产生的协同效应有关，这种协同效应较两种有害物质单独使用产生的中毒症状要严重得多。

2. 药物及心理干预综合性治疗效果更好

根据临床症状分别给予对症治疗，如果患者有兴奋冲动行为，不能配合治疗，多采用氟哌啶醇肌内注射短期治疗；如果精神症状持续存在，可使用抗精神病药物；如果伴情绪不稳、易激惹，可联合丙戊酸钠等心境稳定剂治疗；如果精神症状已不明显，仅有抑郁、焦虑和一般感觉不良症状时，可予情绪稳定剂和一般抗焦虑抑郁治疗。临床实践表明，精神活性物质所致精神病性障碍患者通过药物及心理干预综合性治疗效果更好，足量、全疗程的药物治疗，以及有效的认知行为干预治疗，可以提高患者的临床治疗依从性，降低抗精神病药物停药后的复发率。

3. 防止复吸是关键

以往的经验表明，虽然精神活性物质所致精神病性障碍症状经过药物治疗会很快缓解并消失，但是再次复吸的风险很大。复吸后，相关的精神病性障碍症状随之而复发。因此，临床医生既要有效控制患者精神症状，更要重视现代成瘾医学治疗模式，强化患者对毒品危害的认识，通过行为矫正训练加强患者的自律性，通过心理治疗逐步改善患者认知，提高保持操守率，防止精神症状的复发。

五、专家点评

K 粉和冰毒都属于新型精神活性物质，都是人工化学合成毒品，直接作用于中枢神经系统，产生兴奋或抑制效应，对脑神经细胞造成永久性的损害。因其相对其他毒品便宜，使用后首先产生的是愉悦、欣快的体验，很容易造成滥用。精神活性物质滥用不仅造成严重的躯体疾病和精神损害，还会引起多种社会治安问题。因此，对于合成毒品所致的精神病性障碍症状一定要标本兼治，既要重视躯体疾病和精神病性障碍的药物治疗，也要重视行为矫正的心理治疗。

（谢　明　邹永强）

参 考 文 献

杜新忠. 2014. 实用戒毒医学. 第 2 版. 北京：人民卫生出版社.

胡建，陆林. 2015. 中国物质使用障碍防治指南. 北京：中华医学电子音像出版社.

王利霞. 2017. 小剂量喹硫平在海洛因戒断合并难治性高血压中的作用. 医学前沿杂志，11：105，106.

杨良. 2015. 药物依赖学. 北京：人民卫生出版社.

张明圆，肖泽萍. 2010. 精神病学. 北京：人民卫生出版社.

张锐敏. 2016. 阿片类物质使用相关障碍临床诊疗指南. 北京：人民卫生出版社.

赵靖平，王立伟，郝伟. 2010. 精神病性障碍治疗学. 北京：人民卫生出版社.

案例 73 创伤性癫痫合并多药滥用致药源性谵妄

一、病案介绍

1. 病史

患者男性，51 岁，已婚，无业，西安人，因“反复烫吸海洛因合并多药滥用 20 年余”入院。患者于 1999 年因车祸导致“脑挫裂伤”住院治疗，未手术，其他治疗不详，好转后出院，但遗留左侧搏动性偏头痛，伴恶心，无呕吐。患者曾无明显诱因突然晕倒，意识丧失、呼之不应，牙关紧闭、口吐白沫，全身强直性痉挛，无小便失禁，持续约 2 分钟，醒后对发生的事情不能回忆。此后抽搐多次发作，表现同前，在当地医院检查治疗，考虑为“癫痫发作”，给予地西泮 10mg、丙戊酸钠缓释片 0.2g 口服。服药后癫痫发作次数明显减少，但仍有头痛，自行口服盐酸曲马多片（剂量不详）后头痛症状减轻。1999 年末，患者听说“吸粉”可以止痛，遂开始烫吸海洛因。初次烫吸海洛因后出现头晕、恶心、呕吐等不适症状，持续 7～8 小时后自行缓解，经多次烫吸后，不适症状消失，出现舒适、轻松、飘飘欲仙的感觉，头痛完全消失。连续吸食海洛因 1～2 个月后，吸食剂量和频次逐渐增加。患者曾想停止吸食海洛因，但停用 6～8 小时即可出现打哈欠、流泪、流涕、全身乏力和疼痛、出汗、发冷、头痛、心情烦躁、失眠等症状，再次烫吸海洛因后上述症状迅速缓解。为追求吸食海洛因后的欣快感，吸食剂量不断加大。曾多次在家自戒或到戒毒医院治疗，最长保持操守时间为 5 年余。2012 年，患者减少海洛因用量后出现头痛，遂开始口服泰勒宁 15～20 片/天，起初头痛能控制，连续使用后效果不佳，遂改为盐酸吗啡缓释片口服 15 片/天(10mg/片)。2013 年，患者听朋友劝说后开始含服丁丙诺啡舌下片 20～30 片/天（0.5mg/片），用药期间患者未使用海洛因。2014 年，患者再次开始每天烫吸海洛因 1～2g，同时口服地西泮 10 片/天、丙戊酸钠缓释片 0.4g/d、泰勒宁或盐酸吗啡缓释片 10～20 片/天。自从吸食海洛因和口服多种止痛药物以来，患者未出现癫痫大发作，偶有手脚不自主抽搐，一闪即逝，无意识障碍。患者逐渐出现精神状态差，经常发脾气，睡眠差，兴趣缺乏，每天只考虑找钱找药，工作和生活受到影响。否认幻觉、妄想等精神症状。

患者既往体健，否认精神病病史及高血压、糖尿病病史等。曾当兵服役 3 年。吸烟 30

年，每天 20 支以上，否认饮酒史。病前性格开朗、外向。无特殊家族史。

2. 体格检查

体温 36.8℃，脉搏 64 次/分，呼吸 17 次/分，血压 130/80mmHg。神志清楚，面色晦暗，吸毒面容，营养中等，步入病房，查体合作。全身皮肤、黏膜无黄染及出血点，口唇无发绀，浅表淋巴结未触及肿大。头颅及五官正常，颈软、无抵抗，气管居中，无颈静脉怒张。胸廓双侧对称、无畸形，双侧呼吸运动均匀，呼吸音稍粗，未闻及哮鸣音及干、湿啰音。心界不大，心率 64 次/分、律齐，心音稍低钝，各瓣膜听诊区未闻及病理性杂音。腹软，无压痛和反跳痛，肝脾肋下未触及。脊柱、四肢无畸形，活动自如，双下肢无水肿。生理性神经反射正常，病理反射未引出。

3. 精神专科检查

患者意识清晰，时间、地点、人物定向力完整；接触主动，查体合作，计算及理解能力差；精神欠佳，情绪低落，情感反应与周围环境协调，无明显冲动及伤人行为；未引出明显幻觉、妄想症状；无感知觉综合障碍，注意力集中；语速适中，思维连贯；记忆力下降，自知力正常；情感稳定性差，易发脾气；意志减弱，对生活和工作失去信心。

4. 辅助检查

血尿常规、肝肾功能检查均正常。传染病筛查：乙肝五项、HCV 抗体、TPPA 抗体、HIV 抗体均阴性。随机血糖 6.0mmol/L。心电图正常，胸部 X 线片及腹部 B 超未见异常。

尿液依赖物质定性试验：吗啡、苯二氮䓬类阳性，甲基苯丙胺、氯胺酮阴性。

5. 心理测评

精神分裂症量表测评：标准分 61 分，提示分裂样思维；抑郁自评量表测评：标准分 74 分，提示重度抑郁状态。

二、诊断思维过程

1. 诊断与诊断依据

根据 ICD-10 疾病诊断标准，结合病史、临床表现和辅助检查，临床诊断：①阿片类物质（海洛因）依赖综合征；②使用多种药物和其他精神活性物质引起的依赖综合征；③创伤性癫痫。

诊断依据：①患者为中年男性，病程长，起病有明显诱因。反复烫吸海洛因近 20 年，吸食剂量和使用频次逐渐增加，耐受性不断增强，停用或减少用量后出现明显的全身疼痛不适、发冷、出汗、心情烦躁、失眠等戒断症状，再次吸食后症状迅速缓解。②曾多次戒断均未成功，并且不断增加止痛药物用量。③长期以来，患者以药物滥用为中心，生活懒散，爱好缺失，意志减弱，记忆力下降，饮食、睡眠差，严重影响家庭生活及工作。④20 年前因车祸导致脑挫裂伤，后遗留头痛及出现癫痫发作，为缓解头痛和减少海洛因用量而不断大剂量服用盐酸曲马多、泰勒宁、盐酸吗啡缓释片、丁丙诺啡舌下片或地西泮等。⑤尿液吗啡、苯二氮䓬类检测均为阳性。⑥既往有"癫痫发作"史。

2. 鉴别诊断

（1）与甲基苯丙胺、氯胺酮等其他精神活性物质所致精神病性障碍鉴别：本例患者无甲基苯丙胺、氯胺酮等相关精神活性物质滥用史，尿液氯胺酮、甲基苯丙胺检测均为阴性，可与之鉴别。

（2）与精神分裂症鉴别：患者无精神分裂症病史，无幻觉、妄想、情绪高涨或低落等精神分裂症症状，可与精神分裂症鉴别。

（3）创伤性癫痫与晕厥、短暂性脑缺血发作、发作性癔症的鉴别：晕厥有持续数分钟的意识丧失，无抽搐症状，发作前有出冷汗、面色苍白、恶心、两眼微睁、心率减慢等表现；短暂性脑缺血发作有一过性头晕、偏盲、突发的一侧肢体麻木无力、失语等表现；癔症发作时四肢发硬、全身强直、四肢一阵阵抖动、两眼紧闭，时而大喘气，时而有怪异动作。根据这些表现，很容易与创伤性癫痫鉴别。

三、治疗过程和结果

1. 药物治疗

针对海洛因依赖综合征，入院后给予盐酸美沙酮口服液替代递减治疗，缓解和消除急性戒断症状；给予罗通定等非阿片类药物缓解和消除稽延性戒断症状；给予丙戊酸钠缓释片预防癫痫发作；短时间服用苯二氮䓬类药物减轻戒断症状，稳定情绪，改善睡眠，预防癫痫发作；给予复方吡拉西坦脑蛋白水解物和B族维生素改善和保护脑功能与肝功能；给予盐酸曲唑酮抗抑郁及改善睡眠。

美沙酮起始剂量为60mg/d，逐渐递减，过程顺利；丙戊酸钠缓释片0.5g，2次/天；盐酸曲唑酮 100mg 每晚口服。入院第 2 天患者诉夜间睡眠不好，临时医嘱给予氯硝西泮片2mg 口服改善睡眠。服药约 2 小时后患者出现精神恍惚、定向力不完整、自言自语、对答不切题、来回走动、步态不稳等意识障碍表现，考虑为药物引发的谵妄。给予特护，防止意外伤害，密切观察病情，约 2 小时后症状缓解，患者安静入睡。次日白天患者病情平稳，精神状态尚好，未见异常。夜间仍诉不能入睡，再次给予氯硝西泮片 2mg 口服，2 小时后再次出现精神恍惚、自言自语、语言不连贯、言语性妄想等谵妄症状，肌内注射氟哌啶醇5mg 后患者安静入睡。醒后所有精神症状消失，并且感觉较前清醒、身体放松。此后未再使用氯硝西泮，未再出现谵妄症状，偶有睡眠障碍，给予阿普唑仑口服。为预防癫痫发作和改善睡眠，增加富马酸喹硫平 200mg/d 口服。美沙酮减量至停药，针对后期稽延性戒断症状增加济泰片、盐酸曲马多及罗通定等口服治疗。患者病情平稳，未出现癫痫发作，无明显戒断症状和稽延性戒断症状，睡眠明显改善，无幻觉、妄想等精神症状，食欲好，大小便正常。

患者住院 3 周，病情稳定，美沙酮递减停药顺利，未出现明显戒断症状，未出现癫痫发作，无幻觉、妄想和谵妄等精神症状，睡眠明显改善。出院后继续服用丙戊酸钠缓释片和曲唑酮，预防癫痫发作、改善睡眠、稳定情绪。出院后多次随访，患者病情稳定，保持操守。

2. 心理治疗

心理评估：本例患者存在精神症状，主要表现为时间观念混乱、人物识别混乱、幻视等，自知力不全。既往戒断后冲动行为多，情绪控制差，时常与人发生肢体冲突。本次入院存在主观戒断动机，在戒断期躯体性焦虑严重，不适合团体辅导，心理治疗采用支持性心理访谈及参与各项工娱活动，尝试改善患者情绪状态，提升患者情绪控制能力。

心理干预过程及效果：患者共进行 2 次心理测评、2 次摄入性访谈、1 次支持性访谈、7 次工娱活动。患者在会谈中表现出情绪激动，担心癫痫发作，心理治疗师通过会谈技巧，指导患者如何在特定的情境下寻求帮助，缓解情绪，减轻焦虑，体验到对自身有所掌控。同时，心理医生通过积极倾听和给予情感支持，使患者感到被理解，增强情绪控制能力。患者经系统的药物治疗和心理治疗，自知力有所提升，治疗动机较强，情绪控制能力逐步提高，心理干预效果明显。

3. 专科护理

①戒断症状和惊厥的监测和处理。患者既往有癫痫发作史和多药滥用史，入院后突然减量或停用药物容易诱发癫痫，护士应加强巡视，密切观察病情，及早发现戒断症状和惊厥先兆，及早处理，减轻患者痛苦，避免发生意外。②谵妄的预防和处理。如出现精神恍惚、自言自语、在房间内来回走动等谵妄症状，应及时告知医生并配合处理，专人看护，防止跌倒、自伤等意外事件的发生。③遵医嘱给药，监测药物不良反应。发放口服药时，注意看药到口，防止吐药或藏药。使用抗精神病药和苯二氮䓬类药物期间，注意对药物不良反应如锥体外系反应等的观察。④睡眠常规护理。⑤健康宣教，进行疼痛、癫痫预防及多药滥用危害的健康教育。

4. 其他辅助治疗

本例患者因住院时间较短，治疗后期每天进行 1 次经络导平治疗和经颅磁刺激治疗以减轻戒断症状，改善脑功能和降低对毒品的心理渴求。

四、诊疗体会

1. 美沙酮替代治疗递减的速度和抗癫痫药物的使用需根据临床体征及时调整

这是一例海洛因依赖伴多药滥用合并创伤性癫痫 20 年余的案例。药物滥用与癫痫存在关联，海洛因等镇痛药具有很强的神经抑制作用，当海洛因停用时，这种抑制平衡被打乱后极易导致癫痫大发作，故临床治疗难度大。同时，美沙酮替代治疗递减的速度和抗癫痫药物的使用需要根据临床体征及时调整，既要预防癫痫发作，又要防止镇静过度和呼吸抑制。

2. 氯硝西泮和美沙酮会诱发药源性谵妄状态

氯硝西泮为苯二氮䓬类抗癫痫药，作用与地西泮相似，但抗惊厥作用较地西泮强 5 倍，且作用迅速，具有广谱抗癫痫作用。临床主要用于治疗癫痫和惊厥，还可用于治疗焦虑和失眠。患者两次口服氯硝西泮后出现精神恍惚、自言自语、语言不连贯、来回走动等谵妄状态，考虑为美沙酮与氯硝西泮联合使用诱发的严重脱抑制现象，停用氯硝西泮片后谵妄症状缓解。氯硝西泮的抗惊厥作用机制比较复杂，可能是通过加强突触前抑制而起到抗惊厥作用，还可以阻止皮质、背侧丘脑和边缘结构的致痫灶电活动的传布，但不能消除病灶的异常放电。也有文献报道，氯硝西泮和美沙酮引起的短暂谵妄状态，可能与患者的个体差异有关，加之氯硝西泮片和美沙酮的协同作用，易诱发药源性谵妄。

3. 药源性谵妄的病理生理机制分析

药源性谵妄的病理生理机制比较复杂，中枢神经系统神经递质的释放与代谢平衡对维持神经系统的生理状态非常重要。神经递质包括乙酰胆碱、多巴胺、去甲肾上腺素、5-羟色胺、γ-氨基丁酸、组胺等。脑啡肽和内啡肽调节认知功能、行为和情绪，其合成、释放和代谢失调都可能导致神经功能紊乱。如果药物使用不当，可以影响神经递质的平衡，诱发谵妄。氯硝西泮等苯二氮䓬类药可以促进中枢抑制性神经递质γ-氨基丁酸的突触传递，引起谵妄。因此，美沙酮、氯硝西泮等多种药物的联合使用，导致了药理作用的叠加，从而诱发谵妄。药源性谵妄临床表现多样，以幻觉、意识混乱、定向力障碍和激动为主，药源性谵妄障碍可逆，停药后症状即可消失，应与精神疾病鉴别。

五、专家点评

药源性谵妄在临床上十分常见，引起谵妄的药物很多，应合理预防和正确识别。出现谵妄应立即去除易感因素和诱发因素，并维持水、电解质平衡，增加药物代谢，同时给予抗精神病药物治疗。为了避免药物加重意识障碍，应尽量给予小剂量短期治疗，同时采取必要的安全护理措施。

（穆建林 魏 鑫 李芳利）

参 考 文 献

耿晓芳，章正绪，黄雅琴，等. 1991. 苯二氮䓬类在1954人中调查及药物不良反应. 中国临床药理学杂志，7（1）：119-123.

周敏. 2015. 氯硝西泮片致谵妄1例. 中国药物滥用防治杂志，21（3）：165，166.

李林艳，徐建. 2012. 苯二氮䓬类药物依赖及其防治. 药物不良反应杂志，14（4）：228-231.

于红梅. 2013. 失眠患者使用苯二氮䓬类药物和非苯二氮䓬类药物的临床比较. 世界最新医学信息文摘：电子版，13（22）：195，196.

全瑞国，王喜威，纪桂英. 2012. 失眠患者使用苯二氮䓬类药物和非苯二氮䓬类药物的临床比较研究. 中国民康医学，24（12）：1457.

郝伟，于欣，徐一峰. 2009. 精神科疾病临床诊疗规范教程. 北京：北京大学医学出版社.

刘艳，钟宝亮，朱军红. 2017. 美沙酮维持治疗海洛因依赖病人的疼痛与生活质量的关系. 中国疼痛医学杂志，23（1）：44-48.

杨黎华，任周阳. 2018. 阿片类物质依赖治疗综述. 云南警官学院学报，126（1）：24-27.

案例 74　多药滥用合并继发性癫痫伴梅毒抗体阳性

一、病案介绍

1. 病史

患者女性，27 岁，无业，未婚，因“反复口服曲马多片 5 年余，伴间歇性抽搐 1 年，情绪低落 1 个月余”入院。患者自述 2014 年秋季，因牙痛在朋友推荐下开始服用盐酸曲马多片，2 片/次、2 次/天，服用后牙痛很快缓解，并且感觉精力充沛、心情愉悦，所以持续服用。使用一段时间后（具体时间不详），患者停药即可出现心情烦躁、心悸、乏力、多汗、流泪、打哈欠、寒战、四肢酸痛、入睡困难等不适症状，再次使用盐酸曲马多片后症状缓解。此后，患者因担心停药引起的不适症状和追求服药后的舒适感而持续服药，最大量 20 片/天，分 2～3 次口服。2 年后患者因经济状况差及购买不方便等原因改服复方曲马多片，并且为缓解不适症状不断增加复方曲马多的用量，最大量 30 片/天。2017 年后患者曾发生多次抽搐现象，无明显诱因和先兆，每次抽搐均发生在服药后数小时。患者突然意识丧失，倒地不起，周身肌肉强直，牙关紧闭，双眼歪斜，偶有小便失禁。每次持续 3～5 分钟，患者醒后对发生的事情无任何记忆。患者认为与服药有关，于是 2019 年 4 月和 5 月两次在笔者所在医院住院治疗，均诊断为“曲马多依赖综合征”。住院治疗过程顺利，戒断症状消失，但是出院后很快复发。第 2 次住院出院后，患者开始服用氨酚曲马多，从 8 片/天逐渐增加到 20 片/天，因服用氨酚曲马多后的舒适感不如以前，便重新服用复方曲马多，由开始的 12 片/天迅速增加到 40 片/天，同时为增加药效，每天又增加阿普唑仑 20 片。但是患者仍然感觉心情差，不愿与人交往，对任何事都不感兴趣，并有强烈的轻生念头，服药后抽搐频率较前增加，症状加重。故于 2019 年 9 月再次来院就诊，以“曲马多依赖综合征”收入院治疗。自从服用曲马多以来，患者生活懒散、兴趣丧失，不愿参加工作，经常和家人发生冲突。患者否认精神病病史和传染病病史。未婚，但交过几个男朋友。家族中无精神病病史和遗传病病史。

2. 体格检查

体温 36.6℃，脉搏 82 次/分，呼吸 19 次/分，血压 128/76mmHg。神志清楚，精神状态差，面色晦暗，对答切题，语言清晰。皮肤、黏膜无出血点和硬结，浅表淋巴结无肿大。双侧瞳孔等大等圆，直径 3.0mm，对光反射灵敏。颈软、无抵抗，甲状腺无肿大。双肺呼吸音清，未闻及干、湿啰音。心率 82 次/分、律齐，心脏瓣膜区未闻及明显杂音。腹平软，无压痛及反跳痛，肝脾肋下未触及，叩诊移动性浊音阴性，肠鸣音正常。四肢关节活动度正常，双下肢无水肿，未见静脉针刺痕。双侧腹股沟淋巴结无肿大。肢端感知觉正常，无过敏和迟钝表现。外生殖器及肛门未查（患者拒绝检查，否认异常）。生理性神经反射正常，病理反射未引出。

3. 精神专科检查

患者意识清晰，定向力完整，接触主动、合作，步入病房，仪表整洁，年貌相符，对答切题，未引出思维联想障碍和思维内容障碍；注意力集中，粗测记忆力、智力未见异常；表情自然，自觉心情不好，可查及抑郁、悲观厌世情绪，情感反应协调，生活懒散；病理性意志增强，服药欲望强烈；自知力完整，承认滥用药物，有求治心。

4. 辅助检查

血尿常规检查正常。肝功能检查：ALT 98U/L，AST 50U/L，GGT 284U/L。快速传染病检测：非螺旋体抗原试验（RPR）筛查结果为阳性；再次送检，梅毒螺旋体特异性抗体阳性（TPHA 试验）。乙型肝炎表面抗体检测阳性。心电图、B 超检查未见异常。

尿液依赖物质定性试验：吗啡、甲基苯丙胺、氯胺酮、大麻、摇头丸均阴性。

5. 心理测评

焦虑自评量表（SAS）测评：原始分 53 分，标准分 66 分，呈中度焦虑状态；抑郁自评量表（SDS）测评：原始分 59 分，标准分 74 分，呈重度抑郁状态；艾森克人格量表（EPQ）测评：提示为不稳定性神经质；自杀意念自评量表测评：标准分 19 分，提示自杀意念较高。

二、诊断思维过程

1. 诊断与诊断依据

依据 ICD-10 疾病诊断标准，结合病史、临床表现和辅助检查，临床诊断：①阿片类物质（曲马多）依赖综合征；②多药滥用；③继发性癫痫；④梅毒。

诊断依据：①患者为青年女性，27 岁，反复滥用曲马多病史明确，伴有间发性抽搐和情绪低落表现；②为追求服药后的舒适感，滥用盐酸曲马多、复方曲马多、氨酚曲马多、阿普唑仑等多种药物；③对曲马多有明显的耐受性，使用剂量不断增加，渴求感明显；④停用后出现烦躁、心悸、乏力、多汗、流泪、打哈欠、寒战、入睡困难、四肢酸痛等不适症状，再次使用曲马多后症状缓解；⑤自知力完整，承认有多种药物滥用行为，有求治愿望；⑥有多次癫痫发作病史；⑦非螺旋体抗原试验（RPR）筛查阳性，梅毒螺旋体特异性抗体阳性（TPHA 试验）。

2. 鉴别诊断

（1）患者否认其他精神活性物质使用史和既往精神病病史。无明显的情绪高涨表现；无躁狂、妄想等精神分裂症症状，故可排除器质性精神疾病、精神分裂症、双相障碍、心境障碍等疾病。

（2）患者否认冰毒等精神活性物质滥用史，多种物质尿液毒理检测结果为阴性，故可排除其他物质依赖综合征及其所致精神病性障碍。

（3）与抑郁发作鉴别：患者有情绪低落、悲观厌世等表现，但是患者无明显的思维迟缓，况且患者有明确的精神活性物质使用史，精神症状出现在使用精神活性物质之后，故可与之鉴别。

（4）与原发性癫痫鉴别：患者癫痫多发生在服用曲马多后几小时，无明显先兆或不适感觉，与情绪变化关系不大，故考虑为药物滥用致继发性癫痫。

（5）患者梅毒抗体检测阳性，但检查未见心血管异常表现，未见明显神经异常症状，心电图正常，故可初步排除梅毒性神经病变和心血管病变。

三、治疗过程和结果

1. 药物治疗

①给予盐酸丁丙诺啡舌下含片替代递减治疗，以控制戒断症状。丁丙诺啡舌下片起始剂量为 3mg，舌下含服，根据症状控制情况再增加 3～6mg。控制戒断症状理想状态下维持 2 天，然后逐渐递减至 0.5mg/d，同时增加中药济泰片、洛非西定、罗通定等辅助治疗，减轻稽延性戒断症状，完成丁丙诺啡含片停药。②给予丙戊酸钠缓释片 200mg/次、3 次/天口服，以稳定情绪、控制癫痫发作。初始剂量后每 2～3 天增加一次药物剂量，1 周内达到最佳剂量。③给予米氮平 15mg/d，并逐渐增加到 30mg/d，每晚口服，同时给予盐酸丁螺环酮 5mg/次、3 次/天口服，以抗抑郁、焦虑情绪，改善睡眠。④给予复方甘草酸苷片、肌苷片、B 族维生素等营养神经、保肝降酶。⑤梅毒的早期治疗很重要，给予苄星青霉素 G（长效西林）240 万 U，分两侧臀部肌内注射，1 次/周，共 3～6 次。3 个月后复查梅毒螺旋体。

2. 心理治疗

按照患者住院时间设计 3 个阶段的心理治疗方案。

第一阶段（前 10 天）：患者入院初期以药物治疗为主，心理治疗为辅。建立信任关系，收集患者的基本信息，达成治疗同盟。考虑到患者焦虑、抑郁情绪较重，且存在较高的自杀风险，给予患者冥想放松训练，缓解紧张焦虑情绪。

第二阶段（中 10 天）：解析药物依赖过程及家庭环境影响因素，采用认知行为疗法、动机访谈法等深层剖析药物滥用带来的生理伤害。通过“填写损益评价表”，使患者了解长期药物滥用所带来的社会功能损害，并鼓励患者将损益评价技术运用到之后的生活中。与此同时，组织患者积极参与团体工娱活动，提高社交沟通能力，改善抑郁情绪。

第三阶段（后 10 天）：患者情绪状态已有明显改善，心理治疗工作转向其社会功能的恢复及家庭治疗。动机强化治疗可以提升患者的戒断动机和保持操守的信心，学习和掌握规避高危环境、积极管理情绪和阳光生活的技能，提升主动保持操守的意识。重视家庭治疗效果，重建家人对患者的信心，引导家人以接纳和包容的方式帮助患者回归正常的社会生活，保持操守。

出院心理测评：焦虑自评量表（SAS）测评原始分 45 分，标准分 56 分，呈轻度焦虑状态；抑郁自评量表（SDS）测评原始分 37 分，标准分 46 分，无抑郁症状；自杀意念自评量表测评标准分 9 分，提示自杀意念较低。

院后干预：患者出院后对其进行随访，并给予心理支持，针对现实生活中遇到的困惑给予指导。

3. 专科护理

①安全护理。患者为女性，忍耐性较差，入院时情绪不稳，呈抑郁状态，有轻生念头，同时有癫痫发作病史，故加强巡视，关注患者情绪变化和有无冲动、毁物及自伤自残行为。同时，注意有害物件的避让，防止癫痫发作时发生误伤。患者住院前 2 周每 15～20 分钟巡视一次病房，严密观察患者的言语及行为，确保人身安全。后期重点关注患者的稽延性戒断症状恢复及药物渴求状态。②准确执行医嘱。及时准确地采集检验标本和落实各种监测及检查。患者对戒断症状比较敏感，耐受性较差。护士按时发药，必须看药入口，严防藏药，密切观察用药后反应。③饮食护理。患者抑郁情绪明显，饮食不规律。护士协助患者订餐，提供清淡、易消化饮食，保证患者营养及水分的摄入。同时，密切注意和防止癫痫发作导致的噎食或呼吸道阻塞等。④睡眠护理。患者夜间睡眠差，护理工作中要严格落实“四轻”，督促患者规律作息，教会其改善睡眠的方法。⑤心理护理。患者入院时情绪低落，对梅毒感染有明显的恐惧和自卑心理。护士应关心患者，让患者感受到医护人员的关爱、信任医护人员，从而提高治疗依从性，缓解和消除恐惧心理。⑥健康知识宣教。护士给患者讲解药物滥用的危害等科普知识，宣传梅毒感染医学常识和防治手段，提高对交叉感染的认识，增强康复信心，保持操守。⑦出院健康宣教。坚持抗梅毒治疗，预防感染，定期检查。建立和维护良好的家庭关系，积极融入社会。

4. 其他辅助治疗

丁丙诺啡舌下片停药后患者表现为双下肢肌肉酸痛，伴有烦躁、不能入睡等症状，索药现象比较严重。在继续加强镇痛治疗的同时，增加中医穴位针刺治疗和康复理疗，收到了很好的效果。患者疼痛症状逐渐减轻，情绪平稳，主动配合治疗，停止索药行为，睡眠得到改善，每天保持 6～7 小时睡眠。患者食欲也有了改善，身体状况明显好转。

患者住院 30 天，戒断症状完全消失，疼痛、焦虑、失眠等稽延性戒断症状明显缓解。患者精神好，情绪稳定，交流积极，主动接受心理治疗；对出院后期规划有比较深刻的理解，主动寻求心理医生的支持。失眠症状基本改善，出院前心理测评结果明显好转，未查及抑郁情绪。住院期间未出现癫痫发作。出院前完成梅毒的 4 次苄星青霉素 G 治疗，出院后定期复查。

四、诊疗体会

1. 曲马多的药理作用

曲马多为非吗啡类中枢性强效镇痛药，分左、右旋体结构。右旋体与阿片μ受体亲和力弱；而左旋体则抑制神经元突触对去甲肾上腺素的再摄取，并增加神经元外 5-羟色胺的浓度，从而影响痛觉的传递，产生镇痛作用。临床上常用于急慢性疼痛、中至重度癌症疼痛、骨折或各种术后疼痛、牙痛。有报道，正常人如每天服用盐酸曲马多 100mg，大约半年后就会产生药物依赖。形成依赖后还会导致心理异常和人格改变，尤其是青少年极易走上吸毒等违法犯罪的道路。近年来有关曲马多滥用致不良反应屡有报道，应该关注用药安全。曲马多所致不良反应主要表现为药物过敏和神经系统反应。在神经系统反应中以癫痫和抽搐最多见。本例患者癫痫发作均发生于用药后几小时，与曲马多的毒副作用有关，支持继发性癫痫诊断。但是，本例患者缺少脑电图检查结果，对于癫痫的鉴别诊断缺少依据，这是一个缺憾。另外，曲马多滥用依赖者多伴有抑郁情绪，戒断后期的任何症状都会成为觅药的理由。因此，应适当延长药物递减时间，减轻戒断症状，实现平稳过渡。

2. 梅毒的治疗

梅毒是一种慢性、系统性的性传播疾病，可分为后天获得性梅毒和先天性胎传梅毒。获得性梅毒又分为早期梅毒和晚期梅毒。药物滥用者是梅毒感染的重要人群，应高度警惕。尤其是神经梅毒可引起诸多神经系统症状，例如，头痛、恶心、呕吐、颈项强直、偏瘫、截瘫、失语、癫痫样发作等。脑实质梅毒还可出现精神症状，例如，注意力不集中、情绪变化、妄想，以及智力减退、判断力与记忆力下降、人格改变等。与精神活性物质所致精神病性障碍容易混淆，需要加以鉴别。因此，梅毒应早发现、早治疗。临床治疗要注意：①保证治疗药物剂量和疗程充足；②治疗后要经过足够时间的追踪观察，保持安全性生活，预防交叉感染和反复发作。

3. 梅毒的诊断

梅毒主要通过梅毒血清学试验检查结果进行诊断。非梅毒螺旋体血清学试验（初筛检查）阳性，应该追加梅毒螺旋体血清学试验，如果为阳性，结合病史及体检结果，可以确定诊断；如果为阴性，需要进一步做检查，排除感染窗口期。

临床诊断的梅毒螺旋体血清学试验包括：①荧光螺旋体抗体吸收试验（FTA-ABS）；②梅毒螺旋体血凝试验（TPHA）；③梅毒螺旋体制动试验（TPI）等。这类试验特异性高，诊断准确。近年来，梅毒螺旋体 IgM 抗体检测已成为新的诊断梅毒方法。脑脊液检查对神经梅毒（包括无症状神经梅毒）的诊断、治疗和预后判断均有重要意义。

五、专家点评

这是一例比较典型的长期曲马多滥用导致癫痫发作的案例，同时伴有抑郁症状，临床采用综合治疗方法，在控制戒断症状、预防癫痫发作、缓解抑郁情绪方面均获得了很好的治疗效果。但是，本例患者缺少脑电图检查和脑 CT 或磁共振检查结果，对鉴别原发性癫痫、脑占位性病变或脑器质性病变缺乏依据。

患者同时是梅毒感染者，在进行积极药物治疗的同时给予心理辅导和行为矫正治疗尤为重要，提高患者康复治疗的自信心，保持操守，降低危害。早诊断、早治疗是梅毒诊治的基本原则，临床要注意对药物滥用人群的病史采集和临床检查，力争做到早发现、早诊断，早治疗、早康复。

（张　磊　范春贺　谢　明）

参考文献

陈颖，封宇飞. 2010. 曲马多致 60 例不良反应的文献分析. 药物流行病学杂志，19（11）：648-650.

汪炜，雷龙，阮玥. 2013. 盐酸曲马多注射液不良反应 2 例. 中国药师，16（3）：437，438.
王华新，王玲，官大威，等. 2008. 曲马多中毒及其毒理作用. 法医学杂志，24（4）：293，294.
王千秋，刘全忠，徐金华. 2014. 性传播疾病临床诊疗与防治指南. 上海：上海科学技术出版社.

案例 75　多种精神活性物质滥用伴镇静催眠药急性中毒

一、病案介绍

1. 病史

患者女性，36 岁，失业，因“反复使用大麻、可卡因、海洛因、冰毒等物质 18 年，24 小时内连续服用氯硝西泮 36 片”第 4 次入院。2000 年 6 月，患者因朋友引诱开始吸食大麻（具体剂量不详），初次吸食后精神兴奋、周身舒畅。使用 1 个多月后，停止吸食大麻 1～2 天即出现心情烦躁、焦虑不安、四肢酸痛等不适症状，再次吸食后上述不适即刻缓解。为追求欣快感，患者逐渐加大吸食剂量，最大吸食剂量 1.0g/d。2004 年至今，患者反复多次吸食多种毒品，为尝试以前未用过的精神活性物质而四处寻找，甚至不惜高价购买，包括冰毒、可卡因（吸食和注射）、氯胺酮、麦角酸二乙胺、美沙酮、丁丙诺啡、氟硝西泮、地西泮、氯硝西泮、致幻蘑菇、海洛因、芬太尼、曲马多等物质，具体用量不详。形成了每天必须使用一种精神活性物质的渴求心理和强迫行为。中断和停用，患者即可出现烦躁不安、脾气暴躁、严重失眠、情绪低落、不思饮食等，有时会出现流泪、打哈欠、寒战多汗、四肢酸痛等不适症状。再次吸食后上述不适症状即刻缓解，渴求感得到缓解。自 2018 年 8 月以来，患者先后 4 次在笔者所在医院治疗，诊断为“多种精神活性物质滥用所致依赖综合征”，给予美沙酮替代递减治疗，症状好转后出院。出院后最长保持操守 2 个月，均因“心瘾大”和环境影响而复吸。2019 年 6 月 16 日和朋友聚会后，在某戒毒医院门诊口服美沙酮 50mg，并将丁丙诺啡 10 片（0.5mg/片）碾碎成粉末鼻吸，在 1 天内分数次用完，以追求欣快感。2019 年 6 月 20 日患者因失眠开始口服氯硝西泮 4 片（8mg），后持续追加剂量，至入院前共服用 36 片（72mg）。2019 年 6 月 21 日早晨 8 时许被其父亲发现后送入笔者所在医院治疗。门诊以“多种精神活性物质所致依赖综合征；镇静催眠剂所致急性中毒”收入院。

自反复滥用多种精神活性物质以来，患者个人生活懒散、马虎随便，兴趣缺乏，每日以寻找药物为中心，无法正常工作和生活，社交能力严重受损。患者对自身状况等不能客观评判，自知力不全。入院时目光呆滞，精神亢奋，语言增多，步态不稳，口干口渴。无昏迷、抽搐，大小便正常。既往有青霉素过敏史，先天性窦性心律不齐。患者 18 岁曾割腕自杀未遂。多种物质滥用史，吸烟史 16 年，10 支/天。婚育史及月经史、家族史无特殊。

2. 体格检查

体温 36.7℃，脉搏 80 次/分，呼吸 17 次/分，血压 110/85mmHg。精神恍惚，发育正常，营养良好，慢性吸毒面容，自动体位，步态不稳，轻度共济失调。全身皮肤及巩膜无黄染，全身浅表淋巴结无肿大。头颅无畸形。双侧瞳孔等大等圆，直径 3.0mm，对光反射灵敏。鼻腔及外耳道无分泌物，咽无充血，扁桃体无肿大。颈软、无抵抗，气管居中，甲状腺无肿大。胸廓双侧对称，双肺呼吸运动正常，叩诊呈清音，双肺呼吸音清，未闻及干、湿啰音。心前区无隆起，心尖搏动位于左第 5 肋间锁骨中线内 0.5cm 处，触之无震颤，心界正常，心率 80 次/分、律齐，无杂音。腹平软，无压痛及反跳痛，肝脾肋下未触及，双肾区无叩击痛，肠鸣音正常。脊柱及四肢无畸形，活动正常，双下肢无水肿。四肢浅表血管已破坏，可见静脉、肌内注射针痕。生殖器未查。生理性神经反射存在，病理反射未引出。

3. 精神专科检查

患者意识欠清晰，精神亢奋，情绪高涨，易激惹，表情不自然，略显刻板，目光迷离，衣着整洁，接触主动，反应迟钝，偶有无意识动作，言语欠流利，话多，对答尚切题，诊疗尚合作；未引出被害妄想、关系妄想，未引出幻觉、幻听等精神症状；思维连贯、逻辑可，思维内容和情感反应与周围环境欠协调，自知力不全；注意力欠集中，定向力尚可，记忆力下降，智力和所受教育水平相当。

4. 辅助检查

血、尿常规检查正常；肝肾功能和血液生化检查正常。丙型肝炎病毒抗体检测阴性，艾滋病毒抗体检测阴性，梅毒螺旋体特异性抗体检测阴性。乙肝五项检查：乙肝表面抗体阳性。腹部 B 超检查：肝、胆、脾、胰、双肾未见明显异常。胸腹部 X 线平片未见异常。尿液妊娠试验阴性。

尿液依赖物质定性试验：吗啡、苯丙胺类、氯胺酮、大麻、摇头丸均为阴性。

5. 心理测评

患者欠配合，未进行心理测评。

二、诊断思维过程

1. 诊断与诊断依据

根据 ICD-10 疾病诊断标准，结合病史、临床表现和辅助检查，临床诊断：①多种精神活性物质滥用所致依赖综合征；②镇静药物（氯硝西泮）滥用所致依赖综合征；③镇静催眠药物（氯硝西泮）急性过量中毒。

诊断依据：①反复使用大麻、可卡因、海洛因、冰毒等物质 18 年；②有 10 余种精神活性物质的体验经历，长期反复多种物质滥用；③有强烈的觅药行为，为尝试以前未用过的精神活性物质而四处寻找，甚至不惜高价购买；④中断和停用即可出现烦躁不安、脾气暴躁、严重失眠、情绪低落、不思饮食等表现；⑤曾多次住院治疗，出院后最长保持操守 2 个月，均因心瘾大和环境影响而复吸；⑥入院前 10 小时内连续口服氯硝西泮片 36 片（72mg），患者意识朦胧、目光呆滞、步态不稳、话多语急、精神亢奋，无昏迷、呕吐和抽搐；⑦自反复滥用多种精神活性物质以来，患者个人生活变得懒散、马虎随便，兴趣缺乏，每日以寻找药物为中心，无法正常工作和生活，社交能力严重受损；⑧患者对自身状况等不能客观评判，自知力不全。

2. 鉴别诊断

（1）与躯体疾病和脑外伤鉴别：虽然患者口齿不清、共济失调，但是躯体检查未发现异常，无偏瘫和肢体运动障碍，无恶心、呕吐，无抽搐等表现。生理性神经反射存在，病理反射未引出，既往无明显躯体疾病及脑外伤病史，可资鉴别。

（2）与使用酒精引起的相关障碍鉴别：镇静安眠药物中毒需要与酒精中毒性脑病鉴别。患者无酗酒行为，可以与之鉴别。

三、治疗过程和结果

1. 药物治疗

①急性中毒处理：患者属于急性轻度中毒，故予密切观察并适当输注液体，给予能量合剂促进物质代谢，加强对症及支持处理。由于患者氯硝西泮分次服用，间隔时间较长，不适合洗胃催吐等治疗。②关于阿片类药物的脱毒治疗。由于患者是不规律地服用美沙酮，戒断症状不明显，故给予丁丙诺啡对症治疗，缓解戒断症状。同时辅以洛非西定、济泰片等非阿片类药物治疗，缓解后期戒断症状，改善睡眠。辅以心境稳定剂丙戊酸钠 0.5g 改善情绪；给予小剂量抗精神病药富马酸喹硫平片 50mg、1 次/晚，缓解焦虑情绪，改善睡眠。

入院第 2 天，患者意识逐步清晰，无呕吐，有轻度戒断症状，含服丁丙诺啡舌下片对症治疗，症状缓解，睡眠明显改善，情绪逐渐平稳，积极配合治疗。

2. 心理治疗

心理评估：本例患者入院时处于镇静催眠类药物中毒状态，目光呆滞，意识欠清晰，精神亢奋，自知力不全，与人接触时十分紧张，易受惊吓，谈话时注意力不集中。系统性药物、心理干预计划初期，采用以药物治疗为主、支持性心理治疗为辅的策略。患者意识渐清晰，自知力恢复后，系统性的心理治疗开始介入。

心理干预：心理治疗前期以摄入性会谈为主，建立良好的治疗同盟关系，会谈中不仅收集患者的基本信息，详细了解其药物滥用史及本次入院的动机，同时进行心理分析及评估，并通过共情和倾听技术，给予患者心理支持。此阶段患者表达想通过帮助他人来获得自我认可的想法，心理治疗师鼓励并指导患者从擅长的瑜伽开始做起，通过人际互动方式，获得自我效能感，间接稳定情绪，提高治疗依从性。

心理治疗中期以注意力训练、认知干预为主。利用舒尔特方格训练来培养患者注意力的集中、分配、控制能力，经过一个阶段的治疗，患者注意力提高，随之患者自知力逐渐恢复。通过会谈得知，患者对药物滥用危害认识不深，故心理治疗师对其进行毒品危害科普宣教，通过动机访谈强化患者的治疗动机，以改变患者物质依赖行为模式。

心理治疗后期家庭心理治疗介入，患者主动表述自己的家庭环境及与家人的相处方式，表达出对母亲的爱与不满的矛盾情感。心理治疗师整合叙事疗法、认知疗法、艺术疗法，针对患者的家庭创伤进行治疗，治疗效果明显。

患者出院时精神状态明显好转，能自如与人交往，恢复正常生活，达到心理治疗预期。

3. 专科护理

①遵医嘱给予液体输注，加快代谢，减轻中毒症状。②安全护理。患者入院时眼神呆滞，步态不稳，需防止跌倒等意外事件的发生；既往有自杀史，住院期间密切关注患者的语言、表情和行为，预防自杀。③患者心瘾较大，进入病区前应严格检查，严防带毒入病区，住院期间加强病房巡视和毒品检查。④患者既往滥用多种毒品，观察戒断症状，包括躯体症状和精神症状，及时发现并报告医生。⑤遵医嘱给予治疗药物，观察药物治疗效果和不良反应，应用美沙酮期间密切观察呼吸变化，防止出现呼吸抑制。⑥睡眠护理。⑦心理护理。患者因吸毒多次被辞退，情绪低落，多次戒毒均未成功，护士应接纳和关心患者，与其共同探讨复吸的原因。由于患者职业较为特殊（与国外演出团合作），周围朋友多为娱乐圈人士，与患者探讨防复吸策略，如改变工作性质，学会识别毒品诱惑的场景，远离原有人际圈，合理排解压力和不良情绪等。⑧健康教育。患者心瘾较大，多次自戒（曾采用多种毒品和药物戒断原先滥用的物质）和住院治疗均未成功，故向患者讲解多药滥用的危害及科学的治疗方法，改变其对物质依赖治疗的错误认知，与患者共同探讨护理计划，增强治疗依从性和主动性，科学戒瘾。

经 1 个月的住院治疗，患者精神状态好转，戒断症状缓解并消失，药物减停顺利，情绪平稳，主动配合治疗，主动寻求心理治疗，对药物滥用行为有了明显的认知转变。出院前基本停用镇静催眠药物。

出院后连续随访多次，患者情绪平稳，已经开始找工作，保持操守至今，未使用其他药物。

四、诊疗体会

1. 根据多种精神活性物质滥用的模式制定针对性的治疗方案

对多种精神活性物质滥用的不同模式需要进行仔细分析，从而制定针对性的治疗方案。在对多种精神活性物质滥用依赖者的严重程度指数量表（ASI）评估中显示，评估存在 1 种及 1 种以上物质滥用的占 54%，存在 2 种物质滥用的占 31%，存在 3 种物质滥用的占 11%，存在 4 种或更多种物质滥用的占 4%。例如，在精神活性物质使用相关问题筛查访谈量表（ASSIST）评分最高的可卡因滥用者中，约有 44%的人也处于大麻滥用的危险中。而在海洛因滥用者中，多种精神活性物质滥用的比例更高。

2. 不同的精神活性物质及多种精神活性物质不同的滥用模式对人体肝脏的影响是不同的

英国一项对肝脏的病理研究表明，不同的精神活性物质如可卡因、甲基苯丙胺，以及替代物质和处方药等对人体肝脏的影响是不同的，而这些物质单独使用或叠加使用也会对肝脏造成不同的损害，可见多种精神活性物质滥用者在不同的滥用模式下对健康的影响也不尽相同。

有文献报道，美国 CDC 在分析所有与精神活性物质滥用相关的死亡案例中，发现具有一定的相似模式。例如，在 11 个病例组中，45～54 岁年龄组的发病率最高，60%是男性；死亡证明书至少列出了 2 种物质为致死原因，多的高达 15 种物质为致死原因。多种精神活性物质滥用者也表示，与平时安静时相比，当海洛因或可卡因渴求发作时其心率会增加。受试者还表示，使用可卡因时的心率要比使用海洛因时更快。不难看出，不管是渴求还是使用，各种精神活性物质都会对滥用者的健康造成影响。因此，对该人群的干预形势更为严峻。

3. 多手段联合治疗预后更好

本例患者在住院期间曾进行多学科会诊。患者为女性，大学本科教育背景，文化知识和理解分析能力均可。在长达 18 年的精神活性物质滥用经历中，患者每次使用新型物质都会认真体验和比较，甚至可以说出药理特征。这种好奇心和冒险心态是她使用将近 20 种精神活性物质的主要原因。虽然经过 3 次治疗，患者的认知有了提高，但是深层次的认知还不足，治疗动机还不明确。当遇到挫折、情绪波动或受到环境影响时都有可能再次复吸。因此，患者的心理康复治疗尤为重要，多种治疗手段联合应用将有助于改善患者预后。

五、专家点评

多种精神活性物质滥用不仅对自身健康造成损害，还会对公共医疗造成极大的负担。多种精神活性物质滥用是指同时或先后滥用 2 种或 2 种以上精神活性物质（包括酒精和烟草）。多种精神活性物质滥用的模式可以是同种同类精神活性物质的联合使用，例如海洛因和美沙酮的联合使用；也可以是 2 种不同性质的精神活性物质的使用，例如上午吸食海洛因，晚上为提神再吸食冰毒。现实中这种不可思议的滥用方式并不是个案。本例患者滥用物质之庞杂，实属罕见。

从医学角度来说，多种精神活性物质滥用依赖者多数有大脑神经的损伤，使其产生了与健康人不一样的思维方式，需要从心理及身体等多方面来考虑及治疗。

（庞永杰　冯　涛）

参 考 文 献

张锐敏. 2018. 阿片类物质使用相关障碍临床诊疗指南. 北京：人民卫生出版社.

Akin J，Tarantino N，Johnson JA，et al. 2014. Polydrug use among emergency department patients receiving SBIRT services. Drug Alcohol Depen，140：e3-e4.

Eckert PP，Finkelman M，Rosenberg MB. 2016. The prevalence of substance abuse among oral and maxillofacial surgery residents from 2006-2015. Journal Oral Maxil Surg，74（12）：2351-2358.

Erensen JG，Haddox JD. 2015. Opioid deaths or polydrug/multi-cause deaths? Drug Alcohol Depen，146：e272.

Kennedy AP，Epstein DH，Jobes ML，et al. 2015. Continuous in-the-field measurement of heart rate：correlates of drug use，craving，stress，and mood in polydrug users. Drug Alcohol Depen，151：159-166.

Nosyk B，Li L，Evans E，et al. 2014. Characterizing longitudinal health state transitions among heroin，cocaine，and methamphetamine users. Drug Alcohol Depen，140：69-77.

Pateria P，De BB，Macquillan G. 2013. Liver abnormalities in drug and substance abusers. Best Pract Res Clin Gastroenterol，27（4）：577-596.

Simmat-Durand L，Genest L，Lejeune C. 2014. Early childhood consequences of polydrug use during pregnancy. J Perinat Neonat Nur，20（4）：189-196.

Wang L，Min JE，Krebs E，et al. 2017. Polydrug use and its association with drug treatment outcomes among primary heroin，methamphetamine，and cocaine users. Int J Drug Policy，49：32-40.

案例 76　多种精神活性物质滥用诱发躯体形式障碍

一、病案介绍

1. 病史

患者女性，25 岁，未婚，因“四肢麻木、蚁行感，心悸、出汗、乏力、气短等半年余，加重 3 天”入院。追问病史获悉，2007～2009 年患者在朋友影响下曾吸食 K 粉（氯胺酮）数次，每次少量（具体不详），吸食后头晕，短暂嗜睡，以后停用。无昏迷、抽搐，无幻觉、妄想等不适症状。2010～2011 年患者在朋友诱惑下吸食冰毒 3 次，每次量不大，只有几口，吸食后出现兴奋、话多、不睡等表现，1～2 天后症状消除，其余无异常。2016 年 8 月，生日会上患者在朋友劝说下又吸食冰毒 6 口和少许 K 粉。吸食后除兴奋、话多之外，无昏迷、意识障碍，无恶心、呕吐，无抽搐，无大小便失禁。此后再没有使用任何毒品。2016 年 9 月患者出现四肢麻木、蚁行感，阵发心悸、呼吸不畅、气短、头晕，大汗淋漓，口水多而不停地吐口水。无昏迷、抽搐，无大小便失禁，无尿频、尿痛现象，夜眠差，难入睡、易醒。曾在多家医院就诊，按“神经症”治疗，症状无明显缓解。近 3 天来，患者上述症状加重，并出现阵发性发冷、出汗，睡眠增加，视物模糊，感到“心脏和脑子里有一股冰水在流动”“脑子里有电视机发出的‘嗤嗤’声”。患者考虑可能与吸食冰毒有关，于 2017 年 2 月 7 日就诊于笔者所在医院，门诊以“躯体形式障碍”收入院。自发病以来，患者无明显情绪低落或高涨，无冲动伤人及自杀等行为。社会功能明显受损，兴趣缺乏，不能正常工作、生活及参加社交活动。有部分自知力。患者患病后饮食欠佳，体重减轻约 3kg。

患者既往体健，无特殊个人史和家族史，否认家族中有精神病病史。

2. 体格检查

体温 37.0℃，脉搏 82 次/分，呼吸 20 次/分，血压 118/86mmHg。神志清楚，精神可，查体合作，自动体位，发育正常，营养中等。皮肤、黏膜未见皮下出血点及瘀斑，浅表淋巴结未扪及明显肿大。头颅大小正常，无畸形。眼睑无水肿，结膜无充血，巩膜无黄染，双侧瞳孔等大等圆，直径 3.0mm，对光反射灵敏，自述视物模糊。耳鼻无异常，唇红，伸舌居中，咽部无充血。颈部两侧对称，未见颈静脉怒张及颈动脉异常搏动，气管居中，甲状腺无肿大，未扪及结节。胸廓双侧对称、无畸形，呼吸动度正常，双肺呼吸音清，未闻及干、湿啰音。心率 82 次/分、律齐，各瓣膜听诊区未闻及病理性杂音。腹平软，全腹无压痛、反跳痛及肌紧张，肝脾胁下未触及。脊柱、四肢无畸形，活动自如，双下肢无水肿。神经系统检查：病理反射未引出。

3. 精神专科检查

患者意识清晰，精神可，表情愁苦、紧张，情绪欠稳定，偶有焦虑、烦躁，担心治不好，求治心切，接触主动，对答切题，诊疗合作；可查及明显的感觉异常，四肢麻木及蚁行感；语言流利，语速可，未查及明显的思维迟缓及思维奔逸现象；未引出明显的妄想、幻觉等精神病性症状，思维内容与情感反应和周围环境尚协调；注意力集中，定向力完整，记忆力可，计算力可，智力与所受教育水平相吻合，未查及明显的意志行为增强和减退；有部分自知力，但对自身疾病不能正确评判。

4. 辅助检查

血尿常规、血生化检查未见明显异常；心电图基本正常；脑地形图检查正常；胸、腹部 X 线检查无异常发现。

尿液依赖物质定性试验：吗啡、甲基苯丙胺、氯胺酮均为阴性。

5. 心理测评

症状自评量表（SCL-90）测评，提示躯体化、焦虑明显；抑郁自评量表测评，提示轻度抑郁；焦虑自评量表测评，提示中度焦虑；自杀意念自评量表等测评未见异常。

二、诊断思维过程

1. 诊断与诊断依据

根据 ICD-10 疾病诊断标准，结合病史、临床表现和辅助检查，临床诊断：①多种精神活性物质依赖（氯胺酮、冰毒）所致精神病性障碍；②躯体形式障碍。

诊断依据：①患者有反复滥用氯胺酮、冰毒病史 9 年。②患者以“四肢麻木、蚁行感，心悸、出汗、乏力、气短等半年余，加重 3 天”入院。③以躯体症状为主。对躯体症状过分担心，但严重性与实际情况明显不符；对身体健康过分关心，如对通常出现的生理现象和异常感觉过分关注，但不是妄想。反复就医或要求医学检查，但检查结果阴性和医生的合理解释均不能消除其疑虑。上述症状已持续 3 个月以上，故临床诊断为躯体形式障碍。④社会功能受损。

2. 鉴别诊断

在临床上，躯体形式障碍应排除躯体疾病和躯体疾病引起的精神和行为障碍，患者病史、体征和实验室检查等无明显阳性表现，可资鉴别。

本例患者曾有多种精神活性物质滥用史，需要和多种精神活性物质引起的精神和行为障碍及多种精神活性物质引起的残留性或迟发型精神和行为障碍鉴别。前者精神症状出现在物质使用时或使用后 2 周内，且在停用后 1 个月内部分缓解，6 个月内痊愈。同时伴有以幻觉、妄想、易激惹、行为紊乱等为主的精神症状。而后者的诊断明确指出，精神活性物质所致认知、情感、人格改变，持续时间超过精神活性物质有关的直接效应所能达到的合理期限。如症状出现在精神活性物质使用 2 周后，在半年后仍然存在。同时起病必须和精神活性物质有直接联系，至于精神活性物质所致、但停用后持续存在且符合精神和行为障碍诊断标准的不应归于此类。本例患者的临床症状是以多系统躯体不适症状为主要特征，呈持续性存在，继发焦虑等症状和部分自知力缺失，病程有半年之久，临床未查及明显的情绪低落或高涨等情绪变化，无明显的精神病性症状。故可与其他神经症性障碍（如焦虑、惊恐障碍，或强迫症）、抑郁症、精神分裂症、偏执性精神病等鉴别。

三、治疗过程和结果

入院后进一步明确诊断，给予抗焦虑、抗抑郁和抗精神症状的药物对症治疗。心理干预是本例患者的重要治疗部分，同时辅以工娱活动和康复锻炼等。

1. 药物治疗

针对患者病情，给予 5-羟色胺再摄取抑制剂盐酸帕罗西汀片 10mg/d 口服，并逐渐增加至 60mg/d，改善抑郁情绪；给予小剂量非典型性抗精神病药物富马酸喹硫平片 100mg/d，并逐渐增加至 500mg/d，消除和改善精神症状；给予谷维素 30mg/d，调节自主神经功能失调及内分泌平衡。治疗 2 周患者的躯体症状改善不明显，遂加用氟哌噻吨美利曲辛 2 片/天，进一步改善焦虑、抑郁症状。其间因心动过速加用盐酸普萘洛尔 30～60mg/d 改善病情，继续观察治疗。

2. 心理治疗

心理治疗是躯体形式障碍的重要治疗措施。首先积极建立医患关系，耐心倾听患者的倾诉，对其表示关心、理解和同情，增进患者对医生的信任；对其疾病和症状不做过多的否认，同时婉拒不必要的检查；加强支持性心理治疗和认知治疗，增强患者的自信心和治疗依从性；待情绪稳定、症状有所改善后对患者进行科普宣教，减轻患者的思想负担；在逐步纠正错误认知的同时学会正确对待疾病，学会转移注意力，鼓励患者参加工娱活动和团体心理辅导活动。

经过积极有效的药物治疗和心理干预治疗，患者情绪稳定，各种内感性不适症状明显缓解和消失，吐口水动作停止，个人生活能自理，生活作息基本恢复正常，住院 70 天，好转后出院。出院后随访，患者病情稳定，约 2 个月后自认为完全恢复，自行停药，半个月后，不适症状出现波动，再次使用帕罗西汀等药物治疗，病情很快得到控制。

3. 专科护理

①基础护理。患者主诉多种躯体症状，为患者提供安全、舒适的环境，减轻外界因素刺激，以免加重患者的主观感受；患者食欲差、进食少，体重明显减轻，为患者提供营养丰富的饮食，改善食欲；改善睡眠。②心理护理。建立良好的护患关系，尊重、接纳患者，耐心倾听其诉说，鼓励患者说出躯体不适症状，并给予理解和尊重，切忌对患者的诉说进行否认或评判；鼓励患者表达负性情绪并予接受，共同探讨导致负性情绪的原因，教会患

者压力应对技巧及识别和减轻负性情绪的方法，如深呼吸、转移注意力等；注意区分心因性和器质性躯体症状，如为器质性，及时报告医生并遵医嘱处理。③观察药物不良反应。④健康教育。根据患者对毒品的认知进行宣教，提高对毒品危害的认知，增强戒毒动机，防止复吸。

四、诊疗体会

1. 准确诊断非常重要

患者在2007～2011年的5年内，先后吸食过K粉和冰毒几次，量不多，以后有4年多的时间未使用过任何毒品。2016年8月再次吸食少量冰毒和K粉，当时无明显精神症状。而在1个月后（2016年9月）患者出现四肢麻木、蚁行感，阵发性心悸、呼吸不畅、气短、头晕，大汗淋漓，口水多而不停地吐口水等，症状持续不缓解。此后症状逐步加重，出现阵发性发冷、出汗、睡眠增加、视物模糊，感到“心脏和脑子里有一股冰水在流动”“脑子里还有电视机发出的‘嗤嗤声’”等症状。本例患者有滥用冰毒和K粉病史，但使用量不大，使用频率不高，停用后躯体依赖和精神依赖症状不明显。按ICD-10苯丙胺类兴奋剂所致精神病性障碍诊断标准，不支持多种精神活性物质引起的依赖综合征及残留型精神病性障碍的诊断。本例患者在停用毒品1个月后起病，以神经症和精神症状为主要表现，病情不断加重。我们认为，本例患者的症状与毒品没有紧密联系，而是毒品诱发的躯体形式障碍症状。

2. 躯体形式障碍的基本概念

躯体形式障碍是一种以持久地担心或相信各种躯体症状的优势观念为特征的神经症。患者因这些症状反复就医，各种医学检查阴性和医生的解释均不能消除其顾虑。即使有时存在某些躯体障碍，也不能解释所述症状的性质、程度或其痛苦与优势观念。常伴有焦虑或抑郁情绪。尽管症状的发生和持续与不愉快的生活事件、困难或冲突密切相关，但患者常否认心理因素的存在。患者常拒绝探讨可能存在的心理因素，甚至有明显的焦虑和抑郁表现时也不承认。无论是从生理还是从心理方面了解症状的起因都很困难。患者常有寻求被注意的行为。并且相信疾病是躯体性的，需要进一步检查，若患者不能说服医生接受这一点，便会愤愤不平。躯体形式障碍男女都可见，呈慢性波动性病程。病程超过2年者为躯体化障碍，3个月至2年者为躯体形式障碍。

3. 躯体形式障碍的病因

该障碍的病因不明，认为与遗传易感素质有关。在个性研究中发现，神经质个性的患者更多地把注意力集中于自身的躯体不适及相关事件，导致感觉阈值下降，增加了对躯体感觉的敏感性；另外，也有研究者认为患者存在脑干网状结构滤过功能障碍，一旦滤过功能失调，患者的内激感增强，各种生理变化信息不断被感受，久而久之，这些生理变化就可能被患者体会为躯体症状。

4. 躯体形式障碍的临床表现

患者表现为以反复出现、经常变化的多种躯体不适症状为主的神经症，可涉及身体任何部位或器官，各种医学检查无异常，常伴有焦虑、抑郁情绪，女性多见。常见症状有：疼痛，涉及部位广泛，如头、颈、胸、腹、四肢等，部位不固定，疼痛一般不是很强烈，与情绪有关，可发生于月经期、性交、排尿时；消化系统症状，如嗳气、反酸、恶心、呕吐、腹胀、腹痛、便秘、腹泻等多种症状；泌尿生殖系统症状，如尿频、排尿困难、性冷淡、月经紊乱、经血增多等；呼吸、循环系统症状，如心悸、胸闷、气短等。

5. 躯体形式障碍的治疗

多采取药物治疗加心理治疗的模式，心理治疗在康复期尤为突出。因症状常有波动，容易复发，药物维持治疗很重要，在医生指导下进行药物的调整。本案例的药物治疗是成功的。可选用文拉法辛、艾司西酞普兰、舍曲林、米氮平等抗抑郁剂；选用利培酮、奥氮平等抗精神病。症状控制后，应坚持服药 1～2 年，不能自行停药。心理治疗：可配合放松疗法，有条件者可采用森田疗法、生物反馈治疗，以分散患者的注意力。让患者接受症状，带着症状生活、工作，让症状在生活中消失。

五、专家点评

本例患者使用过冰毒和 K 粉，时间跨度长达 10 年，但是剂量不大，间隔时间长，并未形成明显的躯体依赖。在最后一次使用毒品后 1 个月才开始出现多系统、多症状、反复发作的躯体化神经症状，且病情不断加重，长达半年之久。临床诊断为躯体形式障碍是正确的。其治疗和处理方法也是正确的，并取得了比较好的效果。

在临床实践中，神经症性障碍的诊断常需要和躯体疾病引起的精神病性障碍及精神活性物质引起的精神病性障碍鉴别，而精神活性物质引起的精神病性障碍的诊断同样也要和其他精神病性障碍等疾病鉴别。精神活性物质引起的精神和行为障碍在用药期间或用药后立即出现，当然必须排除精神活性物质急性中毒的可能，只要不再继续使用，多数持续时间较短，一般在 1 个月内部分症状缓解，6 个月内痊愈。在症状持续不能缓解的情况下，应考虑精神活性物质加重或诱发另一种精神病性障碍的可能性。同时，应关注毒品使用者对毒品的相关认识及心理，而往往是患者的错误认知等，导致了精神症状的出现，这也是需要关注的。

药物治疗主要在于解除患者伴发的焦虑和抑郁情绪，可使用苯二氮䓬类、三环类抗抑郁药、5-羟色胺再摄取抑制剂及对症处理的药物等。而难治性病例，可以酌情使用小剂量非典型性抗精神病药物，如喹硫平、利培酮、奥氮平等，从而提高疗效。心理治疗则是主要的治疗方式，目的在于让患者逐步了解所患疾病的性质，纠正其错误认知，解除精神因素的影响，使患者对自身情况有一个相对正确的评估和判断。同时，尚需注意医患关系，不要急于否认患者的疾病和症状，以免患者产生对抗情绪。

（王文甫）

参 考 文 献

世界卫生组织. 1993. ICD-10 精神与行为障碍分类. 北京：人民卫生出版社.
中华医学会. 2001. CCMD-3 中国精神病性障碍分类与诊断标准. 第 3 版. 济南：山东科学技术出版社.

案例 77　反复冰毒、曲马多滥用致精神病性障碍

一、病案介绍

1. 病史

患者男性，28 岁，内蒙古人，汉族，已婚，因“反复吸食冰毒 6 年，滥用曲马多 3 年”入院。患者于 8 年前在朋友的引诱下开始少量吸食冰毒，初次吸食约 0.8g，吸食后感到心情愉悦、兴奋、精力充沛，两天两夜不能入睡，不思饮食，随后出现身体疲倦乏力、烦躁不适。开始使用无规律，前两次间隔有 1 个多月，随后由间断使用到频繁吸食，为寻求更强的刺激，患者偶尔吸食大麻，吸食频率和剂量不固定。2012 年开始，患者几乎每天晚上吸食冰毒约 0.7g。吸食后兴奋、话多、烦躁易怒，出现幻视、幻听症状，经常怀疑女朋友对自己不忠，认为手机被监控，有人要谋害自己，对陌生人的眼光及语言敏感。2012 年底曾在戒毒医院进行治疗（具体用药不详），出院后复吸，上述精神症状再次出现。再次住院治疗后症状缓解，出院后偶有吸食，但吸食量明显减少。2016 年因牙痛开始口服盐酸曲马多，5 片/次（50mg/片），牙痛缓解，并感到身体舒适，故持续服药。为保持良好的舒适感，患者服用的曲马多剂量逐渐增加，最高时达 20 片/天，分 2～3 次口服。减量和停药都会出现肌肉关节疼痛、心悸、流泪和打哈欠等不适症状，再次服用曲马多后症状缓解。近 2 年来，患者神情异常，敏感多疑，经常“听到有人在议论自己，说自己坏话”。2018 年 9 月曾在笔者所在医院治疗 15 天，精神病性症状缓解并消失，停用任何止痛药。出院后患者再次因牙痛服用复方曲马多，4 片/天。现为寻求戒断康复治疗再次入院。

自使用毒品以来，患者个人生活变得马虎随便，兴趣缺乏，性格孤僻，脾气暴躁，无法正常工作。饮食一般，经常失眠，尤其是曲马多减量时。无意识障碍，无抽搐，无大小便失禁。否认精神病个人史和家族史。否认自杀、伤人、毁物等冲动行为。

2. 体格检查

体温 36.6℃，脉搏 80 次/分，呼吸 20 次/分，血压 144/80mmHg。神志清楚，发育正常，营养中等，慢性吸毒面容，自动体位。全身浅表淋巴结无肿大，头颅外观正常。双侧瞳孔等大等圆，直径 3.0mm，对光反射灵敏。鼻腔及外耳道无分泌物，咽部无充血。双肺呼吸运动正常，触觉语颤正常，叩诊呈清音，双肺呼吸音清，未闻及干、湿啰音。心前区无隆起，心尖搏动位于左侧第 5 肋间锁骨中线内 0.5cm 处，触之无震颤，心界正常，心率 80 次/分、律齐，无杂音。腹平软，无压痛及反跳痛，肝脾肋下未触及，双肾区无叩击痛，肠鸣音正常。脊柱及四肢无畸形，活动正常，下肢无水肿。生理性神经反射存在，病理反

射未引出。

3. 精神专科检查

患者意识清晰，时间、地点、人物定向力完整，衣着适时、整洁，年貌相符；接触良好，语速中等，对答切题；未引出明显的幻视、幻听、幻嗅等症状，无感知觉综合障碍；可查及被控制体验及被害妄想症状，自述仍有被控制感和疑人害己感，但较以前减轻；注意力尚可，记忆力减退；计算力、理解力基本正常；表情自然，但当谈及精神症状内容时神色紧张，情绪尚稳定，情感反应协调；意志减弱，生活懒散；自知力部分存在，本次是主动就医，对没有保持操守感到后悔。

4. 辅助检查

血常规检查：白细胞 10.38×10^9/L，中性粒细胞 7.15×10^9/L。尿常规正常。血生化检查：ALT 79U/L，AST 48U/L，GGT 147U/L，尿酸 602μmol/L，三酰甘油 2.63mmol/L，总胆固醇 5.63mmol/L，同型半胱氨酸 16.1μmol/L。传染病筛查：乙肝五项、HCV 抗体、TPPA 抗体、HIV 抗体均阴性。腹部 B 超：脂肪肝，脾、胰、双肾未见明显异常。胸部 X 线平片、心电图检查未见明显异常。

尿液依赖物质定性试验：吗啡、甲基苯丙胺、氯胺酮、大麻、可卡因均阴性。

5. 心理测评

患者入院时情绪不稳，精神紧张，拒绝进行心理测评。

二、诊断思维过程

1. 诊断与诊断依据

依据 ICD-10 疾病诊断标准，结合病史、临床表现和辅助检查，临床诊断：①使用多种精神活性物质（冰毒、曲马多）所致精神病性障碍；②苯丙胺类（冰毒）依赖综合征；③镇痛药物（曲马多）依赖综合征；④高尿酸血症。

诊断依据：①使用冰毒 6 年，滥用曲马多 3 年；②冰毒滥用渴求感强烈，为寻求愉悦感使用剂量不断增加，耐受性逐渐增强；③减少或停用冰毒和曲马多后出现明显的不适症状，再次使用后不适症状缓解；④知道滥用冰毒、曲马多的危害但仍坚持使用，多次戒断均未成功；⑤近 2 年出现明显的幻听、敏感多疑；⑥出现被害妄想、关系妄想和物理影响妄想症状；⑦尿液吗啡、冰毒检测均阴性；⑧尿酸 602μmol/L。

2. 鉴别诊断

（1）与其他精神活性物质滥用鉴别：患者虽然吸食冰毒多年，近 3 年主要滥用曲马多，偶尔吸食少量冰毒，否认吸食海洛因等阿片类物质，否认其他精神活性物质滥用行为，尿液毒理检测也未发现阳性结果，故可以鉴别。

（2）其精神病性症状与脑器质性疾病、躯体疾病所致的精神病性障碍鉴别：脑器质性疾病及躯体疾病与精神症状在时间上有密切的联系，其病变部位不同，并出现相应的症状和体征。体检发现的阳性体征，以及实验室检查和影像学检查结果有助于鉴别。

（3）与精神分裂症鉴别：药物和精神活性物质所致精神病性障碍症状一般具有明确的物质滥用史，幻觉、妄想等症状与精神活性物质的使用时间和剂量具有相关性。如果出现使用过量中毒或多药滥用致急性中毒，除有明确的过量使用或多药滥用行为外，中毒症状多发生在药物使用后的短时间内，随着药物的排泄和血药浓度的降低，精神症状逐渐缓解。实验室药物代谢检测结果有助于诊断和鉴别诊断。

三、治疗过程和结果

1. 药物治疗

针对临床症状，入院后给予小剂量曲马多递减停药治疗；为控制和消除曲马多急性戒断症状、缓解疼痛、改善睡眠，给予洛非西定 0.2mg/次、2 次/天，济泰片 0.8mg/次、2 次/天，罗通定 90mg/次、3 次/天口服；针对多疑、焦虑和妄想等精神症状，给予阿立哌唑 10mg/次、1 次/天，曲唑酮 100mg/次、2 次/天口服；同时，给予复方吡拉西坦片、脑蛋白水解物、维生素 B 等神经营养支持治疗。治疗过程顺利，曲马多 1 周内减量并停药，患者无明显的急性戒断症状和稽延性戒断症状，情绪稳定，幻觉消失，出院前妄想症状消失，睡眠明显改善，未服用镇静催眠药。

2. 心理治疗

入院后，患者仍然拒绝心理测评和心理治疗。心理医生以访谈方式进行沟通，获知患者的阻抗来源于 2012 年和 2014 年的两次戒毒治疗中曾接受过心理治疗，患者对此寄予很高的期望，但是出院后不久便复吸。因此，患者认为心理治疗无效。为此，心理医生曾尝试为患者解释心理治疗相关概念及意义，均被患者以身体不适为由拒绝，未能进行有效的心理干预。但是，心理医生还是从患者对事件的描述和观点陈述中发现，患者存在严重偏执障碍，无法排除是否与曾经多年使用冰毒有关。

同时，心理医生也针对患者的情况进行分析，并进行了总结：①患者曾对心理治疗效果存在不合理的预期，认为心理治疗可以彻底解决心瘾问题，以致将复吸归咎于心理治疗无效。②需要为患者客观地解释心理干预在物质依赖性疾病治疗中的作用和意义，不宜夸大其作用。③需要认真评估患者的精神症状对心理治疗的影响，或许精神症状控制不完全的时候并不适合进行心理干预治疗。④消除患者的阻抗，首先应该从消除对心理治疗的错误认知入手，但不宜否定之前的心理治疗过程和心理医生的努力。⑤结合患者主动求医的行为，后续工作重点应放在患者的生涯规划和应急防护技能方面，以帮助患者树立康复信心。

3. 专科护理

①安全护理。患者入院的前 2 周应加强病房巡视，防止冲动、毁物、自伤及伤人行为。②准确执行医嘱。发放口服药时必须看药入口，严防藏药，严密观察药物效果及不良反应。③饮食护理。为其提供可口的饭菜，保证营养。④睡眠护理。患者夜间睡眠差，护理工作中严格落实“四轻”；持续观察患者睡眠质量。⑤个人卫生管理。落实晨晚间护理，适时

调节病室内温度，保证室内温湿度适宜；患者生活懒散，住院初期护士督促患者规律作息；住院后期指导患者养成健康的生活习惯。⑥心理护理。患者入院时对治疗持怀疑态度，应积极加强交流沟通，增强护患信任关系，提高治疗依从性。⑦健康宣教。为患者讲解毒品和处方药的相关知识，帮助患者认识毒品对躯体和精神的损害。

四、诊疗体会

1. 冰毒滥用对人体的损害

冰毒等苯丙胺类兴奋剂通过单胺类神经递质产生效应，同时作用于大脑多巴胺神经系统而影响脑功能。长期使用可引起慢性中毒，出现躯体表现和精神表现。躯体表现包括：高血压，心动过速、心律失常、心肌缺血、心肌梗死、心源性休克；肌阵挛、抽搐、脑出血、脑水肿；肌红蛋白尿、急性肾炎等。精神表现包括：兴奋、话多、警觉性高、幻觉、妄想，主要有关系妄想、被害妄想、焦虑、恐惧，严重者出现谵妄。

2. 曲马多和冰毒混合滥用对神经系统的损害

曲马多是具有阿片和单胺能双重作用机制的镇痛药物，既对阿片受体有亲和力，产生阿片样镇痛作用，又可以抑制5-羟色胺和去甲肾上腺素的再摄取，产生辅助镇痛作用。曲马多所致的不良反应主要表现为药物过敏和神经系统反应。在神经系统反应中，以癫痫和抽搐最多见，也有癫痫样惊厥个案报道。本例患者滥用冰毒 6 年之久，出现精神病性障碍症状，呈慢性中毒状态。即便停止吸食冰毒其精神症状仍然存在。并且在大剂量服用曲马多后，患者的敏感多疑、幻觉、妄想等精神症状更加突出，说明曲马多通过单胺神经能递质对神经系统产生作用。因此，无论哪种形式的多药滥用都会对大脑神经造成影响，表现出多样的临床症状。

3. 曲马多和冰毒混合滥用的治疗

近年来，曲马多滥用呈现增长趋势，许多患者是从初始的医疗性镇痛演变成滥用依赖。其原因有药物耐受问题，更多的是不规范使用造成的滥用依赖。也有部分青少年因“好奇心理”和“追求所谓的时尚”而自行使用导致依赖。当形成躯体和精神依赖后无法自行戒断。此时，希望患者能够到医疗机构进行规范的物质依赖治疗，通过药物、心理等综合性治疗完成脱毒断瘾的康复治疗。

本例患者对心理治疗存在抵触情绪，提示我们规范的心理治疗方法和操作流程是保障心理治疗效果的基础。前期的认知治疗很重要，只有纠正患者的错误认知，患者才有可能主动配合治疗。对于曲马多等具有潜在依赖危险的药物，一是加强药品管理，二是加强宣传教育。

五、专家点评

本例患者在滥用冰毒的前几年仅表现出轻微的精神症状，后期由于合并使用曲马多，发生叠加效应，导致精神症状不断加剧，逐步发展为精神病性障碍，呈慢性中毒状态。

对于该类患者的治疗要采取快慢结合、药物治疗与心理治疗联合、家庭治疗跟进的综合治疗方法。在药物治疗上要“快”和“稳”，不仅要及时使用戒毒药物帮助其尽快脱毒，而且要选用合适的药物及时有效地控制其精神症状，平稳过渡；在心理治疗上要“慢”，所谓的慢是指精神症状控制不完全的时候不适合进行心理干预治疗，实施心理干预的时机一定要把握准；在家庭治疗上要及时跟进，家庭治疗要贯穿治疗的全过程，使其感受到被尊重、被接纳，感受到家庭温暖，树立康复的信心，承担起家庭和社会责任，使其重新回归家庭、回归社会。另外，曲马多不当使用，也可能导致癫痫、抽搐或癫痫样惊厥等，在诊疗过程中，发现类似患者应高度重视。

（冯　涛　张　磊）

参 考 文 献

陈颖，封宇飞. 2010. 曲马多致 60 例不良反应的文献分析. 药物流行病学杂志，19（11）：648-650.

崔敏，张鲜力，杨威. 2001. 口服曲马多引起癫痫样发作 1 例. 药物流行病学杂志，10（1）：51.

耿志宇，王东信. 2015. 围术期曲马多致癫痫发作 2 例及文献综述. 中国新药杂志，24（18）：2157-2160.

刘广军. 2006. 氨酚曲马多片的镇痛作用. 中国新药杂志，15（23）：2079-2081.

刘菁，王凤楼. 2008. 口服盐酸曲马多致痫性发作 1 例报告. 临床神经电生理学杂志，17（3）：188，189.

石长青，杜薇，齐晓涟. 2006. 曲马多口服过量致痫样发作. 药物不良反应杂志，8（1）：40，41.

孙凤蓬，蓝琳，张亚历，等. 2002. 口服盐酸曲马多缓释片致癫痫 1 例报告. 第一军医大学学报，22（2）：144，145.

汪炜，雷龙，阮玥. 2013. 盐酸曲马多注射液不良反应 2 例. 中国药师，16（3）：437，438.

王冬欣，张志涛. 2019. 曲马多致癫痫发作 1 例. 药物流行病学杂志，28（1）：69-70.

Boostani R，Derakhshan S. 2012. Tramadol induced seizure：a 3-year study. Caspian J Intern Med，3（3）：484-487.

Boyd IW. 2005. Tramadol and seizures. Med J Aust，182（11）：595，596.

Labate A，Newton M R，Vernon GM，et al. 2005. Tramadol and newonset seizures. Med J Aust，182（1）：42，43.

Li X，Zuo Y，Dai Y. 2012. Children's seizures caused by continuous intravenous infusion of tramadol analgesia：two rare case reports. Paediatr Anaesth，22（3）：308，309.

Park SH，Wackernah RC，Stimmel GL，et al. 2014. Serotonin syndrome：is it a reason to avoid the use of tramadol with antidepressants?J Pharm Pract，27（1）：71-78.

Raiger LK，Naithani U，Bhatia S，et al. 2012. Seizures after intravenous tramadol given as premedication. Indian J Anaesth，56（1）：55-57.

Talaie H，Panahandeh R，Fayaznouri M，et al. 2009. Dose-independent occurrence of seizure with tramadol. J Med Toxicol，5（2）：63-67.

案例 78　甲基苯丙胺及大麻致精神病性障碍与精神分裂症共病

一、病案介绍

1. 病史

患者男性，22 岁，初中文化，无业，未婚，因“反复吸食冰毒 5 年余，凭空闻语 2 年余”于 2018 年 12 月 27 日由家属陪同入院。2011 年初，患者正读初二，由于年少无知和好奇心理，在朋友引诱下首次使用冰壶吸食冰毒。只吸食几口就出现兴奋、话多、心情愉悦等表现，持续 1 天多，然后昏昏大睡 1 天多。平均吸食 1～2 次/月、0.1g/次。1 年后，为寻求更大的刺激，患者逐渐增加冰毒用量和吸食次数，每周吸食 2～3 次、0.5g/次，并且每次增加麻古 3～4 片一起吸食。停用冰毒、麻古 2～3 天即可出现疲倦、乏力、嗜睡、不思饮食等不适症状，持续停用 4～5 天就会出现严重失眠、烦躁易怒、坐立不安，有强烈的渴求感。吸食冰毒后上述不适迅速缓解。自吸冰毒后患者逐渐变得性格孤僻，不愿上学，不愿交朋友，生活懒散，经常撒谎，学习成绩明显下降。2013 年勉强完成初中学业后便不再上学。除吸食冰毒、麻古外，患者又开始吸食大麻，1～2 次/天，没有固定剂量。2016 年年初，患者开始变得语言奇特、行为古怪，经常自言自语，凭空听到有人跟自己说话，怀疑有人要害自己，情绪不稳，容易冲动，甚至欲拿刀伤害父母。2016 年 3 月，患者被送到当地公安强制戒毒所强制戒毒。据干警反映，患者在戒毒所经常凭空听到有人跟自己说话，经常自言自语，没有伤人或自伤行为，强制戒毒期间未行治疗。2018 年 5 月，患者结束强制戒毒后仍然有明显的凭空闻声，听到有人和自己讲话，怀疑有人要害自己，并且坚持认为“自己大脑里被安装了芯片，外星人通过脑电波监视和控制自己”。患者自发病以来无寒战高热，无意识障碍，无抽搐，无大小便失禁。患者不抗拒入院治疗，但也无主动求医愿望。

患者自述从 2016 年 3 月强制戒毒后未再使用任何毒品。患者既往体健，为足月顺产，无重大外伤史，无明显精神病病史。患者姑姑有“精神分裂症”，仍在服药治疗。

2. 体格检查

体温 36.5℃，脉搏 82 次/分，呼吸 19 次/分，血压 120/76mmHg。神志清楚，发育正常，营养良好，自动体位，查体合作。全身皮肤及巩膜无黄染，浅表淋巴结无肿大。五官端正，双侧瞳孔等大等圆，直径 3.0mm，对光反射灵敏。颈软，气管居中，甲状腺无肿大。胸廓双侧对称，双肺呼吸音粗，未闻及明显干、湿啰音。心率 82 次/分、律齐，未闻及病理性杂音。腹平软，无压痛、反跳痛，肝脾未扪及。脊柱及四肢无畸形，活动正常，下肢无水肿，四肢皮肤无注射针痕。外生殖器及肛门未查。生理性神经反射存在，病理反射未引出。

3. 精神专科检查

患者意识清晰，衣着整洁，年貌相符，由母亲陪同步行入院。接触交谈被动，时间、地点、人物定向力完整；注意力欠集中，交谈时经常走神，有时反复询问才能回答问题；思维内容贫乏，问多答少；思维减慢；查及幻听，否认有幻视及感知觉综合障碍；查及被害妄想症状，有被监视感；表情平淡，情感反应较淡漠、不协调，检查过程中情绪有波动，显烦躁；存在古怪行为，经常无故自笑；意志力缺乏；理解力正常，综合分析能力及抽象概括能力较差，计算能力较差，两位数加减法不能作答；瞬时记忆、近期记忆下降，远期记忆正常；对疾病缺乏认识，否认有精神疾病，自知力缺失。

4. 辅助检查

血尿便三大常规检查正常。血液生化、肝肾功能检查均正常。传染病筛查：乙肝五项、HCV 抗体、TPPA 抗体、HIV 抗体均阴性。心电图正常。肝、胆、脾、胰及泌尿系统超声检查未见明显异常。

尿液依赖性物质定性试验：吗啡、甲基苯丙胺、氯胺酮、大麻、摇头丸、可待因定性试验均呈阴性。毛发毒品生物痕迹检测：吗啡、甲基苯丙胺、氯胺酮均为阴性。

5. 心理测评

汉密尔顿焦虑量表（HAMA）测评 13 分，提示可能有焦虑症状；汉密尔顿抑郁量表（HAMD）测评 21 分，提示轻度抑郁症状；简明精神病测评量表（BPRS）测评 42 分，提示存在精神病症状；自杀风险评估量表（NGASR）测评 4 分，提示低自杀风险。

二、诊断思维过程

1. 诊断与诊断依据

依据 ICD-10 疾病诊断标准，结合病史、临床表现和辅助检查，临床诊断：①苯丙胺类兴奋剂（冰毒、麻古）依赖综合征；②苯丙胺类兴奋剂依赖所致精神病性障碍；③大麻滥用致精神病性障碍；④苯丙胺类兴奋剂及大麻依赖致精神病性障碍与精神分裂症共病。

诊断依据：①患者于 2011～2016 年连续吸食冰毒、麻古等苯丙胺类兴奋剂，吸食后出现明显兴奋、心情愉悦等表现，停吸后出现疲倦、乏力、烦躁易怒、坐立不安和强烈的渴求感，为追求吸食后的感觉不断增加剂量和频次。2013 年开始吸食大麻。因为吸食冰毒、大麻等不能正常完成学业，生活懒散。患者符合精神活性物质依赖综合征诊断。②使用冰毒、麻古、大麻等精神活性物质后出现幻听、被害妄想、关系妄想、被控制感、思维内容贫乏、思维联想减慢等明显精神病性症状。根据 ICD-10 疾病诊断标准，患者符合苯丙胺类兴奋剂及大麻滥用致精神病性障碍诊断。③关于与精神分裂症共病诊断依据包括：a. 患者为青年男性，20 岁左右出现精神症状，呈持续性病程；精神专科检查可查及幻听、思维贫乏、被害妄想、关系妄想、被控制感，以幻觉、妄想状态为主要临床相；同时存在情感症状，如表情平淡，情感反应淡漠、不协调；意志力缺乏，社会功能受损，自知力缺失。患者符合精神分裂症的诊断标准。b. 患者从 2016 年 3 月接受强制戒毒以来未再使用任何毒品，入院时尿液毒品定性检测阴性，毛发未检出毒品成分，均说明患者至少近半年内未使用过毒品。但是患者精神症状持续存在，并呈逐渐加重趋势。c. ICD-10 疾病诊断标准指出，精神活性物质所致精神病性障碍典型病例在 1 个月内至少部分症状缓解，而在 6 个月内痊愈。本例患者停用毒品 2 年余，其精神病性症状持续存在，病程迁延，此时的精神症状与精神活性物质滥用不存在内在联系。d. 患者有明确的家族史，其姑姑患有“精神分裂症”并接受治疗。综合上述 4 个因素，与精神分裂症共病诊断成立。

2. 鉴别诊断

临床需与器质性精神病、其他精神活性物质所致精神病性障碍、心境障碍等引起的精神异常鉴别。通过详细了解患者病史，完善毒理检测等辅助检查，可以与其他精神活性物质滥用鉴别。患者精神症状和情绪变化无明显关联性。患者神志清楚，无抽搐、呕吐、偏瘫等颅内压升高表现，生理性神经反射正常，病理反射未引出，故可以与脑器质性精神病鉴别。

三、治疗过程和结果

1. 药物治疗

入院后首选奥氮平口服控制精神病性症状。奥氮平片起始剂量为 5mg/d，每隔 3 天调整一次剂量，逐渐递增至 20mg/d。口服氨磺必利片 0.4g/d、帕罗西汀片 20mg/d，改善患者抑郁情绪、懒散、退缩、淡漠、不与人交往等精神症状。治疗 4 周后患者病情逐步好转，被害妄想及被控制感消失，情绪平稳，交谈和主动接触明显改善，对答切题。幻听较前明显减少，偶尔听到短暂的讲话声音，间隔时间逐渐延长，时间不固定。但是仍有反应慢、生活懒散等表现。治疗 6 周后上述症状继续好转，自言自语、自笑症状逐渐消失，生活可以自理，记忆力、计算力明显好转，两位数加减法正确率明显提高，但是理解力、综合分析能力仍不足。患者的治疗依从性明显提高，自知力得到改善。继续稳固治疗，复查血常规、血生化、心电图未见异常。患者病情好转，住院 8 周后带药出院，门诊随诊治疗。

2. 心理治疗

患者入院时与人接触、交流困难，注意力难以保持，幻听、妄想、自语、自笑症状明显，生活自理能力欠缺。因此，前期主要以支持性心理治疗为主，提高患者的治疗依从性，配合临床用药以缓解精神症状，同时完善相关的心理精神量表测评。

中期治疗以心理教育及认知行为纠正为主，以认知模型为依据引导患者正确认识冰毒等精神活性物质导致精神病性障碍的机制及危害，同时鼓励患者积极参与团体治疗活动和相关的工娱康复活动，辅助其合理地安排和完善日常生活作息，配合运动以放松身心，学习冥想松弛技术以应对幻听引起的焦虑不安情绪。

治疗后期主要为巩固患者在治疗期间习得的认知行为自助技术，以及针对可能复发的情境，做好预防和应对措施的准备和演练。建议患者和家属学习相关的正面沟通方式和方法，以重新建立良好的家庭支持系统和康复环境。

3. 专科护理

①精神分裂症护理。做好安全检查，防止患者将危险品带入病房，保证患者和他人安

全；密切观察患者的语言和行为，掌握幻觉、妄想等精神症状的发展变化并给予相应的护理；遵医嘱给予抗精神病药物，给药时确保药物服下，防止吐药或藏药，注意观察药物不良反应；生活护理方面，根据患者病情及自理情况，督促或协助患者料理个人生活和保持个人卫生，规律进食，合理安排生活作息，吞咽困难期间给予流质、半流质饮食，防止噎食等；评估患者睡眠情况，保证充足的睡眠；尊重患者人格，体谅、理解和接纳其病态行为，建立良好的护患关系；患者精神症状消失、自知力恢复后进行疾病知识、规律服药和防复吸等健康宣教。②药物滥用常规护理及健康宣教。

4. 其他辅助治疗

患者住院期间每天进行 1 次经络导平治疗和经颅磁刺激治疗以减轻戒断症状，改善脑功能。

患者住院治疗 8 周，幻听、妄想、自言自语等精神症状缓解并消失，情绪平稳，睡眠质量改善，抑郁焦虑症状缓解，治疗依从性明显改善。试验性奥氮平减量至 5mg/d，密切观察精神症状变化。

出院前心理测评：汉密尔顿焦虑量表（HAMA）测评 5 分，提示无焦虑症状；汉密尔顿抑郁量表（HAMD）测评 4 分，提示无抑郁症状；简明精神病评定量表（BPRS）测评 27 分，提示存在精神病性症状。与入院时测评结果比较，症状明显改善。

四、诊疗体会

1. 甲基苯丙胺类兴奋剂对人体的损害

甲基苯丙胺俗称冰毒，麻古是甲基苯丙胺的衍生物，同属于苯丙胺类兴奋剂，是目前流行最广泛的新型毒品之一。有研究指出，甲基苯丙胺滥用除可对心脏、肝脏、肺、肾脏和骨骼肌等组织器官产生毒性外，还有很强的神经精神毒性作用。长期滥用可导致脑部神经结构发生变化，例如，单胺能神经递质突触终端变性、脑灰质萎缩和白质增生、胶质细胞活化，从而表现为各种精神病性障碍症状。

2. 精神活性物质所致精神病性障碍与精神分裂症共病的诊断

关于与精神分裂症的共病，可能存在两种形式。①患者在苯丙胺精神活性物质依赖的基础上，诱发已有的隐匿性精神分裂症，或潜在精神分裂症的临床发作；②患者在甲基苯丙胺及大麻等精神活性物质滥用前就已经存在早期精神分裂症症状，或因为症状轻微没有引起重视，冰毒等的使用只是一个“导火索”，引发或加重了幻觉、妄想、易激惹、行为冲动等精神分裂症症状。临床需要认真加以鉴别，因为精神活性物质所致精神病性障碍与精神分裂症共病两者在治疗方法和预后上都有差异。

3. 苯丙胺类物质所致精神病性障碍与精神分裂症共病的治疗

苯丙胺类物质是强效的中枢神经系统兴奋剂。一方面可促进神经突触前膜多巴胺和去甲肾上腺素的大量释放，另一方面又阻断突触后膜儿茶酚胺的再吸收，从而使神经突触间隙神经递质大量增加，导致幻觉、妄想等感知觉思维障碍，出现明显的攻击行为。奥氮平是临床抗精神症状首选药物之一。这是因为奥氮平是5-羟色胺/多巴胺拮抗剂，能选择性作用于中脑边缘多巴胺通路，有效改善精神病理症状。有研究报告，奥氮平治疗甲基苯丙胺所致精神病性障碍的起效时间一般在3～7天。精神症状评分在第1周就有明显下降，在第2～4周精神症状基本消失，疗效显著。有时为缓解和消除患者的情感反应平淡、意志行为减退等阴性症状，可辅以氨磺必利治疗，这是一种广谱非典型抗精神病药物，对人体脑内多巴胺系统有双重拮抗作用，其中低剂量可阻断患者中脑多巴胺传递，高剂量可增强患者前额叶通路多巴胺传递。氨磺必利与奥氮平联用，可以更有效地改善患者的认知功能，提高疗效。

五、专家点评

本例患者反复吸食冰毒和麻古5年余，初次吸食冰毒时患者为初二学生，处于重要的生理、心理发育阶段。患者对吸食冰毒前后的变化没有明确的描述，给诊断带来了困难。但是，患者2年余没有吸食冰毒，其症状并没有减轻，反而持续加重，并且患者有明确的精神病家族史，这些均支持精神分裂症诊断，故可以采用试验性诊断治疗加以鉴别。例如，经过抗精神病药物治疗后患者症状平稳，开始逐渐减量至停药。如果减量中或停药后患者的精神症状出现反复，说明患者精神分裂症共病诊断成立。因此，本例患者的维持治疗时间和减药一定要慎重，须密切观察临床症状变化。

根据ICD-10物质依赖性疾病诊断标准，甲基苯丙胺所致精神病性障碍在停用甲基苯丙胺，或经系统性抗精神病药物治疗后，绝大多数患者的精神病性症状会消失，虽然可能残留个别症状，但是整体的社会功能保持尚好。但是，若诊断为与精神疾病共病，则必须按照精神疾病系统治疗方案进行足剂量、足疗程治疗。症状消失后维持治疗3年。若整个疗程病情无波动，可试行停药，若病情复发，须立即再用药，患者可能需要终身服药治疗。

（张彦坤　章泽栋　王和燕）

参考文献

郝柳，罗涛，唐爱国，等. 2015. 甲基苯丙胺滥用的研究进展. 中国药物滥用防治杂志，21（5）：302-306.

姜佐宁. 2003. 药物成瘾——临床特征与现代治疗. 第2版. 北京：人民卫生出版社.

李福球，郑小泳，冯文锐，等. 2014. 氨磺必利与奥氮平治疗精神分裂症首次发病患者的对照研究. 临床精神医学杂志，24（2）：121，122.

王晓枫，韦有芳. 2014. 氨磺必利与奥氮平治疗首发精神分裂症疗效对比观察. 精神医学杂志，27（3）：220，221.

王雪，黄明生，李静，等. 2003. 甲基苯丙胺的机体毒性研究. 华西医学，18（1）：75，76.

易正辉，施于超. 2007. 精神活性物质所致精神病性障碍还是精神分裂症. 上海精神医学，19（3）：185.

Elkashef AM，Rawson RA，Anderson AL. 2015. Bupropion for the treatment of methamphetamine dependence. Neuropsychopharmacol，150（1）：170-174.

Wallinga AE，Voorde AM，de Boer SF，et al. 2009. MDMA-induced serotonergic neurotoxicity enhances aggressiveness in low-but not high-aggressive rats. Eur J Pharmacol，618：22-27.

案例 79 开心水、冰毒、K 粉混合使用致精神病性障碍

一、病案介绍

1. 病史

患者男性，27 岁，因“间断烫吸冰毒近 3 年，合并使用开心水、K 粉（氯胺酮）伴疑人害 3 个月”于 2019 年 4 月 16 日由家人陪同入院。患者于 2016 年 8 月因朋友影响首次吸食冰毒，具体剂量不详，吸食后感到精力充沛、思维敏捷，可以整天不吃不睡，十几小时后感到倦怠、乏力、口渴、嗜睡。此后，每个月都有 1～2 次在聚会时和朋友一起吸食冰毒，7～8 口/次。吸食后感觉同前，未出现明显的幻觉、妄想等症状，能正常生活与工作。3 个月前，在参加朋友婚礼时，受朋友影响而口服开心水 100～200ml，鼻吸 K 粉 1.0g，患者感到头痛、头晕，但周身舒适，无恶心、呕吐，无昏迷、意识障碍、抽搐、大小便失禁。次日患者突然莫名地感到恐惧，担心不继续使用上述物质会出现不良后果，偶尔还产生“有人想要伤害自己”的想法。患者当时未重视，也未到医院就诊。此后，患者继续间断使用冰毒、开心水和 K 粉，每次使用剂量不等、间隔频率不一。近期家人发现患者行为异常、情绪不稳、烦躁易怒，整日愁眉苦脸、担惊受怕，目光躲闪、注意力不集中、失眠等。反复追问下患者承认吸食毒品的事实，并在家人劝说后来院治疗。

患者否认昏迷、意识障碍、抽搐、大小便失禁，否认幻视、幻听等精神病性症状，否认精神病个人史和家族史。

2. 体格检查

体温 36.4℃，脉搏 78 次/分，呼吸 18 次/分，血压 114/64mmHg。神志清楚，营养中等，步入病房，查体合作，对答切题。头颅五官无畸形。双侧瞳孔等大等圆，直径 3.0mm，对光反射灵敏。鼻中隔无红肿、分泌物及穿孔。颈软，气管居中，胸廓双侧对称，呼吸运动均匀，双肺呼吸音清，未闻及干、湿啰音。心率 78 次/分、律齐，未闻及明显杂音。腹平软，无压痛及反跳痛，肝脾肋下未触及，肝肾区无叩击痛，移动性浊音阴性。双下肢肌力正常，无水肿，四肢未见注射针痕。生理性神经反射存在，病理反射未引出。

3. 精神专科检查

患者意识清晰，衣着整洁，定向力完整，注意力不集中，接触被动，对答切题；未引出幻听、幻视等症状，存在被害妄想症状；情绪不稳定，烦躁易怒；否认有持续情绪高涨或情绪低落，否认有自杀的想法及行为；记忆力尚正常，但反应明显缓慢；意志减弱，自控力下降，自知力不完整，社会功能明显受损。

4. 辅助检查

血、尿常规检查正常。血生化、血糖、电解质检查正常。肝功能检查：ALT 61U/L，AST 42U/L，总胆红素 24.9μmol/L，直接胆红素 8.5μmol/L。肾功能检查：肌酐 135μmol/L，尿酸 442μmol/L。传染病筛查：HBsAg 阳性，HCV 抗体、TPPA 抗体、HIV 抗体均阴性。心电图正常。腹部 B 超检查：肝、胆、脾、胰未见异常，泌尿系统未见异常。

尿液依赖物质定性试验：甲基苯丙胺阳性，氯胺酮阳性，吗啡阴性。

5. 心理测评

汉密尔顿焦虑量表（HAMA）测评提示为焦虑状态，汉密尔顿抑郁量表（HAMD）测评提示为正常状态。

二、诊断思维过程

1. 诊断与诊断依据

根据 ICD-10 疾病诊断标准，结合病史、临床表现和辅助检查，临床诊断：①多种精神活性物质（冰毒、K 粉、开心水）引起的依赖综合征；②多种精神活性物质（冰毒、K 粉、开心水）所致精神病性障碍；③乙型肝炎病毒携带者。

诊断依据：①吸食冰毒病史近 3 年，近 3 个月合并使用 K 粉、开心水，吸食冰毒后精力充沛、思维敏捷，可以整日不吃不睡，十几小时后倦怠、乏力、嗜睡；②随着精神活性物质使用时间延长耐受性增加，使用剂量及频率增加；③对冰毒、K 粉、开心水有强烈的渴求感及强迫性觅药行为；④同时使用开心水、K 粉后出现被害妄想、情绪不稳等精神症状；⑤对滥用行为难以控制，有明显的戒断症状；⑥不顾身体损害及社会危害，固执地滥用；⑦乙型肝炎病毒表面抗原阳性；⑧尿液检测甲基苯丙胺、氯胺酮阳性。

2. 鉴别诊断

患者滥用冰毒等精神活性物质病史明确，尿液检测甲基苯丙胺、氯胺酮阳性。近 3 个月出现被害妄想等精神病性症状，其原因与滥用物质中毒有直接关系。但是，需要排除精神活性物质诱发的其他精神病性障碍，以及脑器质性疾病或躯体疾病所致的精神病性障碍。

（1）与脑器质性疾病及躯体疾病所致的精神病性障碍鉴别：躯体疾病与精神症状在时间上密切相关，患者病变部位不同，会出现相应的症状和体征，临床检查、实验室检查及影像学检查有助于鉴别。患者无脑外伤和脑占位性病变体征和症状，无发热、呕吐等脑膜炎症状和体征，故可以鉴别。

（2）与精神分裂症鉴别：药物和精神活性物质使用者有精神活性物质滥用史，幻觉、妄想等症状与精神活性物质的使用在时间上具有相关性，经过治疗精神症状可以缓解或消除，故可鉴别。

（3）与其他依赖物质所致的精神病性障碍或其他药物急性中毒鉴别：兴奋剂滥用者中的多种精神活性物质滥用现象很常见，急性中毒一般在用药后短时间内出现，多伴有大剂量滥用病史。一般根据用药史、滥用药物的种类和剂量，以及实验室检测结果加以鉴别。

三、治疗过程和结果

治疗原则：①对症治疗，根据精神症状调整抗精神病药物和抗焦虑药物剂量；②根据检查结果给予护肝等对症治疗；③给予脑蛋白水解物等营养神经；④完善相关辅助检查，明确诊断；⑤心理辅导和行为矫正。

1. 药物治疗

①抗精神病治疗。给予奥氮平片首日首次剂量 5mg，每隔 3 天调整一次剂量，逐渐增加至 15mg/d，根据精神症状控制情况维持治疗。症状平稳 3 周以后，根据病情逐渐减量。②抗焦虑、抑郁治疗。给予盐酸氟西汀片 10mg/d、盐酸丁螺环酮片 15mg/d、劳拉西泮片 2mg/d 口服治疗。③给予唑吡坦片、谷维素片、肌苷片、维生素 B_1 等营养神经治疗。

入院治疗第 2 周，患者恐惧、焦虑、疑人害、失眠等症状逐渐减轻，烦躁不安等情绪略有改善，遂加用度洛西汀肠溶胶囊稳定心境、调整情绪。

第 3 周后患者被害妄想、恐惧等精神症状消失，睡眠改善，情绪平稳。继续维持治疗，加强心理疏导。第 4 周精神症状消失，情绪平稳，睡眠改善，停用劳拉西泮。患者因个人原因提前出院，带药门诊随诊治疗。

2. 心理治疗

前期患者精神症状比较明显，主要运用人本主义心理治疗基本原理，开展心理陪伴等相关工作。心理陪伴主要包括两个方面：一是个体谈话陪伴，在陪伴的过程中收集患者的基本状况、社会情况及相关病史等，可将特殊资料提供给临床医生参考。二是工娱陪护，陪伴患者听音乐以调节情绪、舒缓焦虑等。

在精神症状控制稳定阶段，根据患者焦虑抑郁情绪和失眠等症状开展心理干预工作，促进心理康复。心理干预治疗从辅助缓解症状入手，逐渐增加戒断动机治疗和行为干预。

康复期主要心理干预措施包括：①运用肌肉放松训练法，帮助患者缓解焦虑症状，2 次/天，持续 2 周。②认知行为疗法，针对患者的物质依赖及治疗进行认知干预，进行科普宣教，使患者对物质依赖及治疗有更科学的认知，同时减轻患者由于对物质依赖不合理认知带来的焦虑和恐惧。③在患者精神症状明显改善的情况下，运用动机性访谈技术唤起患者的戒断动机，与患者共同探讨戒断的可能性。同时，可适当借助团体心理辅导进行高危情境演练，帮助患者更好地做好戒断心理准备，最大程度地帮助患者保持操守。

3. 专科护理

①关心、安慰患者，帮助其减轻恐惧、焦虑情绪和入院初期的陌生感，建立治疗性护患关系。②精神症状护理。评估患者妄想出现的频率、内容和性质，预防不良事件发生。③遵医嘱给予抗精神病药物和情绪稳定剂，并观察药物的治疗效果和不良反应。④评估鼻腔有无流脓、流涕、出血及鼻中隔穿孔，泌尿系统有无尿频、尿急、尿痛等症状。⑤患者

有肝功能损害，尿酸高，给予清淡、易消化饮食，多饮水，促进尿酸排出。⑥健康教育。针对冰毒、开心水和 K 粉对躯体和精神的损害及多药滥用的危害进行健康宣教，教会患者识别高危情境，抵御诱惑。

经过 1 个月的住院治疗，患者精神状态良好，精神症状消失，焦虑情绪缓解，睡眠明显改善。未诉明显不适，自知力恢复明显，认知程度提高，后期主动寻求心理治疗、制定未来规划等。出院后 1 周回访，患者保持操守，继续药物维持治疗。

四、诊疗体会

不同种类的兴奋、致幻性精神活性物质（如苯丙胺类兴奋剂、氯胺酮类致幻剂）所致精神病性障碍症状有很多相似之处，同时也存在一定的差异。例如，以幻觉、妄想为主的阳性症状与偏执型精神分裂症比较相似；或以情感迟钝、情感退缩等为主的阴性症状与情感障碍和抑郁症相似，需要在临床工作中加以鉴别。

1. 冰毒等甲基苯丙胺类兴奋剂中毒的临床表现

冰毒等甲基苯丙胺类兴奋剂中毒可出现急性精神病性障碍症状，例如幻觉、妄想、意识障碍、伤人行为等躁狂症状，绝大部分滥用者在停止吸食后 2～3 天上述症状可缓解，如果接受治疗其症状缓解更快。慢性中毒可出现分裂样精神病性障碍，或躁狂抑郁状态，或人格障碍、认知功能障碍等，还可出现暴力攻击倾向。因此，临床医生应依据个体综合征或药物耐受剂量等制定治疗方案。

2. K 粉等致幻剂所致精神病性障碍的临床表现

K 粉等致幻剂所致的精神病性障碍主要表现为感知觉和情绪的变化，对时间和空间产生错觉、幻觉，甚至导致自我歪曲、妄想和思维分裂，如幻觉、妄想、易激惹、行为紊乱等。妄想多为关系妄想、被害妄想，也可有夸大妄想。认知功能损害表现为学习能力下降、执行任务困难、注意力不集中、记忆力下降等，还会出现人格解体与现实解体的体像障碍，由于自我体像障碍，患者可能出现离奇的感觉，例如，认为自己是椅子的一部分，或认为自己已融合为其他人躯体的一部分，或变成一个死人的肢体。患者也可出现强烈的躯体不适感，如觉得被绞窄、被碾碎、被牵拉等，还可发展至对自己的外形辨认不清，对自己在镜中的形象视若路人等。

3. 由冰毒、摇头丸、K 粉等新型精神活性物质混合而成的开心水所致精神病性障碍的临床表现

开心水是一种由冰毒、摇头丸、K 粉等新型精神活性物质混合而成的无色、无味液体，其成分比例不明，由制毒者个人设计或根据个人感受勾兑而成，随意性较大。主要目的是强化兴奋效应，延长作用时间。由于是液体，其隐蔽性很高，外观与普通饮料无异，一般的矿泉水瓶就可以携带，或加入饮料中即可使用。开心水可以产生精神兴奋和幻觉、妄想等精神病性障碍症状。大剂量使用可出现急性中毒表现，包括兴奋、话多、头痛、发热、血压升高、瞳孔放大、大量出汗等自主神经兴奋症状，以及精神错乱、思想障碍、分裂妄

想等精神病性症状。

因此，以甲基苯丙胺（冰毒、麻古、开心水等）为代表的合成毒品依赖者，尤其是出现严重精神病性症状者，例如，出现幻觉、妄想、躁狂、易激惹、敌对或攻击行为或抑郁者，需要到精神病诊疗机构或自愿戒毒医院寻求专业治疗，同时还需要辅以心理康复治疗防止复吸。

五、专家点评

开心水等合成毒品种类繁多、隐蔽性较强。有文献报道，21～30 岁青年容易受到同伴的影响，而不良同伴正是物质滥用行为发生和增加的重要影响因素。此外，未婚和无业也可能导致其在日常生活中空虚寂寞，从而增加苯丙胺类兴奋剂及氯胺酮等合成毒品的滥用风险。因此，应加强对青少年进行毒品相关知识的宣传教育工作，关注高危人群对毒品尤其是合成毒品危害性的认知，提高他们对依赖物质识别及抵御诱惑的能力，树立积极的人生观，预防物质滥用行为的发生。

临床上要根据精神活性物质滥用时间的长短，以及出现的精神和行为障碍进行有效的对症治疗，多数患者通过药物治疗、心理辅导和康复锻炼可彻底治愈。

（陈　磊　钟信喜）

参 考 文 献

郝伟，刘铁桥. 2014. 成瘾医学精要. 北京：人民卫生出版社.

郝伟，赵敏，李锦. 2015. 成瘾医学：理论与实践. 北京：人民卫生出版社.

案例 80　利培酮致不典型恶性综合征

一、病案介绍

1. 病史

患者男性，49 岁，武汉人，因“反复烫吸麻古、冰毒 6 年余，疑人害、疑妻有外遇 2 年”入院。患者于 2013 年 4 月因朋友影响首次烫吸麻古，初始吸食量不多，吸食 2～3 口后很快感到兴奋话多、愉悦欣快、精力旺盛，伴有头昏、恶心，无呕吐，持续 1 天后觉得周身乏力，长时间睡眠，醒后无不适感。此后，间断无规律烫吸麻古约 2 年，中断烫吸 3～5 天就会出现疲乏无力、精神委靡、注意力不集中等症状，再次烫吸后症状即刻缓解。为追求欣快感，患者增加麻古用量并混合冰毒一起烫吸。平均 1 周烫吸一次，每次麻古 10 颗、冰毒 1.0g。2017 年开始，患者变得脾气暴躁，常因小事对家人发脾气，并且敏感多疑，怀疑有人伤害自己，怀疑妻子不忠，常因此争吵，甚至出手打人。2017 年 6 月，患者在笔者所在医院住院治疗 30 天，诊断为“精神活性物质依赖所致精神病性障碍”，经过抗精神病药物治疗，症状好转出院。患者出院后 2 个月即复吸，复吸后上述症状再次发作。在当地精神病医院门诊开药治疗（具体不详），病情时好时坏，患者仍间断使用麻古。2019年5月12日，患者吸食毒品后出现凭空对话等行为，自述“听见有人说话和撬门的声音”，声称有人要伤害他，故要持刀自卫，结果是朝自己连砍十余刀。家人将其送至当地医院进行清创缝合，回家后继续大吵大闹、摔砸物品、威胁他人。患者近1周每隔1～2天使用1次毒品，每次使用麻古7～8颗，冰毒1.0g。家人无法对其进行管理，2019年5月15日遂将其强行送入笔者所在医院治疗。入院时患者情绪激动，不配合治疗，予保护性约束。患者神志清楚，精神委靡，无昏迷、抽搐，无大小便失禁，饮食尚可，夜眠差。

患者既往体健，否认精神病和传染病病史，否认家族性精神病病史。

2. 体格检查

体温36.6℃，脉搏74次/分，呼吸19次/分，血压116/72mmHg。神志清楚，呼吸平稳，发育正常，营养中等。五官端正，口唇轻度发绀，巩膜无黄染，双侧瞳孔等大等圆，直径3.0mm，对光反射灵敏。头部可见3处长1～3cm的皮肤挫裂伤，伤口浅表，已结痂，挤压可见少量淡红色分泌物。四肢可见十余处边缘整齐的伤口，伤口已缝合结痂，无红肿，无渗液。颈软，气管居中，双肺呼吸音清，未闻及干、湿啰音。心率74次/分、律齐，未闻及病理性杂音。腹平软，无压痛及反跳痛，肝脾肋下未触及。四肢活动正常，下肢无水肿。生理性神经反射存在，病理反射未引出。

3. 精神专科检查

患者意识清晰，定向力完整，年貌相符，着装入季；接触被动，对答切题，语速语量适中，交谈中可查及言语性幻听、被害妄想及嫉妒妄想症状，未见其他幻觉及思维内容障碍；注意力不集中，记忆力减退，粗测智力未见明显异常；表情呆板，情绪不稳、易激惹，情感反应不协调，意志减弱；不承认自己有病，无求治心，自知力缺失。

4. 辅助检查

血尿常规、血生化、电解质检查未见明显异常；传染病筛查：HCV抗体阳性，TPPA抗体、HIV抗体均阴性；肝功能正常；肾功能：肌酐84.8μmol/L，尿素9.56mmol/L，尿酸460μmol/L；心肌酶谱检查：CK 444.5U/L，CK-MB 54.2U/L；心电图正常。

尿液依赖物质定性试验：甲基苯丙胺阳性，吗啡、氯胺酮均阴性。

5. 心理测评

患者拒绝进行心理测评。

二、诊断思维过程

1. 诊断与诊断依据

根据ICD-10疾病诊断标准，结合病史、临床表现和辅助检查，临床诊断：①苯丙胺类兴奋剂（冰毒、麻古）依赖综合征；②苯丙胺类兴奋剂（冰毒、麻古）所致精神病性障碍；③多药滥用；④软组织挫伤。

诊断依据：①患者有明确的反复烫吸麻古、冰毒 6 年余的病史；②吸食后感到精力旺盛、兴奋话多、愉悦欣快，伴有头昏、恶心症状；③使用剂量和频次不断增加，中断使用即出现乏力、精神委靡等症状，吸食后缓解；④为追求更好的感觉将麻古和冰毒混合使用；⑤出现性格改变，脾气暴躁、敏感多疑，出现凭空对话、疑人害、被害妄想和嫉妒妄想等精神病性症状；⑥声称有人要伤害自己，为自卫而砍伤自己，头部和四肢可见多处伤口；⑦查体可引出幻听和妄想症状，否认自己有精神问题；⑧尿液甲基苯丙胺检测阳性。

2. 鉴别诊断

（1）与其他精神活性物质滥用鉴别：从患者仅有使用麻古、冰毒的病史，以及尿液甲基苯丙胺检测阳性，而未检出其他常见的精神活性物质，可基本排除其他精神活性物质滥用。

（2）与精神分裂症鉴别：患者使用麻古、冰毒 4 年后出现性格改变，出现幻听和被害妄想等精神症状。曾在笔者所在医院治疗，症状缓解 2 个月后因复吸而再次出现精神症状。否认精神疾病家族史。故考虑为苯丙胺类物质滥用导致的精神病性障碍，排除与精神疾病共病的可能。

（3）与躁狂发作鉴别：患者病史中有精力旺盛、兴奋话多、愉悦欣快、与家人争吵、出手打人等兴奋表现，精神专科检查可查及情绪不稳、易激惹，但是患者的情绪变化是在精神活性物质所致精神病性障碍的基础上发生的，而非原发性情绪改变，故可排除躁狂发作的诊断。

三、治疗过程和结果

1. 药物治疗

患者入院后给予利培酮控制精神症状治疗。利培酮首剂 2mg/d，逐渐递增至 4mg/d，维持治疗 6 天（即住院第 10 天），患者幻听及被害妄想和嫉妒妄想症状消失，自知力部分恢复，基本能配合治疗。

第 12 天，患者突然出现精神恍惚，胡言乱语，定向力障碍（自述昨天晚上和妻子一起在宾馆睡觉，其实是在医院），全身粗大震颤，四肢不自主颤动，肌张力增高，碎步样行走。意识明显障碍，不知道“穿白大褂”的是什么人；不知道自己在什么地方；分不清上午、下午；小便解在裤子上；大汗淋漓，衣服湿透。查体：体温 36.8℃，脉搏 120 次/分，呼吸 23 次/分，血压 150/90mmHg。双肺呼吸音清；心率 120 次/分、律齐，未闻及杂音；腹不胀不痛。急查电解质示血清钾离子 3.43mmol/L，其余未见异常。结合临床诊疗经过，考虑利培酮所致恶性综合征可能。立即停用所有抗精神病药物，给予地西泮 10mg 肌内注射，普萘洛尔 20mg 口服，静脉补液，增加排泄，维持水、电解质平衡，预防代谢性酸中毒。密切监测生命体征变化。患者睡至次日上午，意识障碍较前好转，但仍然表情淡漠，存在粗大震颤。

当晚 22 点 40 分，患者再次出现大汗淋漓，精神恍惚，自言自语，全身粗大震颤，四肢肌张力增高，无抽搐。查体：体温 36.7℃，脉搏 82 次/分，呼吸 19 次/分，血压 140/80mmHg。

双肺呼吸音稍粗，未引出病理征。再次给予地西泮 10mg 肌内注射，半小时后患者安静入睡。继续给予能量合剂等补液治疗，维持水、电解质平衡，加速排泄。经 3～4 天，上述症状逐渐减轻，患者意识清晰，对答切题，自主震颤消失，行走步态恢复正常，生命体征平稳。改用奥氮平治疗，患者病情平稳，未出现类似症状，精神症状消失。

2. 心理治疗

患者入院初期精神症状比较严重，心理治疗师与临床医生共同查房，逐步与患者建立关系。由于治疗期间出现利培酮所致恶性综合征，系统性的心理干预治疗后延至第 4 周开始。采用认知行为疗法，积极对患者进行认知教育，纠正不正确的观点，矫正错误的行为，提高自我约束力。配合工娱治疗、家庭治疗，帮助患者建立良好的家庭支持体系，增强应对危险情境的能力。

3. 专科护理

①约束护理。入院时患者情绪激动，不配合治疗，遵医嘱给予保护性约束，按照约束护理常规进行评估和护理，约束期间防止患者躁动导致的自伤，预防意外事件发生。②精神症状的观察和护理。观察患者的语言和行为，评估精神症状的变化，如出现幻听的频率、内容等，行为有无冲动、伤人毁物倾向，及时做好预防。③每日评估患者头部和四肢伤口愈合情况，皮肤消毒，观察并记录有无红肿热痛及脓性分泌物，告知患者保持伤口周围皮肤清洁、干燥，避免污染和搔抓，防止继发感染。④用药护理。利培酮治疗期间加强巡视，密切观察精神症状的变化和药物不良反应。利培酮可导致体重增加，每周测量体重，精神症状好转后，鼓励患者规律作息，白天适量运动，参加团体活动，监测体重增长情况。⑤饮食护理。均衡营养，补充优质蛋白，多食富含纤维素的蔬菜和水果，促进伤口愈合。⑥恶性综合征护理。巡视时发现患者发热、神志不清、肌肉震颤、步态异常，立即通知医生；协助患者卧床休息，给氧，进行心电监护，迅速建立静脉液路，遵医嘱补液；遵医嘱给药，调节水、电解质和酸碱平衡；专人护理，监测意识、生命体征及尿量变化，及时向医生反映病情，做好护理记录和交接班；患者出汗较多，加强基础护理，及时更换汗液浸湿的衣物和床单位，注意保暖，预防压疮、皮肤感染等并发症；保证营养，给予高营养的流质或半流质饮食；加强心理护理，耐心解释，消除患者恐惧、紧张情绪。⑦健康宣教。患者对冰毒、麻古认知不全，精神症状好转后开展健康宣教，增强患者对毒品的认知和戒断动机。

4. 其他辅助治疗

第 4 周开始增加经颅磁刺激、生物反馈等治疗，促进脑功能康复。补充诊断：利培酮所致恶性综合征。

患者住院 45 天，出院时精神状态好，呼吸平稳，意识清晰，能主动配合治疗，精神症状消失，睡眠明显改善。

四、诊疗体会

患者入院后口服利培酮控制精神病性症状，逐渐递增至 4mg/d，幻听和妄想等精神症状缓解并消失，治疗效果明显。第 12 天时，患者突然出现意识障碍、肌张力增高、全身粗大震颤、碎步样行走，以及大汗淋漓、心跳加速、血压升高等症状。结合诊疗经过，第一时间考虑为利培酮所致恶性综合征。立即停用利培酮等抗精神病药物，积极补液，增加排泄，维持水、电解质平衡，以及给予镇静等对症支持治疗。患者经 3～4 天病情逐渐平稳，住院 45 天好转出院。这是一个特殊案例，精神活性物质所致精神病性障碍治疗中出现的抗精神病药物所致恶性综合征，而且抗精神病药物利培酮只有 4mg/d，为低剂量水平。因此，提示临床要注意对抗精神病药物不良反应的观察，及时发现，及时治疗。

恶性综合征是抗精神病药物引起的少见严重不良反应。最常见于氟哌啶醇、氯丙嗪、氟奋乃静等药物治疗时，非典型抗精神病药氯氮平、利培酮和奥氮平也可引起。其发生的危险因素包括药物品种更换过快、剂量增减过快、联合用药、脑病患者、紧张症患者、酒精和药物依赖患者。用药后最快 45 分钟即可发生症状，一般发生在 1～2 周内。临床特征是意识障碍、肌肉强直、持续高热和自主神经功能紊乱等。若治疗不及时，病情进一步发展，可出现肾功能衰竭、肺功能不全、急性心功能衰竭、弥散性血管内凝血，甚至死亡。有文献报告，其死亡率为 20%～50%。对抗精神病药物所致恶性综合征的处理原则是，立即停用抗精神病药，给予补液促排泄、调节电解质和酸碱平衡、吸氧、物理降温、预防感染等支持疗法，加强生命体征监护。本例患者发现及时、处理得当，故病情未进一步发展，能在短期内恢复。

五、专家点评

临床上利培酮可致锥体外系反应，但利培酮致恶性综合征实属罕见，尤其是本例患者曾有利培酮治疗经历，并且本次治疗药物用量少、时间短，属于不可预见性的不良反应。有文献报道，恶性综合征是由神经阻滞剂所致的一种少见的、严重不良反应。其临床特征为严重肌强直、自主神经不稳定和意识改变，以及大量出汗、吞咽困难、肌肉震颤、大小便失禁、心动过速、血压升高或血压不稳定等。若未及时发现和处理，死亡率较高。值得临床重视的是，在合成毒品所致精神病性障碍治疗中，利培酮和奥氮平是使用率比较高的药物，存在一定的风险，故在临床治疗期间，掌握恶性综合征发生的原因、主要临床症状变化和处理方法具有临床实用价值。

（王文甫　李　静　康宁惠）

参考文献

杜新忠. 2015. 实用戒毒医学. 第 2 版. 北京：人民卫生出版社.

郭田生，陈列. 2010. 实用精神科医师处方手册. 北京：北京科学技术出版社.

郝伟，于欣. 2016. 精神病学. 北京：人民卫生出版社.

刘铁桥，郝伟. 2001. 苯丙胺类兴奋剂概介. 国外医学·精神病学分册，28（3）：129-134.

汪海峰，赵敏，孙海明，等. 2008. 苯丙胺类兴奋剂滥用的治疗研究进展. 中国药物依赖性杂志，17（4）：259，260.

案例 81 美沙酮合并苯二氮䓬类药物依赖

一、病案介绍

1. 病史

患者男性，40 岁，因“反复吸食海洛因 18 年，口服美沙酮一年半，滥用苯二氮䓬类药物 6 个月”于 2019 年 1 月 24 日入院。患者于 1999 年初因受朋友影响开始烫吸海洛因，初始吸食后有恶心、呕吐、头晕等不适症状，同时感到欣快、身体放松，食欲睡眠佳。跟着朋友吸食数次后，头晕、恶心等不适症状消失，欣快感更明显，患者开始主动向朋友讨要海洛因。大约 3 个月后，患者停止烫吸海洛因 8～10 小时即可出现流泪、打哈欠、忽冷忽热、周身肌肉酸痛等明显的不适症状，再次吸食后症状迅速缓解。为了追求欣快感，患者的吸食剂量及频次逐渐增加。2002 年底，患者吸食海洛因约 2g/d，为追求更大的刺激和节省药物，患者改用静脉注射海洛因。起初注射 0.05g/次、3 次/天，其后静脉注射用量及频次也逐步增加，静脉注射海洛因最大剂量为 1.5g/d，分 5～6 次注射。自吸毒后患者无法专心工作，作息颠倒，容易疲倦，饮食、睡眠不规律，大便秘结，自制力差，容易冲动，但无自伤、伤人行为。整天忙于寻找毒品，甚至撒谎骗钱和变卖首饰。患者曾多次戒毒，但均未成功，最长保持操守 3 年。2017 年 6 月患者开始在社区进行美沙酮替代治疗，初始服用剂量 120mg/d，后来逐渐减量至 15mg/d，尝试停用美沙酮，24 小时后出现心悸、出汗、耳鸣、烦躁不安等不适症状，再次口服美沙酮后上述症状迅速缓解。服用美沙酮后，患者不敢出远门，只在当地工作，脾气变得暴躁，易与家人发生争吵，影响了家庭、社会关系。近 6 个月来，为缓解失眠症状，患者每晚睡前服用艾司唑仑（4～6mg）、氯硝西泮（4mg）。减少或停止服药则不能入睡，并出现心悸、暴躁易怒、手脚震颤等现象。否认其他毒品滥用史。无昏迷、意识障碍、恶心呕吐，无抽搐、大小便失禁。最近 1 周患者日均使用美沙酮 15mg，睡前服用艾司唑仑 6 片、氯硝西泮 2 片。

患者曾有丙型肝炎病史，未经过系统检查和治疗。其余既往史、个人史及家族史无特殊。

2. 体格检查

体温 36.4℃，脉搏 80 次/分，呼吸 20 次/分，血压 122/79mmHg。发育正常，营养中等，神志清楚、查体合作，皮肤、巩膜无黄染，浅表淋巴结未扪及，双侧瞳孔等大等圆，直径 3.5mm，对光反射灵敏。颈软、无抵抗，气管居中，甲状腺无肿大。双肺呼吸音清，未闻及干、湿啰音。心率 80 次/分、律齐，未闻及病理性杂音。腹平软，无压痛及反跳痛，肝脾无肿大。脊柱、四肢无畸形，活动自如，双下肢无水肿。双上肢可见明显新旧针刺痕。生理性神经反射存在，病理反射未引出。

3. 精神专科检查

患者意识清晰，时间、地点、人物及自我定向力完整；步行入院，接触主动。衣着整齐，年貌相符；对答切题，语言通顺连贯，语速语量适中；未引出幻觉，无感觉及知觉障碍，未引出妄想症状；注意力集中，记忆力、反应力正常，智力正常，自知力完整；表情自然，情绪不稳，可查及焦虑情绪，反复询问医生能不能彻底戒断，烦躁易怒、行为冲动；意志减退。

4. 辅助检查

血尿常规、电解质、血生化、肾功能检查均正常；肝功能：AST 55.6U/L，ALT 44.8U/L；丙型肝炎病毒抗体阳性；心电图正常。

尿液依赖物质定性试验：美沙酮阳性，甲基苯丙胺、氯胺酮、吗啡均阴性。

5. 心理测评

抑郁自评量表（SDS）测评：原始分 40 分，标准分 50 分，提示无抑郁状态；焦虑自评量表（SAS）测评：原始分 67 分，标准分 84 分，提示重度焦虑状态。

二、诊断思维过程

1. 诊断与诊断依据

根据 ICD-10 疾病诊断标准，结合病史、临床表现和辅助检查，临床诊断：①使用阿片类物质（海洛因、美沙酮）依赖综合征；②苯二氮䓬类药物（艾司唑仑、氯硝西泮）依赖综合征；③丙型病毒性肝炎。

诊断依据：①长期滥用海洛因达 18 年之久，美沙酮维持治疗 1.5 年，停用美沙酮 24 小时后出现心悸、出汗、耳鸣、烦躁不安等戒断症状，再次口服美沙酮后上述症状可迅速缓解；②为缓解失眠症状，每晚睡前服用艾司唑仑、氯硝西泮，一旦停用，则整晚难以入睡、心悸、暴躁易怒、手脚震颤等；③明知长期服药的危害，但对服药行为不能自控；④社会功能受损，不敢出远门，只在当地工作，脾气变得暴躁，易与家人发生争吵，影响到了家庭、社会关系；⑤丙肝抗体阳性。

2. 鉴别诊断

依据患者病史、临床表现、体格检查、精神专科检查和辅助检查结果，本例患者诊断并不困难，但仍需要与曲马多依赖综合征及其他精神疾病鉴别。

（1）与曲马多依赖综合征鉴别：同属镇痛药物依赖，戒断症状相似，但曲马多依赖患者有明确的曲马多滥用病史，且戒断症状相对较轻，而美沙酮依赖患者的尿液美沙酮试验阳性，两者可资鉴别。

（2）与其他精神疾病鉴别：部分阿片类物质依赖者合并抑郁、焦虑、人格改变或其他精神异常症状。本例患者入院后焦虑量表、抑郁量表测评，均提示有焦虑、抑郁倾向，但这需要在以后的治疗过程中加以鉴别，如果在急性戒断 3 周以后，仍有持续和明显的抑郁、焦虑综合征，则考虑共病诊断。

三、治疗过程和结果

治疗原则：参照《阿片类物质使用相关障碍临床诊疗指南》，采用生物、心理及社会干预在内的综合治疗，包括非药物治疗和药物治疗，治疗目标是使患者维持物质戒断，促成生理、心理和社会功能的全面康复。

1. 药物治疗

患者入院后完成各项检查，采用药物替代递减治疗。因患者入院时美沙酮用量较小（15mg/d），故考虑给予丁丙诺啡舌下片+洛非西定联合治疗。针对镇静催眠药依赖，采用氯硝西泮缓慢递减至停用的治疗方案。丁丙诺啡舌下片首次剂量为4mg，根据戒断症状控制情况逐渐增加丁丙诺啡剂量4～8mg，首日用量一般控制在12mg内。首日剂量为次日起始剂量，以控制戒断症状为主要目标。平稳后再逐日递减至停药，先快后慢是减药的原则；为增加控制戒断症状效果，给予洛非西定0.6mg/d口服，注意观察血压变化；睡前给予氯硝西泮4mg口服，停用艾司唑仑片。待丁丙诺啡减量后再开始逐步递减，并增加罗通定等非阿片类镇痛镇静药物，减轻戒断症状。住院治疗9天完成丁丙诺啡的递减，14天完成氯硝西泮的递减，患者未再出现明显的流泪、打哈欠、发冷发热等不适。偶有肌肉关节酸痛和睡眠困难等症状，给予对症状治疗后缓解。患者精神状态逐渐好转，情绪恢复平稳，无幻觉、妄想症状，食欲好，大小便恢复正常。住院2周后患者主动寻求心理帮助，睡眠明显改善。

2. 心理治疗

通过心理访谈评估获知，患者20年前受朋友影响开始吸食海洛因，并逐渐加量，最终导致依赖。患者形成依赖后很少和陌生人或不熟悉的人交往。一年半前，因外界压力患者停止滥用海洛因（患者不愿透露具体事件）而改为社区美沙酮维持治疗。服用美沙酮后感到依赖性更强，影响工作出差，故来笔者所在医院寻求治疗。患者长期滥用海洛因、美沙酮，对戒断信心不足。心理测评及访谈观察未发现明显的抑郁状态，偶尔出现的抑郁情绪可能与负性认知偏差有关。患者自述不太喜欢活动，但喜欢谈论历史。

心理干预：本例患者在院治疗期间接受心理访谈2次、心理咨询4次。综合患者的性格特点，第一次访谈结束后，心理医生推荐患者借阅《明朝那些事》一书，并告知患者如果愿意，可以和心理医生分享书中故事，以提升自信心，改善情绪，调整认知偏差。同时在个体心理治疗中，加强患者对美沙酮的客观认知，利用损益表，客观分析长期服用美沙酮的利弊。患者的焦虑可能源于内心的矛盾冲突，想戒与难戒的矛盾，心理治疗师通过动机访谈增强患者的戒断动机。

综合评估后采用个性化的治疗方法，采用日常陪伴和心理咨询两种方式开展常规心理干预。经心理干预后，患者焦虑状态有所缓解，心理干预治疗效果明显。

3. 专科护理

①安全护理。患者入院时情绪不稳，自制力差，易冲动，故密切关注患者情绪和行为的变化，必要时给予保护性约束，防止冲动、伤人毁物等意外事件的发生。②戒断症状的

观察和护理。及时发现戒断症状，及时报告医生并给予处理，减轻患者躯体痛苦和由此导致的消极情绪。③遵医嘱给药，看药入口，严防患者藏药、弃药，观察药物治疗效果及不良反应。④睡眠护理。与患者共同探讨失眠的原因及解决方案，包括提供安静舒适的环境，规律作息，合理饮食，增加白天运动量，参加团体活动，转移注意力，改善负性情绪，保持睡前情绪平稳，教会患者改善睡眠的方法等。⑤便秘的护理。告知患者规律排便的重要性和改善便秘的方法，如多饮水、多吃富含纤维素的蔬菜和水果，交替式腹部按摩，增加活动量等，必要时使用开塞露或灌肠帮助排便。⑥健康宣教。主要针对海洛因、美沙酮及苯二氮䓬类药物滥用的依赖性、对躯体的危害、如何科学戒瘾等方面进行健康宣教。

患者住院 25 天，减药停药治疗过程顺利，戒断症状消失，稽延性戒断症状缓解，睡眠明显改善，情绪平稳，精神状态好。出院 1 周后随访，患者已恢复工作，并且可以顺利出差，对治疗效果满意，对保持操守有信心。

四、诊疗体会

对于美沙酮日均用量低于 20mg 的患者，可以试用丁丙诺啡直接替代递减治疗，一般可取得比较满意的效果。丁丙诺啡系阿片μ受体部分激动剂，在控制阿片类物质戒断症状时具有以下特点：①可以有效控制急性戒断症状，并且具有的“顶限效应”为临床安全用药提供了保障；②有效控制戒断症状作用时间可达 24 小时以上；③含服用药方便，剂型多样、容易调整，使递减停药更方便。丁丙诺啡在脱毒治疗中一般分为两个重要阶段，即诱导期与药物减量期。诱导期的重要环节是首次给药时机的选择，一般会在停用阿片类物质 12～24 小时或以上，出现轻度戒断症状时开始含服。首次剂量为 2～4mg，根据戒断症状控制情况可在 2～4 小时增加用药剂量，直至戒断症状缓解。首日剂量一般控制在 12mg。稳定治疗 2 天后再进入减量期。减量期可以根据患者具体情况采取不同的减量方法，先快后慢是基本原则。有并发症或合并症的患者可以适当放慢减量速度。

临床治疗中配合洛非西定等非阿片类药物治疗可以提高疗效，减少停药所致的稽延性戒断症状。但是，要注意洛非西定所致的直立性低血压，以及头晕、嗜睡症状。

五、专家点评

1. 美沙酮维持治疗患者停用美沙酮的原因

毒品依赖是一种慢性复发性脑病，长期使用可导致依赖者生理、精神等多方面的严重障碍，就像高血压、糖尿病一样，需要长期甚至终身治疗。而目前在我国，对吸毒者的歧视普遍存在，毒品依赖者不管他们如何努力，都很难得到社会的认可和接纳。有研究表明，社区长期（＞10 年）坚持美沙酮维持治疗的吸毒者仅占总吸毒人数的 5%～20%。祁秀芳等以 139 例美沙酮维持治疗脱失为调查对象（含 2 次及以上，不包括调查期间重新入组者）的研究发现，因美沙酮管制，不允许随意携带，而国内诸多城市还未开设美沙酮门诊，一部分想去外地务工、出差、做生意的人群无法转诊，从而导致这部分维持治疗的患者脱失。基于上述原因，有部分美沙酮维持治疗者会寻求戒断美沙酮治疗。

2. 关于苯二氮䓬类药物依赖

阿片类物质依赖者合并苯二氮䓬类药物滥用的概率较高，主要原因：①联合用药起到了协同作用，增强了阿片类物质用药后的感觉；②解决阿片类物质减量或戒断过程中出现的情绪反应（焦虑）及睡眠障碍；③依赖者的人格特征和觅药行为。为减少戒断反应，一般临床治疗中选用半衰期长的药物替代原药物，缓慢递减直至停药，也可选用非依赖性的具有镇静作用的抗抑郁剂及小剂量的抗精神病药物替代。因此，临床医生在使用苯二氮䓬类药物治病时要有安全用药意识，在治疗剂量范围内尽量小剂量应用，交替使用不同种类的苯二氮䓬类药物，对患者加强用药安全宣教等，减少该类药物滥用及依赖的发生。

（张小波　王　琰）

参考文献

李建华，张波，杨丽萍. 2013. 我国吸毒成瘾治疗的现状、挑战和展望. 中国药物滥用防治杂志，19（2）：63-67.

祁秀芳，王小红，胡登科. 2018. 美沙酮维持治疗海洛因成瘾者脱失原因分析. 实用中西医结合临床，18（2）：108-110.

汤宜朗. 1997. 抗阿片戒断症状新药——盐酸洛非西定. 中国新药杂志，6（3）：177-179.

徐华峰，任赞屹，李红星. 2015，商丘市美沙酮维持治疗门诊脱失患者特征分析. 中国农村卫生事业管理，35（9）：1162，1163.

张锐敏，张瑞岭，赵敏，等. 2017. 阿片类物质使用相关障碍治疗指导原则（二）. 中国药物滥用防治杂志，23（2）：66-69.

张锐敏. 2018. 阿片类物质使用相关障碍临床诊疗指南. 北京：人民卫生出版社.

Eveleigh B. 1995. The use of lofexidine in an outpatient methadone detoxification programme. Int J Drug Policy，6（3）：2.

McLellan AT，Lewis DC，O'Brien CP，et al. 2000. Drug dependence，a chronic medical illness：implications for treatment，insurance，and outcome evaluation. JAMA，284（13）：1689-1695.

Shearman GT，Lal H，Ursillo RC. 1980. Effectiveness of lofexidine in blocking morphine-withdrawal signs in the rat. Pharm Biochem Behav，12：573.

Wylie AS，Stewart AM. 1995. Lofexidine based regimen for opiate addicts. Br J Gen Pract，4：217.

案例 82　强力枇杷露、大麻混合滥用致精神和行为障碍

一、病案介绍

1. 病史

患者男性，24 岁，已婚，个体经营者，因“反复滥用强力枇杷露 11 年、大麻 7 年”

于 2018 年 3 月入院。患者自述 11 年前因年少无知和好奇心理开始间断口服强力枇杷露，半瓶/次（60ml/瓶），服用后心情愉悦，运动有劲，感到很舒服。为保持心情愉悦，患者每天服用半瓶，大约半年后使用剂量逐渐增大。曾想停止服用，但是每次中断 1～2 天即可出现烦躁、流泪、打哈欠、情绪低落、睡眠不好等不适症状，再次服用后，上述表现迅速缓解。7 年前，为追求更大的刺激，患者开始间断吸食大麻，初期每次吸食十几口，吸食后心情愉悦、兴奋，比单纯服用强力枇杷露“更有感觉”。大约 4 个月后开始规律混合使用，强力枇杷露 120ml/d、大麻约 0.3g/d。中断使用 2～3 天就会出现出汗、流泪、打哈欠、肌肉酸痛、烦躁不安、情绪低落、脾气暴躁、注意力不集中、难以入睡等明显不适症状。2015 年曾在笔者所在医院进行戒断治疗，诊断为“使用多种药物和其他精神活性物质引起的依赖综合征”，给予对症治疗，好转后出院。曾保持操守 1 年余，后因他人影响而复吸，继续每日口服强力枇杷露并吸食大麻。2017 年因减少用量而出现情绪不稳，有时脾气暴躁、大吼大叫，有时闷闷不乐、低头不语，上述症状间断反复出现，曾在当地医院就诊，诊断为“间断性躁狂症及抑郁症”，服药治疗（用药不详）效果一般。现为求系统治疗来笔者所在医院，门诊以“使用多种药物和其他精神活性物质引起的依赖综合征”收入院。自患病以来，患者食欲尚可、睡眠困难、大小便正常，体重无明显改变，无昏迷、意识障碍、恶心呕吐、抽搐和大小便失禁。近两年来，患者情绪不稳，脾气暴躁或情绪抑郁，注意力不集中，不能约束自己的行为，但无伤人毁物、自伤自残现象。自知力完整，否认幻觉和妄想症状。自使用强力枇杷露以来，不能正常学习和工作，社会功能明显受损，中学勉强毕业。

患者既往体健，否认肝炎、结核等传染病病史，无外伤及手术史，无输血史。偶尔用磷酸可待因替代强力枇杷露。烟龄 11 年，35 支/天。已婚、未育。否认精神病病史。

2. 体格检查

体温 36.5℃，脉搏 80 次/分，呼吸 20 次/分，血压 125/72mmHg。发育正常，营养中等，神志清楚，慢性吸毒面容，自主体位，查体合作。全身皮肤及巩膜无黄染，浅表淋巴结无肿大。头颅及五官无畸形。双侧瞳孔等大等圆，直径 3.0mm，对光反射灵敏。鼻腔黏膜无充血，口唇轻度发绀，咽部稍充血，双侧扁桃体无肿大。颈软、无抵抗，气管居中，甲状腺无肿大。胸廓双侧对称、无畸形，双侧呼吸运动对称，呼吸音清，未闻及干、湿啰音。心率 80 次/分、律齐，未闻及杂音。腹平软，无压痛及反跳痛，肝脾肋下未触及。肝肾区无叩击痛。脊柱、四肢无畸形，活动自如。生理性神经反射存在，病理反射未引出。

3. 精神专科检查

患者意识清晰，精神可，表情焦虑，自愿入院；接触交谈主动，性格偏内向；慢性吸毒面容，衣着整齐；注意力集中，思维连贯，暂未引出幻觉，无感觉及知觉障碍；无明显思维逻辑障碍，时间、地点、人物定向力完整，自知力缺失；情绪低落，自我封闭，对周围事物不感兴趣，内心体验及情感反应与周围环境不协调；智力正常，记忆力下降，意志稍减弱，自我控制力差，无明显冲动及伤人行为。

4. 辅助检查

血尿常规、电解质、肾功能检查未见明显异常。肝功能检查：ALT 152.6U/L，GGT 125.3U/L。总蛋白 63.2g/L，尿酸 444μmol/L。传染病筛查：乙肝五项、HCV 抗体、TPPA 抗体、HIV 抗体均阴性。心电图正常。

尿液依赖物质定性试验：吗啡、大麻阳性，甲基苯丙胺和氯胺酮阴性。

5. 心理测评

抑郁自评量表（SDS）测评：标准分 20 分，呈中度抑郁状态；焦虑自评量表（SAS）测评：标准分 52 分，呈轻度焦虑状态。

二、诊断思维过程

1. 诊断与诊断依据

依据 ICD-10 疾病诊断标准，结合病史、临床表现和辅助检查，临床诊断：①使用多种药物和其他精神活性物质（大麻、强力枇杷露）引起的依赖综合征；②使用多种药物和其他精神活性物质引起的精神和行为障碍。

诊断依据：①患者为 24 岁青年男性，有明确的滥用强力枇杷露史 11 年，大麻吸食史 7 年；②服用强力枇杷露 120ml/d，吸食大麻约 0.3g/d；③使用后心情愉悦，感到很舒服，为保持心情愉悦使用剂量和频次逐渐增加；④停止或中断使用会出现烦躁、流泪、打哈欠、情绪低落、睡眠不好等不适症状，服用后上述不适迅速缓解；⑤明知服用枇杷露和吸食大麻对身体有害，但无法控制，有强烈的渴求感；⑥有明显的易激惹、情绪低落、自我封闭，对周围事物不感兴趣，内心体验及情感反应与周围环境不协调；⑦智力正常，记忆力下降，意志略有减弱，自我控制力差，无明显冲动及伤人行为；⑧不能正常参加工作，社会功能部分受损；⑨尿液依赖物质定性试验显示吗啡、大麻阳性。

2. 鉴别诊断

本例患者需要与可待因依赖综合征、曲马多等药物依赖综合征鉴别，同时应与器质性脑病所致精神病性障碍、精神分裂症、心境障碍鉴别。

（1）与其他精神活性物质滥用鉴别：从使用物质的种类、方法、使用后的体验及尿液毒理检测可以鉴别。

（2）与器质性脑病所致精神病性障碍鉴别：本例患者有明确的大麻滥用史，孤僻少语、生活懒散、兴趣减退、情绪低落等症状的出现与滥用大麻在时间上有明确的先后关系，尿液大麻检测阳性。否认脑外伤史，无脑器质性病变，无面瘫和肢体运动障碍，病理反射阴性等，故可鉴别。

（3）与精神分裂症、情感障碍鉴别：患者无明显的妄想、幻觉及言行紊乱等精神病性症状，故可与精神分裂症鉴别；患者情绪变化出现于精神活性物质使用后，与精神活性物质有明显的相关性，且既往无明显的精神疾病病史，家族史阴性，可资鉴别。

三、治疗过程和结果

1. 药物治疗

用丁丙诺啡舌下片替代递减治疗控制强力枇杷露的戒断症状，丁丙诺啡舌下片首次含服剂量 4.0mg，根据戒断症状控制情况逐渐增加剂量，首日使用剂量为 12mg，患者症状平稳后逐渐递减至停药。1 周内完成丁丙诺啡递减的同时增加洛非西定 0.2mg/次、罗通定 90mg/次，2 次/天口服。用药过程中，患者戒断症状逐渐消失，关节肌肉疼痛、焦虑、失眠等症状逐渐缓解；为控制焦虑和抑郁症状，加用艾司西酞普兰，开始剂量 5mg，逐渐增加剂量至 10mg/d 并维持。患者情绪低落、不愿交流等表现逐渐缓解，睡眠改善，无躁狂症状；给予丙戊酸钠缓释片稳定情绪；给予复方甘草酸苷片等护肝；给予吡拉西坦、B 族维生素、胞二磷胆碱钠等营养神经，促进大脑功能恢复。

2. 心理治疗

因为阿片依赖者的心理特征还表现为人格偏离、人格障碍、叛逆等问题，反社会行为和社会适应障碍是其主要特征。因此，该类患者的心理治疗具有一定的难度。认知行为治疗和动机强化治疗是最常用的心理干预方法。提高治疗的依从性是早期目标；缓解焦虑抑郁情绪，提高认知行为干预效果，促进患者保持操守是终极目标。本例患者有阿片类物质滥用病史 11 年，初始滥用强力枇杷露只有 13 岁，正处于生理发育、心理形成的关键时期，并且有多次戒毒失败经历，这些都会对患者心理造成重大影响。生理耐受力低，心理干预接受程度也低，给康复治疗带来困难。故积极有效的心理干预会增加患者戒毒成功的信心，从而配合医生完成治疗，提高治疗效果。

3. 专科护理

①安全护理。准确执行医嘱，及时准确地采集检验标本。发放药物时看药入口，严防患者藏药、弃药，严密观察患者的戒断反应及用药效果。加强巡视，关注患者有无冲动、毁物、自伤、伤人行为，严防毒品流入病区，及时发现并处理安全隐患。②心理护理。实施心理护理是建立良好护患关系的基础。通过倾听、陪伴等心理护理，让患者感到被接纳、被理解。加强用药指导，防止增加药物依赖的危险性。③改善睡眠。缓解焦虑抑郁情绪，改善睡眠状态，帮助患者了解自身失眠的主要原因并指导其解决。加强睡眠知识宣教，培养健康的生活作息规律。督促患者白天进行户外活动。④饮食护理。通过饮食调节，多饮水，多食富含纤维素的食物改善肠道功能。⑤宣传教育。向患者宣教毒品对身体的危害，增强患者自身对毒品的抵抗力。

患者住院 6 周，完成丁丙诺啡等药物治疗，戒断症状消失，精神状态好，情绪平稳，抑郁焦虑情绪缓解，主动意识增强，睡眠明显改善，食欲好，大小便正常。出院 1 个月后回访，患者精神状态好，情绪平稳，保持操守，已经恢复正常工作。

四、诊疗体会

1. 序贯式治疗对强力枇杷露依赖疗效较好

强力枇杷露是一种非处方类 OTC 药品，主要成分有枇杷叶、罂粟壳、百部、白前、桑白皮、桔梗、薄荷脑等。罂粟壳是制造吗啡的原料，长期大剂量使用会产生依赖。临床采用盐酸丁丙诺啡舌下片替代递减治疗控制戒断症状，后期增加洛非西定、罗通定、高乌甲素等非阿片类药物，消除和缓解肌肉关节疼痛、失眠等稽延性戒断症状，这是一种序贯式治疗，患者可平稳过渡，接受程度高。

2. 足疗程用药是戒断康复治疗的基本保证

患者长期使用强力枇杷露和大麻，导致情绪低落、精力下降、兴趣减少、生活懒散、失眠等，以及以抑郁情绪为主的精神病性障碍症状，给予艾司西酞普兰 10mg 维持治疗后，患者焦虑抑郁情绪和失眠症状明显改善，为心理干预治疗奠定了基础。对本例患者而言，足疗程用药是戒断康复治疗的基本保证。

3. 大麻的危害不容忽视

大麻是全世界滥用最广泛的毒品，多数人在吸食大麻后会产生梦幻意识状态，思维不连贯，无法控制，自由漂浮等感觉。本例患者初次使用大麻时仅 17 岁，而且前期已经使用强力枇杷露 4 年。吸食大麻会导致进取心减退，或完全失去工作和学习、生活的能力。

五、专家点评

强力枇杷露是对社会危害非常严重的滥用药物，特别是青少年对其形成依赖后，会引发一系列的社会问题。目前，国内的毒品危害知识宣传教育多集中于海洛因、吗啡、冰毒等，缺乏对类似强力枇杷露、大麻这样的依赖物质危害性的宣传教育，容易造成地域性滥用，应高度警惕。同时，还要注意加强对地区性目标人群的教育和管控。另外，确立正确的治疗理念非常重要，尤其在偏远地区。物质依赖是一种慢性复发性脑部疾病，会伴随发生许多其他疾病，包括精神心理疾病。复吸是物质依赖性疾病康复治疗中的常见问题，故在治疗过程中应重点防止复吸，从而实现彻底治愈。

（彭雄军　许琳琳　岳宏涛）

参考文献

黄威巍，徐荣海. 2005. 海洛因依赖者自我戒毒行为调查分析. 中国药物滥用防治杂志，11（5）：284-286.

金有豫. 2001. 药理学. 第 5 版. 北京：人民卫生出版社.

李钧. 2007. 可致依赖性药物及其管理. 北京：化学工业出版社.

陶燃，李邦合. 2005. 止咳药依赖 2 例临床报告. 中国药物依赖性杂志，14（6）：447.

案例83 曲马多与氨酚羟考酮联用致焦虑抑郁

一、病案介绍

1. 病史

患者男性，27岁，职业DJ手，因“反复滥用曲马多6年、氨酚羟考酮2年”于2019年5月8日入院。患者自述由于长期在夜场工作，为提神，自2013年6月开始在朋友影响下口服盐酸曲马多，最初3～5片/次（50mg/片），服药后感到轻松、兴奋、愉悦、精力充沛，没有烦恼。间断口服曲马多4个多月后，舒适感逐渐减弱，需要增加服用剂量才会达到之前的舒适感。患者曾尝试停药或减量，但中断服用曲马多8～10小时即可出现周身酸痛、烦躁、流泪、打哈欠、起鸡皮疙瘩、失眠等不适症状及对药物强烈的渴求感，再次服用曲马多后不适症状迅速缓解。此后，为避免出现不适症状及保持良好的工作状态，曲马多用量逐渐加大至80片/天。2年前，患者因购买曲马多困难改服氨酚羟考酮，并且发现两种药品同时使用的欣快感更强烈。自此，患者开始联合使用盐酸曲马多和氨酚羟考酮，各40片/天口服。末周口服曲马多30～40片/天（50mg/片）、氨酚羟考酮10～20片（5mg/片）。患者否认昏迷、意识障碍、抽搐、颤抖和大小便失禁，否认幻觉、妄想等精神症状。患者生活懒散，自卑、退缩，不愿与人交往，对工作无激情，易怒，长期严重失眠，经常陷入悔恨、自责和内疚的情绪中。

患者既往体健，否认脑外伤等病史，否认食物、药物过敏史。曾有几次尝试口服止咳药和美沙酮，因舒适感不及服用曲马多和氨酚羟考酮，未再使用。幼年发育正常，父母离异，初中毕业后基本与奶奶一起生活，青春期性格叛逆明显。使用曲马多前个性外向，无其他特殊不良嗜好，人际交往能力较强。吸烟史10年，30支/天，偶饮少量啤酒。否认精神病病史和其他疾病家族史。

2. 体格检查

体温36.4℃，脉搏82次/分，呼吸18次/分，血压126/80mmHg。发育正常，体形消瘦，营养中等，神志清楚，自动体位，查体合作。全身皮肤、黏膜无苍白、黄染、皮疹及出血点，浅表淋巴结无肿大。颅形正常，五官端正，口唇轻度发绀。巩膜无黄染，结膜无充血，双侧瞳孔等大等圆，直径3.0mm，对光反射灵敏。颈软、无抵抗，气管居中，甲状腺无肿大。双肺呼吸音清，未闻及干、湿啰音，心率82次/分、律齐，未闻及病理性杂音。腹平软，无压痛及反跳痛，肝脾无肿大。脊柱、四肢无畸形，活动自如，双下肢无水肿。生理性神经反射存在，病理反射未引出。

3. 精神专科检查

患者意识清晰，仪态正常；定向力完整，注意力集中；接触交谈一般，对答切题；沉默寡言，郁郁寡欢；自知力完整，未引出幻觉和妄想等精神症状。

4. 辅助检查

血尿便三大常规检查正常，血液生化、肝肾功能检查均未见异常。传染病筛查：乙肝五项、HCV 抗体、TPPA 抗体、HIV 抗体均阴性。心电图正常。

尿液依赖物质定性试验：吗啡阳性，甲基苯丙胺、氯胺酮、大麻阴性。

5. 心理测验

入院时焦虑自评量表（SAS）测评 59 分，提示轻度焦虑状态；抑郁自评量表测评 60 分，提示轻度抑郁状态；症状自评量表（SCL-90）测评提示存在躯体化、强迫、敌对、抑郁、饮食、睡眠症状。

二、诊断思维过程

1. 诊断与诊断依据

根据 ICD-10 疾病诊断标准，结合病史、临床表现和辅助检查，临床诊断：使用多种镇痛药物（盐酸曲马多、氨酚羟考酮片）引起的依赖综合征。

诊断依据：①反复滥用盐酸曲马多 6 年、氨酚羟考酮 2 年；②使用镇痛药物后有明显的欣快、愉悦、兴奋体验，尤其是两种药物联合应用时更为明显；③停止口服曲马多和氨酚羟考酮即可出现流泪、打哈欠、起鸡皮疙瘩、周身酸痛、失眠等不适症状，再次口服后症状迅速缓解；④为避免停药引起的不适症状和追求愉悦欣快感，药物使用剂量越来越大，不可自控；⑤自服用曲马多和氨酚羟考酮以来，生活懒散，自卑、退缩，不愿与人交往，对工作无激情，易怒，失眠严重，经常陷入悔恨、自责和内疚的情绪中；⑥否认昏迷、意识障碍、抽搐、颤抖和大小便失禁，否认幻觉、妄想等精神症状；⑦尿液吗啡检测阳性。

2. 鉴别诊断

患者盐酸曲马多和氨酚羟考酮滥用病史明确，药物使用耐受性和戒断症状明显，尿液吗啡检测结果阳性，故诊断明确。由于戒断症状和体征与海洛因等阿片类药物相似，故需要与海洛因依赖综合征、可待因依赖综合征及其他精神活性物质依赖鉴别。

（1）与海洛因依赖综合征鉴别：两者戒断症状相似，尿液吗啡检测均为阳性，但海洛因依赖者有明确的海洛因滥用病史，滥用方式以烫吸或静脉注射为主，海洛因的戒断症状相对较重，故两者可资鉴别。

（2）与磷酸可待因依赖综合征鉴别：两者尿液吗啡检测均为阳性，磷酸可待因依赖者亦较年轻，但是一般磷酸可待因依赖者都有明确的大剂量止咳药滥用史，故两者可资鉴别。

（3）与兴奋性或致幻性精神活性物质滥用鉴别：此类物质具有兴奋或致幻作用，滥用后的临床表现与曲马多和氨酚羟考酮截然不同，尿液毒理检测结果可用于辅助鉴别。

三、治疗过程和结果

治疗原则：①积极对症治疗，制定个体化的治疗方案；②积极缓解躯体戒断症状和精神依赖症状，加强康复治疗；③实施全程干预治疗，保证足够的戒断康复治疗时间；④重视认知行为心理干预治疗，提高患者的治疗依从性和自控力；⑤积极开展精神病性症状的治疗，缓解和消除焦虑、抑郁症状，改善睡眠；⑥从高危职业环境入手，开展防复发的药物和心理干预治疗。

治疗方案：①丁丙诺啡舌下片替代递减缓解躯体戒断反应；②给予丙戊酸钠稳定情绪、控制冲动；③其他对症治疗及支持治疗；④积极开展心理行为治疗；⑤给予经颅磁刺激及其他物理治疗；⑥院外社会干预治疗。

1. 药物治疗

给予丁丙诺啡舌下片 4mg 含服，根据戒断症状控制情况调整剂量，首日剂量一般不超过 12mg。本例患者首日剂量为 8mg，并作为次日的起始剂量，患者未出现戒断症状和其他不适症状。稳定治疗 1 天后开始递减至停药，遵循先快后慢、逐渐递减、只减不加的减药原则。递减至 0.5mg 时，增加洛非西定、罗通定等药物，减轻停药后的肌肉酸痛症状。阿普唑仑 0.8mg 连续服用 3～4 天，睡前口服，改善睡眠。第 10 天完成丁丙诺啡递减，并顺利停药，无明显不良反应。第 14 天戒断症状完全缓解，疼痛消失，停用阿普唑仑。入院后口服丙戊酸钠缓释片稳定情绪；口服曲唑酮抗抑郁焦虑，同时辅助改善睡眠；给予肌苷片和 B 族维生素等营养神经。

住院治疗第 3 周，疼痛、焦虑、失眠等戒断症状明显缓解，患者情绪平稳，精神状态好，食欲正常。患者的治疗依从性明显改善，积极参加各项工娱活动，配合心理治疗。患者住院治疗 1 个月后出院，继续门诊随诊。

2. 心理治疗

大部分药物依赖者来院治疗的目的比较明确，通常以躯体脱毒治疗为主要目标，而实际上焦虑抑郁情绪也是药物依赖者症状的一部分。戒断症状明显时其焦虑症状也会比较明显，戒断症状控制得好，焦虑症状也会减轻，失眠症状也会改善，其心理状态也会随躯体的康复而稳定。因此，应积极开展心理干预，提高患者的治疗依从性，帮助患者有效、系统地完成药物治疗，改善不良情绪，纠正错误认知，树立保持操守的健康信念。

治疗早期：重视物质依赖者的心理特点，建立良好的咨询关系。物质依赖是一种慢性疾病，往往伴随心理健康问题。患者虽然有求治意愿，但并不认为存在心理问题。故心理医生前期要以建立良好的治疗关系为主，通过动机访谈等建立共同的治疗联盟，设立康复目标，降低心理阻力，增强治疗效果。

治疗中期：患者的躯体症状得到明显缓解，情绪逐渐得到改善，是心理医生开展交流沟通的重要阶段。根据患者对药物依赖的主因和认知偏差进行引导和纠正，同时结合生物反馈、沙盘游戏等方法，提高患者对内心情绪的体验和自我控制能力的提升。

治疗后期：主要与患者探讨和制订出院后的防复吸康复计划。针对患者的特殊工作环境，制定高危情境应对策略，培养其自控能力和树立保持操守的信心。

出院前心理测评结果：焦虑自评量表（SAS）测评 48 分，提示正常状态；抑郁自评量表（SDS）测评 50 分，提示正常状态。

3. 专科护理

①入院后建立良好的治疗性护患关系，尊重和关心患者，了解其情绪状态、生活习惯及住院期望等。有目的地引导和培养正常的生活作息，改善失眠问题。②注意监测心悸、烦躁、疼痛、情绪不稳等急性戒断症状，遵医嘱及时给药，缓解症状。由于患者长期大量服用曲马多和泰勒宁，注意观察抽搐、痉挛、震颤和癫痫发作等先兆症状，防止跌倒、坠床等意外事件的发生。③健康教育。向患者宣讲处方药曲马多和羟考酮的药理作用、滥用的危害，科学的戒断方法等。

4. 其他辅助治疗

主管康复医生根据患者睡眠不规律、精神疲倦、食欲缺乏等症状制定康复治疗方案：给予高频经颅磁刺激治疗，促进脑功能康复；配合耳豆压穴方法，取神门、心、脾的耳穴反应区，镇静安神、改善睡眠。15 天为一个疗程。督促患者积极参与八段锦、气功、体操练习，增强体质。

患者自述小腿酸痛，后背酸痛，坐立不安，给予活血化瘀、通络止痛、养心安神等中药定向药透治疗、针灸治疗和足熏蒸治疗。治疗 2 周后，患者自觉戒断症状明显缓解，全身放松。

患者住院 1 个月出院，完全停用所有止痛药物和镇静催眠药物，稽延性戒断症状消失，情绪平稳，精神状态好，睡眠改善。心理认知明显改善，能主动寻求心理医生支持和帮助，对戒断药物滥用态度积极，信心增强。

四、诊疗体会

1. 盐酸曲马多依赖的特点

盐酸曲马多是一种非阿片类中枢镇痛药，自 1977 年上市以来，已在 104 个国家注册，在镇痛治疗方面发挥了重要作用。临床主要用于各种急、慢性中度或次重度疼痛的镇痛治疗，镇痛时间可维持 4～6 小时，对癌症和非癌症慢性疼痛均有效，已作为 WHO 三级止痛治疗阶梯的第二阶梯用药。有研究认为，曲马多对中枢神经元再摄取去甲肾上腺素（NE）和 5-羟色胺的轻度抑制作用，可增加脑内单胺类神经递质水平，从而降低对疼痛的敏感性，起到镇痛作用。盐酸曲马多与其他镇痛药物一样，长期服用可产生耐受性和依赖性，故具有一般物质依赖的特点，包括：①强烈的获得性渴求愿望或强迫性觅药行为；②使用的剂量和频次有逐渐增加的趋势，耐受性增强；③对依赖物质产生心理渴求和生理依赖；④其结果对个人和社会造成重大影响。其戒断症状与阿片类药物相似，如难以忍受的肌肉关节疼痛、严重失眠、心悸、焦虑抑郁等躯体和精神症状。

2. 氨酚羟考酮的药理作用

羟考酮是由生物碱蒂巴因经改造合成的阿片类中枢神经镇痛药，是阿片μ受体激动剂，作用类似于吗啡，其等效剂量的止痛作用是吗啡的 2 倍。羟考酮与其他阿片类药物一样，具有较强的耐受性和依赖性。2009 年，复方氨酚羟考酮缓释片（泰勒宁）成为全球销量第一的镇痛药物，在所有处方药物中排名第 15 位。有研究报道，羟考酮主要通过阿片类物质的中枢奖赏系统兴奋多巴胺受体而增强多巴胺的效能，多巴胺最终作用于 D_1、D_2 受体而完成奖赏效应。

3. 氨酚羟考酮和盐酸曲马多的协同效应

根据氨酚羟考酮和盐酸曲马多的药理学特点，可以认为这两种药物在镇痛方面具有协同效应。同时，药物的联合使用也增强了欣快、愉悦等奖赏性的体验感，导致药物滥用行为的发生和强迫性觅药行为。这也可能是本例患者将两种药物联合使用增强体验感的主要原因。

五、专家点评

镇痛药物的多药滥用已成为国内外主要的药物滥用模式。近年来，国内的流行病学研究资料显示，多药滥用问题已日趋严重。本文探讨的盐酸曲马多和氨酚羟考酮是临床应用比较广泛的两种镇痛处方药，这些药物的滥用会损害患者尤其是青少年的身心健康。故社会各界应高度重视处方药的规范化使用，加强麻醉药品和精神药品管理的同时，还应加强对处方药的管控。

（余泽海　张虹冰）

参考文献

许艳，徐满英. 2005. 阿片成瘾戒断机制及治疗的研究现状. 哈尔滨医科大学学报，39（2）：198-201.
张浩然，刘志民. 2014. 曲马多药物滥用现状及管理. 中国药物依赖性杂志，23：170-175.

案例 84　止咳药与右美沙芬滥用共病抽动秽语综合征

一、病案介绍

1. 病史

患者男性，27 岁，因“反复口服止咳药 8 年，停用后持续口服右美沙芬口服液 2 年余”于 2018 年 10 月 7 日入院。患者自述于 2008 年因朋友影响口服奥亭止咳水（正规药店购买），开始口服 1～2 瓶/天（120ml/瓶），口服后出现心情愉快、舒适及全身放松、飘飘欲仙的感觉。持续使用 6 个月左右，停服止咳药 8～10 小时即可出现打哈欠、流泪、无力、出汗、全身疼痛、心情烦躁、失眠等不适症状，再次服用奥亭止咳水后上述不适症状迅速缓解。口服止咳药 1 年后自觉快感不如以前明显，遂加大止咳药的用量，最大量为 5～6 瓶/天。2016 年因药品监管加强，购买止咳药困难，患者开始改为服用氢溴酸右美沙芬口服液。初次口服半瓶后感到头晕，但无其他特殊不适。开始一段时间服用右美沙芬口服液 2 瓶/天（120ml/瓶），分 3～4 次服，持续数月后，剂量逐步加大至 3～4 瓶/天。

最近2个月来已增加至5瓶/天，才能达到原先的舒适感觉。曾多次试图自行戒断均未成功。停服1～2天就会出现流涕、心悸、烦躁、头晕等症状，再次服用后症状缓解。与此同时口嚼槟榔10片/天，以增强提神效果。末周口服右美沙芬口服液5瓶/天，入院前服用右美沙芬口服液2瓶。自服用止咳药以来，患者生活懒散，失去兴趣爱好，注意力不集中，反应稍迟钝，不能正常工作，影响正常生活，食欲差，睡眠差，大小便正常。否认昏迷、意识障碍、呼吸困难，无哮喘，无大小便失禁。因自戒难以成功，遂于2018年10月7日在家人陪同下入笔者所在医院治疗。入院时未诉不适。患者自8岁开始出现不明原因的抽动，以手部及面部为主，不自主地用手拍打自己的头部并伴随骂人及说脏话，经多家医院诊治效果不佳。

12岁（2003年）在上海儿童医院诊断为“抽动秽语综合征”，给予氟哌啶醇、肌苷治疗（具体剂量不详），维持10年；2013年在上海华山医院住院治疗，给予利培酮4mg/d，出院后维持治疗2年后减量至3.5mg/d，效果不理想；2015年曾在北京301医院行“脑深部电刺激术”，术后抽动症状减轻，继续服用利培酮3.5mg/d治疗。口服右美沙芬口服液后抽动症状明显加重，停服后减轻。个人史及家族史无特殊。

2. 体格检查

体温36.5℃，脉搏82次/分，呼吸19次/分，血压120/76mmHg。神志清楚，发育正常，营养良好，自动体位，查体合作。全身皮肤及巩膜无黄染，浅表淋巴结无肿大。五官端正，双侧瞳孔等大等圆，直径3.0mm，对光反射灵敏。颈软，气管居中，甲状腺无肿大。胸廓双侧对称，双肺呼吸音粗，未闻及明显干、湿啰音。心率82次/分、律齐，未闻及病理性杂音。腹平软，无压痛、反跳痛，肝脾未扪及。脊柱及四肢无畸形，活动正常，下肢无水肿，四肢皮肤无注射针痕。外生殖器及肛门未查。生理性神经反射存在，病理反射未引出。

3. 精神专科检查

患者意识清晰，时间、地点、人物及自我定向力完整；步行入院，接触主动；衣着整齐，年貌相符，食欲可，睡眠一般；未引出幻觉、妄想等精神症状；注意力不集中，说话时常被不自主抽动及说脏话打断；说话略有结巴，思维连贯；记忆力下降，反应较慢；智力正常，自知力完整；情绪略显兴奋，交流时话较多，坐一会儿即起身不停走动；内心体验及情感反应与周围环境协调；意志减弱，想停用药物，但常不能坚持，烦躁易怒、行为冲动。

4. 辅助检查

血尿便常规检查正常。血生化、肝肾功能检查正常。传染病筛查：HCV抗体、TPPA抗体、HIV抗体均阴性。心电图检查：窦性心动过速（115次/分）；B超检查：肝、胆、脾、胰及双肾未见明显异常。

尿液依赖物质定性试验：吗啡、甲基苯丙胺、氯胺酮均阴性。

5. 心理测评

症状自评量表（SCL-90）测评原始分 144 分，状态可，其中饮食、睡眠维度原始分 16 分，提示存在症状；保护动机理论结构量表（PMTC）得分 35 分，提示个性不成熟；贝克抑郁自评量表（BDI）得分 6 分，提示轻度抑郁状态。综合量表测评，初步评估显示本例患者抑郁症状不明显，躯体症状明显，个性稍欠成熟。

二、诊断思维过程

1. 诊断与诊断依据

依据 ICD-10 疾病诊断标准，结合病史、临床表现和辅助检查，临床诊断：①新精神活性物质（右美沙芬、止咳药、槟榔）滥用综合征；②抽动秽语综合征。

诊断依据：①患者为青年男性，为替代止咳药，服用右美沙芬口服液持续 2 年余；②对使用右美沙芬口服液耐受性增加，必须增大剂量才能达到原先的效果，同时每日咀嚼槟榔；③停用右美沙芬即可出现流涕、心悸、烦躁、头晕等不适，再次口服右美沙芬后可减轻或消除不适症状；④对右美沙芬滥用行为难以控制，曾经多次想停用但均未成功；⑤明知服用右美沙芬对身体有害，且影响到抽动秽语综合征的治疗，却仍然坚持使用；⑥社会功能受损，患者自服用止咳药以来，生活懒散，失去兴趣爱好，易与家人发生争吵，影响了家庭关系，无法正常工作和生活；⑦既往诊断抽动秽语综合征。

2. 鉴别诊断

主要与海洛因依赖综合征及氯胺酮依赖综合征等其他物质使用障碍鉴别。

（1）与海洛因依赖综合征鉴别：海洛因依赖者有明确的海洛因滥用病史，以烟吸、烫吸、肌内注射、静脉注射等方式滥用，尿液吗啡试验阳性，故较容易鉴别。

（2）与氯胺酮依赖综合征鉴别：氯胺酮依赖者有明确的 K 粉（氯胺酮）滥用史，记忆力下降明显，体重下降明显，或伴随有尿频、尿急、尿痛及下腹部隐约胀痛；或鼻黏膜有溃烂、脓血性分泌物，鼻中隔穿孔；尿液氯胺酮试验阳性。故可鉴别。

三、治疗过程和结果

1. 药物治疗

参照《苯丙胺类兴奋剂相关障碍临床诊疗指南》，入院后给予普萘洛尔减慢心率、地西泮抗焦虑、丙戊酸钠缓释片稳定情绪、利培酮 4mg/d 维持抗精神病和控制手足抽动症状。住院治疗 1 周，患者心悸、烦躁、头晕等戒断症状消失，手部不自主抽动幅度明显减小，秽语症状明显减少。停用地西泮，丙戊酸钠缓释片减量并逐渐停药。复查心电图正常。

患者住院 20 天，病情好转后出院。出院后多次随访，均诉未再口服右美沙芬。目前能够帮助家人处理日常事务，在家继续服用抗精神病药物利培酮 4mg/d 维持治疗。

2. 心理治疗

心理评估：10 年前，患者最初服用止咳药是为了融入身边的朋友圈，在朋友诱导下开始接触，逐渐加量导致依赖。患者自述不喜欢他人给自己起“外号”，为了防止该事件发生，很少和陌生人或不熟悉的人交往。患者期望找到适合自己的人生伴侣，但碍于抽动症不敢向异性表达内心想法。本例患者存在明显的自卑和社交回避倾向，这也是导致依赖行为的重要原因。

心理干预计划：限于患者住院时间较短，在院期间，心理干预重点放在和患者共同寻找并强化自身的优势资源，重建患者自信心，以期患者能够发现自身优势，大胆表述内心真实想法。

心理干预过程：本例患者接受心理干预 5 次（含团体心理辅导 1 次）。通过心理干预，患者在自信心及表达方面明显改善，情绪也更加平稳，对于打破物质依赖行为模式起到了积极的干预作用。此外，本例患者存在明显的躯体症状，且持续时间较久，对患者内心产生极大的负面影响。心理医生同患者家属沟通，建议出院后跟踪心理治疗，患者计划接受长程心理干预。

3. 专科护理

①监测生命体征，尤其是心率变化，出现异常及时报告医生并协助处理；加强巡视，密切关注患者抽动情况，防止发生意外；评估戒断症状，及早发现和处理，以减轻痛苦。②基础护理。患者睡眠、食欲较差，保持病房安静舒适，夜间巡视注意“四轻”，根据患者喜好提供营养丰富的饮食，改善食欲。③心理护理。关心、尊重患者，主动与患者沟通，鼓励其表达内心想法，善于发现患者的优点和进步（如合理表达和控制情绪、不说脏话），适时给予表扬，提升自尊。④健康宣教。患者接受能力有限，对止咳药、右美沙芬的依赖性缺乏认知，根据患者的接受能力，采用通俗易懂的语言为其讲解药物依赖的危害，提高认知，增强其戒断动机。

四、诊疗体会

右美沙芬依赖的治疗包括非药物治疗和药物治疗。非药物治疗即心理治疗、行为治疗、物理治疗等，临床常用的有简短干预（包括简易门诊干预）、行为治疗、认知-行为治疗、动机强化治疗、社区强化治疗、人际关系治疗、针对青少年药物依赖者的多维度家庭治疗及多系统治疗、中医理疗（如针灸、推拿、按摩、拔罐）、物理治疗（经颅磁刺激）等。药物治疗包括给予精神药物和其他对症及支持治疗。右美沙芬的戒断症状相对较轻，以烦躁、焦虑、失眠、头痛等情绪及心境障碍为主，轻者可不使用药物，仅需对症处理。重者应使用相关药物对症处理。如焦虑、失眠，可使用丁螺环酮、曲唑酮或苯二氮䓬类药物改善焦虑、失眠症状。出现精神病性症状，则予相应的抗精神病药物治疗。常用非典型抗精神病药物如奥氮平、利培酮等。

1. 大剂量使用右美沙芬存在严重的滥用风险

右美沙芬为左吗啡喃的右旋异构体，因其具有非麻醉性中枢性镇咳作用而广泛用于临床镇咳治疗已有40年。右美沙芬与苯环利啶受体有较高的亲和力，存在严重的滥用风险，一次性服用右美沙芬剂量超过120mg或者2mg/kg（为治疗剂量的5～10倍）即可产生苯环利啶样致幻作用。右美沙芬又是低亲和力、非竞争性的*N*-甲基-D-天冬氨酸（NMDA）受体拮抗药，近几年来被用于缓解急慢性疼痛、神经保护及相关疾病的治疗，右美沙芬可经口服、肌内注射和静脉注射吸收，在体内同β-葡萄糖醛酸结合，主要经肝脏代谢，代谢产物经肾脏排泄。

苯环利啶是一种具有致幻作用的精神活性药物，在欧美、亚洲年轻的精神活性物质滥用者中甚为流行，被称为“天使粉”。该致幻剂能影响中枢神经系统，引起感觉和情绪上的变化，导致自我歪曲和思维分裂，使人脱离现实，有时还可能引起精神病行为，严重影响身体健康和生命安全。一般苯环利啶使用后5分钟内开始起作用，约30分钟达到顶峰。使用后感到欣快、刺痛，产生漂浮感及与外界隔绝的宁静感等，也可出现幻视、幻听，以及体象改变、时空知觉扭曲、妄想和思维形式障碍。伴随的神经和生理症状与剂量有关，包括高血压、眼球震颤、共济失调、构音障碍、动作奇怪、大汗、反射亢进、疼痛反应减退、肌肉强直、高热、听觉过敏和癫痫发作。作用一般持续4～6小时，但残余效应可能需要几天或更长的时间才能消失。在作用消退初期可有自伤或暴力行为。已观察到苯环利啶引起的谵妄、妄想和心境障碍。

2. 国外关于右美沙芬使用障碍的趋势

右美沙芬在欧美国家是一种被广泛滥用的药物，由药贩自己装成胶囊，并对外出售。2005年，美国FDA关注到右美沙芬的滥用情况，并发出药物滥用警告。该药在临床治疗剂量正确使用是安全的，一次服用剂量超过120mg或2mg/kg（为治疗剂量的5～10倍）会产生类似于苯环利啶的致幻效果。国外有5名青少年因服用粉状的右美沙芬胶囊而致死的报道。

2006年，美国加利福尼亚大学临床药学系发表了“1999～2004年右美沙芬在青少年中滥用的增长趋势”报告。该研究显示，在加利福尼亚中毒控制系统收集的数据中，右美沙芬滥用的比例从1999年的2.3%增加到2004年的21.5%。滥用人群集中在9～17岁年龄段，占74.5%，且这一人群6年间滥用的比例增加了近15倍，即从1999年的1.1%增至2004年的16.8%。同时指出右美沙芬滥用的高频人群集中在15～16岁年龄段。美国毒物控制中心联合会及美国药物滥用预警网的数据也揭示了这一趋势。

2009年，美国报道了5名男性青少年因通过互联网购买右美沙芬滥用而致死的病例。这5名青少年纯粹是因娱乐目的而大剂量注射右美沙芬中毒而死。死后从血液检出右美沙芬浓度在0.95～3.23mg/ml（平均1.89mg/ml）。

3. 国内右美沙芬滥用情况

近些年来，国内偶有右美沙芬滥用报道，以青少年滥用者居多。服药后自觉头晕、欣快，大脑一片空白，压力释放、周身轻松等。停药会出现烦躁、头痛、失眠等戒断症状。滥用者还表现为生活懒散、易怒、失眠、情绪不稳等。

奚玮等报道一例青年男性滥用者，服用氢溴酸右美沙芬5年，每天用药1～2次，2盒/次（48片）左右。服药后患者兴奋不已，整夜玩手机，已严重影响生活和家庭，如家人强制其停止服药，患者就会暴力相挟，多次报警未果。有研究证实，对于治疗抵抗的双相情感障碍或单向抑郁症患者，服用右美沙芬/奎尼丁或右美沙芬单药给药剂量加倍，可在 1～2 天内获得情绪改善。追溯患者滥用史，患者初次使用氢溴酸右美沙芬是为了缓解郁闷情绪，服药后产生欣快感，后来为满足需要不断加大服用量。

五、专家点评

右美沙芬依赖亦是一种慢性、复发性脑部疾病，其发生发展是生物、心理及社会因素综合作用的结果，其戒断症状与合成类毒品相似，主要以焦虑、失眠、抑郁、躁狂，甚至幻觉、妄想等精神症状为主。治疗可参照《苯丙胺类物质使用相关障碍临床诊疗指南》。对该类依赖者应采用生物、心理及社会干预在内的综合治疗措施，治疗目标是使患者维持依赖物质戒断，促成生理、心理和社会功能的全面康复。

结合本例患者，诊断明确、治疗合理。但是本例患者长期（5 年）服用利培酮治疗，还需要进一步询问并完善病史。利培酮作为非典型抗精神病药物，在控制阴性及阳性精神症状方面疗效确切，临床也有将其用于双相情感障碍的辅助治疗。本例患者抽动秽语综合征是否伴有情感障碍及精神行为障碍还需进一步询问病史以支持临床用药。另外，长期服用利培酮还要关注该药的不良反应，比如锥体外系反应、直立性低血压及对内分泌的影响，要权衡利弊，必要时进行减量、换药及对症处理。

心理治疗方面，除了常规治疗外，还要考虑本例患者的特点。抽动障碍儿童人格上存在稳定自控性差、易激惹、易焦虑及抑郁等特点，对外界刺激反应过度，情绪激发后难以平息，易干冒险和新奇的事情，并且不大顾及后果，并成为患者成年后滥用精神活性物质的人格基础。因此，在心理治疗过程中要结合患者的人格特点进行针对性的个体化治疗。

（张小波　贾雪梅　汤　扬　车向通）

参 考 文 献

冯善武，徐建国. 2006. 右美沙芬的药理及临床应用. 临床麻醉学杂志，22（5）：399-401.

郝伟，赵敏. 2018. 苯丙胺类兴奋剂相关障碍临床诊疗指南. 北京：人民卫生出版社.

何日辉，王晓丽，陈海龙，等. 2008. 右美沙芬滥用一例. 中国药物依赖性杂志，17（5）：399.

梁军成，郑继旺. 1999. 苯环利啶的作用机制. 中国药物依赖性杂志，8（3）：164-168.

刘耀，斐相. 2000. 毒品及毒品鉴定. 中国法医学杂志，15（2）：125-128.

逄立艳，梁伟，王秀娟. 2010. 右美沙芬的滥用及合理使用. 中国药物依赖性杂志，19（3）：233-235.

奚玮，李昇刚. 2019. 氢溴酸右美沙芬片导致严重药物依赖 1 例. 中国药物滥用防治杂志，25（1）：58.

Bryner JK，Wang UK，Hui JW，et al. 2006. Dextromethorphan abuse in adolescence：an increasing trend：1999-2004. Arch Pediatr Adolesc Med，160（12）：1217-1222.

Kelly TF，Lieberman DZ. 2014. The utility of the combination of dextromethorphan and quinidine in the treatment of bipolar Ⅱ and bipolar NOS. J Affect Disorders，167：333-335.

Logan BK，Goldfogel G，Hamilton R，et al. 2009. Five deaths resulting from abuse of dextromethorphan sold over the internet. J Anal Toxicol，33（2）：99-103.

案例85 海洛因合并冰毒依赖致猝死

一、病案介绍

1. 病史

患者男性，55岁，已婚，汉族，自由职业者，因“海洛因滥用25年，合并烫吸冰毒3年”于2020年5月入院。患者自述于1995年开始间断烫吸海洛因，吸食后出现舒适、愉悦、嗜睡等表现，1个月后逐渐改为每天连续吸食，为保持良好的吸食后感觉，吸食量逐渐增至1.0g/d。中断吸食6～8小时即可出现烦躁、心悸、流泪、流涕、打哈欠、起鸡皮疙瘩、周身不适、肌肉酸痛等不适症状，对吸食海洛因有强烈的渴求感，再次吸食后症状可迅速缓解。无昏迷、恶心、呕吐、抽搐和大小便失禁。20多年来，患者曾多次自愿戒毒治疗和强制隔离戒毒，但均因心瘾重而复吸，最大剂量2.0g/d，最长保持操守2个月。患者长期无固定工作，每日以吸食海洛因为中心，对家庭不管不顾，生活状态混乱。3年前，患者为戒海洛因开始吸食冰毒，0.3g/次、2～3次/周，形成了白天吸食海洛因、晚上烫吸冰毒的规律。吸食冰毒后患者精神兴奋、话多、冲动、性欲亢奋、彻夜不眠持续2天左右。停用后则出现疲乏无力、嗜睡不醒、不思饮食。患者逐渐出现易激惹、脾气暴躁、生活懒散、爱好缺失、意志减弱，但无幻觉、妄想症状，无自伤、伤人行为。末周日均烫吸海洛因1.0g，烫吸冰毒0.3g。

近1年来，患者多次出现头痛、胸闷、气短、晕厥等症状，并在当地医院抢救治疗，诊断为“高血压”，但未进行系统诊断和治疗。偶有咳嗽、咳少量黏痰。2年前，患者行右肺手术，具体诊断及手术方式不详（患者拒绝回答病史）。否认肝炎、结核、艾滋病等传染病病史。否认糖尿病、冠心病等慢性病病史。吸烟史30年，20支/天。

2. 体格检查

体温36.4℃，脉搏108次/分，呼吸20次/分，血压190/115mmHg。发育正常，营养一般，神志清楚，自动体位，查体合作。慢性吸毒面容，面色晦暗，皮肤、黏膜无黄染，浅表淋巴结未扪及。双侧瞳孔等大等圆，直径3.0mm，对光反射灵敏，巩膜无黄染，颈软、无抵抗，气管居中，口唇轻度发绀。双肺叩诊呈清音；左肺呼吸音清，未闻及干、湿啰音；右肺呼吸音减弱，可闻及少许干啰音。右肩胛角下第8、9肋间隙至腋前线有近10cm长手术瘢痕，无压痛，无红肿。心率108次/分、律齐，心音低钝，未闻及明显的病理性杂音。腹平软，无压痛及反跳痛，肝脾肋下未触及，肝区无叩击痛，无移动性浊音。脊柱、四肢无畸形，活动自如，双下肢无水肿。生理性神经反射正常，病理反射未引出。

3. 精神科检查

患者意识清晰，接触主动，衣着整齐；注意力集中，思维连贯，未引出幻觉及妄想，自知力正常；易怒、脾气暴躁，内心体验及情感反应与周围环境协调；记忆力下降；意志减弱，对毒品自我控制力差，社会功能障碍明显；无明显冲动及伤人行为。

4. 辅助检查

血常规：白细胞 $13.58 \times 10^9/L$，中性粒细胞计数 $11.783 \times 10^9/L$，中性粒细胞百分比86.77%。肝功能、肾功能、血糖、血脂、心肌酶及电解质检查均在正常范围。传染病筛查：HCV 抗体、乙肝五项和 HIV 抗体均为阴性，TRUST 阴性。心电图检查：窦性心动过速，心率 106 次/分。腹部 B 超检查：肝、胆、脾、胰、双肾未见异常。

尿液依赖性物质定性试验：吗啡、甲基苯丙胺试验均为阳性，氯胺酮为阴性。

5. 心理测评

入院时患者拒绝进行心理测评。

二、诊断思维过程

1. 诊断与诊断依据

依据 ICD-10 疾病诊断标准，结合病史、临床表现和辅助检查，临床诊断：①阿片类物质（海洛因）依赖综合征；②苯丙胺类物质（甲基苯丙胺）依赖综合征；③多种精神活性物质滥用；④继发性高血压；⑤右肺术后。

诊断依据：①反复滥用海洛因 25 年，病史明确；②为满足欣快感吸食海洛因剂量和频次不断增加，停止吸食后出现流泪、流涕、打哈欠、心悸、肌肉酸痛等戒断症状，再次吸食海洛因后不适症状缓解，多次戒断未成功；③近 3 年来，烫吸海洛因同时合并滥用冰毒，形成白天烫吸海洛因、晚上吸食冰毒的规律；④吸食冰毒后精神兴奋、话多、冲动、性欲亢奋、彻夜不眠，可以 2 天不睡，停止吸食后出现乏力、疲倦、精神不振等表现；⑤明知吸食海洛因、冰毒对身体有害，但心理渴求强烈，不能自我控制；⑥每日以吸食海洛因和冰毒为中心，对家庭和工作漠不关心，社会功能严重受损；⑦患者情绪不稳、易激惹、生活懒散、爱好缺失、意志减弱，有部分自知力；⑧多次出现头痛、胸闷、气短、晕厥等症状，并在当地医院抢救治疗，诊断为“高血压”，入院时测血压 190/115mmHg，心率 108 次/分；⑨2 年前右肺手术病史，右胸背部可见 10cm 长手术瘢痕；⑩近 1 年偶有咳嗽、咳少量黏痰，无发热，无明显胸闷、气短、心悸等不适，右肺呼吸音减弱，可闻及少许干啰音；⑪血常规示白细胞 $13.58 \times 10^9/L$，中性粒细胞计数 $11.783 \times 10^9/L$，中性粒细胞百分比 86.77%；⑫尿液依赖性物质定性试验，吗啡、甲基苯丙胺试验均为阳性。

2. 鉴别诊断

本例患者既往有 25 年的海洛因滥用史，还有 3 年的冰毒滥用史，这两种截然不同药理作用的精神活性物质滥用给临床诊断和治疗带来了困难。鉴别诊断包括与其他精神活性物质滥用鉴别，与高血压等躯体疾病鉴别。

（1）与可待因等阿片类药物依赖鉴别：阿片类药物使用者尿液吗啡试验呈阳性，长期大剂量使用可造成依赖和停药后的急性戒断症状。但可待因止咳水、美沙芬和吗啡缓释片等阿片类药物依赖者的滥用病史明确，使用的药物清楚，使用方式有明显的区别，故对鉴别诊断有意义。同时，其戒断症状均比海洛因要轻，可待因止咳药滥用以青少年为主。静脉注射海洛因或肌内注射海洛因者可见到明显的针刺痕，有助于鉴别诊断。

（2）与曲马多等镇痛药物依赖鉴别：非阿片类镇痛药物与阿片类镇痛药物一样都具有较强的镇痛效果，长期使用会导致依赖，停药或减量使用会出现戒断症状。但是，曲马多等镇痛药物为口服，使用药物明确，尿液吗啡试验为阴性，故两者可资鉴别。

（3）继发性高血压与原发性高血压鉴别：患者既往无高血压病史，1 年前出现头痛、胸闷、气短、晕厥等症状，并在当地医院诊断为“高血压”，但是没有系统监测血压和治疗。本次入院时血压 190/115mmHg，无明显头晕、头痛、恶心、呕吐等症状。患者吸食海洛因 25 年，吸食冰毒 3 年，这两种精神活性物质都会对心血管系统产生明显的损害，尤其是冰毒可产生持续性高血压等对心脑血管造成损害，甚至导致意外死亡。因此，本例患者继发性高血压的可能性更大。

三、治疗过程和结果

患者以海洛因依赖为主，虽然合并有冰毒滥用，但是未见明显的精神病性障碍症状，因此采用美沙酮替代递减治疗，缓解和消除海洛因戒断症状。对焦虑、失眠等给予临时对症治疗；针对咳嗽、右肺呼吸音弱，可闻及细小干啰音等给予积极抗感染、止咳、化痰等对症治疗；给予积极降压治疗，观察血压变化。

入院后首次给予美沙酮 30mg 口服，由于戒断症状控制不完全，间断增加美沙酮至 90mg，戒断症状逐渐缓解。给予硝苯地平缓释片 20mg 口服，血压由 172/106mmHg 降至 167/94mmHg，头痛、头晕症状缓解。次日继续给予硝苯地平缓释片 20mg 降压治疗，血压 169～154/96～80mmHg，脉搏 102～109 次/分。给予美沙酮 70mg/d 口服。继续给予头孢噻肟钠注射液 2.0g/次、2 次/天静脉滴注抗感染治疗。给予氨溴索片 30mg/次、3 次/天口服化痰治疗。患者无明显不适，精神疲倦，对答切题，食欲差。查体：双侧瞳孔等大等圆，直径 3.0mm，对光反射灵敏；双肺呼吸音粗，右肺可闻及少量干啰音；心率 98 次/分、律齐，无杂音；腹平软，无压痛。

入院第 3 天，患者口服美沙酮 30mg，无明显的戒断症状，精神状态较前两天明显好转，呼吸平稳。19：30 许，患者自述有轻度胸闷感，无明显疼痛和放射痛，无呼吸困难，给予速效救心丸 240mg 舌下含服，约半小时症状缓解；20：00 许，患者诉有流泪、打哈欠等不适，给予美沙酮 20mg 口服，半小时后症状缓解；0：48，护士巡视查房测血压 158/92mmHg，患者未诉不适；2：00，护士巡视测脉搏 96 次/分，呼吸 20 次/分，血压 160/82mmHg，患者处于入睡状态；3：46，同病房病友发现患者异常，立即通知医生、护士。医生立即到场检查抢救，发现患者意识丧失，呼之不应，呼吸停止，颈动脉无搏动，双侧瞳孔散大至边缘，对光反射消失，心脏无搏动。立即进行胸外心脏按压等复苏抢救，吸氧、建立静脉通道，静脉推注纳洛酮 0.8mg。持续心脏按压约 40 分钟，仍无心跳、呼吸，血压为 0/0mmHg，心电监护未见心电波形。经现场“120”急救医生共同观察，未见生命迹象，宣告抢救无效患者死亡。随后公安法医进行现场勘查，认定为猝死。

四、诊疗体会

1. 海洛因和冰毒长期滥用对人体各组织器官功能均会造成严重损害

本例患者是一例比较典型的多物质（海洛因、冰毒）滥用依赖者，这是两种药理作用截然不同的物质。患者从 30 岁开始烫吸海洛因，25 年来基本没有间断过，近 3 年又开始吸食冰毒。长期海洛因和冰毒滥用对身体各组织器官功能造成严重的损害。呼吸系统、心血管系统、消化系统和免疫系统疾病是常见的合并症和并发症。冰毒（甲基苯丙胺）属中枢神经兴奋剂，可造成心律失常、心肌供血不足、高血压和心肌梗死等严重的心血管突发疾病。本例患者近 1 年血压升高，伴有头痛、头晕等表现，入院时血压 190/115mmHg，虽然给予硝苯地平缓释片降压治疗，但血压仍维持在较高水平。表明吸食毒品所致的继发性高血压，以及隐匿性心血管疾病可能造成极大的临床医疗风险。同时，查体发现右胸手术瘢痕，以及右肺呼吸音减弱，可闻及少许干啰音，血常规显示白细胞及中性粒细胞明显升高，说明患者伴有支气管感染，尤以右肺明显。但是，2 年前的右肺手术原因和诊疗病史因患者拒绝讲述，无法了解更多的情况。

综上所述，本例患者物质依赖性疾病诊断基本明确，采用美沙酮替代递减治疗控制海洛因戒断症状，以及降压、营养心肌、祛痰、消炎等治疗措施合理。但是，对于长期药物滥用和多药滥用患者，尤其是伴有高血压等心血管异常症状者应引起高度重视，隐匿性症状会加大医疗风险。另外，应注意对临床症状的观察和鉴别，对于患者的不适症状不应该过多地用急性戒断症状来解释，力争尽早发现病情变化，及时进行心电图检查和心电监护。本例患者在入院后第 4 天凌晨猝死，考虑为突发性心源性猝死。

2. 物质依赖患者致猝死的常见原因

猝死表现为短时间内呼吸、心搏骤停，最常见的病因包括以下几种：

（1）海洛因使用过量中毒。由于大剂量使用或同时多种药物的叠加效应导致海洛因中毒反应，表现为意识丧失、瞳孔极度缩小、呼吸变浅变慢致呼吸停止、肺水肿、全身缺氧等，如抢救不及时会导致死亡。这是海洛因滥用者最主要的死亡原因。

（2）长期吸食毒品可引起各种心律失常和心肌缺血等病理性改变。有报道指出，海洛因依赖者吸毒后 24 小时内发生心电图异常改变的约占 55%。吸食毒品导致的物理刺激和化学反应，可造成血管痉挛、血管硬化、左心室肥厚、冠状动脉粥样硬化，以及引发心律失常、心肌梗死、心力衰竭而死亡等。心内膜炎和心内膜赘生物脱落导致肺栓塞和冠状动脉血管栓塞是猝死的重要原因之一。发病快、症状重、死亡率高是其特点。如果伴有呼吸道感染，临床医疗风险会更大。本例患者既往有右肺手术史，以及有右肺感染的症状和体征，这些不利因素也是猝死的诱因。

（3）冰毒属苯丙胺类兴奋剂，可刺激多巴胺和去甲肾上腺素等单胺类物质释放，从而产生欣快、兴奋作用。其拟交感神经作用，可以引起内脏及皮肤末梢血管收缩、心率增快、心搏出量增加、血压升高、消化腺分泌减少等。同时交感神经的兴奋还可促使肾素释放增多。长期、大剂量使用冰毒可以导致心、脑、肝、肾等脏器功能的慢性损害，出现继发性高血压、冠心病等，还有发生胸腔大动脉夹层动脉瘤的可能。本例患者滥用海洛因 25 年，烫吸冰毒 3 年，近 1 年发现血压升高，入院时检查血压为 190/115mmHg，因此考虑患者伴有继发性高血压。长期血压升高会导致心脏负荷增加，心肌耗氧量增加，加重心肌损害。患者猝死发生在凌晨 3 时许，距离上次护士查房一个半小时，说明患者心源性猝死发病突然，病情危重。虽然患者平日没有明显的不适感，但是针对苯丙胺类物质滥用并且合并高血压的年龄稍大的患者应引起高度重视，积极预防冠心病等疾病的发生。

（4）患者 2 年前有右肺部手术病史，这是一个非常重要的既往病史，虽然患者拒绝说明手术病史，作为经治医生也要了解清楚，这对临床治疗具有重要意义。任何胸腔手术都会对呼吸、循环功能造成影响，如果是肺部肿瘤（肺癌）术后，还应考虑肿瘤复发、纵隔转移、癌栓脱落造成心脏冠状动脉栓塞或肺动脉栓塞的可能。

3. 物质依赖患者致猝死的防治建议

猝死是指外表健康的个体在症状发生后 1 小时内发生的非外伤性、非预料中的自然死亡。早期发现猝死症状，积极进行心肺复苏，有可能避免死亡事件。

有研究发现，戒毒人员发生猝死，从病因上看，心源性和非心源性猝死的比例分别为 57.9%和 42.1%；猝死发生在既往身体健康与既往身体有疾病者分别为 52.5%和 47.5%，即无论是有潜在疾病还是无既往病史者均会发生，在日常戒治过程中绝不可“以貌取人”，对于“既往体健”者切不可掉以轻心；发生猝死的戒毒人员发病前有先兆者和无先兆者分别为 57.9%和 42.1%；戒毒人员发生猝死的时间段最高的是 21：00 至次日 6：00，占 57%，其他时间段分布比较分散。也就是说，戒毒人员发生猝死案例中半数为心源性猝死，部分有相关心血管病史、有相应的先兆及易发生在后半夜的特点。

有研究表明，心源性猝死通常有多种发病诱因。部分患者会有突发猝死的症状，发作时间多在 1 小时以内。心律失常是心源性猝死的直接原因，室性心律失常是最多见的症状。积极进行心电图检查、心电监护等有助于及时发现心肌缺血、心律失常等心脏异常情况，并及时给予处理，从而减少死亡。应高度重视物质依赖患者的猝死风险，要树立可防可控的意识，积极采取有效的措施。从以下几个方面入手：

（1）重视物质依赖者的病史，重视体格检查和辅助检查，努力发现隐匿性疾病和危险因素。对心脏病、高血压、高血脂等容易诱发猝死的脱瘾治疗患者，应做到早发现、早预防、早治疗。

（2）发挥各种现代化心血管疾病监测设备的作用，做到科室医护人员全员掌握心电监护设备的操作应用，提高监测水平。

（3）重视每一位患者的症状和体征，积极开展疑难病例讨论会诊制度，提高临床医疗技术。

（4）全员学习心肺复苏操作技能，掌握对恶性心律失常的识别和治疗技术，以及心电除颤的操作。形成定期培训的长效机制，不断提高抢救技能。

（张小波　李赛民　余泽海　庄松源　李俊松）

参 考 文 献

李文霞，刘丽文，王静，等. 2017. 2014 年欧洲肥厚型心肌病诊断和管理指南：心脏性猝死风险评估模型临床应用评估及心血管不良事件危险因素的预测分析. 中华心血管病杂志，45（12）：1033-1038.
刘明，唐明华. 2019. 心电图在心脏性猝死中的预警价值. 中国实用医药，14（34）：41，42.
刘书阔，王晓阳. 2005. 30 例吸毒者猝死分析. 法律与医学杂志，3：222-224.
浙江省劳动教养（戒毒）管理局课题组. 2013. 浙江省戒毒人员猝死问题探究. 犯罪与改造研究，7：25-32.
周晓群，汪金生，祁先秀. 2013. 滥用冰毒致血压升高 86 例临床分析. 中国药物滥用防治杂志，19（6）：356，357.
Priori SG，Blomstrom-Lundqvist C，Mazzanti A，et al. 2015. 2015 ESC guidelines for the management of patients with ventricular arrhythmias and the prevention of sudden cardiac death：The Task Force for the Management of Patients with Ventricular Arrhythmias and the Prevention of Sudden Cardiac Death of the European Society of Cardiology（ESC）. Endorsed by：Association for European Paediatric and Congenital Cardiology（AEPC）. Eur Heart J，36（41）：2793-2867.

第八部分

其他物质依赖

案例 86　槟榔使用致精神病性障碍伴原发性癫痫

一、病案介绍

1. 病史

患者男性，21 岁，未婚，陕西渭南人，因“间断嚼食槟榔 6 年余，近 1 年多次抽搐”入院。6 年前，患者正读中学时，听朋友说嚼食槟榔可以提神，便产生了兴趣，向朋友讨要了几颗尝试着嚼食。第 1 次嚼食感到有些苦涩。当一次嚼食增加到 3～5 颗时，便出现兴奋、舒适感、话语增多。此后，每天嚼食槟榔数次，每次都要咀嚼到有兴奋感，感觉消失后再次咀嚼。2 个月后，患者发现每日咀嚼的数量需逐渐增加，否则达不到之前的舒适、欣快感，并会出现心悸、烦躁、脾气暴躁等表现。患者曾想停用槟榔，但停用或减少嚼食槟榔后会出现明显的心悸、烦躁、情绪低落、坐卧不宁、易发脾气、整夜不眠，再次嚼食槟榔后，上述不适症状逐渐缓解。患者常年独自在成都工作，嚼食槟榔成为兴趣爱好。1 年前，患者一次性嚼食 5 包槟榔后突然晕厥、不省人事、口吐白沫、四肢抽搐、牙关紧闭、小便失禁，随即被同事送往医院抢救，诊断为“槟榔中毒”，经过医院救治逐渐清醒，但对事情经过没有记忆，抽搐时间不详。此后，患者有意识地减少槟榔用量，近半年来平均嚼食 50 颗/天、10 颗/次。虽然减少槟榔使用后会出现心悸、出汗、烦躁、易发脾气等症状，但是患者坚持忍受着。2018 年 10 月，患者在陕西老家再次突然出现意识不清、口吐白沫、四肢抽搐、牙关紧闭，被家人紧急送到当地县医院进行救治。据家人介绍，患者抽搐不省人事大约 2 分钟，后来自己清醒，当时心电图检查提示窦性心动过速，其余未见异常。此后，类似抽搐症状又发生过两次。为进一步确诊，患者曾在陕西省人民医院进行全面检查，包括 CT、MRI、脑电图等多项检查结果均未发现异常。近半年来，患者烦躁不安、易发脾气、睡眠不好、不愿交流，与家人交谈时稍不顺心便扭头就走，疑神疑鬼，经常感到“有人在跟踪自己，企图对自己不利”等，晚上睡觉时表现得很警惕。近期嚼食槟榔 5～6 颗/天。现由家属陪同来笔者所在医院治疗，门诊以“槟榔依赖综合征”收入院。

自嚼食槟榔以来，患者个人生活受到严重影响，以至于不能坚持工作。记忆力明显下降，爱好丧失，睡眠不好，情绪不稳，爱发脾气。饮食欠佳，体重减轻，小便正常，大便干结、无规律。否认高血压、心脏病、肺结核等病史。无药物及食物过敏史，无脑外伤史。吸烟史 5 年，20 支/天，无酗酒史。否认精神疾病、癫痫家族史。

2. 体格检查

体温 36.5℃，脉搏 94 次/分，呼吸 22 次/分，血压 120/70mmHg。神志清楚，精神尚可，营养中等，体形偏瘦，接触抗拒，对答切题，易激惹，查体不合作。全身皮肤、黏膜无皮疹、黄染及出血点，浅表淋巴结未触及肿大。头颅大小正常、无畸形，鼻唇沟双侧对称，无面瘫。巩膜无黄染，结膜红润，双侧瞳孔等大等圆，直径 3.0mm，对光反射灵敏。口唇无发绀，口腔黏膜完整，无溃疡，扁桃体不肿大。颈软、无抵抗，气管居中，无颈静脉怒张。胸廓双侧对称、无畸形，双肺呼吸音清，未闻及哮鸣音及干、湿啰音。心率 94 次/分、律齐，各瓣膜听诊区未闻及病理性杂音。腹部无压痛和反跳痛，肝脾肋下未触及，肝肾区无叩击痛。脊柱、四肢活动自如，无畸形，双下肢无水肿。生理性神经反射正常，病理反射未引出。

3. 精神专科检查

患者意识清晰，衣着整洁，年貌相符，情绪激动；时间定向力不完整，地点、人物定向力完整；被动入院，接触抗拒，易激惹，查体不合作；未引出空间、时间感知觉障碍；语速适中，记忆力明显下降，以近期记忆受损明显；可查及被害妄想症状；注意力不集中，对答反应可，回答欠切题；对嚼食槟榔所致精神神经损害认知不完全，情绪低落，情感平淡；意志减弱，生活懒散，自理能力差，自制力差。

4. 辅助检查

血常规检查正常。尿常规检查：尿胆原（+）。肝功能检查：ALT 57.9U/L，AST 75.0U/L。肾功能检查：尿酸 514.0μmol/L。随机血糖 3.71mmol/L，血脂正常。心肌酶二项：AST 66.02 U/L，CK 328.39U/L。传染病筛查：乙肝五项、HCV 抗体、TPPA 抗体、HIV 抗体均阴性。心电图大致正常。胸部 X 线平片未见异常。腹部 B 超提示肝、胆、脾、胰未见异常。

尿液依赖物质定性试验：吗啡、氯胺酮、甲基苯丙胺均为阴性。

5. 心理测评

患者入院次日症状自评量表（SCL-90）测评结果显示，患者在躯体化、睡眠、人际关系方面未见明显异常，抑郁、强迫、敌对、恐怖、精神病性等方面未见异常。

二、诊断思维过程

1. 诊断与诊断依据

依据 ICD-10 疾病诊断标准，结合病史、临床表现和辅助检查，临床诊断：①使用其他兴奋性精神活性物质（槟榔）依赖综合征；②使用其他兴奋性精神活性物质（槟榔）所致精神病性障碍；③原发性癫痫；④癫痫所致精神病性障碍？

诊断依据：①中学时开始嚼食槟榔，至今已 6 年余。为追求使用槟榔后的兴奋、欣快感，每日用量不断增加，每日 50 颗以上，呈持续性使用；②停用槟榔后出现明显心悸、烦躁、焦虑、恐惧、易发脾气、整夜不睡等症状；③患者对嚼食槟榔有强烈的心理渴求，即便出现癫痫发作也控制不住自己继续嚼食槟榔；④大剂量嚼食槟榔后发生意识丧失、口吐白沫、四肢抽搐等癫痫样发作多次，每次持续 2 分钟左右；⑤清醒后对发生的过程不能回忆；⑥嚼食槟榔后生活懒散、注意力不集中、脾气暴躁、记忆力下降，社会功能受到明显影响；⑦出现敏感多疑，被害妄想等精神病性症状；⑧肝功能检查显示 ALT 57.9U/L、AST 75.0U/L，肾功能检查显示尿酸 514.0μmol/L，随机血糖 3.71mmol/L，心肌酶检查显示 AST 66.02U/L、CK 328.39U/L；⑨尿液甲基苯丙胺、氯胺酮、吗啡、大麻等定性试验阴性。

2. 鉴别诊断

（1）与苯丙胺类物质滥用鉴别：虽然都有兴奋性表现，但兴奋程度和持续时间都不同，苯丙胺类物质表现的症状更明显，兴奋性症状更强烈，尿液毒理检测呈阳性，故可以鉴别。

（2）与甲基苯丙胺、氯胺酮等其他精神活性物质所致精神病性障碍鉴别：本例患者无甲基苯丙胺、氯胺酮等其他精神活性物质滥用史，尿液甲基苯丙胺检测阴性，尿液氯胺酮检测阴性，可与之鉴别。

（3）与精神分裂症鉴别：虽然有被跟踪、被害妄想等精神病性障碍表现，但是这些症状多是在大剂量嚼食槟榔后出现，并且具有明显的关联性，故不支持精神分裂症共病的诊断。

（4）与双相情感性精神病性障碍鉴别：患者无明显的情绪高涨或者低落表现，情绪变化与槟榔用量有关联性，故不考虑心境障碍。

（5）与继发性癫痫鉴别：癫痫是大脑神经元突发性异常放电，导致短暂的大脑功能障碍的一种慢性疾病，按病因可分为原发性和继发性两类。原发性癫痫又称真性癫痫、特发性癫痫、功能性癫痫等，多见于儿童及青少年，绝大多数在 30 岁前发病。除遗传因素外无其他明显病因。发作形式多为全身性发作，如大发作（全身强直-阵挛性发作）、小发作（失神发作）和肌阵挛发作等。继发性癫痫又称症状性癫痫，指由其他疾病导致的癫痫发作，可以找到具体的原发病，癫痫仅是其症状之一，去除原发病，癫痫大多可以根除。脑电图检查可见癫痫波，头颅 CT 可以无明显异常病灶。本例患者虽然有嚼食槟榔诱因，但是并没有明显的直接关联，否认脑外伤、肿瘤、脑炎等疾病史，在戒断槟榔 38 天后仍然出现癫痫发作，脑电图示癫痫波，故认为可能是原发性癫痫共病。

三、治疗过程和结果

过量嚼食槟榔可能会导致中毒，长期咀嚼槟榔会导致依赖，甚至会致癌；采用综合治疗手段及药物对症治疗，让患者正确认识长期嚼食槟榔的危害，恢复社会功能。

1. 药物治疗

针对患者的精神病性障碍症状和癫痫病史，给予富马酸喹硫平片 100mg 口服，根据精神症状控制情况逐渐递增剂量，合适剂量维持治疗，最大剂量不超过 600mg/d。本例患者给予喹硫平 300mg/d 维持治疗，精神状态好，被跟踪感和被害妄想症状逐渐减轻；给予丙戊酸钠缓释片 400mg/d 口服，稳定情绪，改善睡眠，预防癫痫发作，根据症状控制情况逐渐递增给药剂量，本例患者给予 600mg/d 维持治疗；给予 B 族维生素、复方吡拉西坦脑蛋白水解物、胞二磷胆碱等营养神经，促进脑神经功能恢复；同时针对患者肝功能和心肌酶谱异常等，给予能量合剂等营养支持性治疗，促进细胞代谢和功能恢复。

住院治疗 1 个月，患者精神症状明显好转，焦虑、妄想等症状消失，情绪平稳，无激惹，睡眠明显改善。喹硫平减量至 200mg/d 口服。住院第 38 天，患者在做扑克牌游戏时突然脸色苍白、意识丧失、呼之不应、牙关紧闭、双眼歪斜，持续约 5 秒钟，然后意识逐渐恢复，患者对所发生的一切没有记忆，有轻度乏力。无大小便失禁，无持续性抽搐。测血压 120/70mmHg，心率 80 次/分，呼吸正常。未做特殊处理，继续密切观察病情变化。

次日丙戊酸钠缓释片调整为400mg/次、2次/天口服。追问患者此次抽搐发作与以往发作的异同，患者自我感觉这次发作持续的时间短、症状轻，清醒后恢复快。患者住院63天出院，病情平稳，精神状态好，未再出现癫痫抽搐症状。喹硫平减量停药顺利，无不适反应。出院后继续给予丙戊酸钠缓释片、复方吡拉西坦脑蛋白水解物等巩固治疗，门诊定期随访。

2. 心理治疗

结合患者年龄、文化水平、嚼食槟榔依赖、被动入院、计划疗程（2个月）等实际情况，将心理工作分为三个阶段。

第一阶段：急性戒断期。由于本例患者存在癫痫、抽搐、槟榔戒断症状及精神症状等，因此以药物治疗为主、心理治疗为辅。此阶段心理干预主要目标：①建立良好的咨访关系，提高患者的治疗依从性；②舒缓身心、调节情绪，帮助患者尽快适应住院环境。

具体工作包括两个方面：①个体心理工作以心理陪护、心理宣教为主，运用人本主义尊重、倾听、共情等基本原则和技巧，陪护患者开展谈话、运动、体感等活动，在个体工作中与患者逐步建立关系；②工娱活动以娱乐及舒缓情绪等活动为主，可邀请患者参与音乐放松训练、书法工娱活动、运动工娱活动，帮助患者调节情绪、舒缓身心。

第二阶段：心理辅导期。本阶段在患者状态有所恢复的情况下，考虑从以下几个目标开展心理工作：①结合患者物质依赖基本情况，运用认知行为疗法，提高患者对物质依赖、依赖机制、依赖影响等的认知；②结合患者偏年轻且有一定的心理防御等情况，运用沙盘游戏、OH卡牌等工具为患者开展投射性心理干预，结合动机性访谈技术唤起并强化患者的戒断动机。

第三阶段：康复及回归心理干预阶段。本阶段在患者大部分症状得到较好恢复的同时，考虑心理层面从家庭治疗、出院后规划两方面为患者开展心理工作。①在家庭治疗方面，考虑采用动机性访谈结合家庭治疗，改善患者与家人之间的关系，调动患者可利用的家庭资源来帮助其共同应对物质依赖问题。这个阶段可邀请患者家人来院，在心理医生的指导下，共同探讨在后期成功戒瘾过程中，患者和家人分别可以做些什么。②与患者协商后期出院规划。短期防复发规划：探讨哪些高危因子可能会影响患者，可能导致物质依赖性疾病复发，以及如何预防等。长期人生规划：由于本例患者偏年轻，可尝试与患者探讨长期人生及职业规划。

出院前复测抑郁症状自评量表（SDS）和焦虑症状自评量表（SAS）均显示正常。

3. 专科护理

①病情观察。患者住院期间加强巡视，密切关注患者的精神症状，掌握妄想的内容、性质和出现频率，防止发生意外事件。②遵医嘱给予抗精神病药物和情绪稳定剂，观察药物治疗效果和不良反应。③评估每日排尿、排便次数、性状及是否通畅，告知患者抗精神病药物可能会加重已有的便秘，也可引起排尿不畅甚至尿潴留等不良反应。鼓励患者多饮水，多吃含纤维素的水果和蔬菜，鼓励患者增加活动量，教会患者改善便秘的方法如按摩腹部等，促进肠蠕动，改善便秘。④癫痫护理。患者既往癫痫发作较为频繁，住院期间加强巡视，夜间睡眠时固定护栏，及时发现和处理癫痫发作，防止出现坠床、摔伤或碰伤、

舌咬伤、窒息等。⑤睡眠护理。⑥心理护理。关心和尊重患者，耐心倾听，鼓励其表达不良情绪，与患者共同探讨情绪不佳的原因及应对方式，减少沉浸于负性情绪和独处的时间，通过鼓励患者参加团体活动转移注意力，增强人际交往能力。⑦健康宣教。教会患者如何预防癫痫发作、识别发作的先兆症状，及时告知医护人员或采取自护措施，防止发生意外；对患者进行槟榔的科普宣教，主要包括槟榔的药理作用、依赖性、对自身原发性癫痫的影响等。

4. 其他辅助治疗

患者在院期间进行经络导平、经颅磁刺激治疗、推拿按摩以减轻戒断症状，改善微循环，促进脑功能恢复，改善睡眠，降低对槟榔的心理渴求感。

经 63 天的住院治疗，患者精神病性症状消失，情绪稳定，病情平稳，康复出院，出院后继续口服丙戊酸钠缓释片、复方吡拉西坦脑蛋白水解物等巩固治疗，定期门诊随访。

患者出院 1 周后自行停药，并继续间断嚼食槟榔，5～6 颗/天。1 个月后再次出现癫痫发作，送医院后进行动态脑电图监测，诊断为原发性癫痫。

四、诊疗体会

嚼食槟榔依赖致精神病性障碍，同时合并原发性癫痫大发作比较罕见。治疗上需针对槟榔戒断症状进行对症治疗，针对精神病性障碍症状进行抗精神病治疗，同时还要预防癫痫发作，进行抗癫痫治疗。因此，临床需要针对药理功能进行慎重选择。同时，通过试验性治疗观察槟榔使用与癫痫发作的相关性，为临床诊断提供依据。

1. 槟榔碱和槟榔次碱可能是导致槟榔嚼食依赖的重要精神活性物质

药理学研究表明，槟榔碱和槟榔次碱可能是导致槟榔嚼食依赖的重要精神活性物质。槟榔碱是一种非选择性 M 受体激动剂，具有拟胆碱反应，使嚼食者出现躯体发热、面部红润及微微出汗等舒适感。同时，槟榔碱产生的拟交感神经作用，能使嚼食者产生欣快、愉悦、幸福的主观快乐感受，提高其体力和抗饥饿能力。槟榔次碱也是一种 M 受体激动剂，还可以结合脑内的γ-氨基丁酸受体，阻断γ-氨基丁酸的神经抑制作用，产生愉悦感，发挥类似抗抑郁的效果。槟榔碱和槟榔次碱吸收后可以维持 2～3 小时。上述槟榔药理特性是导致部分使用者形成嚼食依赖的主要原因。

2. 槟榔嚼食依赖综合征是一组认知、行为和生理症状的综合性表现，具有物质依赖的所有特征

有研究者把槟榔称为是世界上继烟草、酒精和含咖啡因饮料之后最常见的第四类精神活性类物质。嚼食槟榔可以起到放松精神、提神、轻度兴奋和增强满足感的作用。长期嚼食会增加口腔癌、食管癌、肝癌和宫颈癌等肿瘤的患病风险。会导致嚼食者的耐受性增加，产生依赖和戒断症状，以及强迫性觅食行为。根据 ICD-10 关于尼古丁/酒精使用障碍诊断标准，认为槟榔嚼食依赖综合征是一组认知、行为和生理症状的综合性表现，具有物质依赖的所有特征，包括：①强烈的获得性渴求愿望或强迫性觅药行为，为继续使用依赖物质

可以采取一切手段；②使用的剂量和频次逐渐增加，表现出耐受性增强；③对依赖物质的效果产生心理和生理上的依赖；④对个人和社会功能造成不良影响。

虽然有临床研究表明，长期嚼食槟榔会导致个体出现使用耐受、渴求及戒断等依赖症状，但目前为止槟榔嚼食依赖综合征还没有被主流临床疾病诊断系统所收录，仍需要在临床实践中进一步完善，以形成更为一致的标准。

3. 槟榔碱和槟榔次碱对神经M受体的激动作用可能是导致神经胶质细胞改变从而诱发癫痫的原因

癫痫的发病机制非常复杂。中枢神经系统兴奋与抑制间的不平衡导致癫痫发作，其主要与离子通道神经递质及神经胶质细胞的改变有关。兴奋性神经递质过多或抑制性递质过少，都能使兴奋与抑制间失衡，使神经元膜不稳定并产生癫痫性放电。当神经胶质细胞对谷氨酸或γ-氨基丁酸的摄取能力发生改变时也可导致癫痫发作。有研究显示，槟榔碱和槟榔次碱对神经 M 受体具有激动作用，与脑内γ-氨基丁酸受体结合可产生兴奋和愉悦感，从而导致神经胶质细胞的改变，诱发癫痫。

脑电图是诊断癫痫发作和癫痫最重要的手段，并且有助于对癫痫发作和癫痫进行分类。临床怀疑癫痫的病例均应进行脑电图检查。但是，一般常规脑电图的异常率只有 10%～30%。因此，动态脑电图检测和脑成像有助于癫痫诊断和鉴别诊断。

五、专家意见

近年来，围绕槟榔嚼食行为及生理依赖所开展的各项研究都取得了进展，人们对于其发生、维持和复发机制的认识得到了进一步的提升。考虑到槟榔嚼食依赖对个体和社会所带来的负面效应，如何对其进行有效的评估及治疗干预仍是今后的重要工作内容。

有文献报道，槟榔与尼古丁、酒精及咖啡因被认为是四种最常使用的精神活性物质。流行病学研究发现，全球约 6 亿人口有嚼食槟榔的习惯，而且各地的槟榔消费风俗与使用方式不尽相同。有研究者对 1306 份问卷的研究结果显示，"现在嚼食者"占总人数的 39.8%，远高于其他槟榔盛行地区青少年的嚼食率（11.75%～27.06%），与吸烟及饮酒相类似。

由于青少年的认知能力尚不完全，他们在评估物质滥用行为的时候更多关注的是心理感受和生理体验，往往忽视所造成的危害性。例如，过多地放大嚼食槟榔的作用（如提神、缓解压力），在好奇心的驱动下，青少年会去尝试嚼食槟榔，从而增加发生槟榔依赖的风险。

因此，应加强科普知识宣传，对高危人群开展动机访谈，并应用生态瞬时干预技术，降低物质依赖风险，减少嚼食槟榔人群数量。

（吕福慧　李芳利　高　琴）

参 考 文 献

陈峰. 2019. 父母与同伴因素对青少年槟榔嚼食行为的影响. 中国临床心理学杂志，27（1）：119-123.

古桂花，胡虹，曾薇，等. 2013. 槟榔的细胞毒理研究进展. 中国药房，24（19）：1814-1818.
郭少聃，邓云龙. 2018. 槟榔嚼食依赖及其影响因素：生物-心理-社会视角. 中国药物依赖性杂志，27（4）：258-262.
李凌江，陆林. 2015. 精神病学. 第3版. 北京：人民卫生出版社.
李习雄，胡冠英，张三印. 2015. 槟榔毒性机制的研究进展. 中国实验方剂学杂志，21（19）：212-216.
孙娟，曹立幸，陈志强，等. 2018. 中药槟榔及其主要成分的药理和毒理研究概述. 广州中医药大学学报，35（6）：1143-1146.